U0233512

皮肤科住院医师规范化培训推荐用书

皮肤科住院医师
病理入门图谱

Primer of Dermatopathology

编著　常建民

北京大学医学出版社

PIFUKE ZHUYUAN YISHI BINGLI RUMEN TUPU

图书在版编目（CIP）数据

皮肤科住院医师病理入门图谱 / 常建民编著. 北京 ： 北京大学医学出版社, 2025. 3. -- ISBN 978-7-5659-3347-9

Ⅰ. R751.02-64

中国国家版本馆CIP数据核字第2025AN6122号

皮肤科住院医师病理入门图谱

编　　著：常建民

出版发行：北京大学医学出版社

地　　址：（100191）北京市海淀区学院路 38 号　北京大学医学部院内

电　　话：发行部 010-82802230；图书邮购 010-82802495

网　　址：http：//www.pumpress.com.cn

E-mail：booksale@bjmu.edu.cn

印　　刷：北京信彩瑞禾印刷厂

经　　销：新华书店

责任编辑：王智敏　　责任校对：靳新强　　责任印制：李　啸

开　　本：787 mm × 1092 mm　1/16　　印张：29.5　字数：750 千字

版　　次：2025 年 3 月第 1 版　2025 年 3 月第 1 次印刷

书　　号：ISBN 978-7-5659-3347-9

定　　价：268.00 元

作者简介

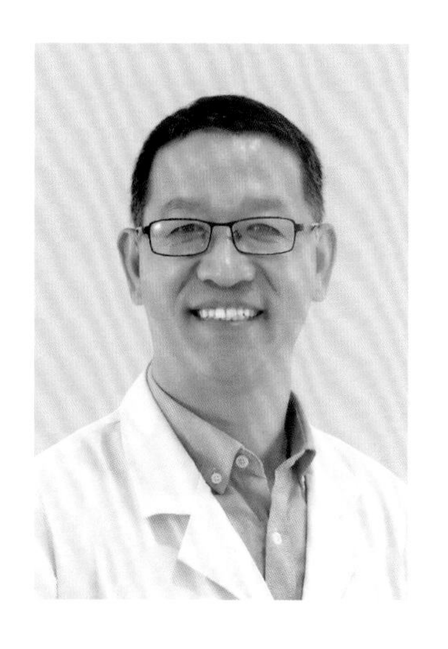

常建民，主任医师，医学博士，北京医院皮肤科主任，北京大学医学部教授，北京大学皮肤性病学系副主任，北京大学医学部、北京协和医学院、中国科学院大学博士研究生导师，中国医师协会皮肤科医师分会常务委员兼皮肤病理学组组长，中华医学会皮肤性病学分会委员兼白癜风协作组首席专家，北京医学会皮肤性病学分会候任主任委员，北京医师协会皮肤科医师分会副会长，中国医疗保健国际交流促进会皮肤科分会副主任委员，第十二、十三、十四届北京市政协委员。1988 年考入北京医科大学（现北京大学医学部），1997 年毕业获医学博士学位。2005 年晋升为主任医师。 2001 年至 2003 年在英国卡迪夫大学医学院做访问学者，2016 年 12 月至 2017 年 3 月在美国加州大学洛杉矶分校（UCLA）做访问学者。2011 年被中国医师协会皮肤科医师分会评为优秀中青年医师，2012 年被评为北京市优秀中青年医师。担任 *British Journal of Dermatology*、*International Journal of Dermatology and Venerology*、*Aging Medicine*、《中华皮肤科杂志》《临床皮肤科杂志》等期刊编委。在 *Nature* 等国内外期刊发表论文近 400 篇。主编《皮肤病理简明图谱》《皮肤附属器肿瘤病理图谱》《皮肤黑素细胞肿瘤病理图谱》《炎症性皮肤病病理图谱》《色素增加性皮肤病》《色素减退性皮肤病》《色素性皮肤病临床及病理图谱》《少见色素性皮肤病病例精粹》《女性外阴疾病》《皮肤病病例精粹》《少见皮肤肿瘤病理图谱》《皮肤科住院医师临床入门图谱》等 16 部专著。主持科技部国家重点研发基金、国家自然科学基金、北京市自然科学基金、中国医学科学院临床与转化医学项目基金、中央高水平医院研究基金。作为第一完成人获 2023 年北京市科学技术奖二等奖、北京医学科技奖二等奖。主要专业领域：白癜风及其他色素性皮肤病；女性外阴性皮肤病；皮肤病理诊断。

前言

“有过多少不眠的夜晚，抬头就看见满天星辰，轻风吹拂着童年的梦，远处传来熟悉的歌声……”

每当听到这首歌，就想到了童年。

少年之时，自以为慧情丹心，气浩然，不畏风雨，也无惧未来。读小学时，每至新学期开学，常因交不上书费和学杂费而被请出教室，但从未放弃，不屈不挠第二天仍然出现在学校里。几经周折最终交足了费用，比其他同学晚了数日拿到新书，欣喜地将其捧于手中，可能会较其他同学更能体会到书墨的清香。

年少时能有书读即已知足，从未想过有朝一日能著书立言。近十几年来本人编著了些专业小著，虽然初衷甚好，亦努力为之，但仍有很多缺憾。

医学之路如同人生之路，路漫漫，多风雨，多崎岖，也难免“尘土飞扬”。虽常怀“勿折桂虚名，誓得真经略”之念，也会因“心内与心外的杂乱”偏离少年初心。如今虽已两鬓透染霜色，境地却仍未达到年少之憧憬。

常有同道以皮肤病理专家谬赞，闻后深感无地自容。自觉仅多读了几页皮肤病理书籍，多看了几张病理切片，或许也多了点勤奋与努力。多数情况皆为照猫画虎，没有什么发现，更没有什么创新，因此充其量只能算作皮肤病理爱好者，与“专家”之称相去甚远。人应有自知之明，看看 Bernard Ackman、David Weedon 等人的大作，在下只能算作病理入门水平。

学习皮肤病理不仅仅是为了诊断。懂病理与不懂病理，对于疾病的理解会有所不同。对疾病的不同理解也会影响临床治疗的选择。

想做好一件事情，喜欢是最好的方法。皮肤病理虽然入门略难，但是一旦你走进这红蓝世界，并坚持不懈地学习，就会感受到其无穷魅力。坚持越久，越会觉得有意思。正如巷子走得越深，越能闻到酒的醇香。

学习皮肤病理，要习惯于安静，耐得住寂寞，经得起寒暑，在深夜中前行，方有所得。不知君以为然否？

常建民
北京医院皮肤科
2025 年初春

目录

上篇　总　论

下篇 各论

上篇 总 论

- 第一章 皮肤的结构
- 第二章 皮肤病理学改变
- 第三章 常用染色

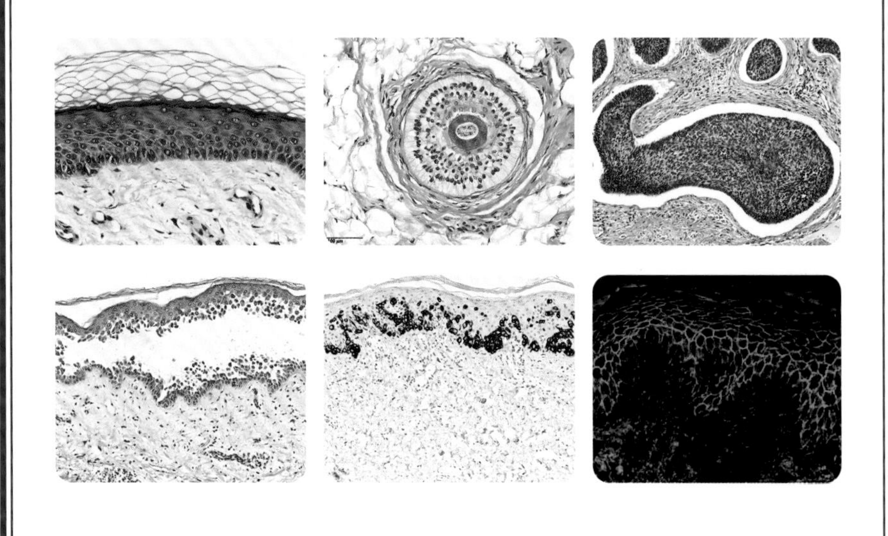

第一章 皮肤的结构

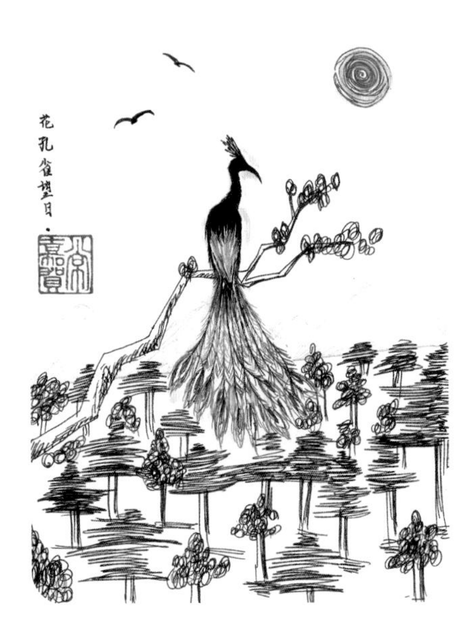

第一节 皮肤的组成 Structure of skin

- 皮肤由表皮、真皮、皮下组织以及皮肤附属器组成。
- 皮肤附属器包括毛发、指（趾）甲、皮脂腺、外泌汗腺和顶泌汗腺。

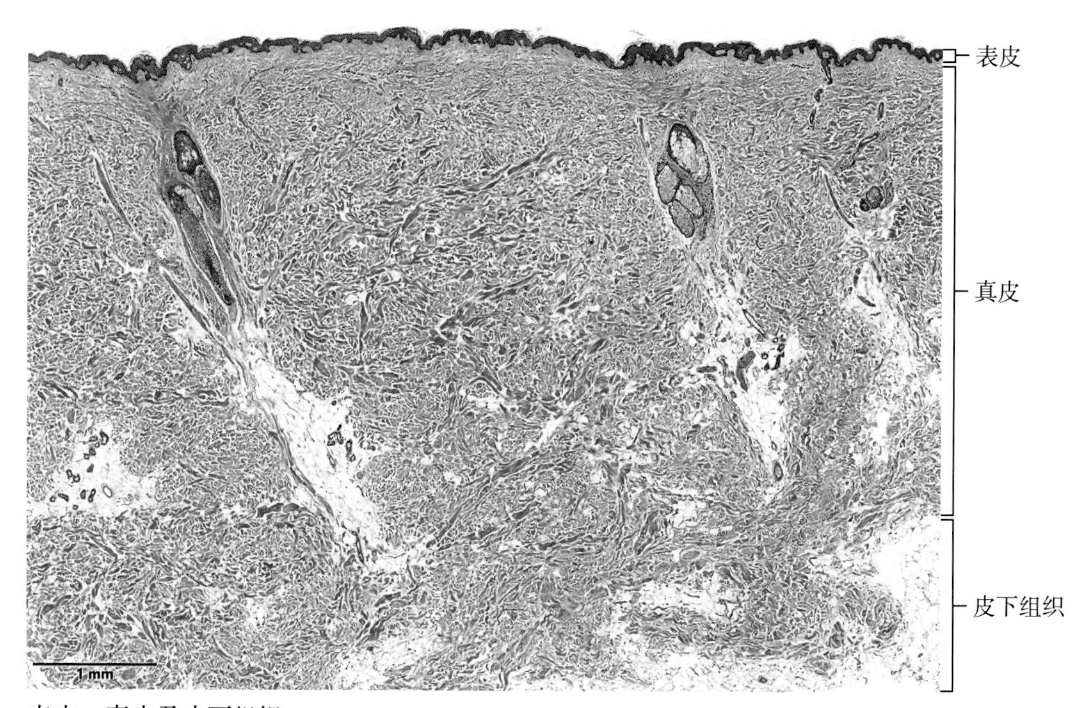

表皮、真皮及皮下组织

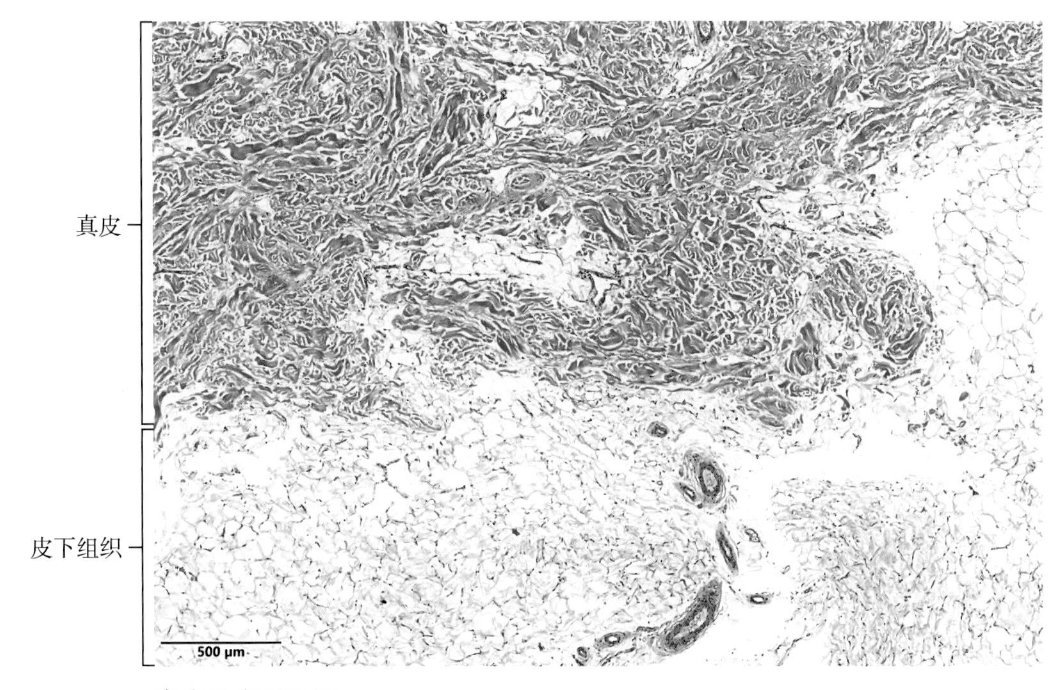

真皮及皮下组织

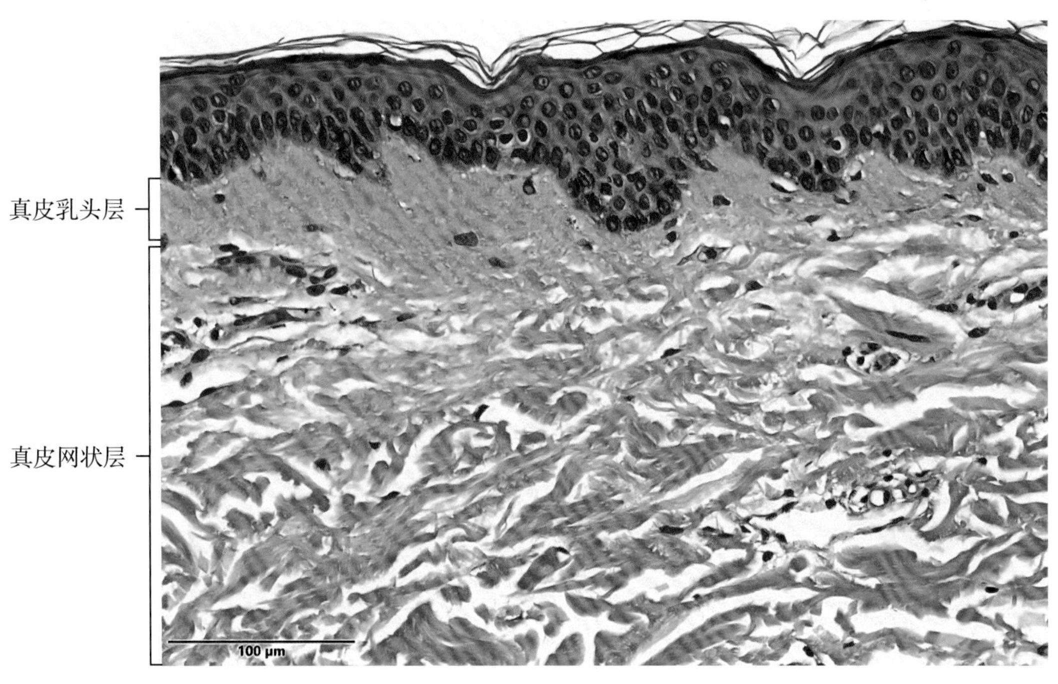

真皮乳头层及网状层

第二节 表　皮 Epidermis

- 表皮主要由角质形成细胞构成。
- 由下至上分为基底层、棘层、颗粒层、透明层、角质层。
- 透明层仅见于掌跖部位。
- 不同层代表角质形成细胞的不同分化阶段。
- 不同部位各层的厚度有所不同。
- 通常基底层为 1 层，棘细胞层 4 ~ 8 层，颗粒层 1 ~ 3 层，透明层 2 ~ 3 层，角质层不同部位厚度不同，掌跖部位最厚。
- 表皮中的主要细胞是角质形成细胞、黑素细胞、朗格汉斯细胞。
- 角质形成细胞（keratinocyte）：是表皮的主要细胞，在不同部位形态不同——在基底层呈柱状；在棘层呈棘状突起；在颗粒层呈扁平状，内有颗粒；在透明层呈扁平状；在角质层已无细胞形态。
- 黑素细胞（melanocyte）：主要位于基底层，胞质透明，核小，染色深。
- 朗格汉斯细胞（Langerhans cell）：位于表皮内，在 HE 染色的切片中无法辨认。通常免疫组化 CD1a 或 S-100 染色能够显示细胞形态。

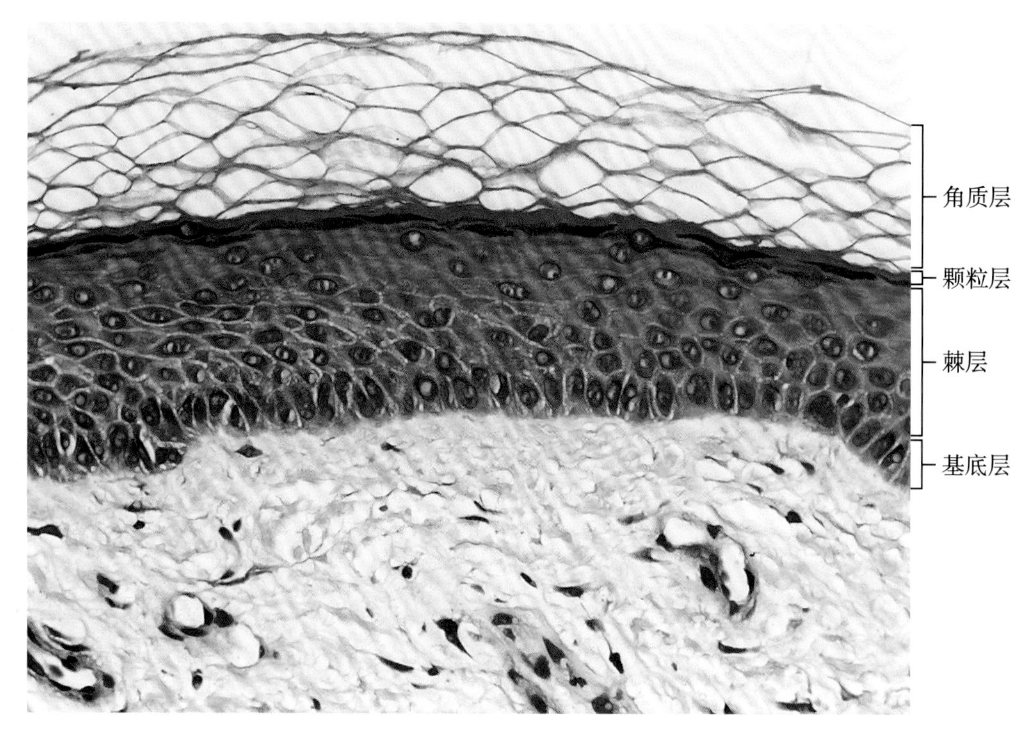

表皮的构成

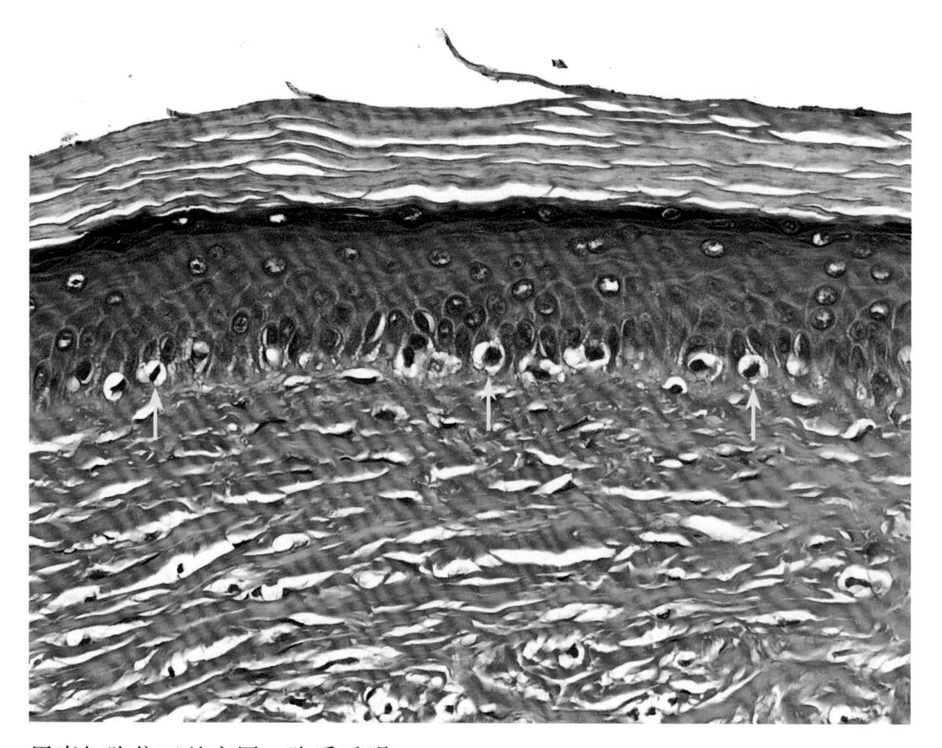

黑素细胞位于基底层，胞质透明

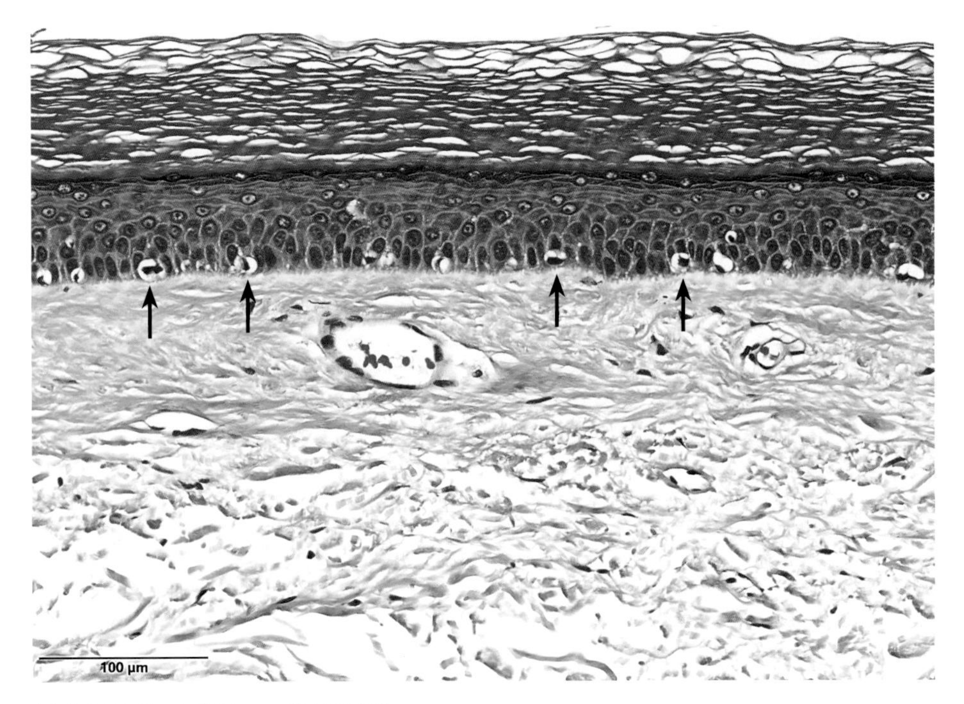

黑素细胞位于基底层，胞质透明

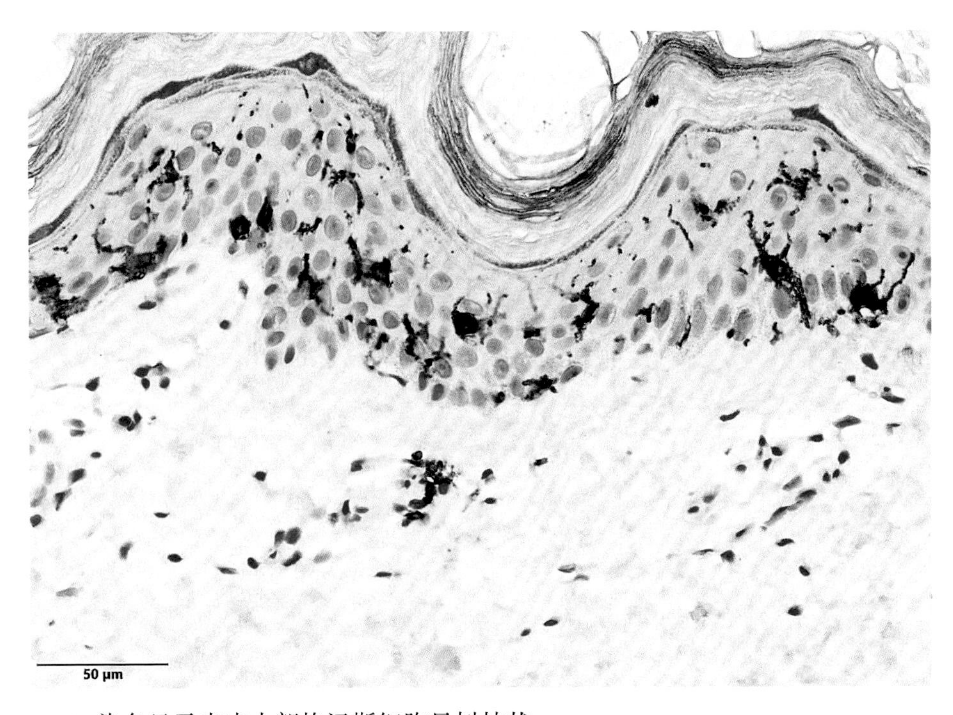

CD1a 染色显示表皮内朗格汉斯细胞呈树枝状

第三节 ‖ 基底膜带 Basement membrane zone

- 表皮与真皮之间由基底膜带相连接。
- 位于表皮下方。
- 正常 HE 染色不明显。
- PAS 染色可以显示为紫红色均质带。
- 在电镜下基底膜带由 4 层构成，自上而下分别是胞膜层、透明层、致密层和致密下层。
- 在基底膜带下方为真皮乳头层。
- 某些疾病如盘状红斑狼疮可见基底膜带增厚。

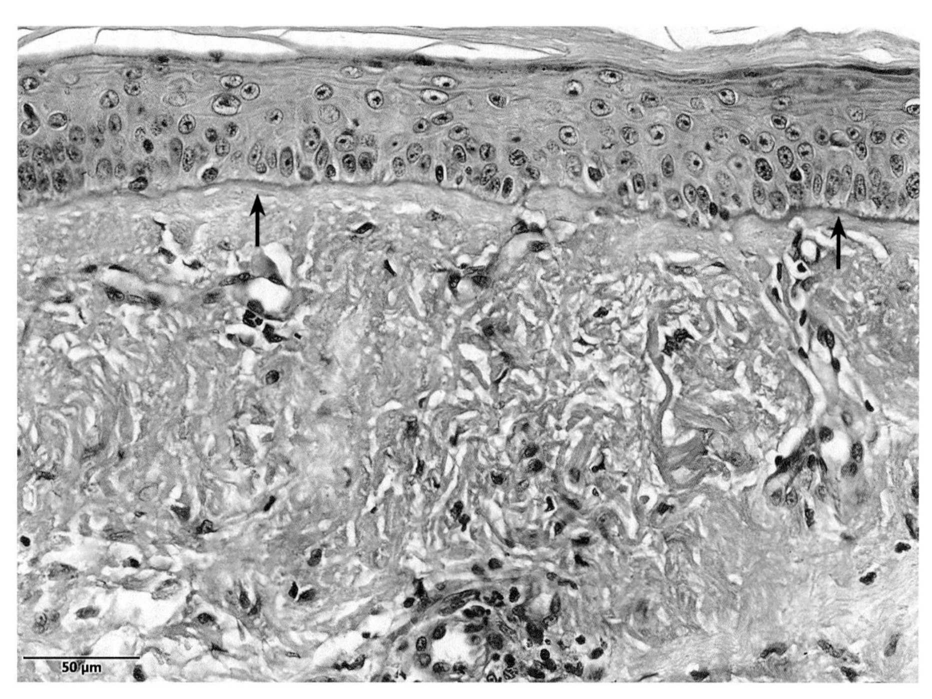

PAS 染色显示基底膜带

第四节 | 真　　皮　Dermis

1 真皮的构成

Stracture of dermis

- 真皮主要由结缔组织、血管、淋巴管、神经、肌肉以及附属器组成。
- 真皮分为乳头层和网状层。
- 乳头层（papillary layer）：位于真皮浅层、表皮基底层下方，较薄，由纤细的胶原纤维组成，在 HE 染色时呈淡粉红色。
- 网状层（reticular layer）：在乳头层的下方、皮下脂肪层的上方，较厚，主要由胶原纤维组成，在 HE 染色时呈红色波纹状。

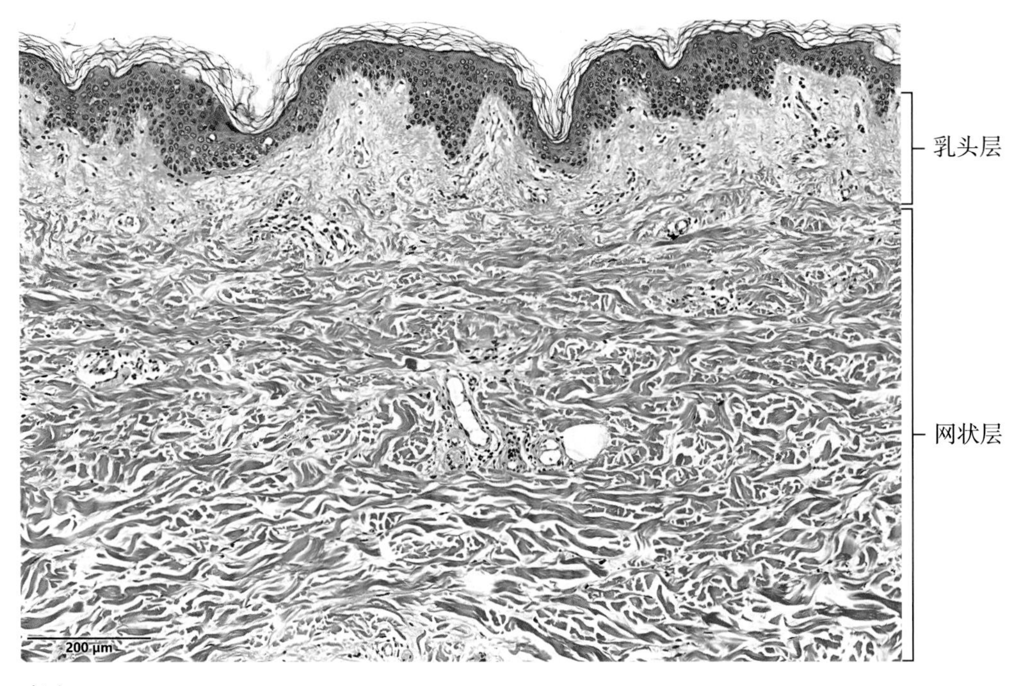

真皮

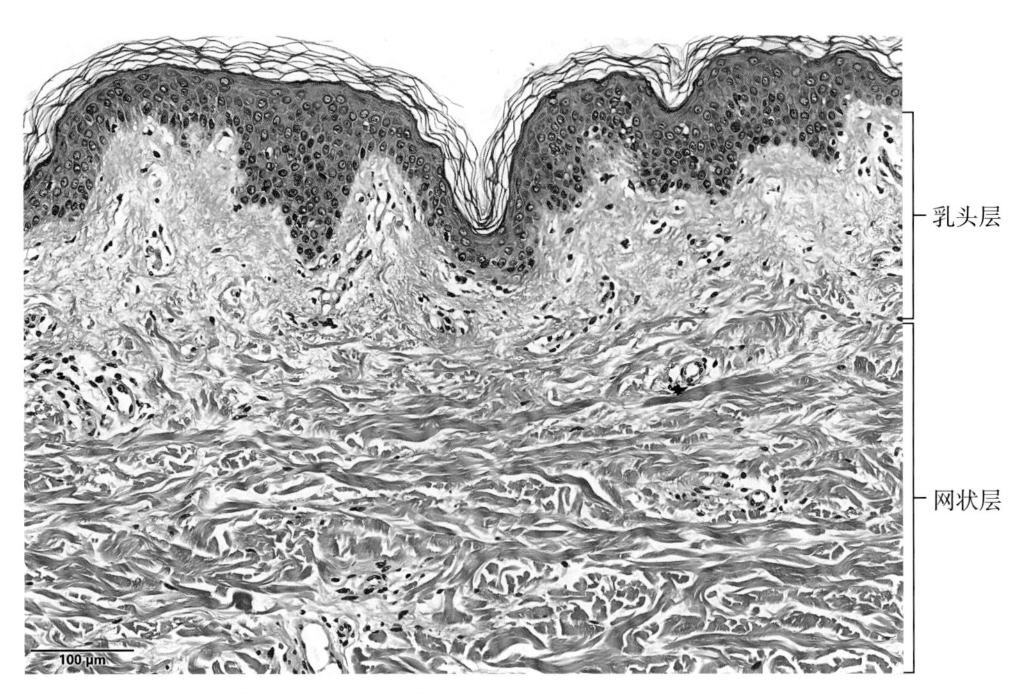

真皮乳头层，位于真皮浅层，呈淡粉红色

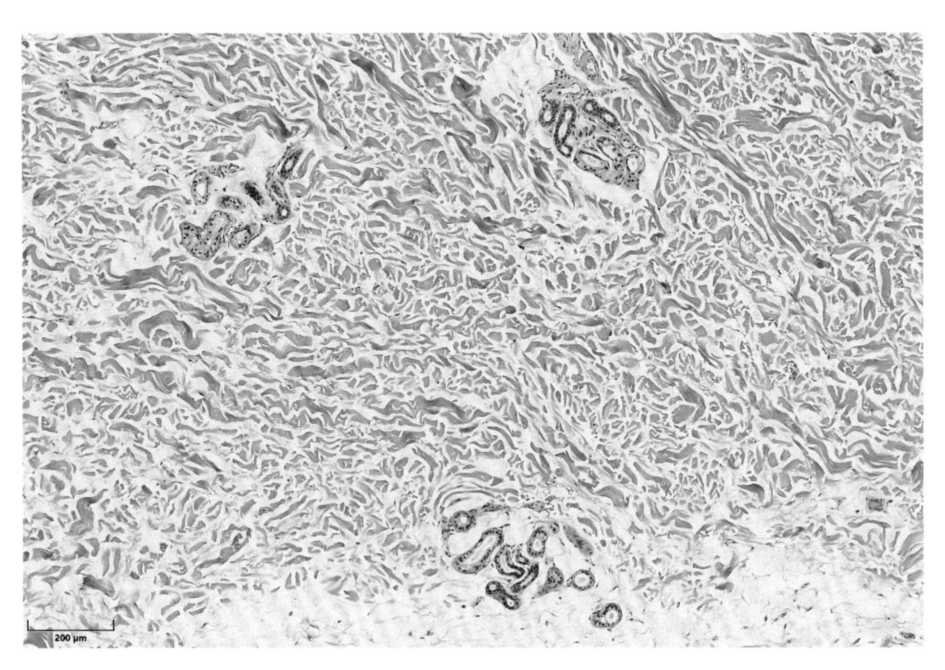

真皮网状层，位于乳头层下方，主要由胶原纤维组成

2 纤维及基质

Fiber and matrix

- 真皮内结缔组织由胶原纤维、弹力纤维和网状纤维以及基质组成。
- 胶原纤维：是真皮内的主要结缔组织，在 HE 染色时呈粉红色、波纹状，可见纵切面和横切面，细胞核呈梭形。
- 弹力纤维和网状纤维：在 HE 染色不能显示，需要分别行弹力纤维染色、网状纤维染色才能辨认。
- 基质：主要由成纤维细胞产生，主要成分为酸性黏多糖。HE 染色不能显示，需做特殊染色如阿尔辛蓝染色才能辨认。

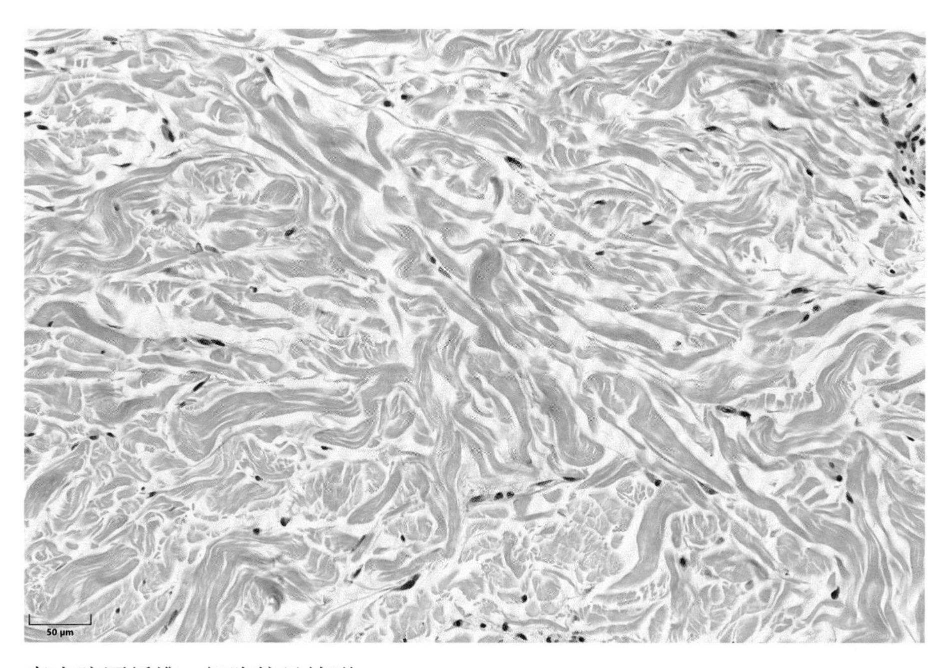

真皮胶原纤维，细胞核呈梭形

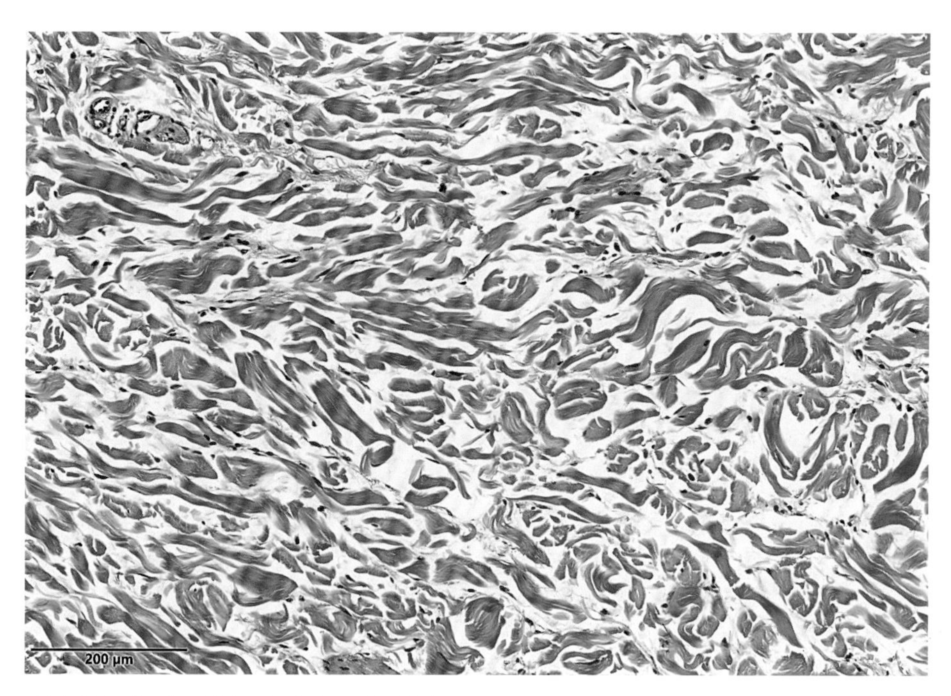

真皮胶原纤维，胶原纤维束间为基质

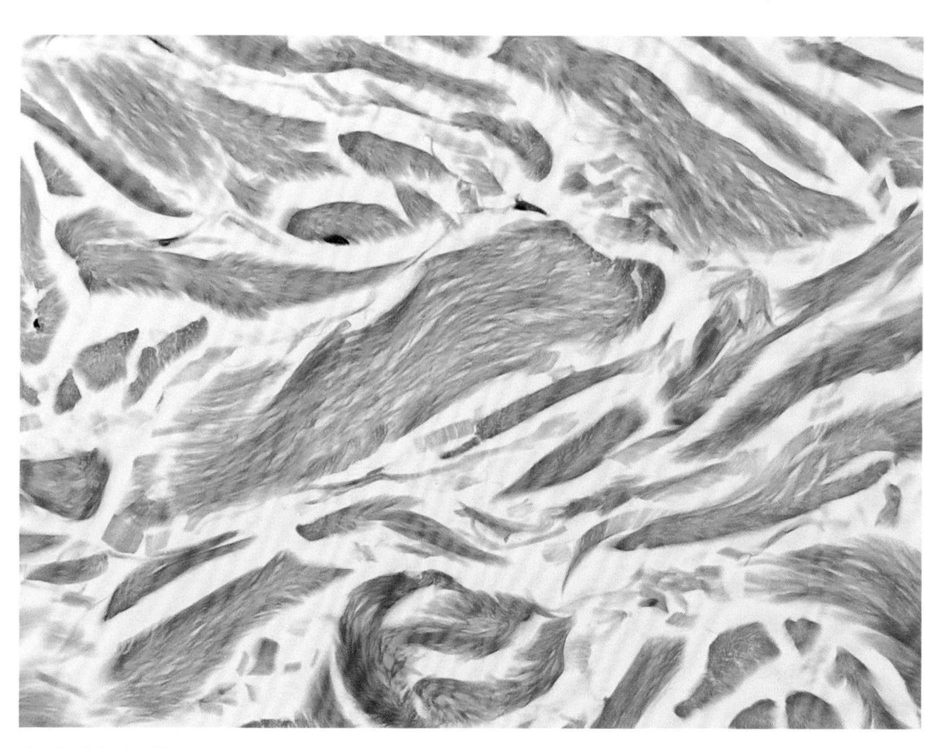

真皮胶原纤维

3 血管

Blood vessels

- 皮肤中的血管分为浅层血管丛和深层血管丛。
- 浅层血管丛位于真皮乳头层和网状层之间，深层血管丛位于真皮网状层与脂肪层之间，二者之间有交通支相连。
- 真皮浅层可见毛细血管，管壁为一层内皮细胞。
- 真皮中下部及皮下脂肪层可见小动脉与小静脉。
- 动脉管壁厚，管腔小而圆；静脉管壁薄，管腔大而扁。

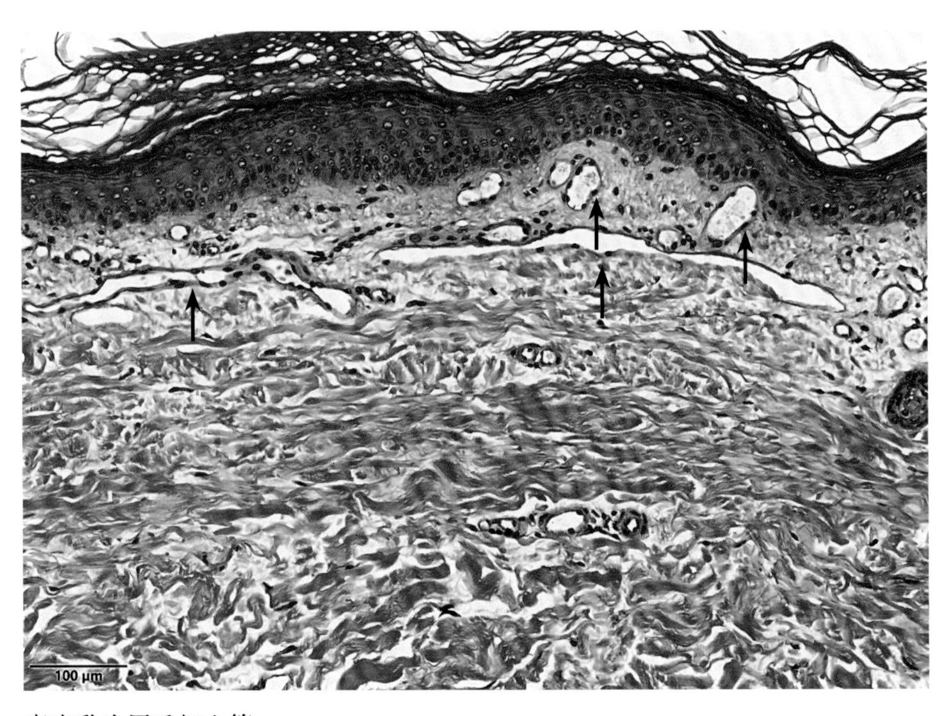

真皮乳头层毛细血管

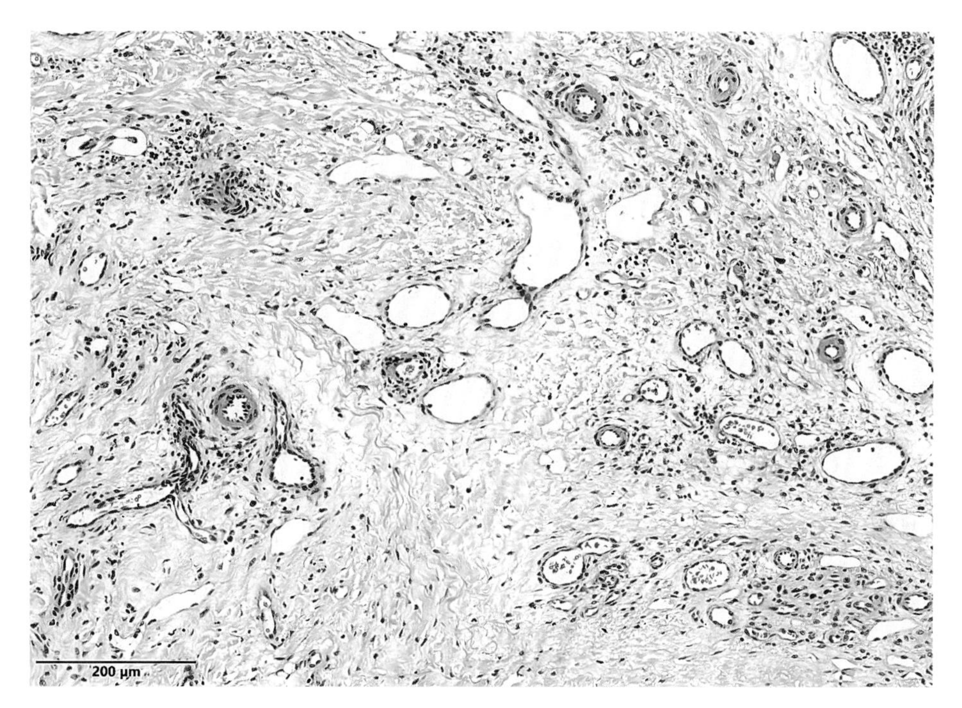

真皮内小动脉与小静脉

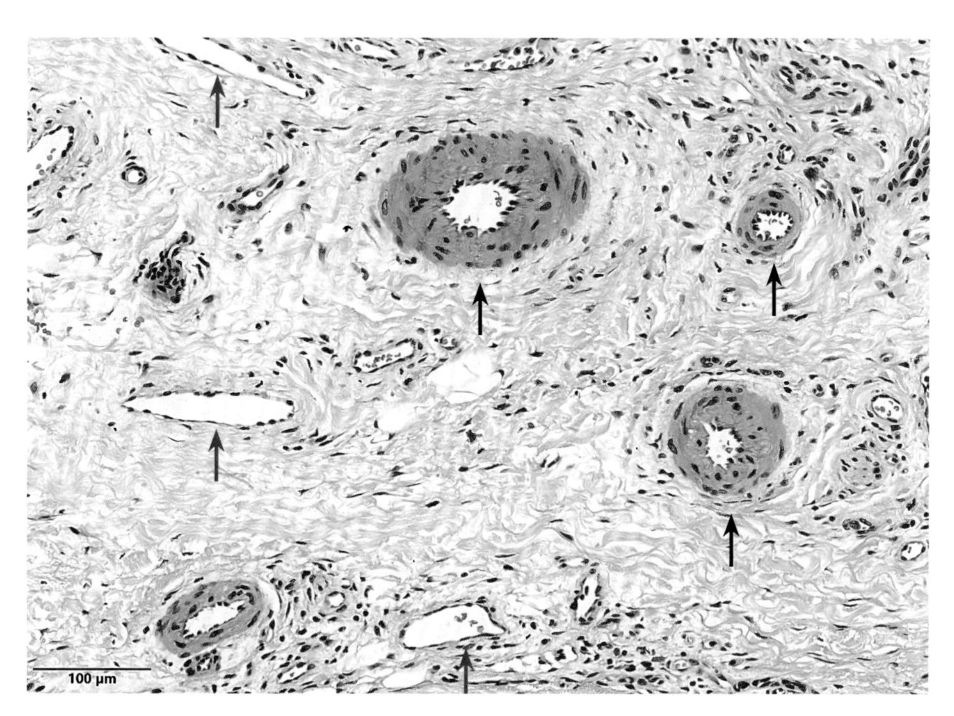

真皮内小动脉与小静脉（黑色箭头示小动脉，红色箭头示小静脉）

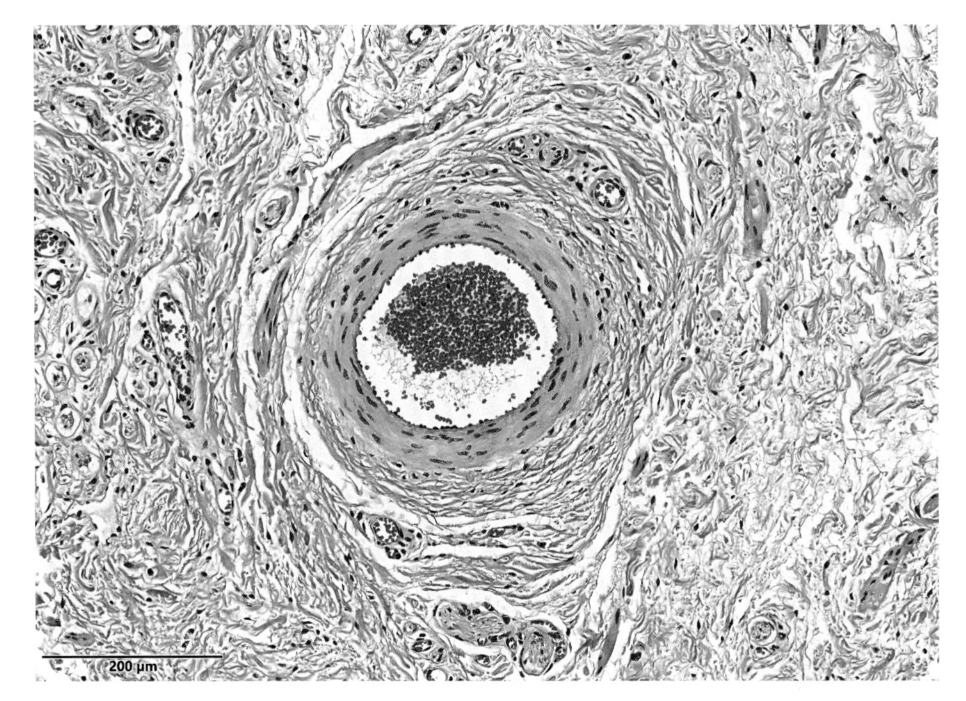

真皮内小动脉

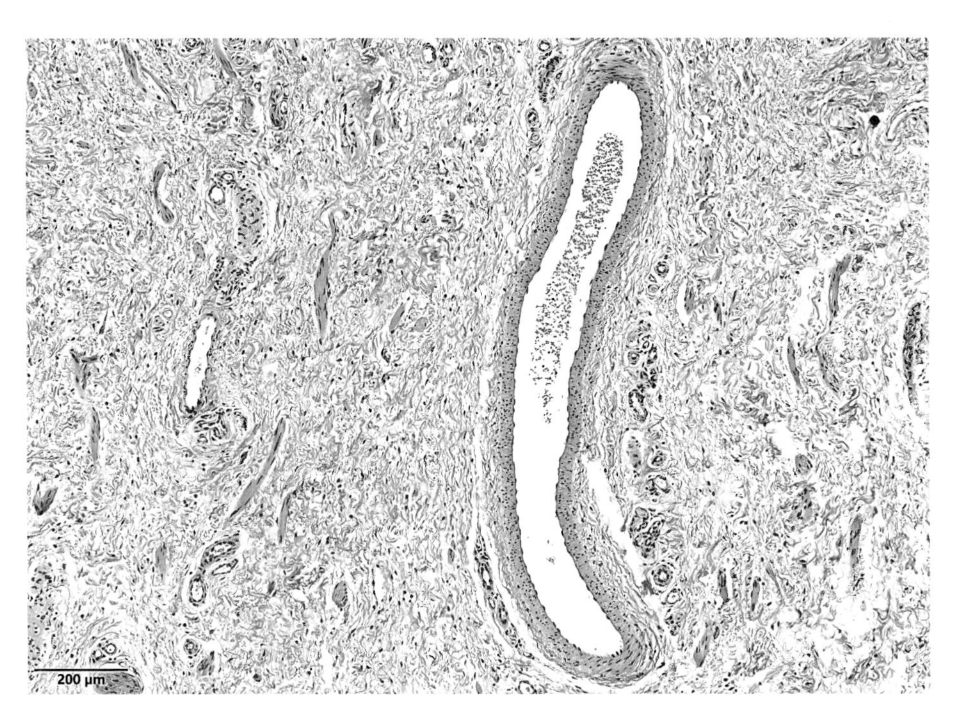

真皮内小静脉

4 淋巴管

Lymphatic vessel

- 皮肤中的淋巴管一般与血管平行。
- 淋巴管壁一般由单层细胞组成。
- 管腔内为淋巴液，无红细胞。

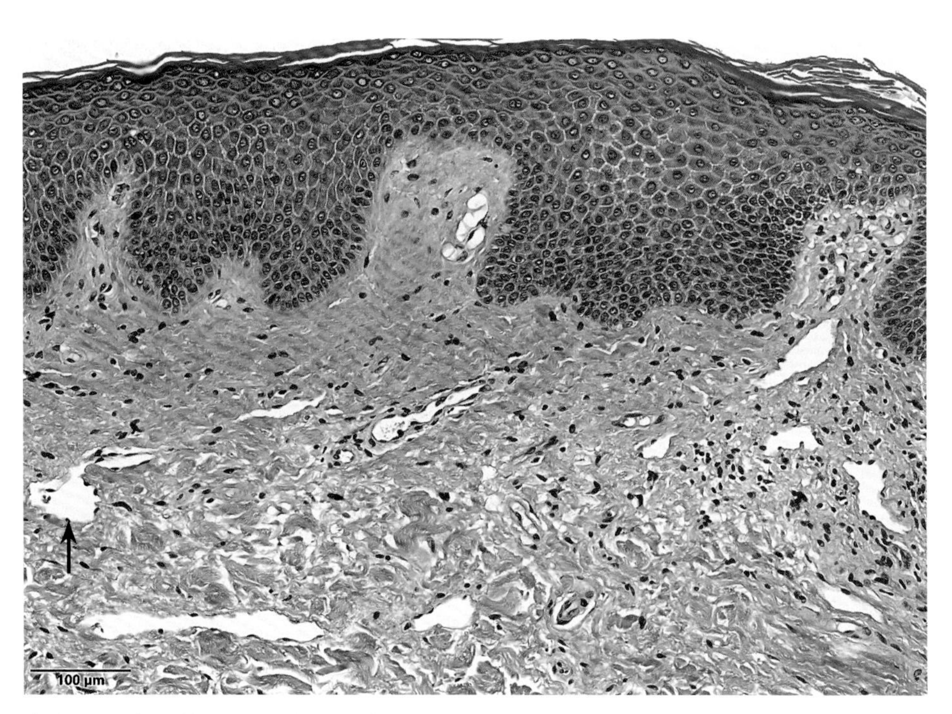

真皮浅层淋巴管（女性外阴部位）

5 神经

Nerve

- 皮肤中有丰富的神经末梢，如触觉小体、压觉小体。
- 触觉小体常见于掌跖部位真皮乳头层，又称为 Meissner 小体。
- 压觉小体多位于掌跖真皮深部或脂肪层，又称为环层小体、Pacini 小体。
- 真皮和皮下脂肪层可见神经纤维。
- 神经纤维多与血管伴行。

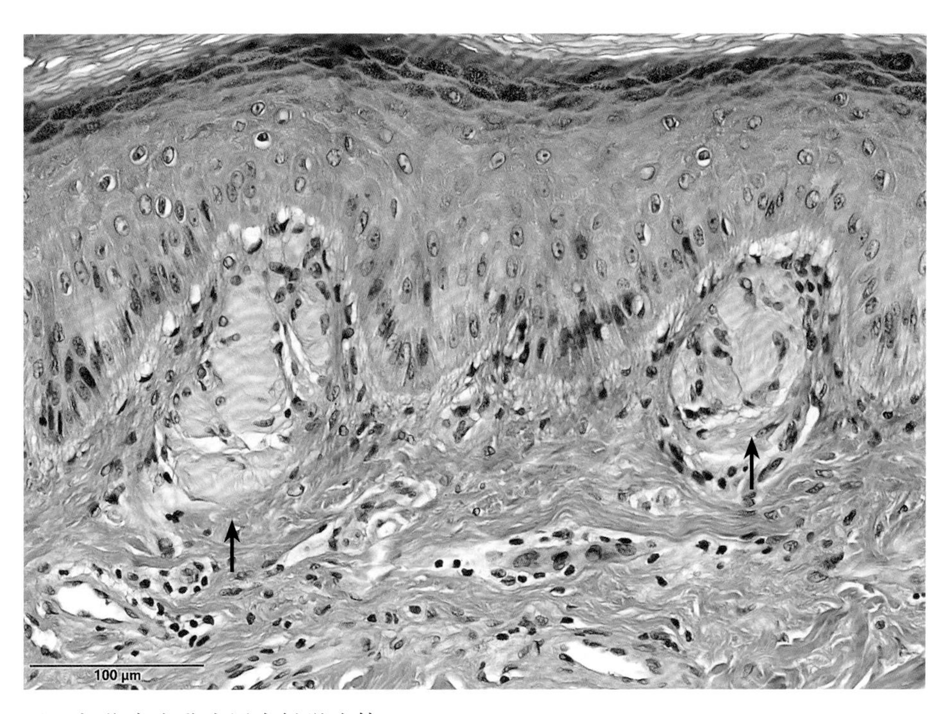

足跖部位真皮乳头层内触觉小体

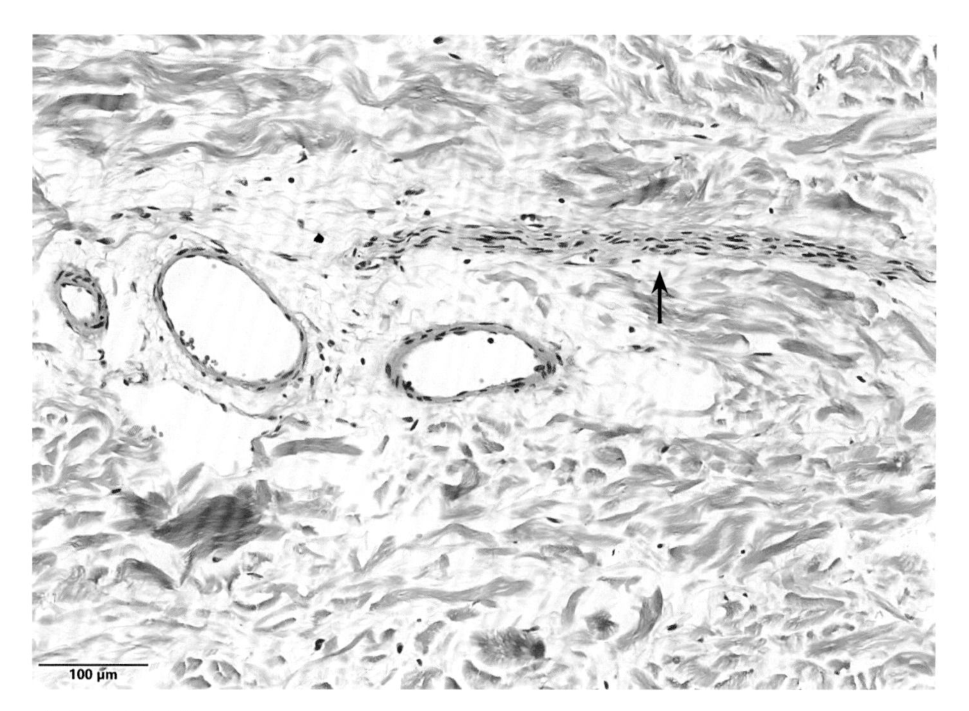

真皮内神经纤维

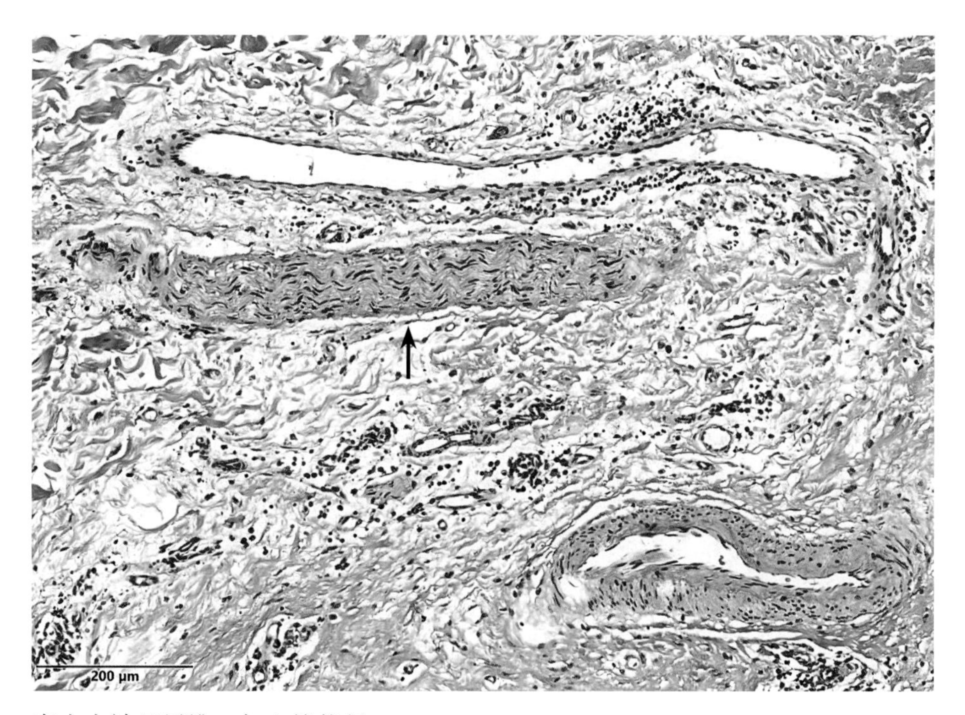

真皮内神经纤维，与血管伴行

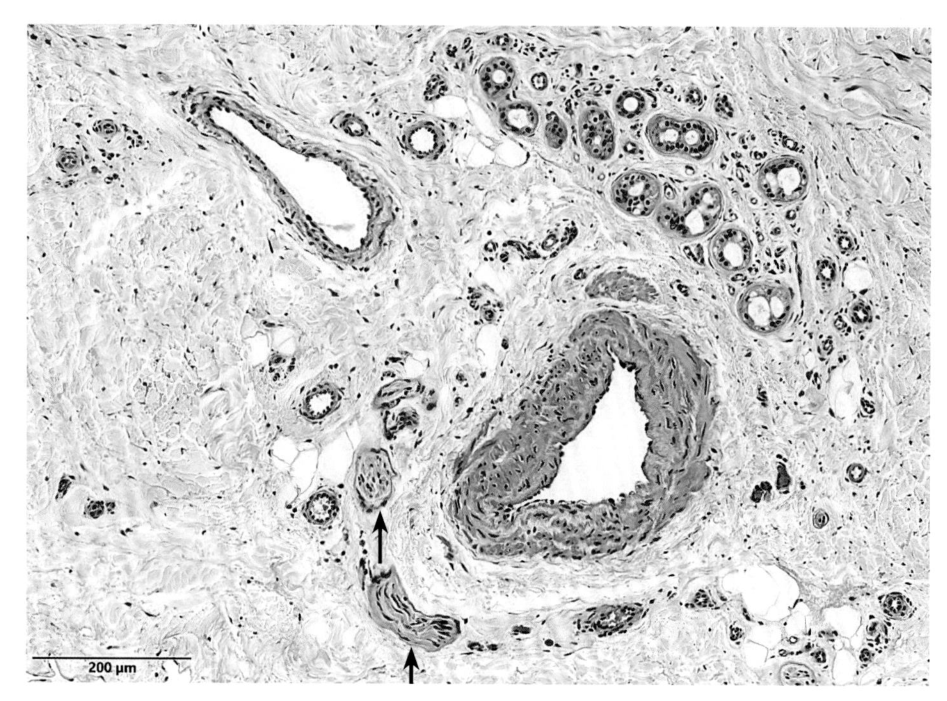

真皮内神经纤维，位于血管周围

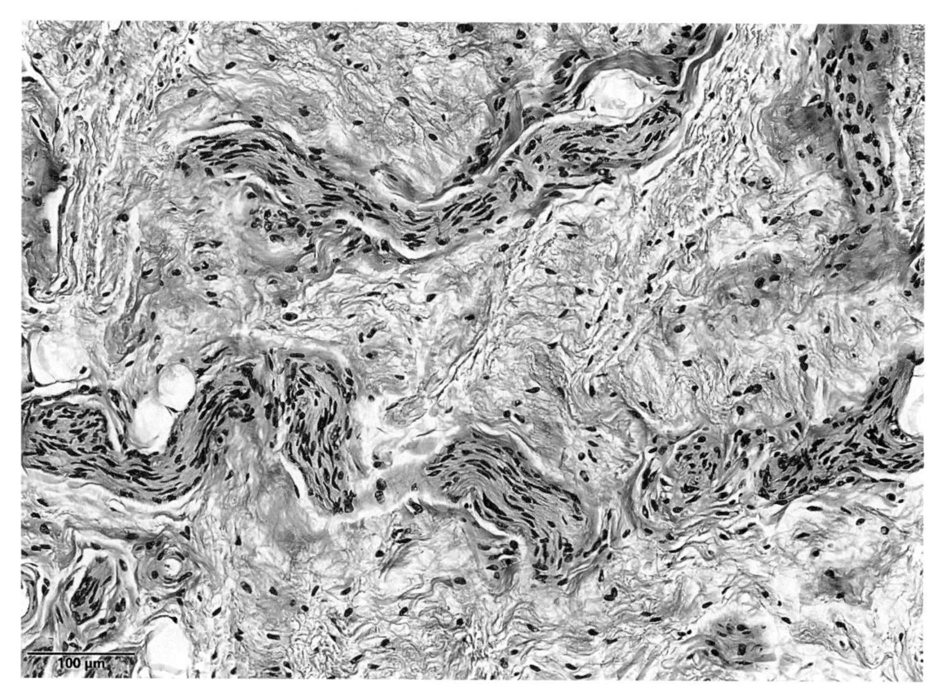

真皮内神经纤维，细胞核呈梭形（女性外阴部位）

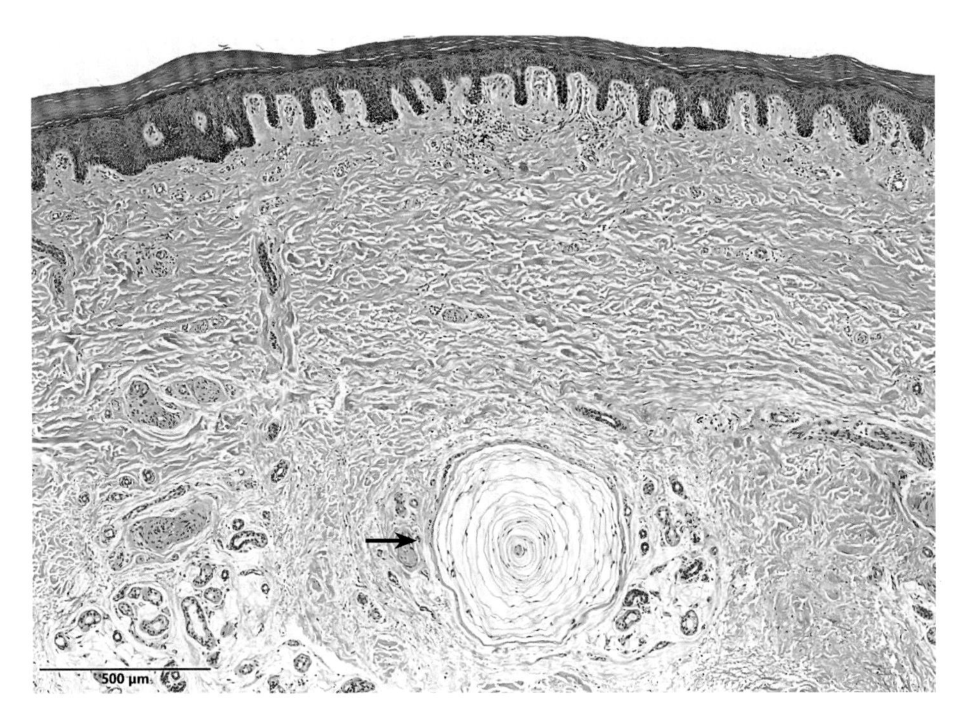

压觉小体，位于足跖真皮深部

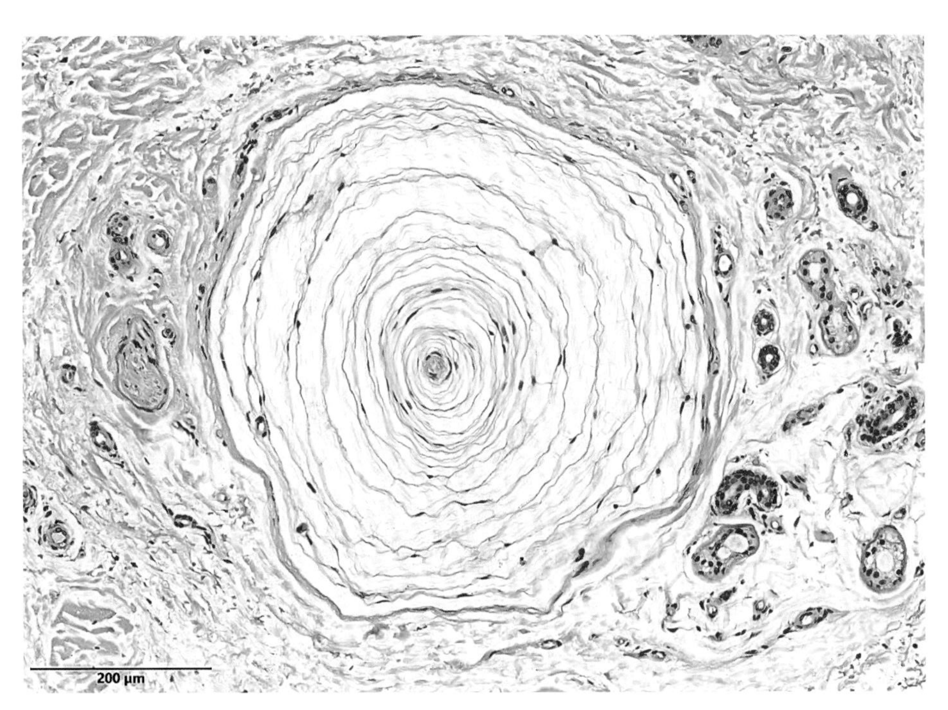

压觉小体，为环层结构，中央为神经轴突和包绕神经轴突的施万细胞（神经膜细胞），周围由多层扁平的神经束膜细胞呈洋葱皮样包绕

6 平滑肌

Smooth muscle

- 在真皮内最常见的平滑肌是立毛肌。
- 女性外阴、乳房，男性阴囊部位可有较多的平滑肌束。
- 平滑肌细胞核长，呈梭形，两端钝圆，似烟卷。

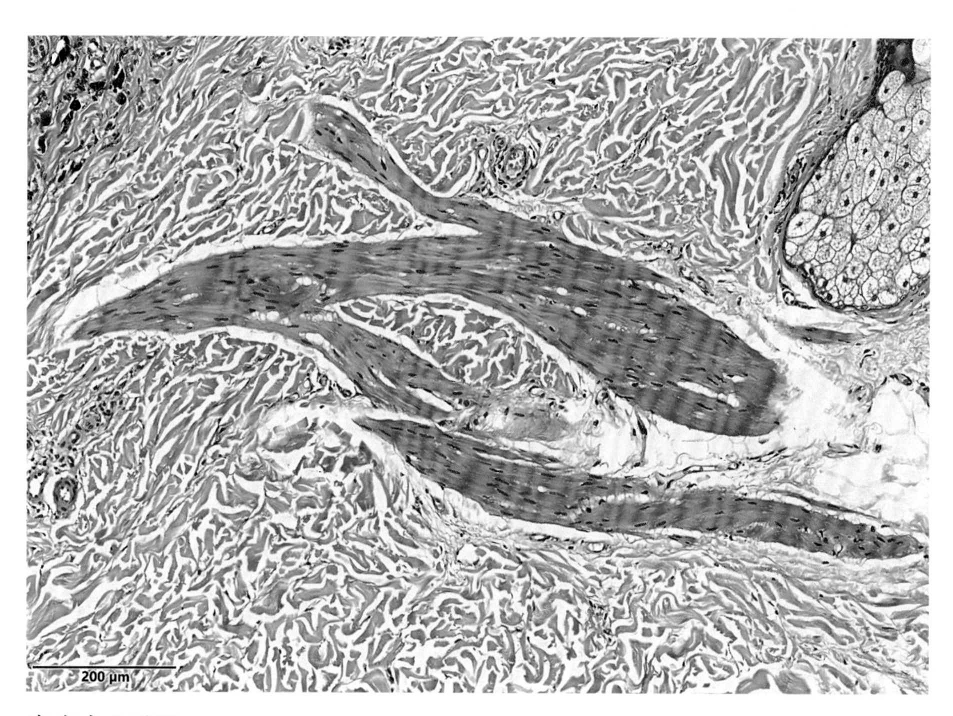

真皮内立毛肌

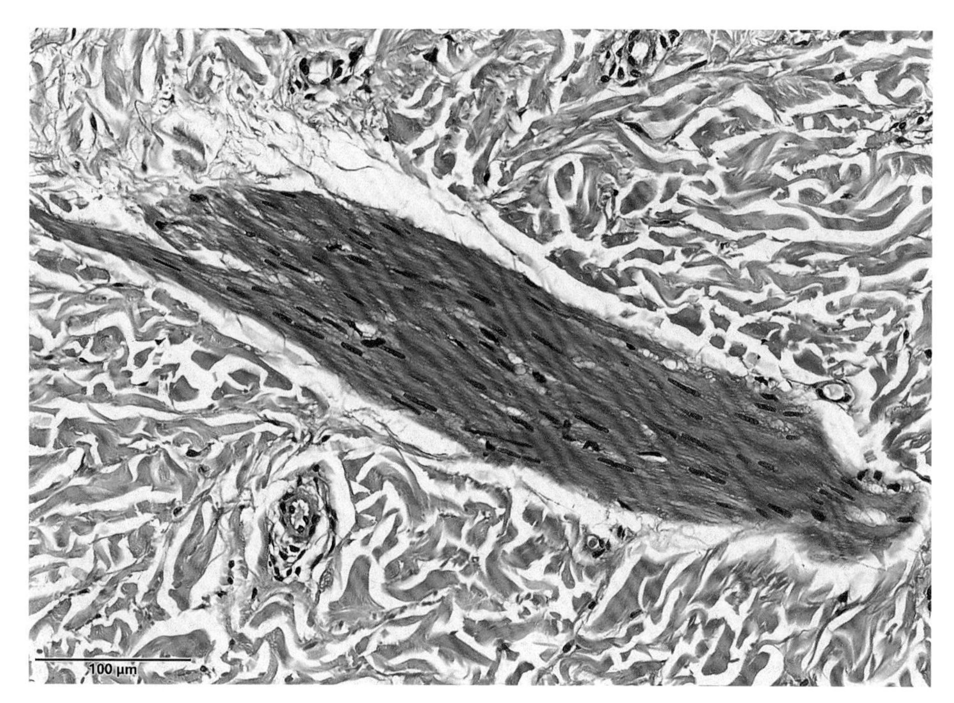

真皮内立毛肌

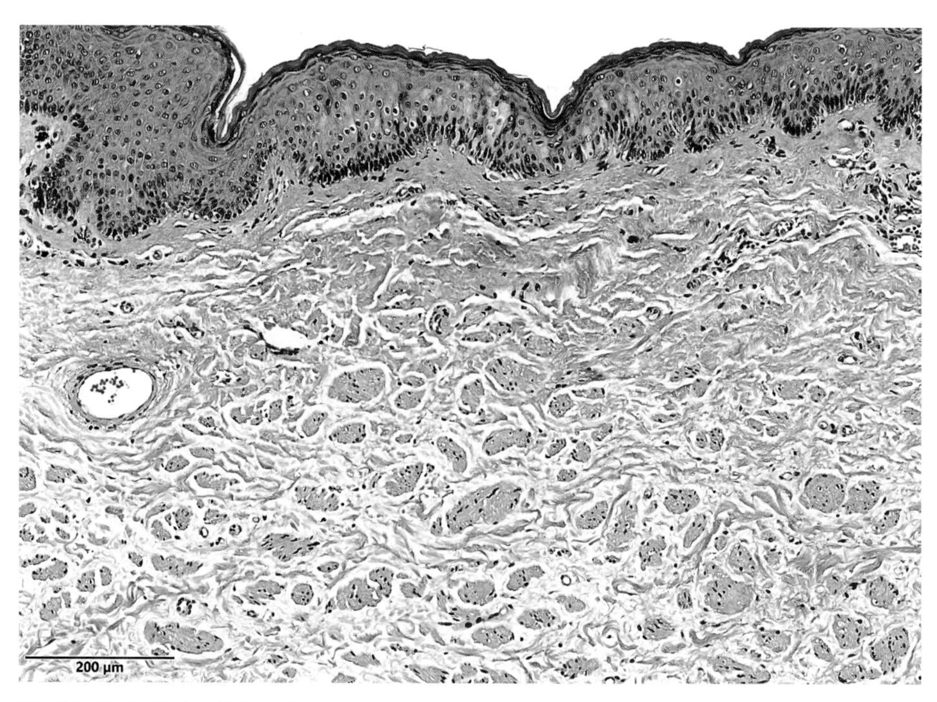

阴囊部位真皮内平滑肌束

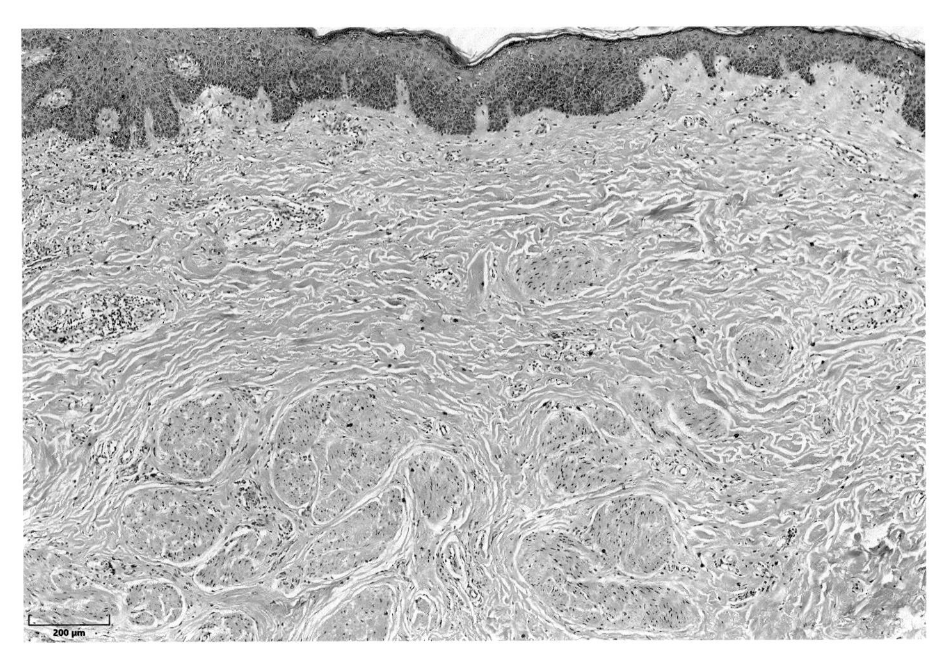

女性乳房部位真皮内平滑肌

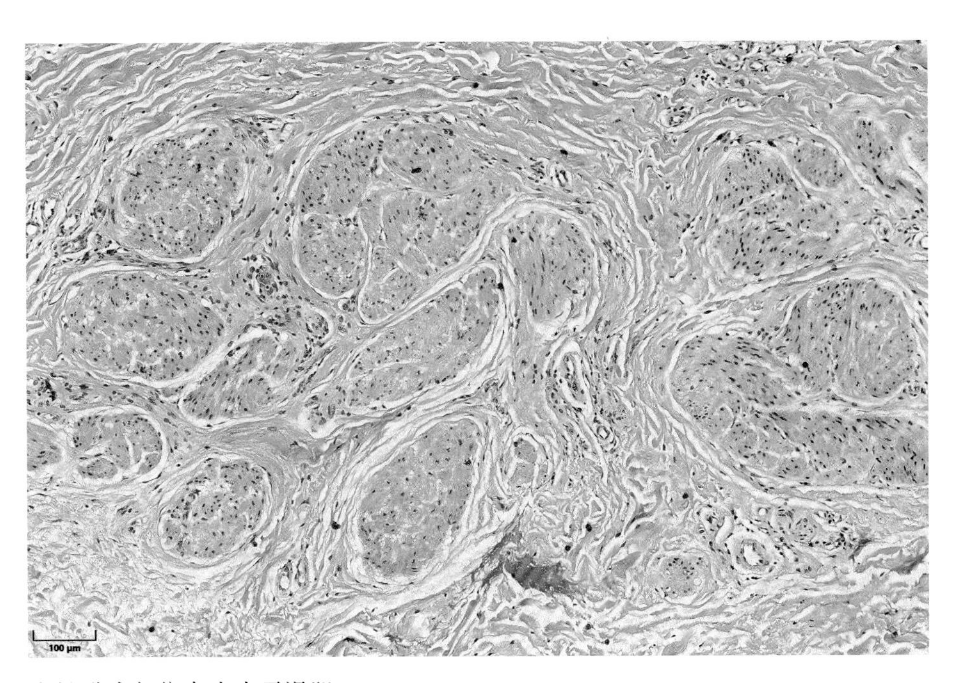

女性乳房部位真皮内平滑肌

第五节 皮下组织 Subcutaneous tissue

- 又称为皮下脂肪组织，主要由脂肪构成。
- 位于真皮下方，由脂肪小叶以及小叶间隔组成。
- 脂肪细胞胞质透明，细胞核位于胞质边缘。
- 可见血管与神经。
- 脂肪组织上部可见外泌汗腺。

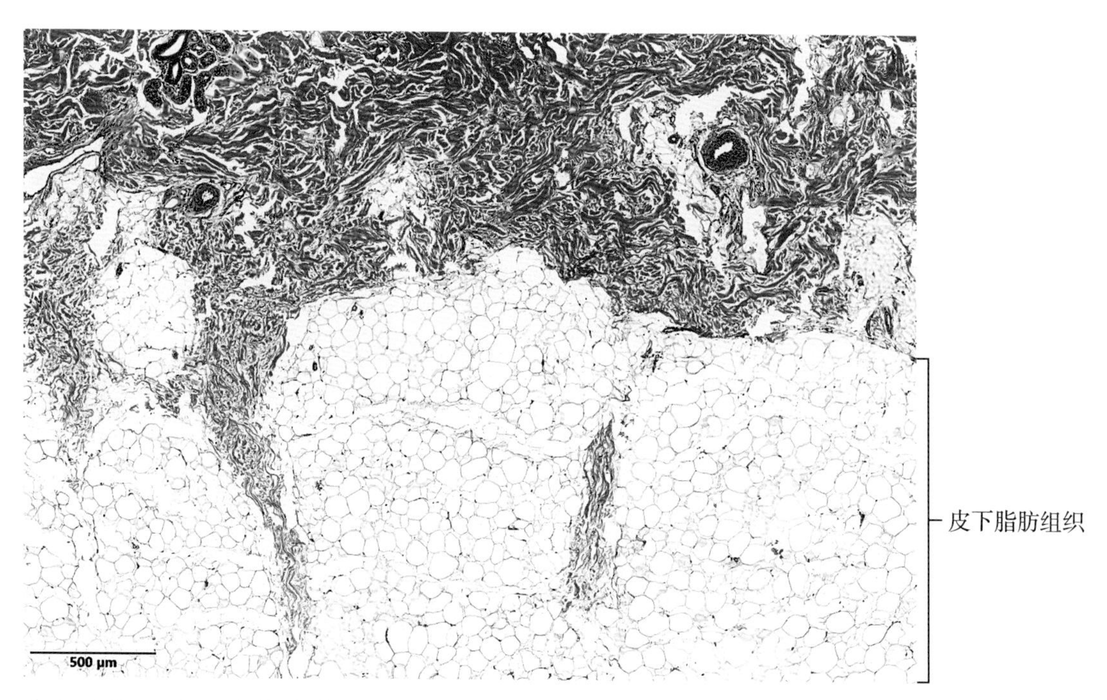

皮下组织，主要由脂肪构成

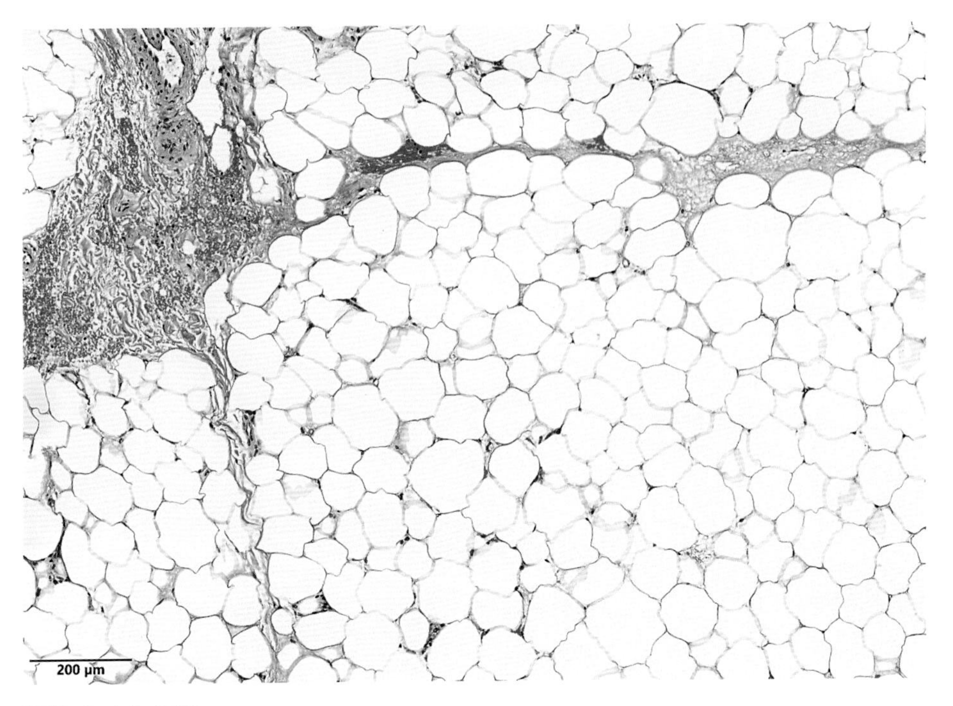

脂肪小叶与间隔

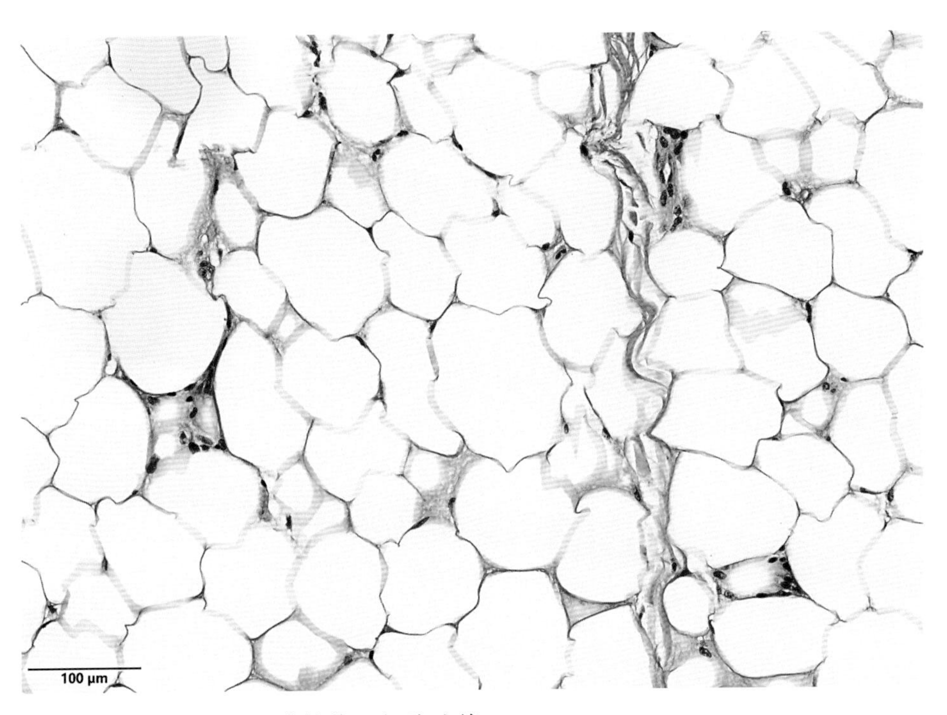

脂肪细胞胞质透明，细胞核位于细胞边缘

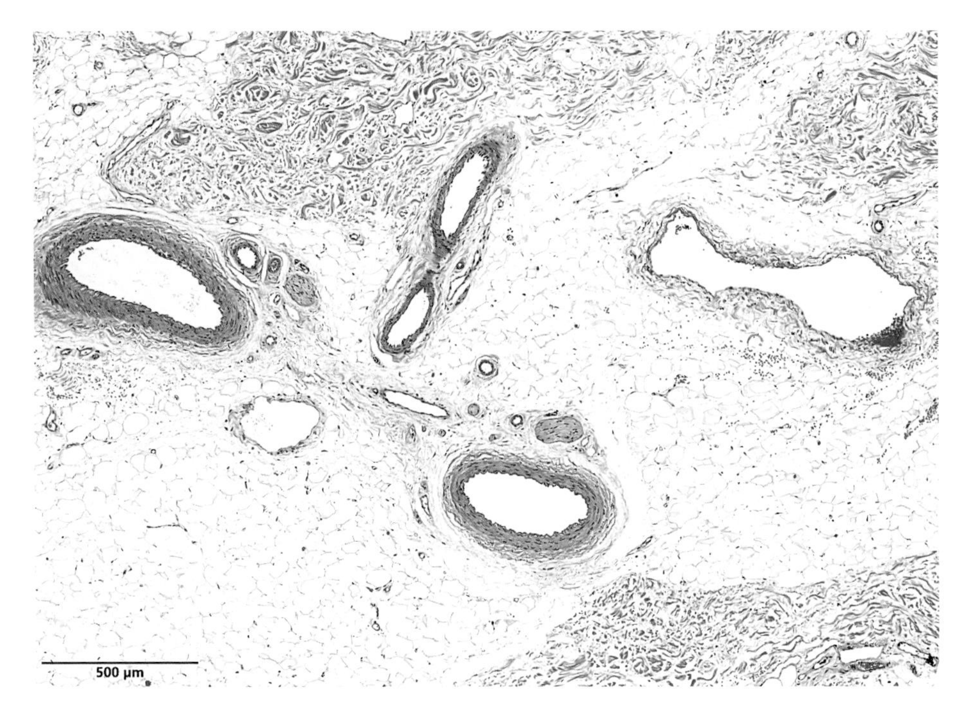

脂肪组织内可见动脉、静脉与神经

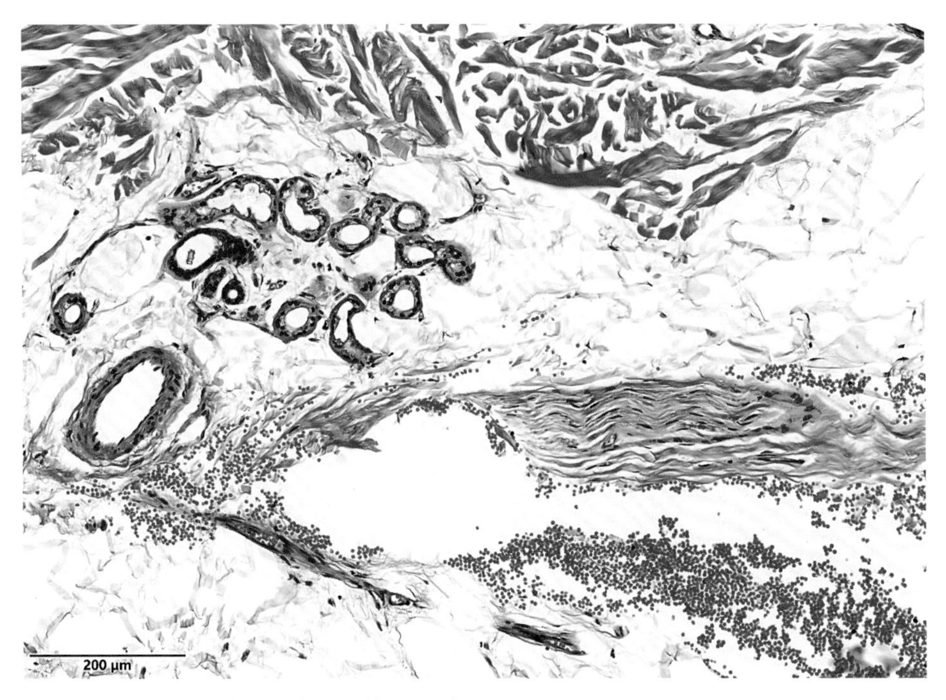

脂肪组织内可见血管、神经与外泌汗腺

第六节 骨骼肌 Skeletal muscle

- 骨骼肌位于皮下脂肪组织下方。
- 肌纤维有横纹，是横纹肌的一种。
- 细胞核位于肌细胞周围。
- 口周的口轮匝肌和眼周的眼轮匝肌是真皮内常见的横纹肌。

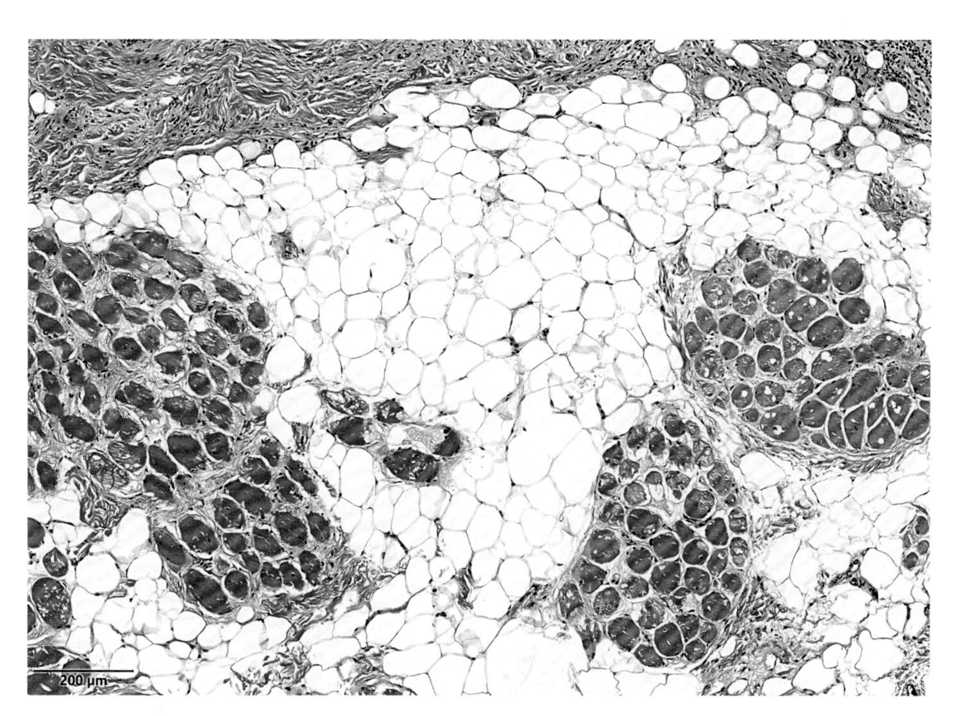

骨骼肌，细胞质呈明显嗜酸性

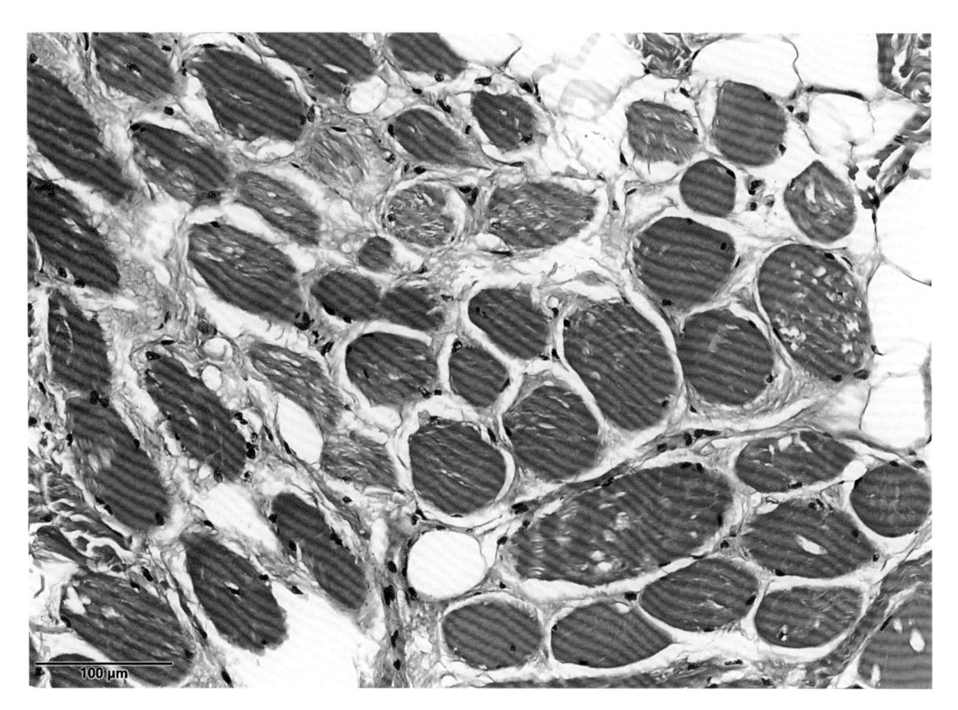

骨骼肌，可见横纹

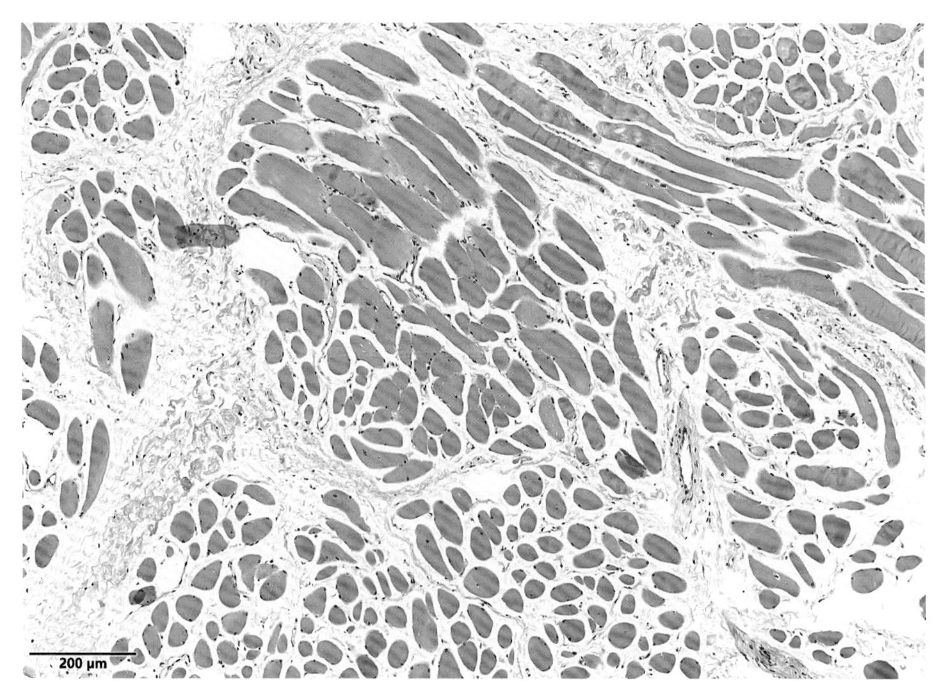

口轮匝肌

第七节 皮肤附属器 Skin appendages

- 皮肤附属器包括毛发、指（趾）甲、皮脂腺、顶泌汗腺、外泌汗腺等。

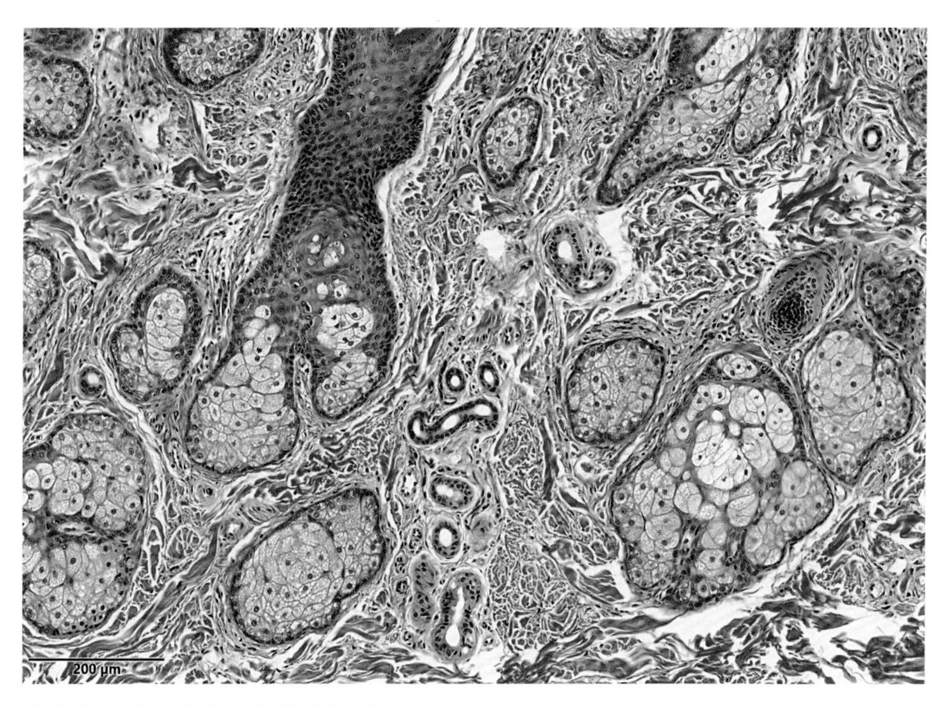

真皮内毛囊、皮脂腺与外泌汗腺

1 毛囊

Hair follicle

- 毛囊分为漏斗部、峡部以及毛囊下部。
- 毛囊漏斗部：上界为毛囊开口，下界为皮脂腺导管进入毛囊处。
- 毛囊峡部：上界为皮脂腺导管进入毛囊处，下界为立毛肌与毛囊附着处。
- 毛囊下部：自立毛肌与毛囊附着处至毛囊底部。
- 毛囊底部膨大的部分为毛球，主要由毛母细胞及黑素细胞组成。
- 毛球中央向内凹陷的部分为毛乳头，可见血管及基质。
- 毛囊漏斗部上皮与表皮相连，结构上与表皮相似，分为基底层、棘细胞层、颗粒层和角质层。
- 毛囊峡部结构与毛囊漏斗部不同，角质层致密红染，无颗粒层，棘层细胞苍白淡染。
- 在 HE 切片中，可见毛囊横切面或纵切面。

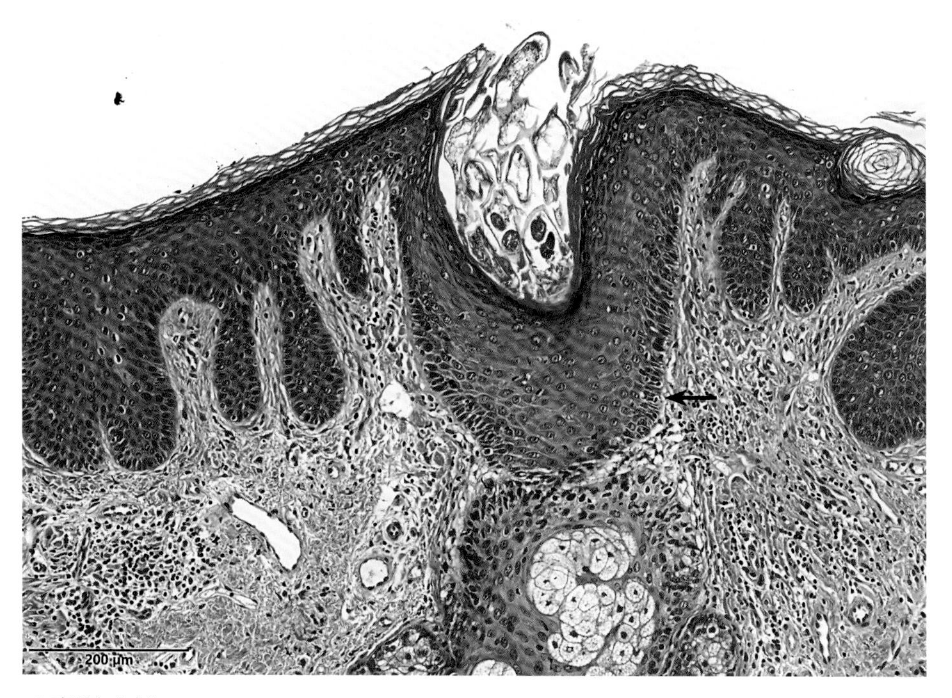

毛囊漏斗部

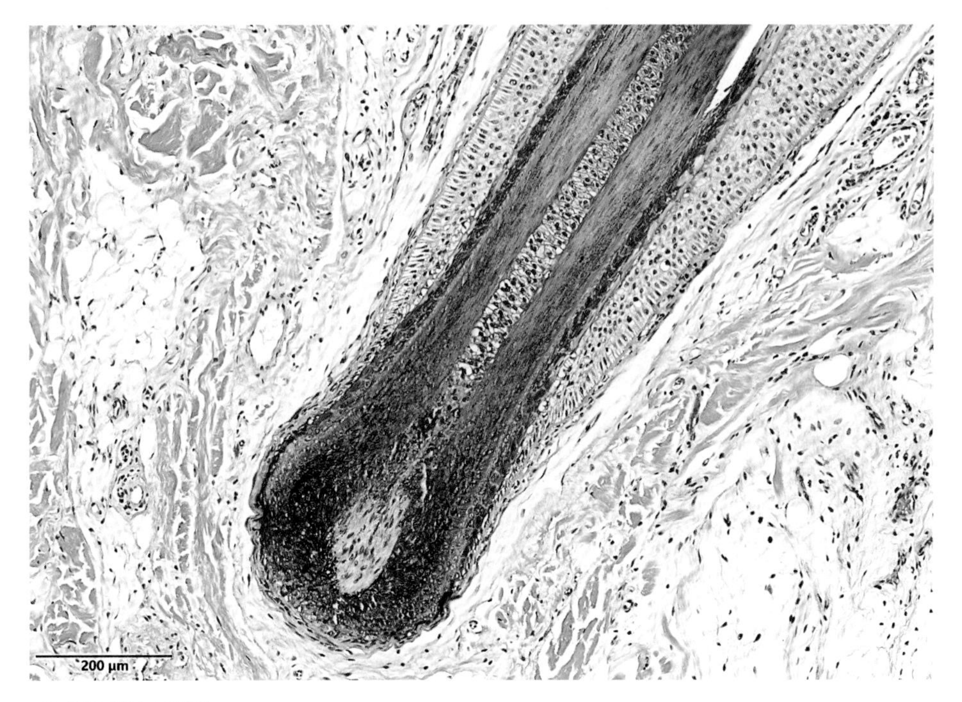

毛囊峡部与下部

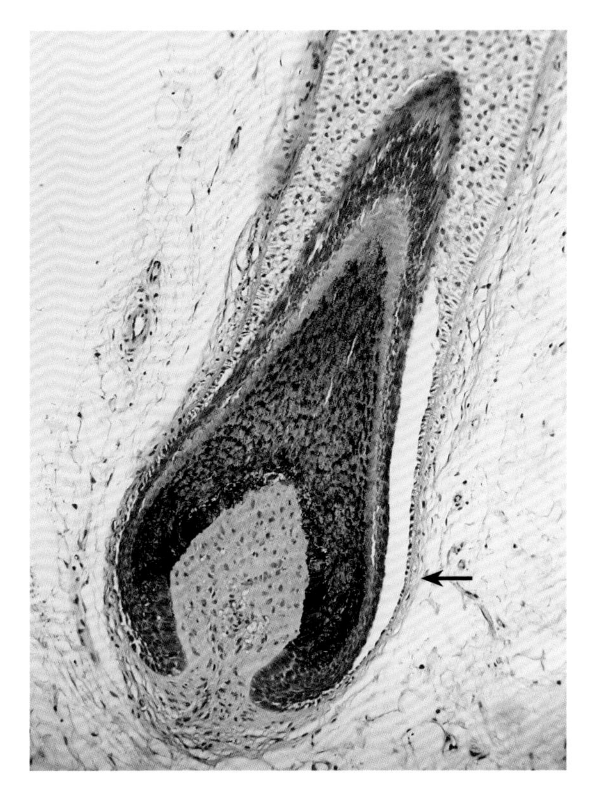

毛球与毛乳头

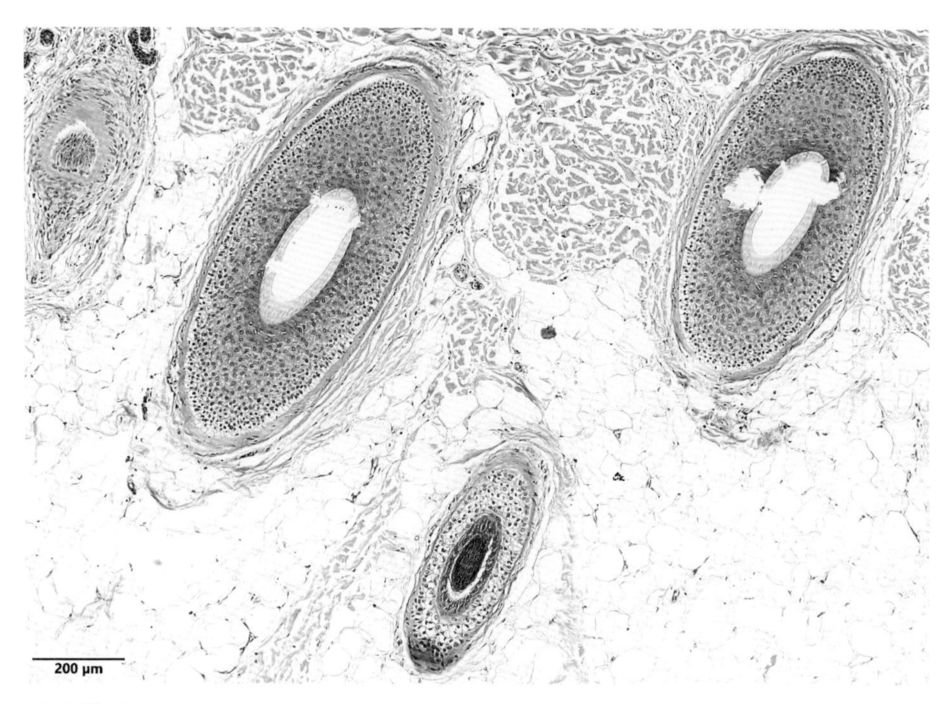

毛囊横斜切面

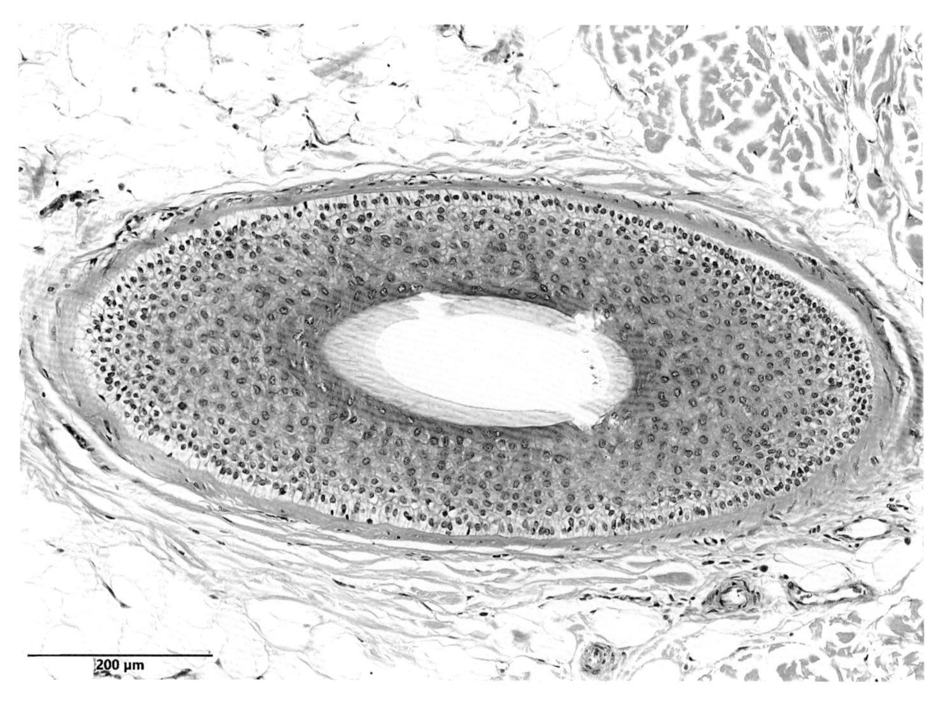

毛囊横斜切面

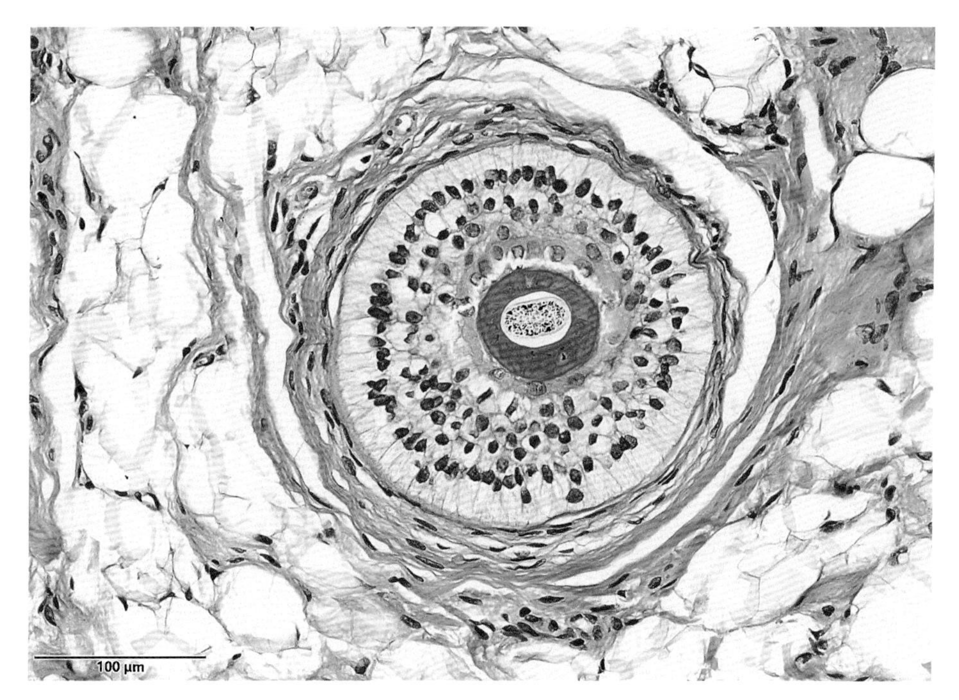

毛囊峡部横切面，角质层致密红染，毛囊上皮细胞胞质苍白淡染

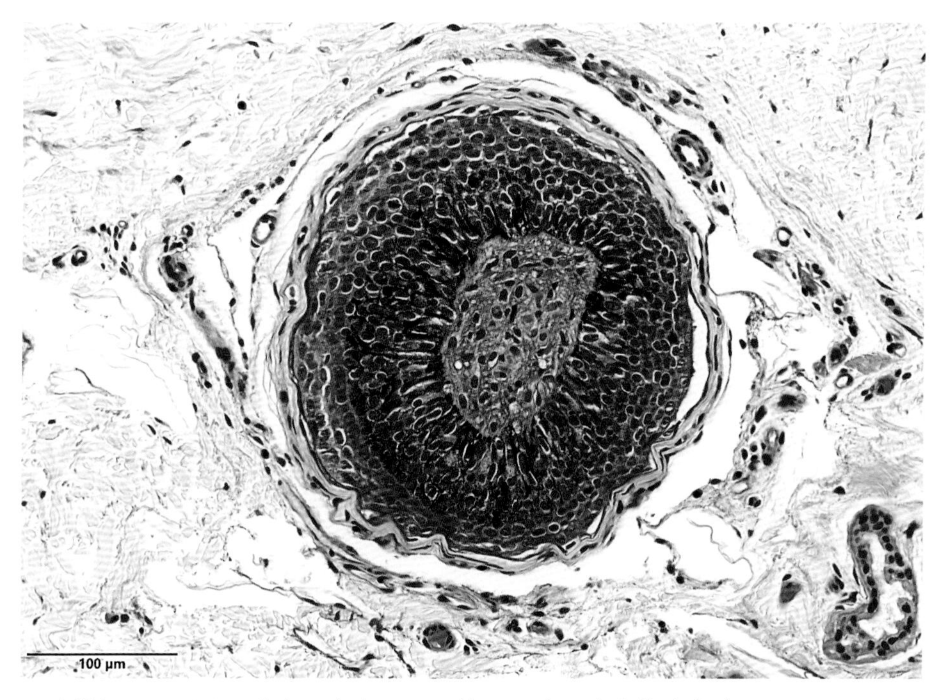

毛球横切面，可见毛乳头，中央可见血管，毛球上皮有较多色素

2 皮脂腺

Sebaceous gland

- 除掌跖和指趾屈侧外，全身皮肤均有皮脂腺。
- 皮脂腺导管开口于毛囊漏斗部。
- 皮脂腺由腺体和导管组成。
- 皮脂腺细胞大，胞质丰富，呈泡沫状，核呈扇贝状。

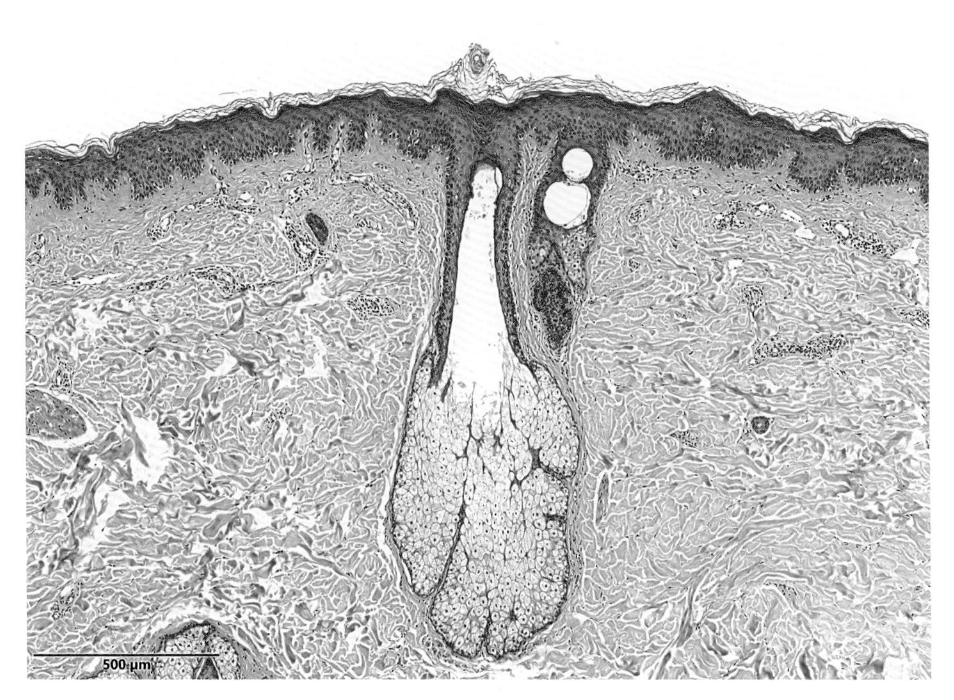

皮脂腺，与毛囊相连

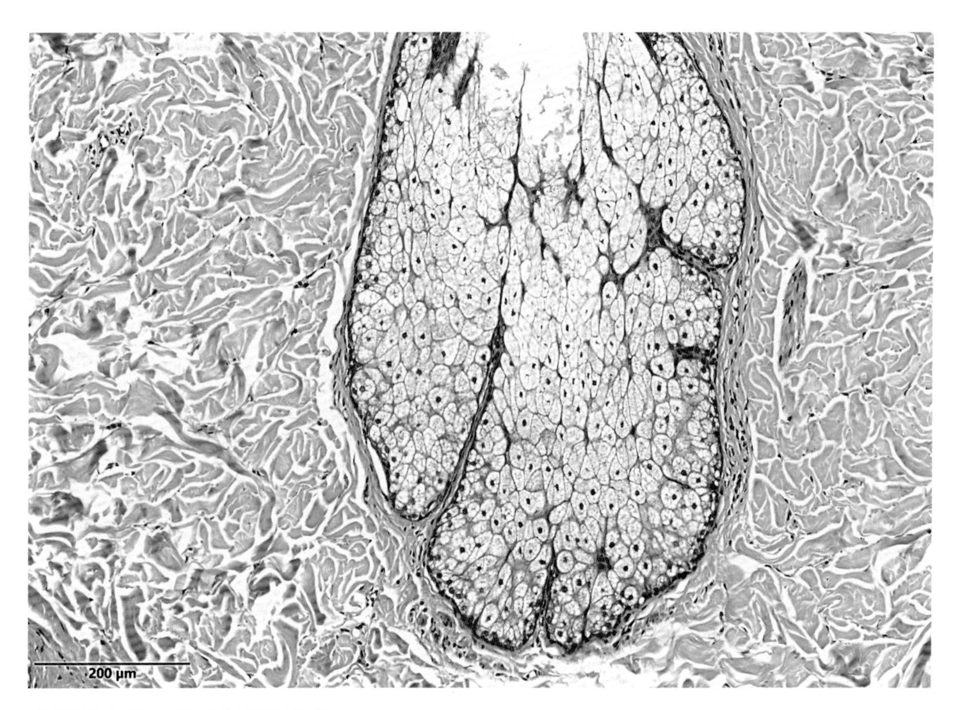

皮脂腺细胞，胞质呈泡沫状

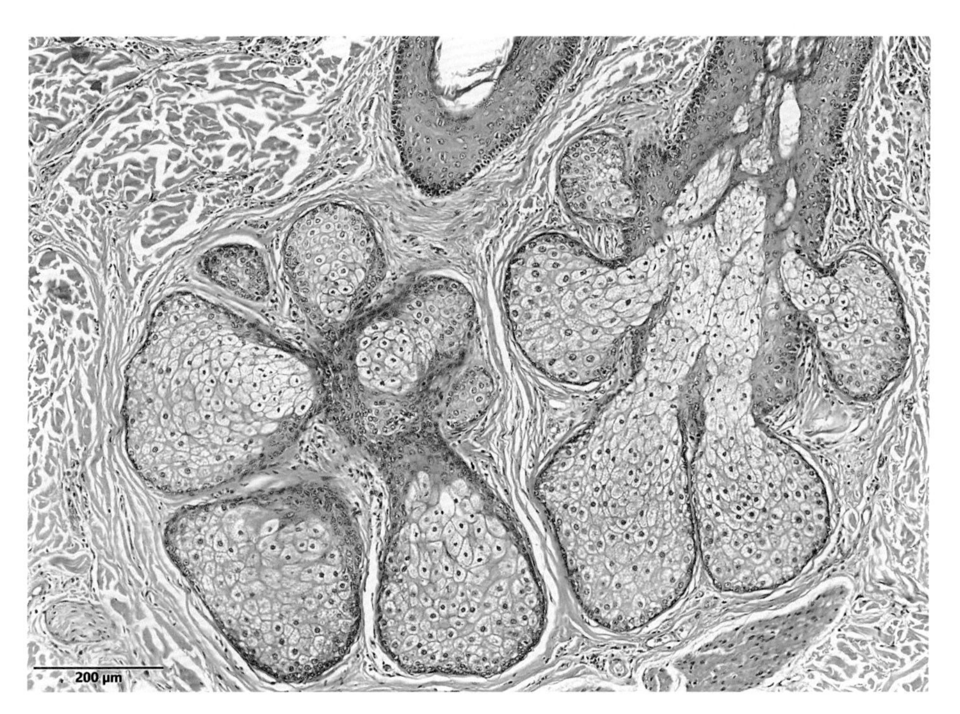

皮脂腺，与毛囊相连，呈分叶状

3 外泌汗腺

Eccrine gland

- 也称小汗腺。
- 外泌汗腺自下而上分别为盘曲的分泌部、盘曲的真皮内导管、垂直的真皮内导管以及螺旋状的表皮内汗腺导管。
- 外泌汗腺的分泌部多位于真皮下部与皮下脂肪层交界处。
- 分泌部细胞可分为明细胞和暗细胞。
- 真皮内导管主要由两层胞质呈嗜碱性的立方上皮细胞组成。

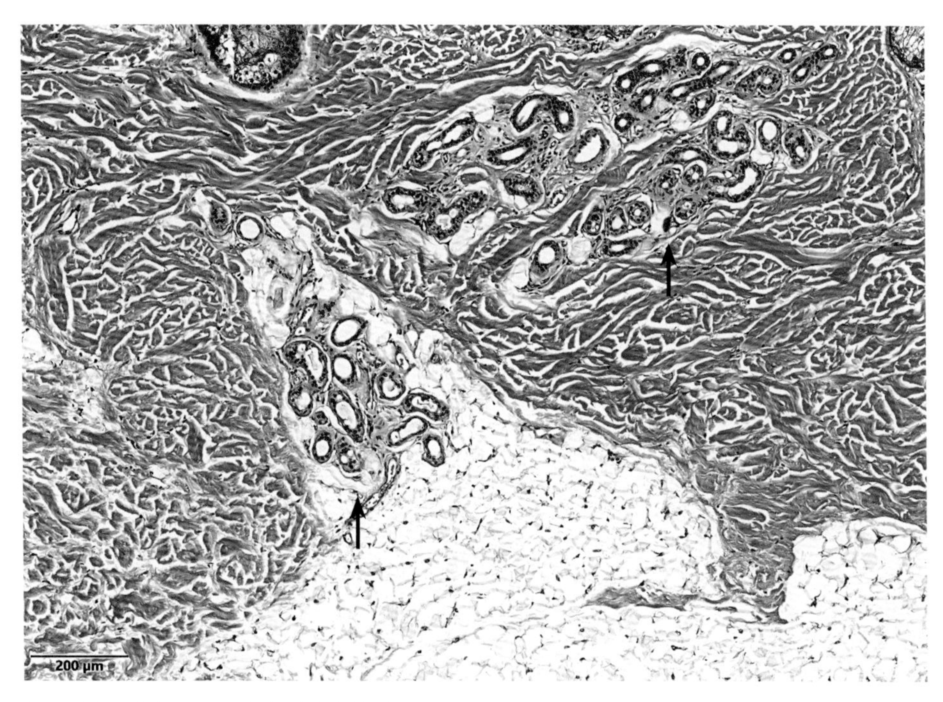

外泌汗腺腺体位于真皮下部及脂肪层上部

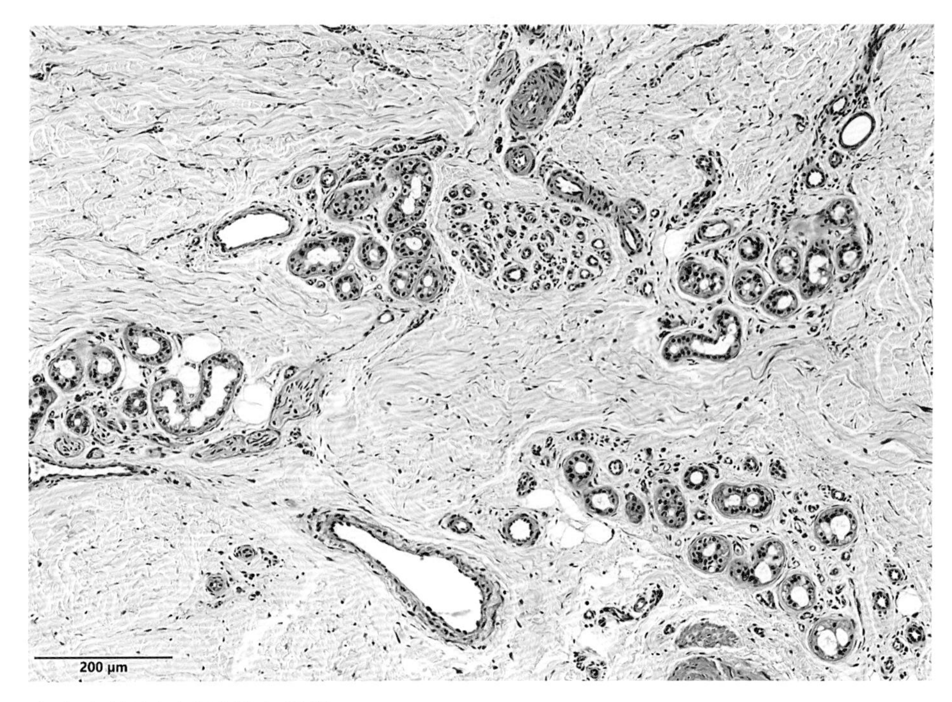

真皮内外泌汗腺腺体与导管

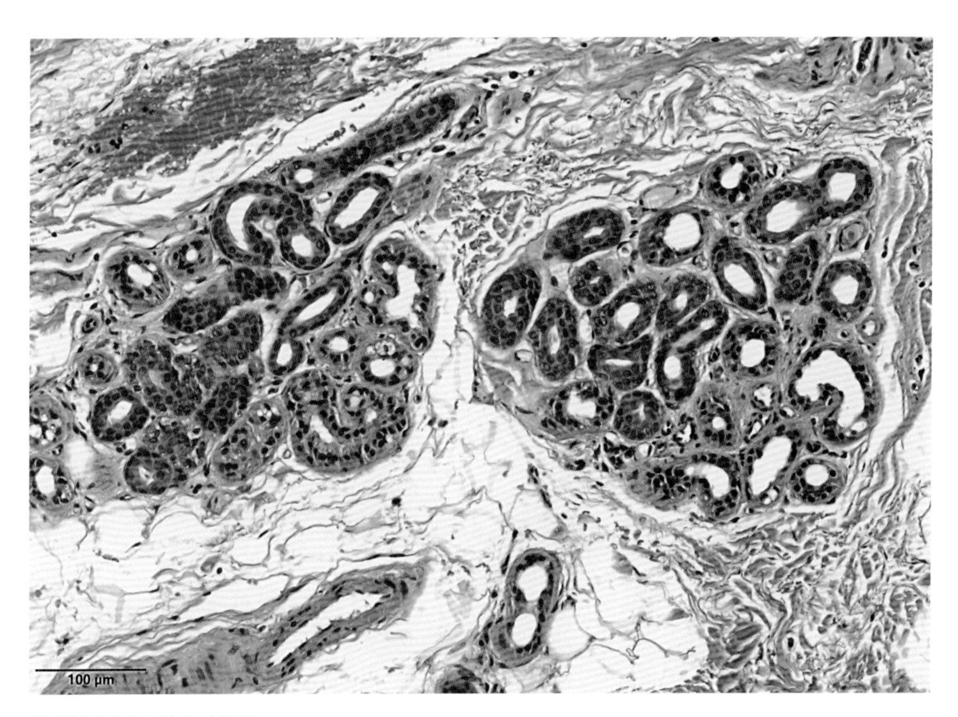

外泌汗腺腺体与导管

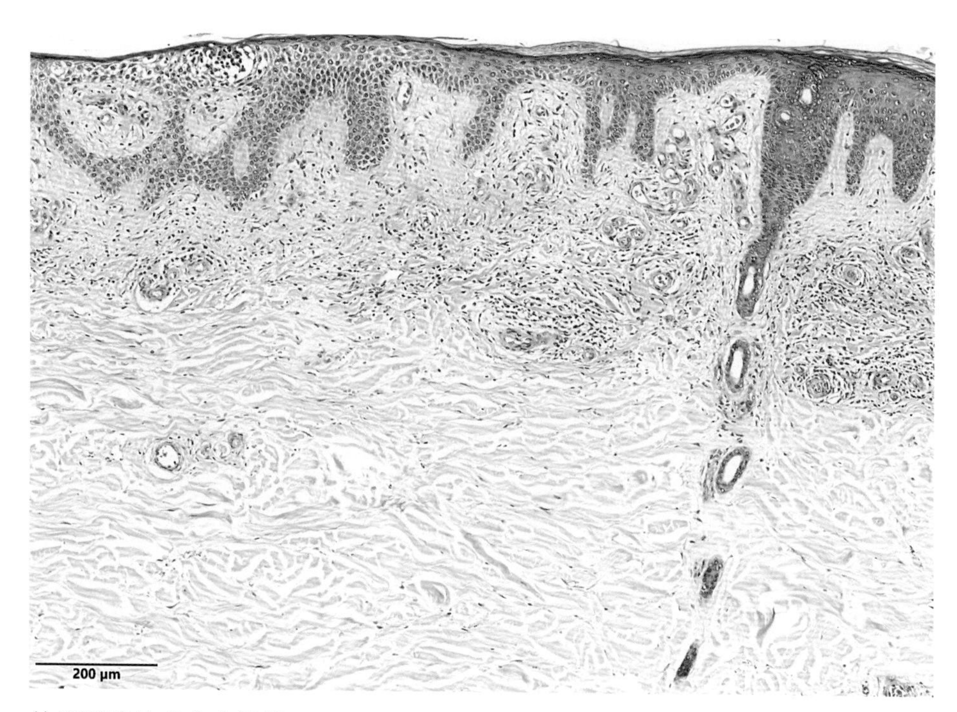

外泌汗腺的真皮内导管

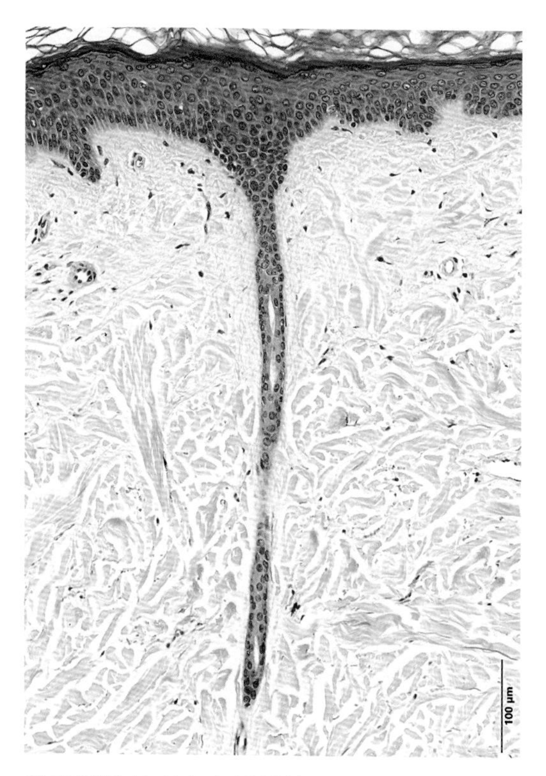

外泌汗腺的真皮上部导管

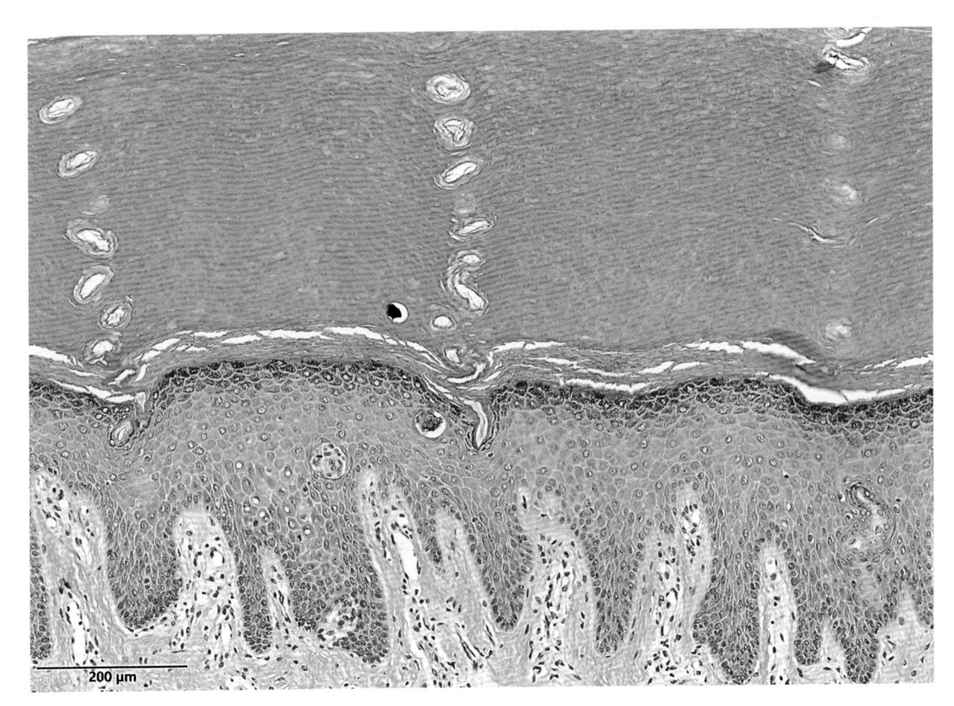

外泌汗腺在表皮角质层内汗腺导管，呈螺旋状

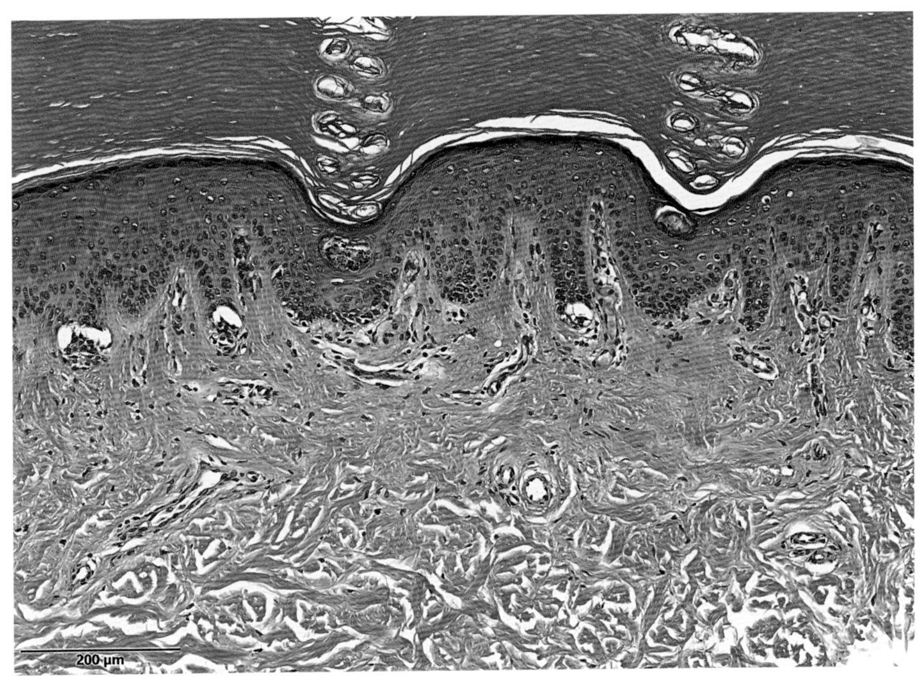

外泌汗腺在表皮角质层内汗腺导管，呈螺旋状

4 顶泌汗腺

Apocrine gland

- 也称大汗腺。
- 顶泌汗腺腺体位于真皮下部与脂肪层交界处。
- 由腺体和导管组成。
- 开口于毛囊漏斗部，偶尔直接开口于皮肤表面。
- 腺体管腔内层细胞为柱状细胞，胞质为嗜酸性，呈粉红色，为顶浆分泌。
- 顶泌汗腺主要位于腋窝、乳晕、肛周、外阴、脐周。

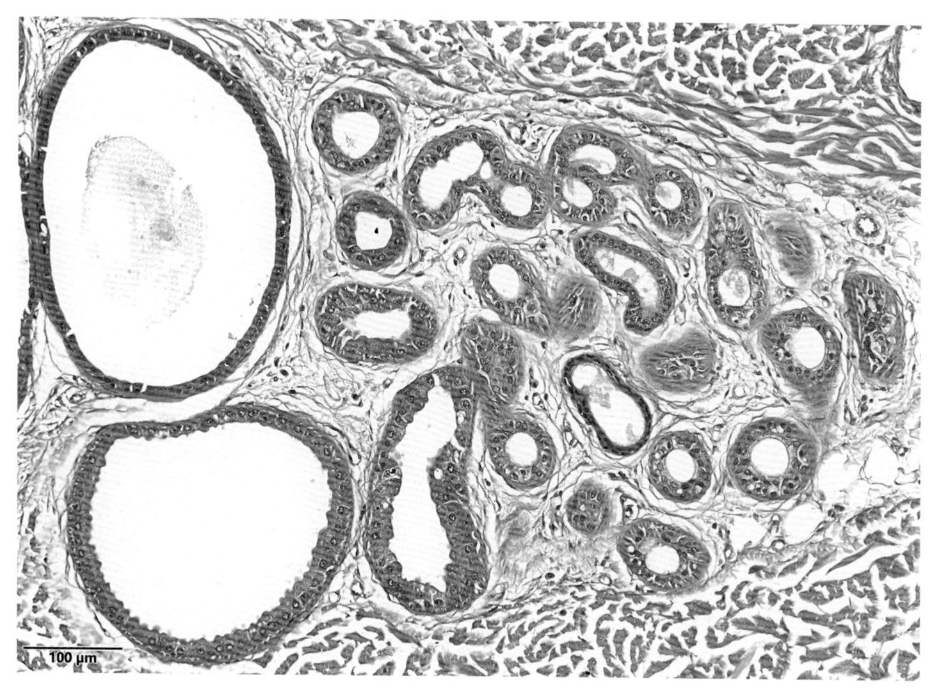

顶泌汗腺，腺体管腔内层细胞为柱状细胞，胞质呈嗜酸性，呈顶浆分泌

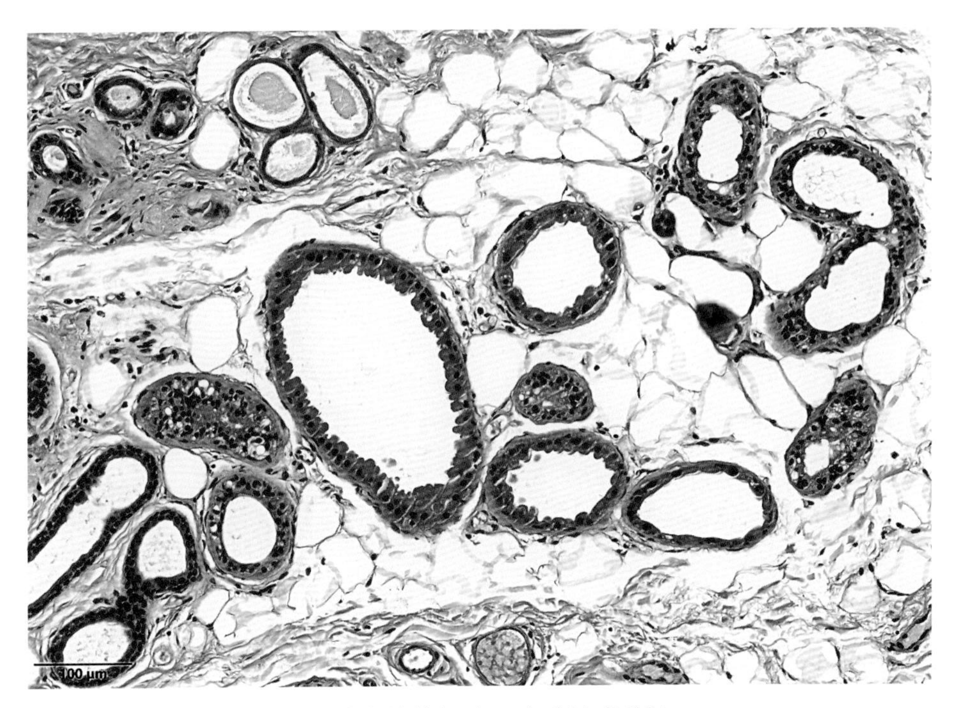

顶泌汗腺腺体，管腔内层细胞为柱状细胞，胞质呈嗜酸性

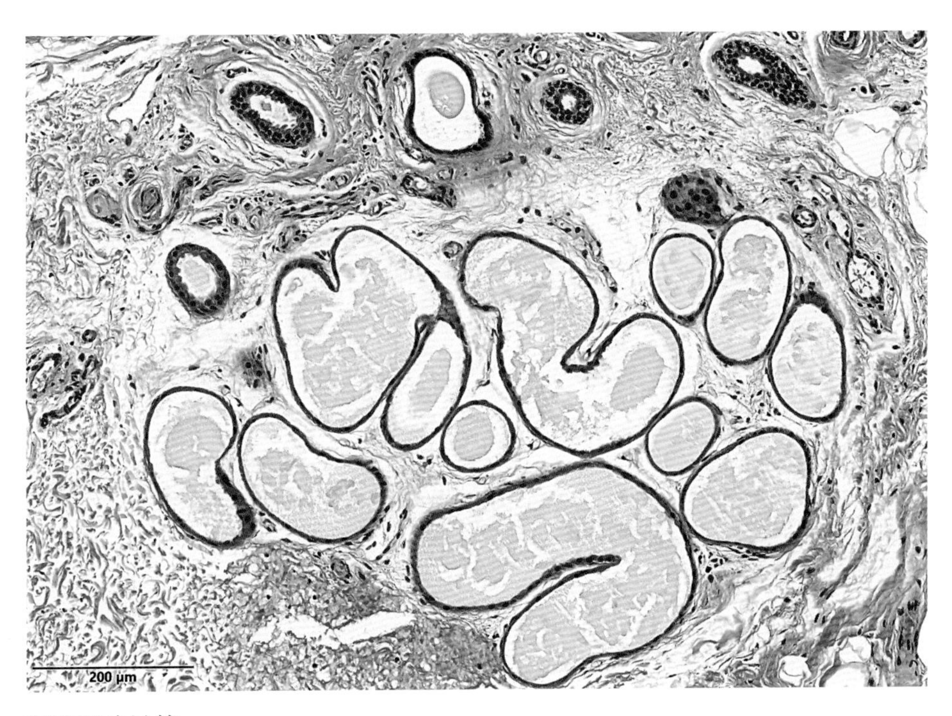

顶泌汗腺导管

第八节　不同部位皮肤组织学特征　Histology features in different skin sites

- 不同部位皮肤组织学特征有所不同。
- 可以根据显微镜下组织学特征判断皮肤组织的来源部位。
  - 头部：有较多的毛囊。
  - 面部：有较多的皮脂腺。
  - 鼻部和耳轮：有软骨。
  - 背部：网状层厚，胶原纤维粗厚，毛囊少。
  - 腋窝：真皮呈乳头瘤状，常有大汗腺。
  - 乳房部位：可有平滑肌与乳腺导管。
  - 女性外阴：有较多的神经束与平滑肌。
  - 龟头及阴囊：有较多扩张的血管与小的神经束。
  - 小腿：真皮浅层有较多扩张的厚壁血管。
  - 掌跖：表皮厚，尤其角质层较厚，真皮内有较多的小汗腺。

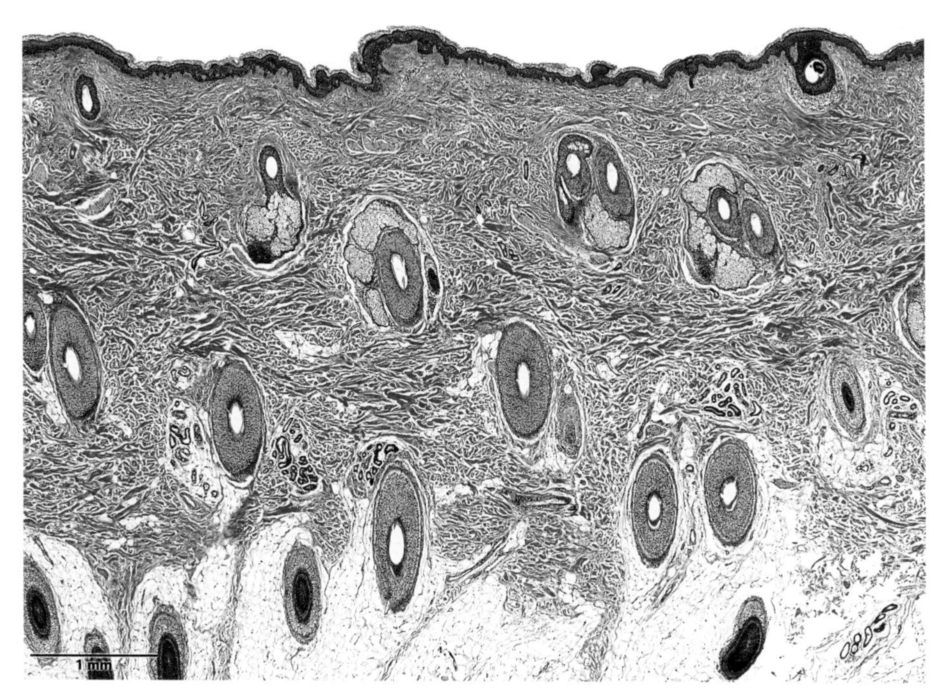

头部皮肤，有较多的毛囊

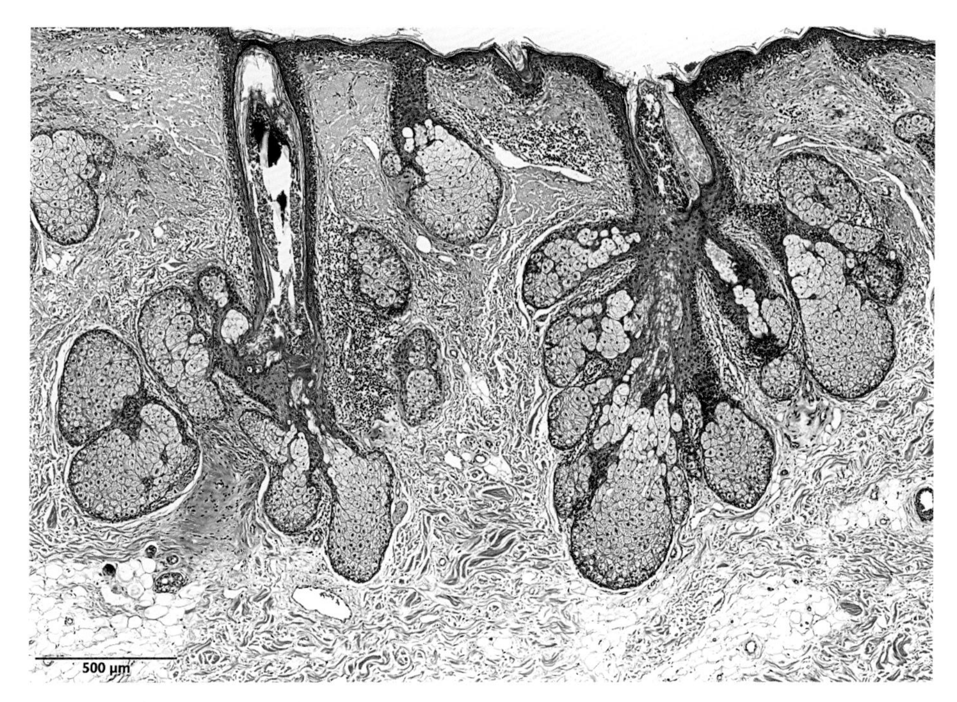

面部皮肤，有较多的毛囊皮脂腺

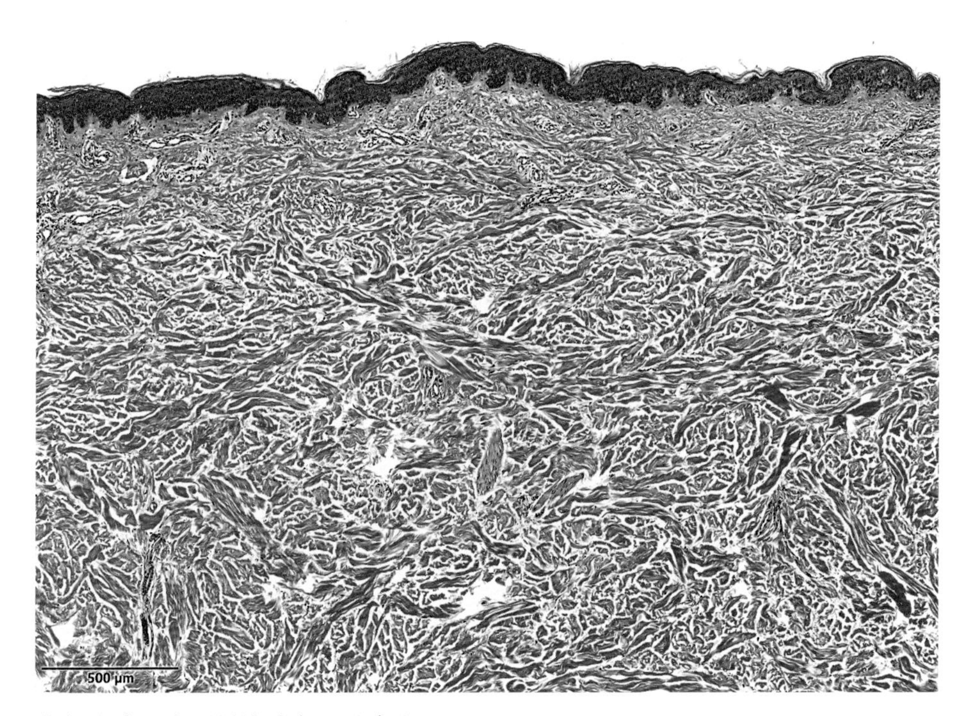

背部皮肤，胶原纤维致密，毛囊少

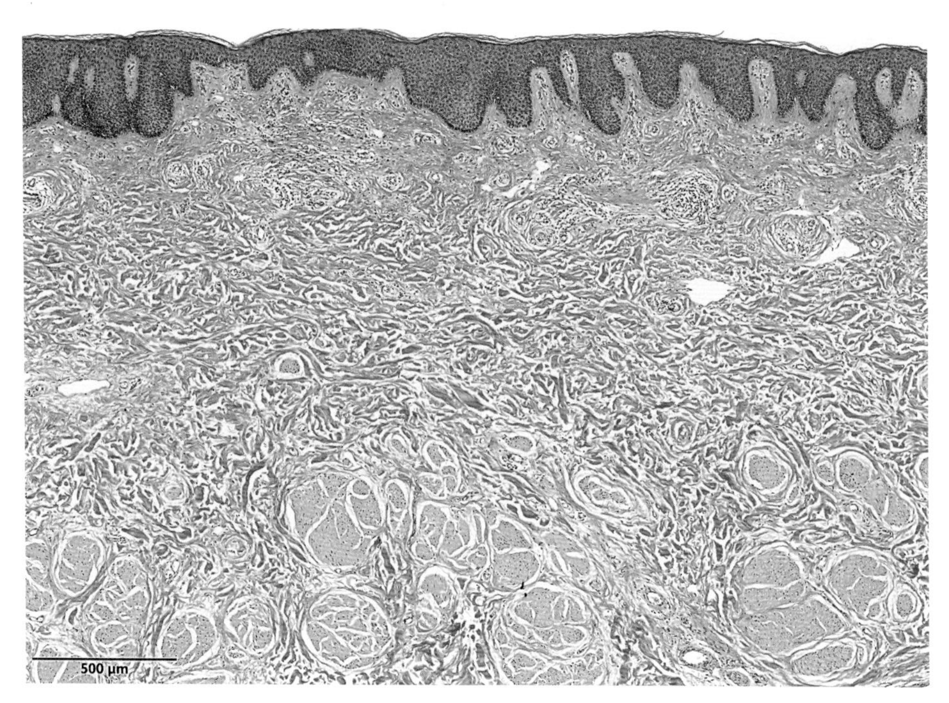

乳房部位皮肤，有较多的平滑肌

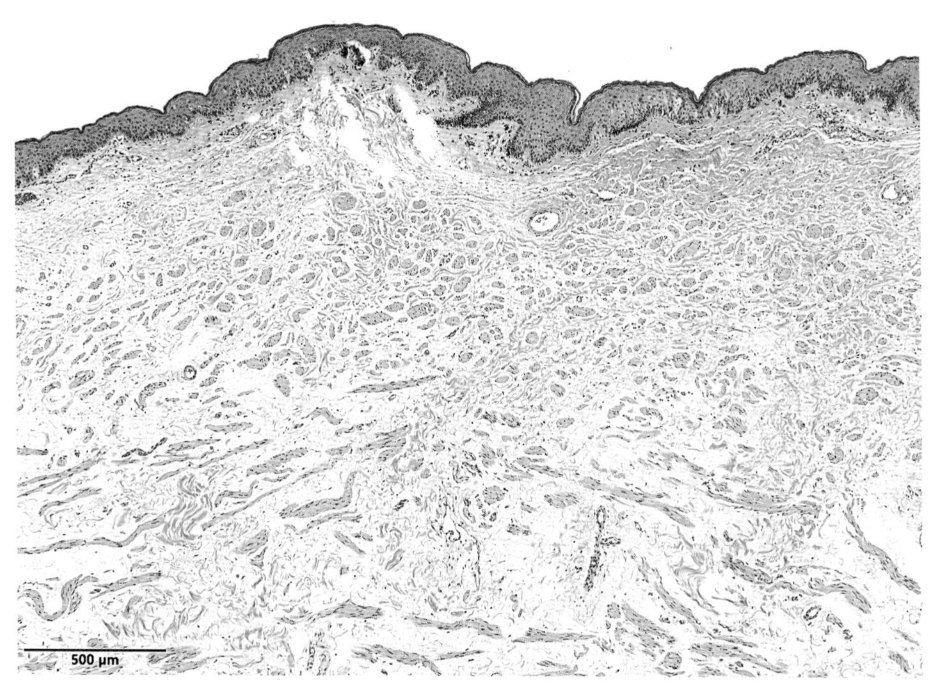

阴囊部位皮肤，表皮凹凸不平，基底层色素增加，真皮内有较多平滑肌

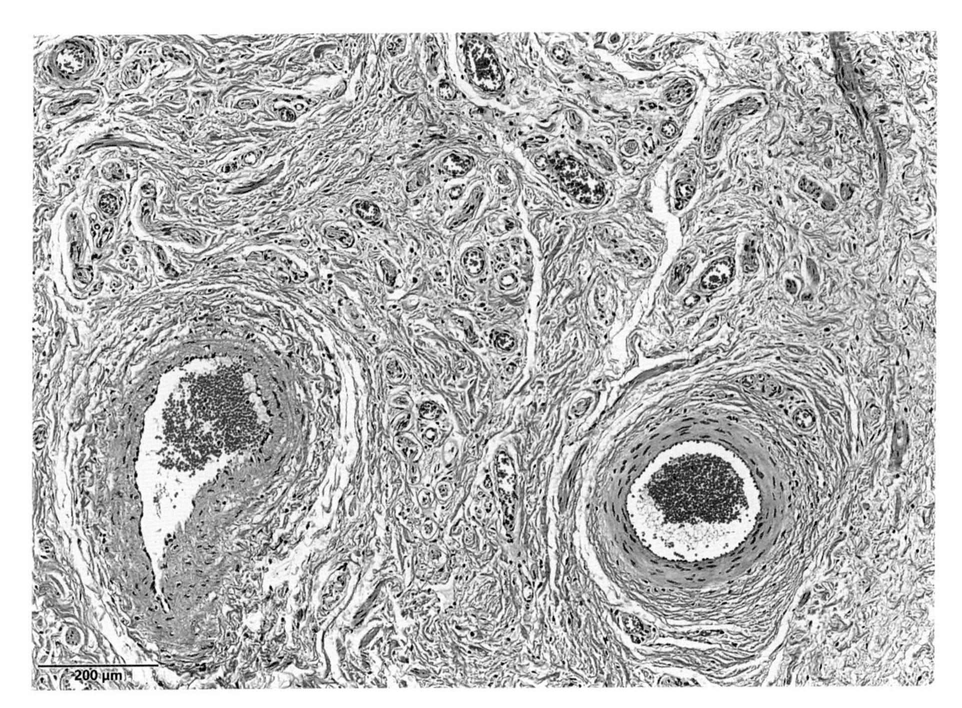

龟头部位皮肤，有较多的血管与神经

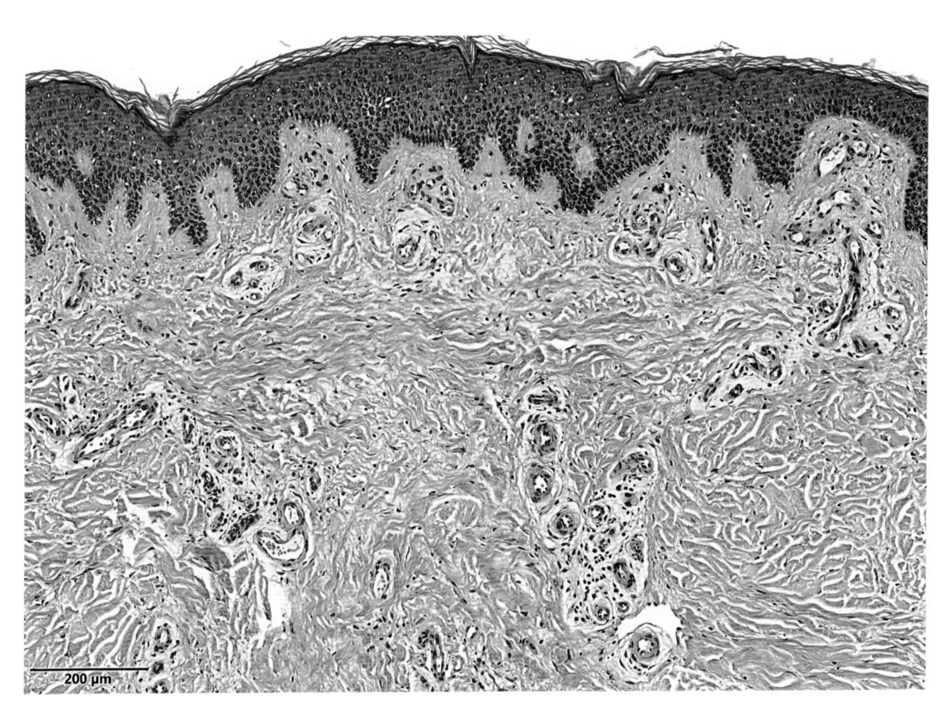

小腿部位皮肤，有较多小血管，管壁厚

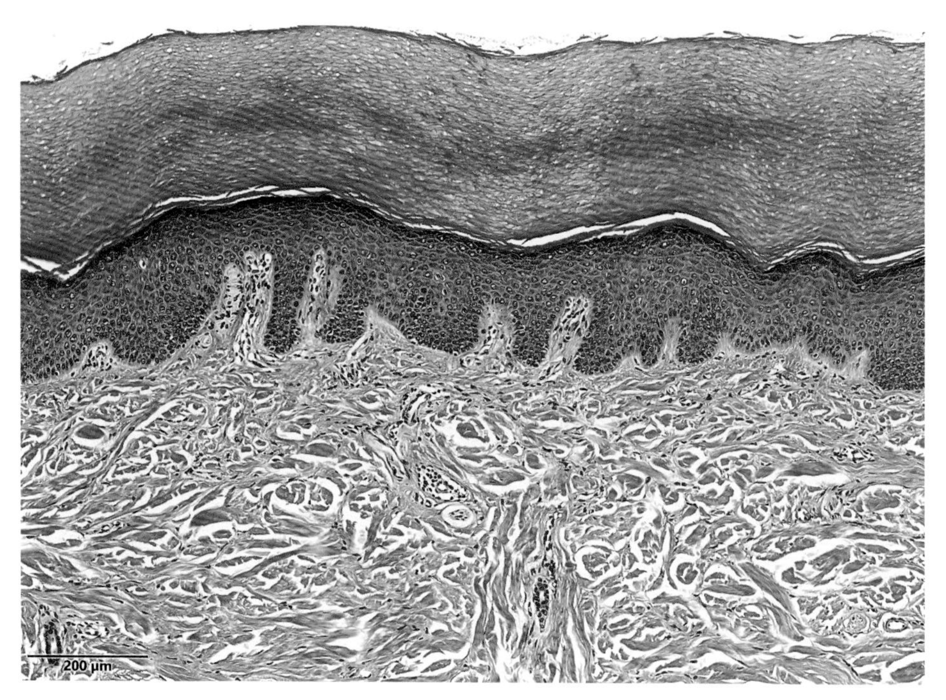

手背部皮肤，角质层厚，外泌汗腺少

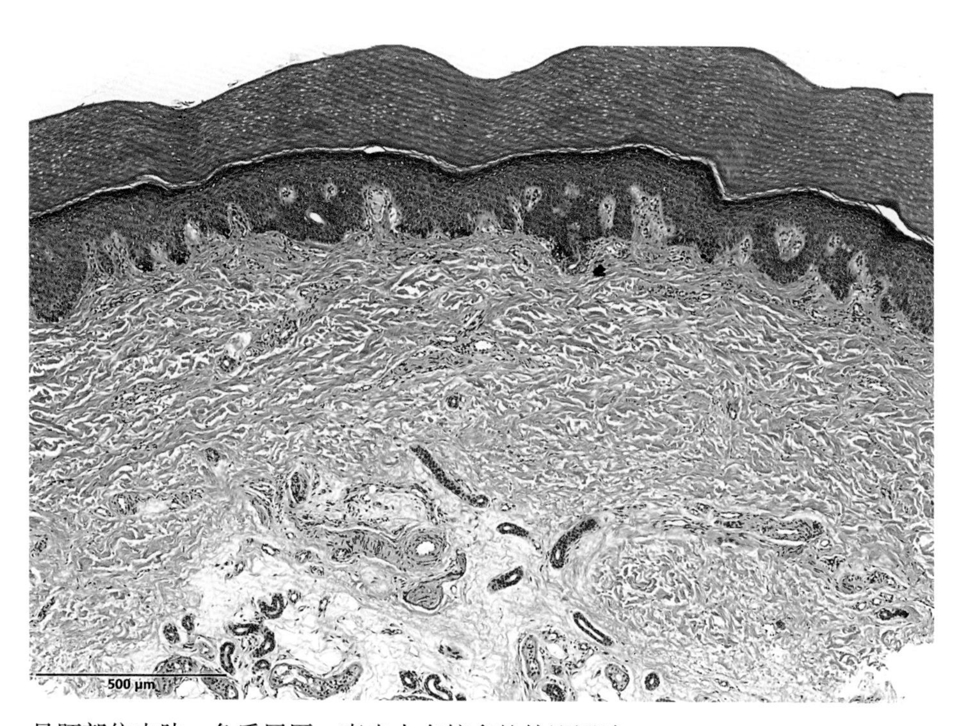

足跖部位皮肤，角质层厚，真皮内有较多的外泌汗腺

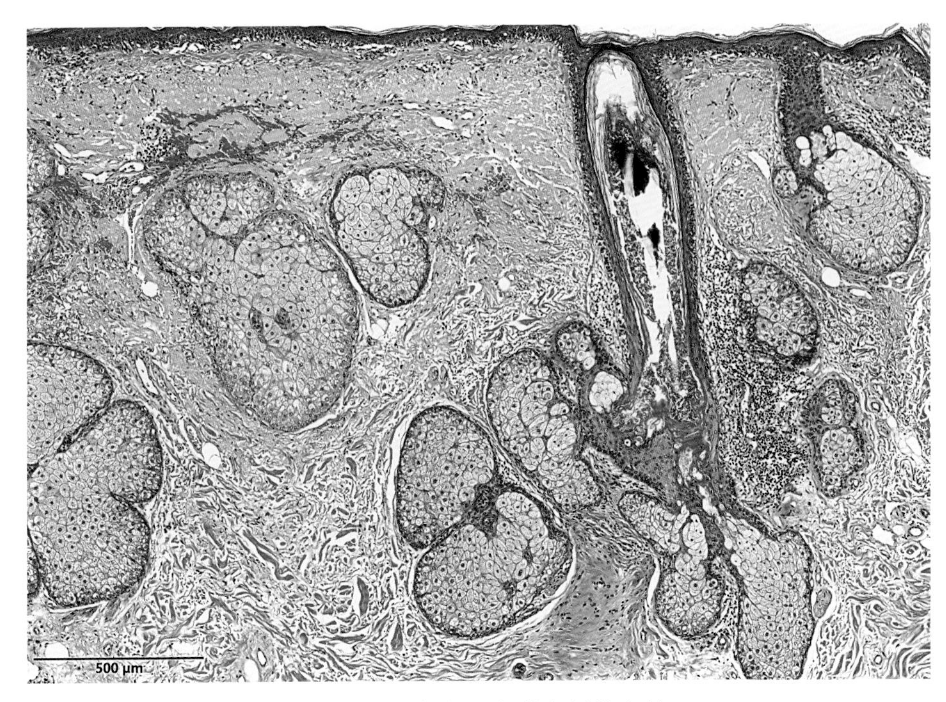

老年面部皮肤，有较多的皮脂腺，真皮日光弹力纤维变性

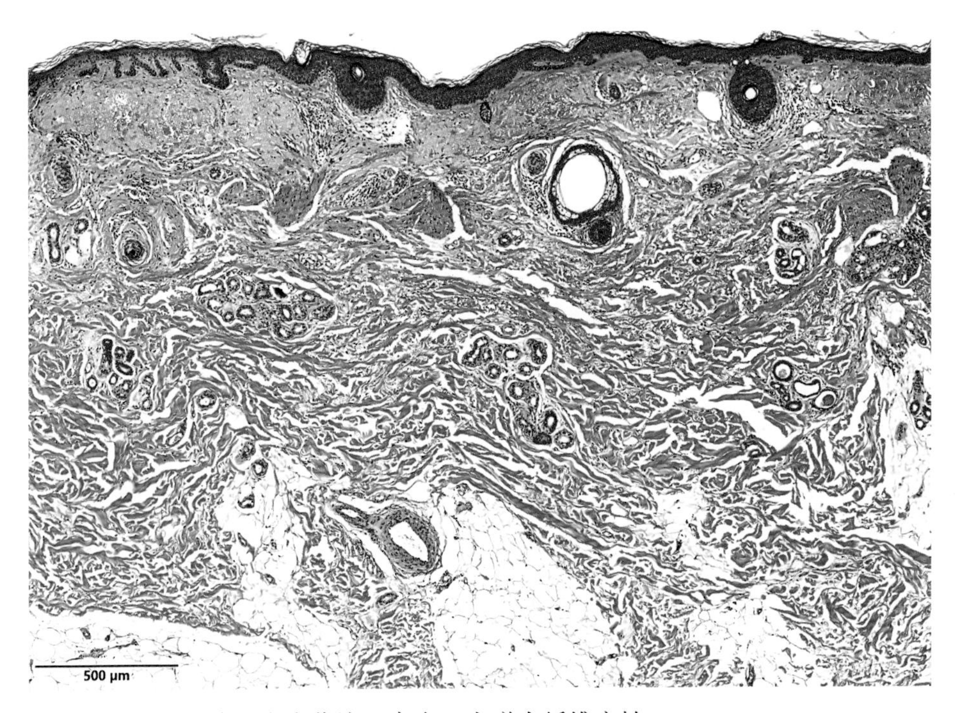

日光暴露部位皮肤，表皮萎缩，真皮日光弹力纤维变性

第二章 皮肤病理学改变

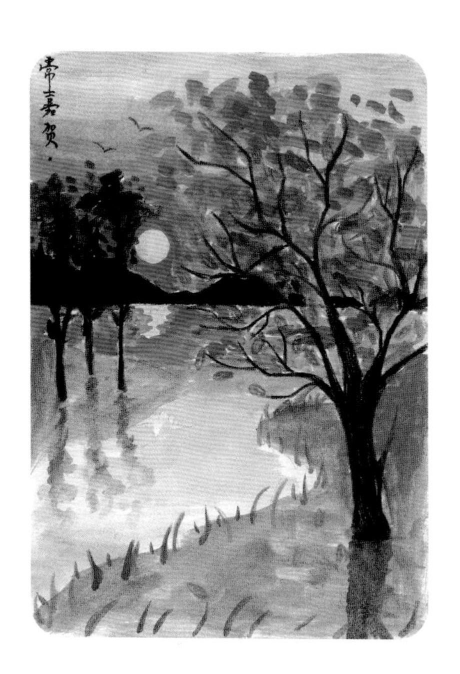

第一节 ‖ 表皮病理学改变 Pathologic changes of epidermis

1 角化过度

Hyperkeratosis

- 指角质层异常增厚（超出该部位正常角质层的厚度）。
- 常伴发颗粒层与棘层肥厚。
- 角化过度主要有三种形式。
  - 网篮状：似正常皮肤角质层，但是较正常增厚。
  - 致密型：多见于慢性皮炎。
  - 板层状：常见于寻常性鱼鳞病。

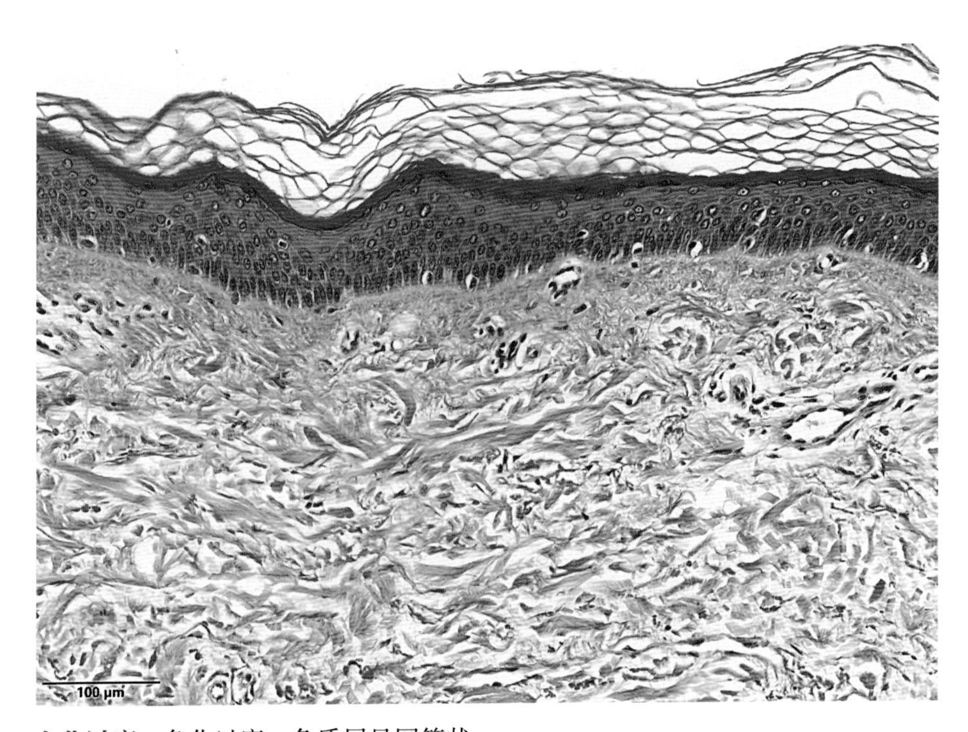

角化过度： 角化过度，角质层呈网篮状

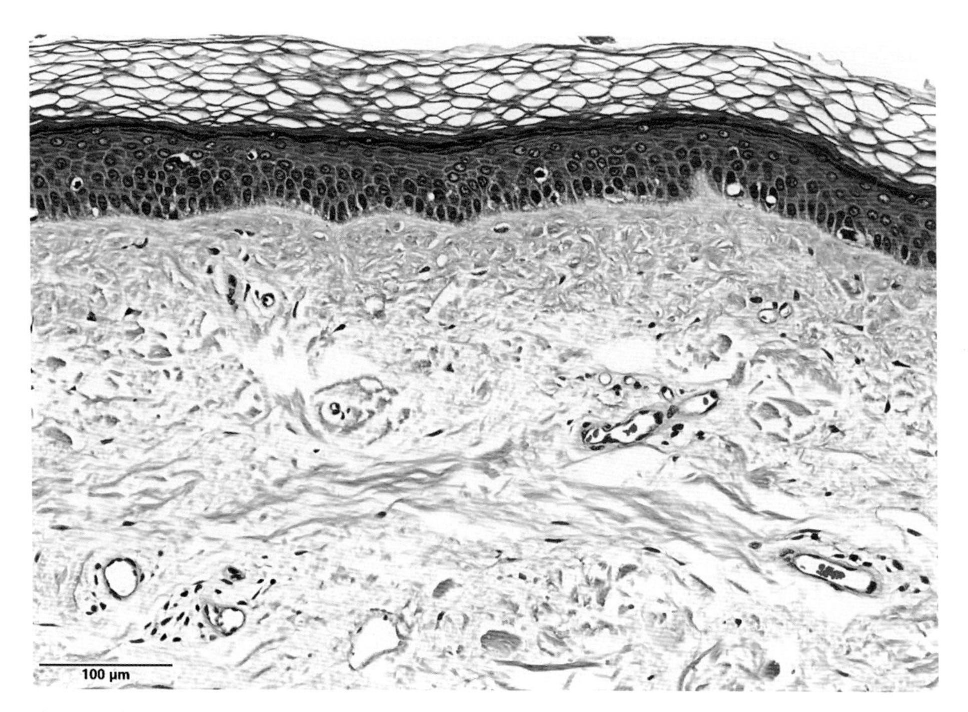

角化过度：角化过度，角质层呈网篮状

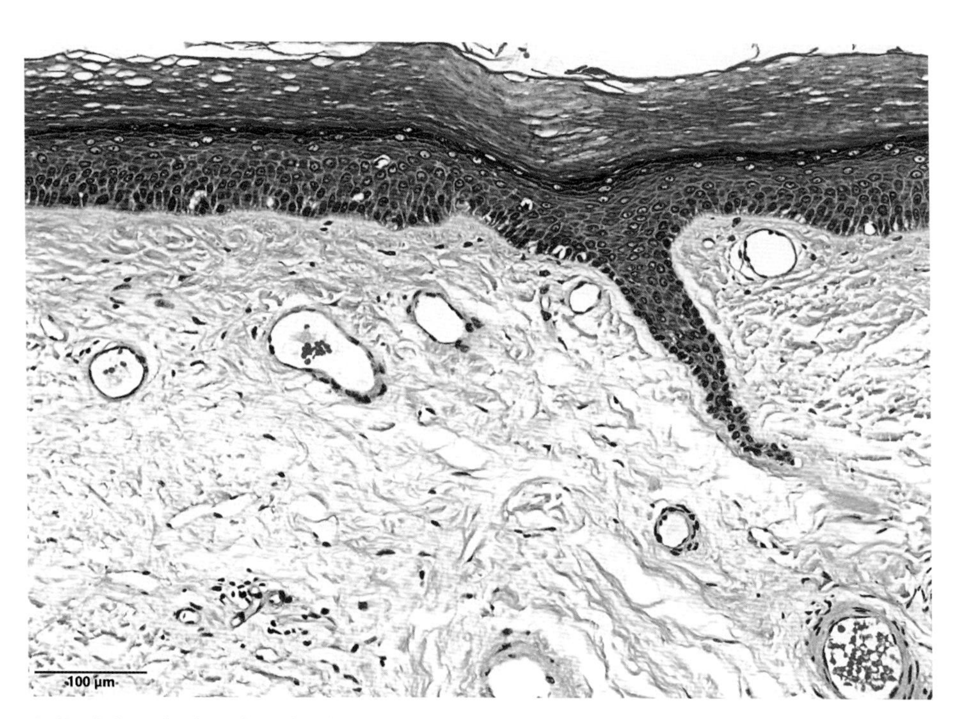

角化过度：角化过度，角质层呈致密型

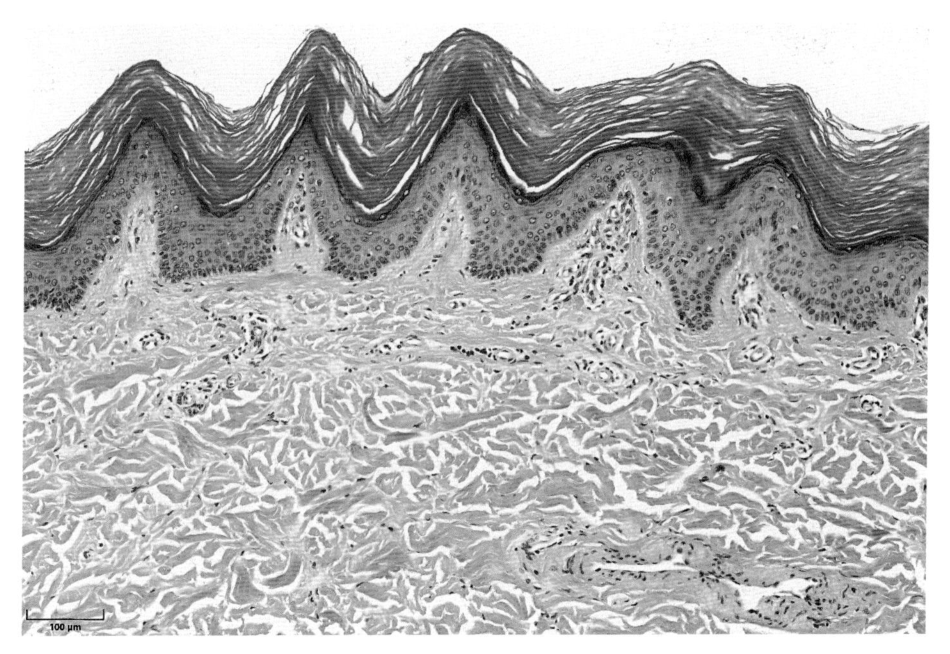

角化过度：角化层呈板层状

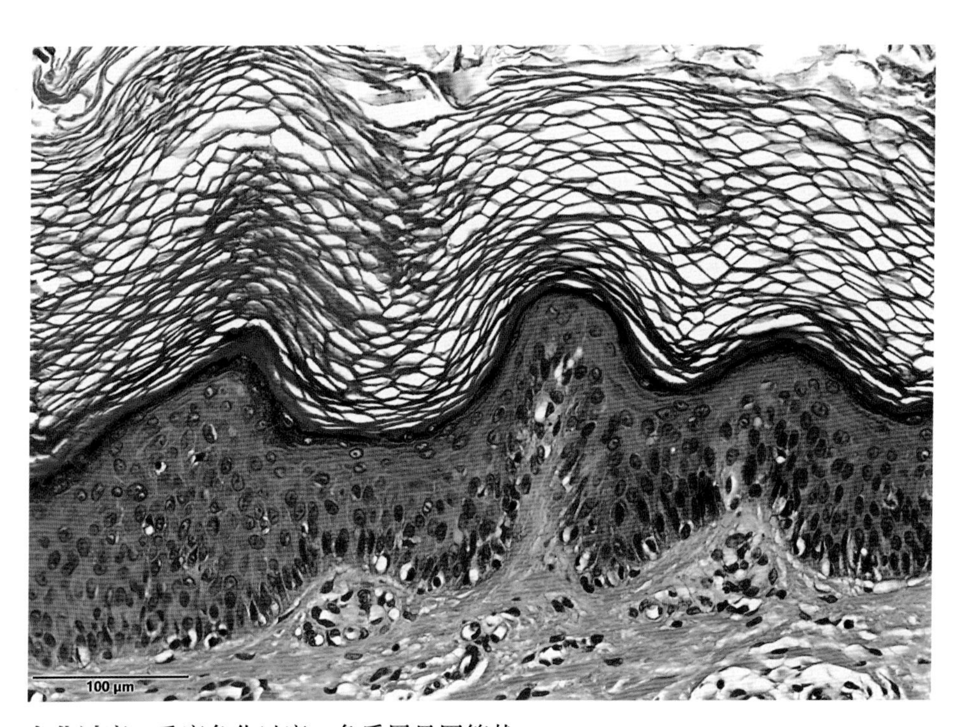

角化过度：重度角化过度，角质层呈网篮状

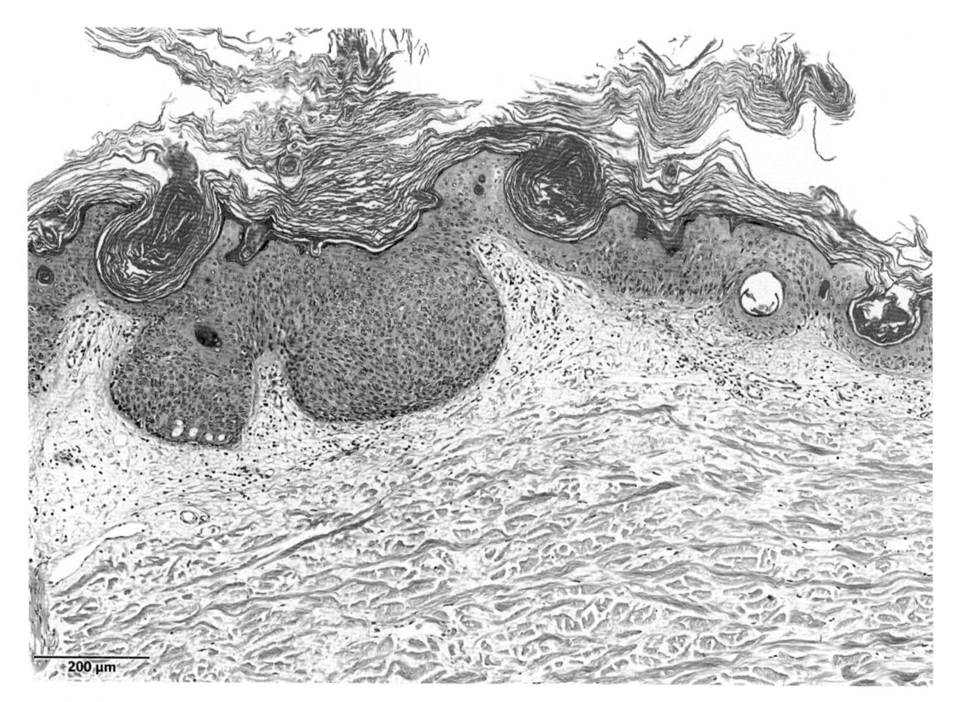

角化过度：重度角化过度，角质层呈板层状，可见角囊肿（脂溢性角化病）

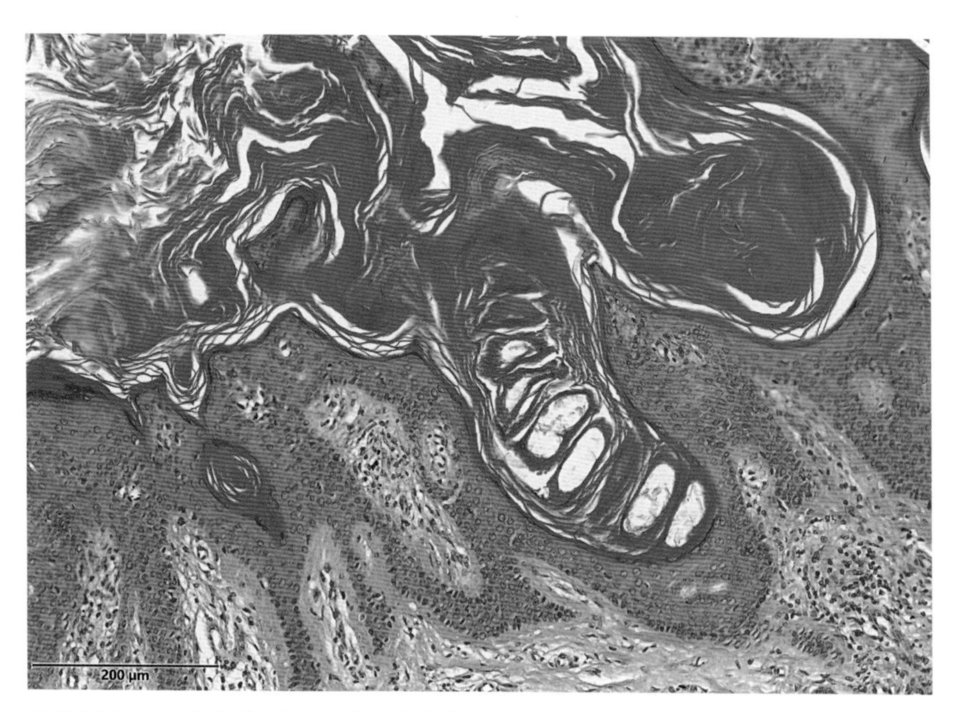

角化过度：重度角化过度，伴汗孔角化过度

2 角化不全

Parakeratosis

- 是指角质层中仍有细胞核残留（正常表皮角质层中没有细胞核）。
- 角质形成细胞角化不完全所致。
- 常伴有表皮海绵水肿和真皮上部炎症。
- 大部分炎症性皮肤病（如银屑病、海绵水肿皮炎等）及部分皮肤恶性肿瘤均可出现角化不全。
- 角化不全有多种形式：灶状、融合性、柱状、跳跃状等。

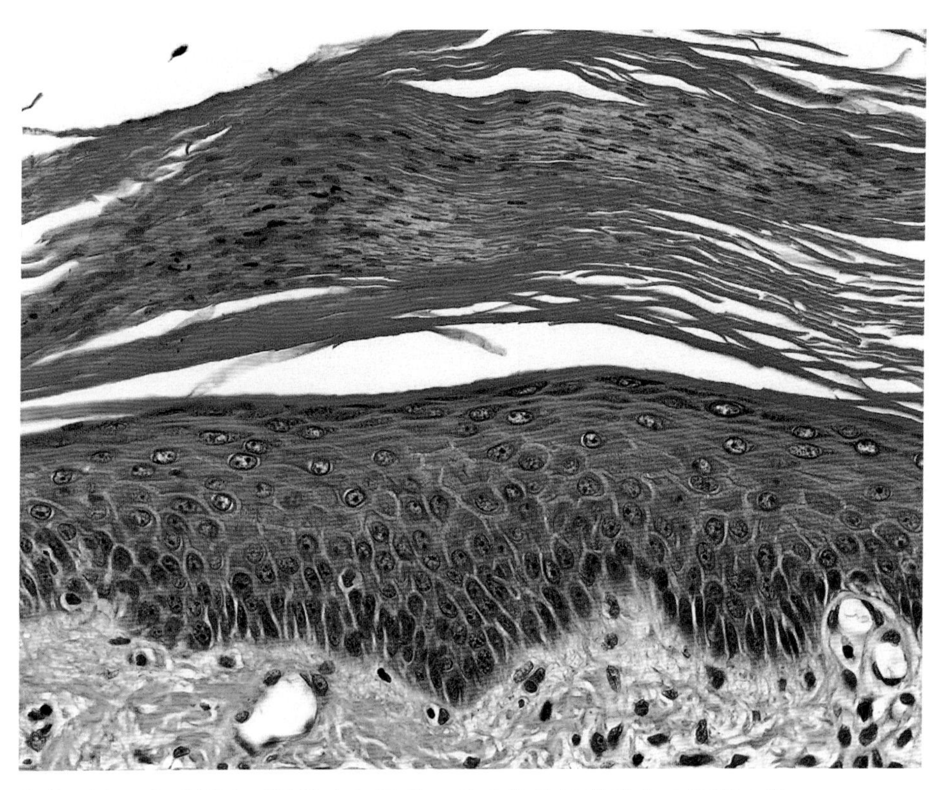

角化不全：角质层内可见较多细胞核，伴有角化过度及表皮海绵水肿

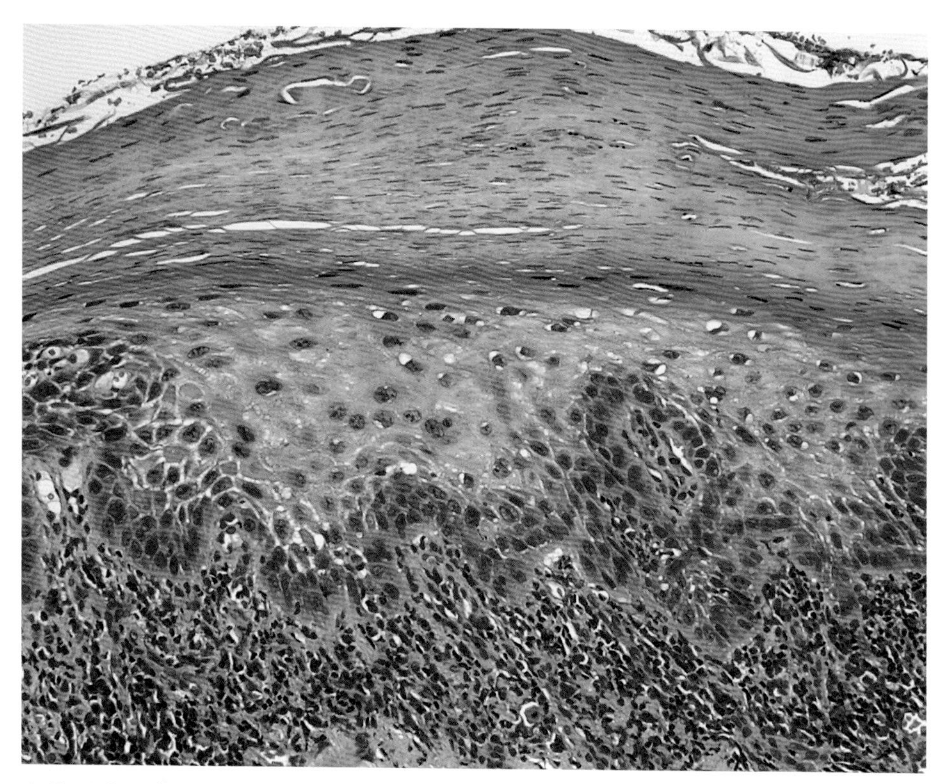

角化不全：伴有角化过度

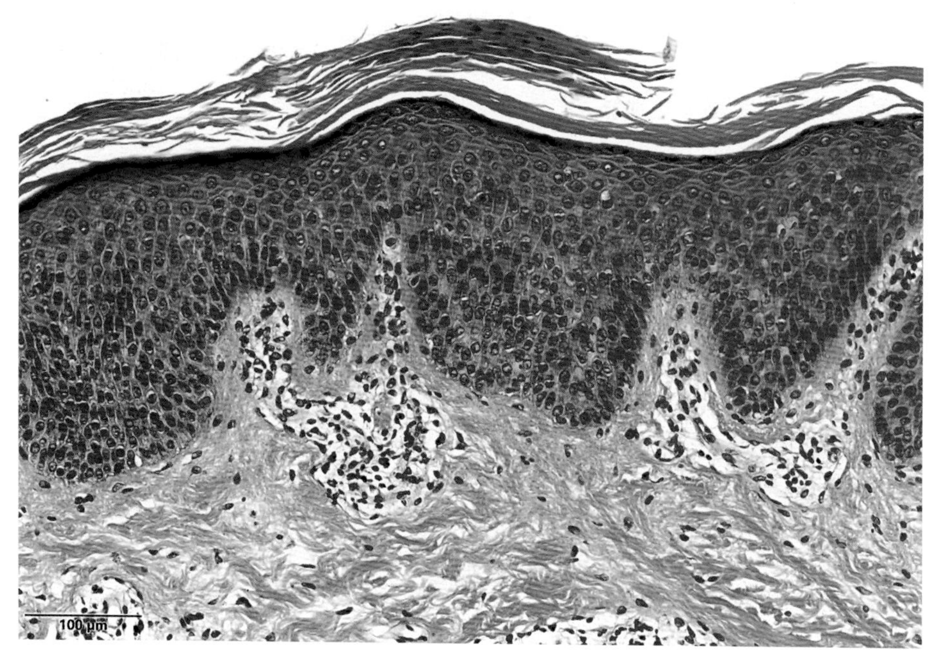

角化不全：呈灶状

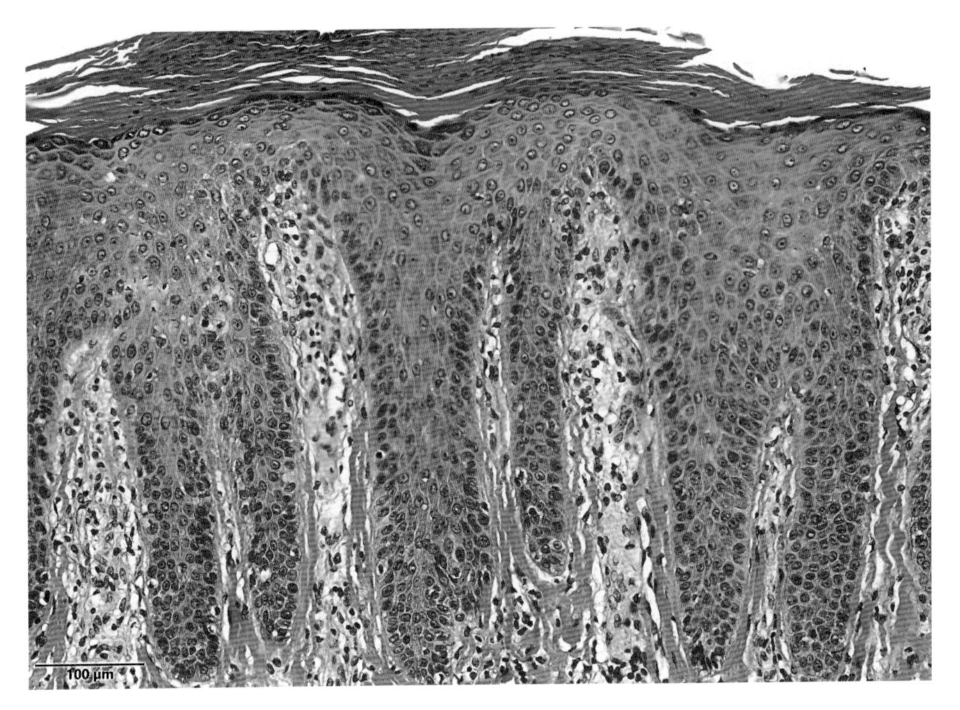

角化不全：呈融合性

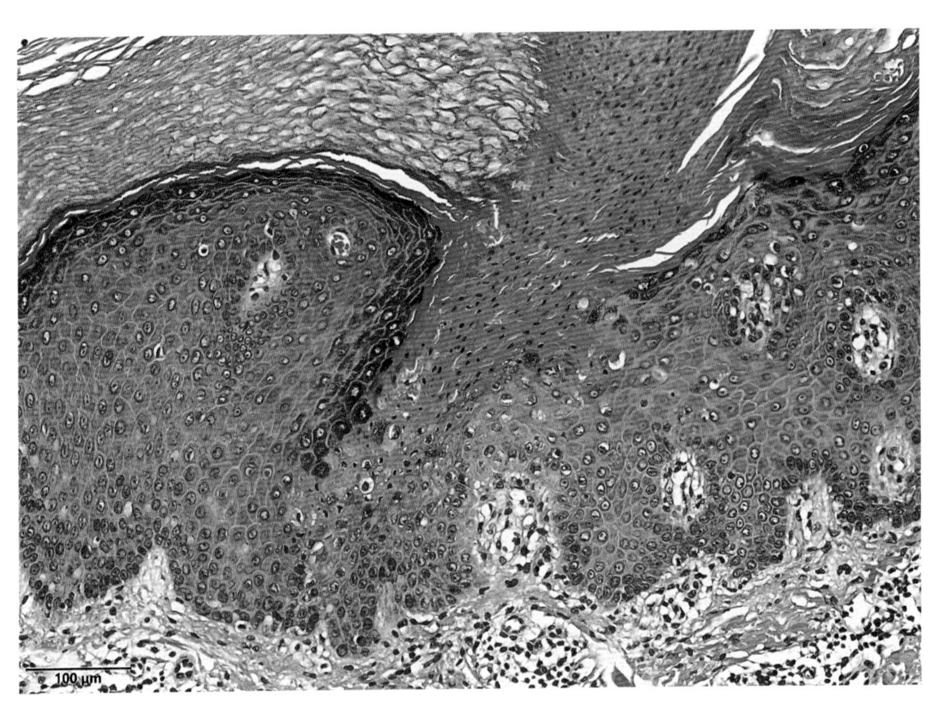

角化不全：呈柱状（汗孔角化症）

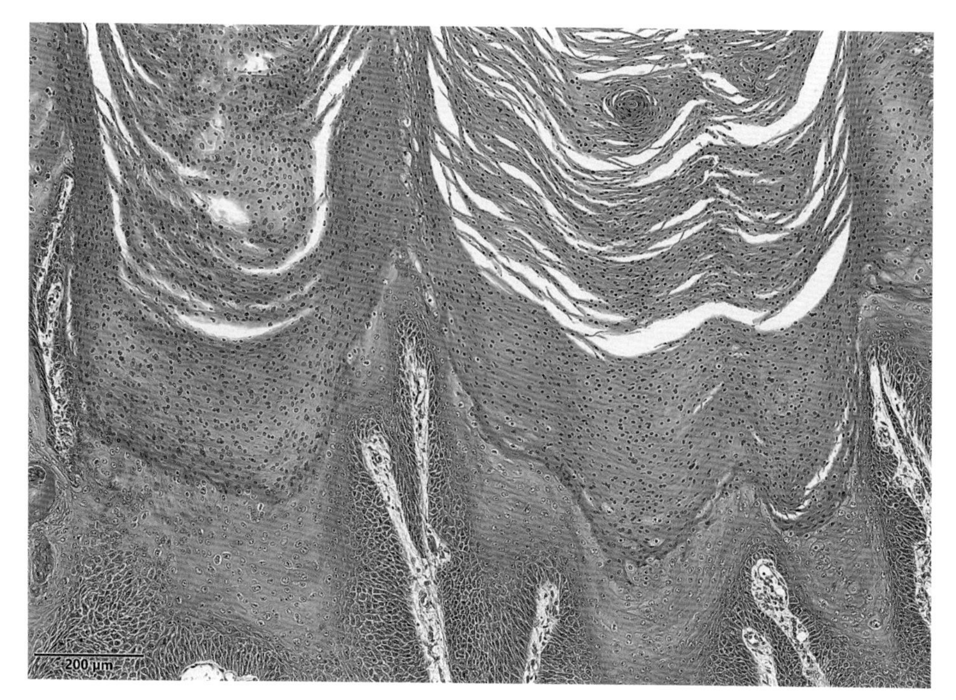

角化不全：呈柱状（皮角）

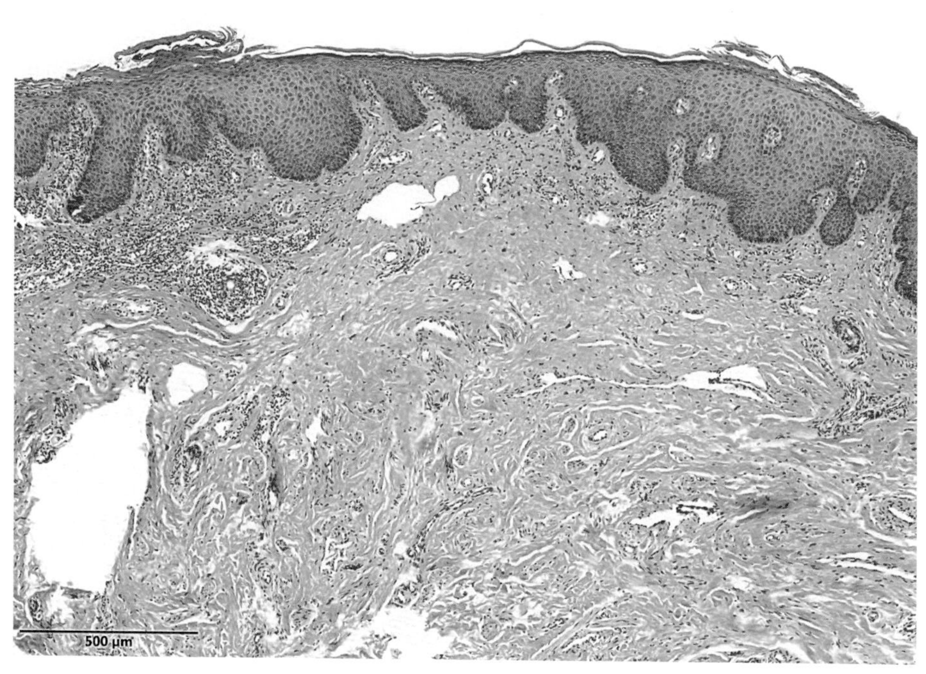

角化不全：呈跳跃状（炎症性线状疣状表皮痣）

3 角化不良

Dyskeratosis

- 是指角质形成细胞未到达角质层即出现角化现象。
- 表现为核固缩，胞质红染。
- 可见于表皮肿瘤性疾病，如鳞状细胞癌、疣状角化不良瘤等，称为表皮增生性角化不良。
- 也可见于棘层松解性疾病，如慢性家族性良性天疱疮、毛囊角化病等，称为棘层松解性角化不良。
- 某些炎症性皮肤病（如线状苔藓）可出现角化不良。
- 某些角化异常性皮肤病（如汗孔角化症）可出现角化不良。
- 棘层松解性角化不良主要表现为圆体和谷粒。
- 圆体：细胞大，呈圆形，中央有固缩的细胞核。
- 谷粒：细胞小，皱缩，外形似谷粒。

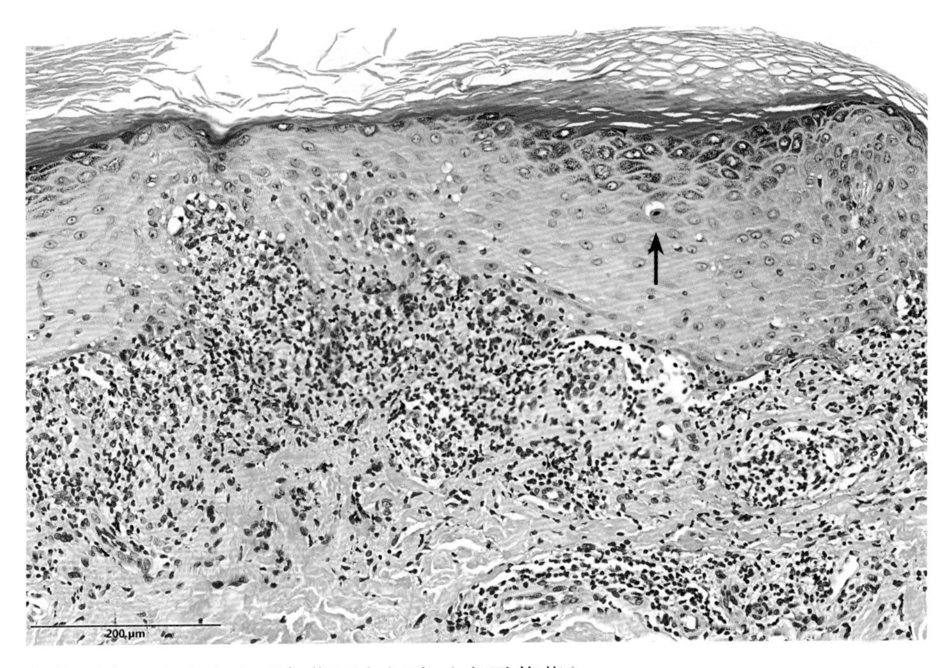

角化不良：表皮内出现角化不良细胞（扁平苔藓）

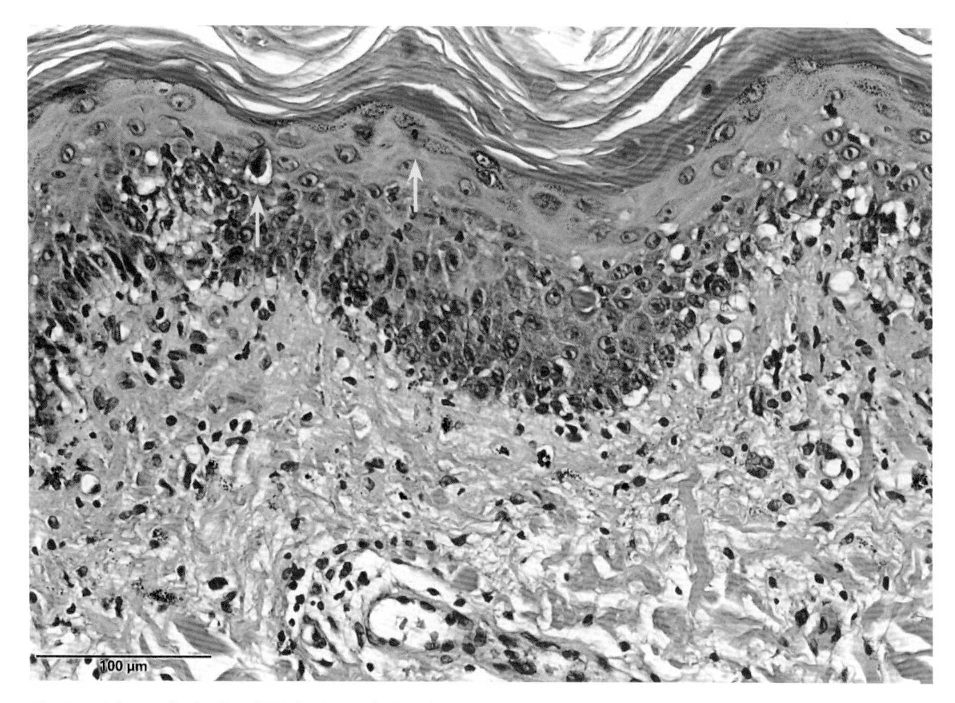

角化不良：表皮内可见角化不良细胞

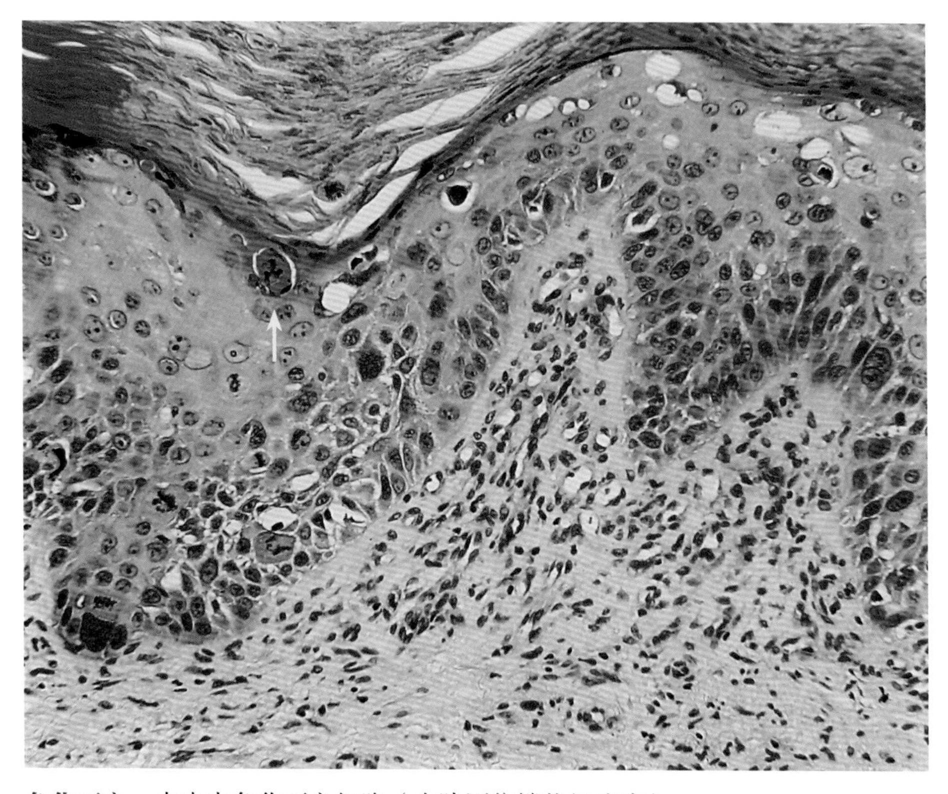

角化不良：表皮内角化不良细胞（皮肤原位鳞状细胞癌）

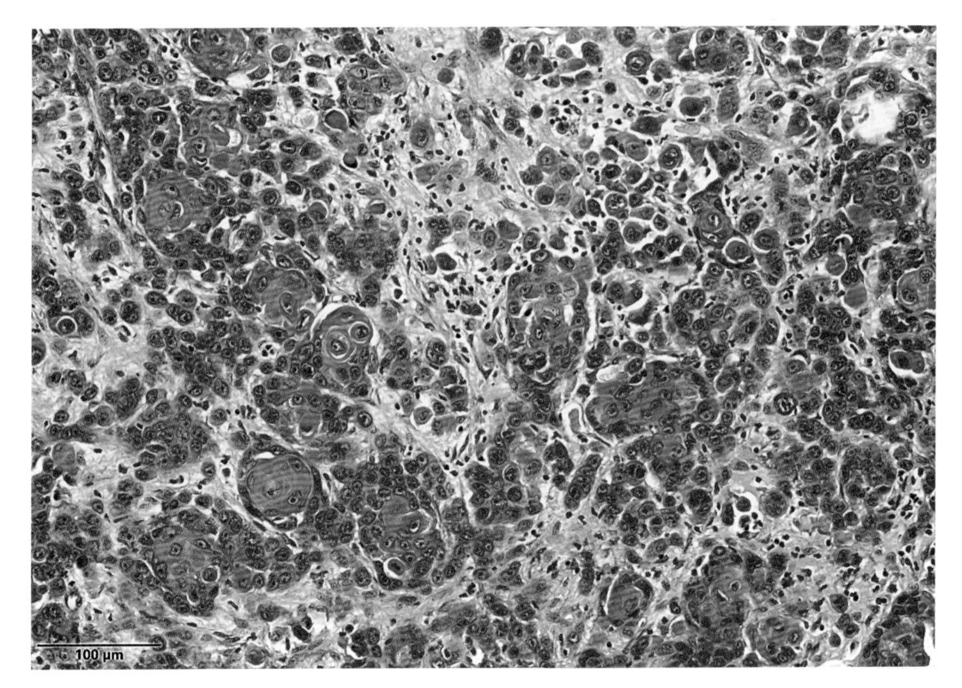

角化不良：鳞状细胞癌，肿瘤团块内大量角化不良细胞

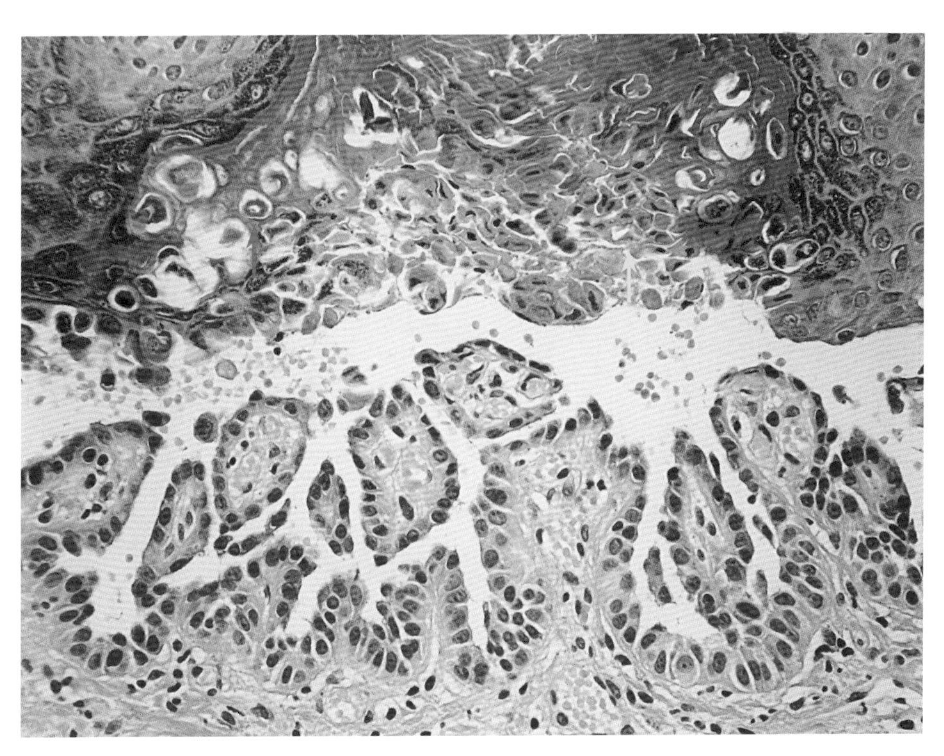

角化不良：可见圆体及谷粒（毛囊角化病），绿色箭头显示圆体，黄色箭头显示谷粒

4 毛囊角栓

Follicular plug

- 是指毛囊口角质显著增多，形成栓塞状。
- 多与角化过度伴发。
- 常见于盘状红斑狼疮、硬化萎缩性苔藓、毛发红糠疹、毛周角化病等疾病。

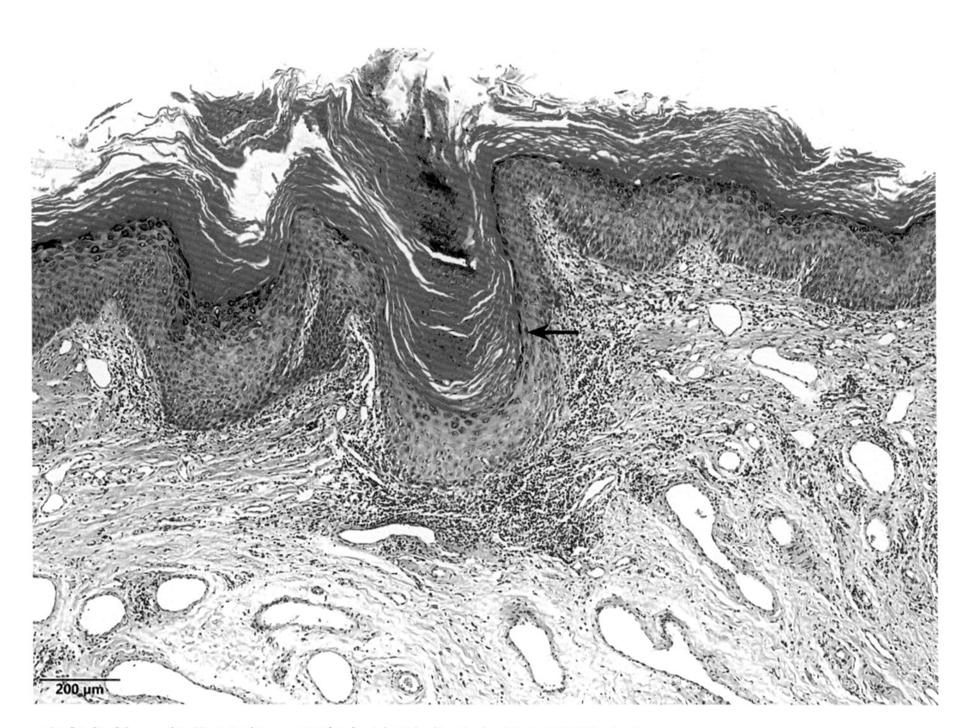

毛囊角栓：角化过度，毛囊角栓形成（盘状红斑狼疮）

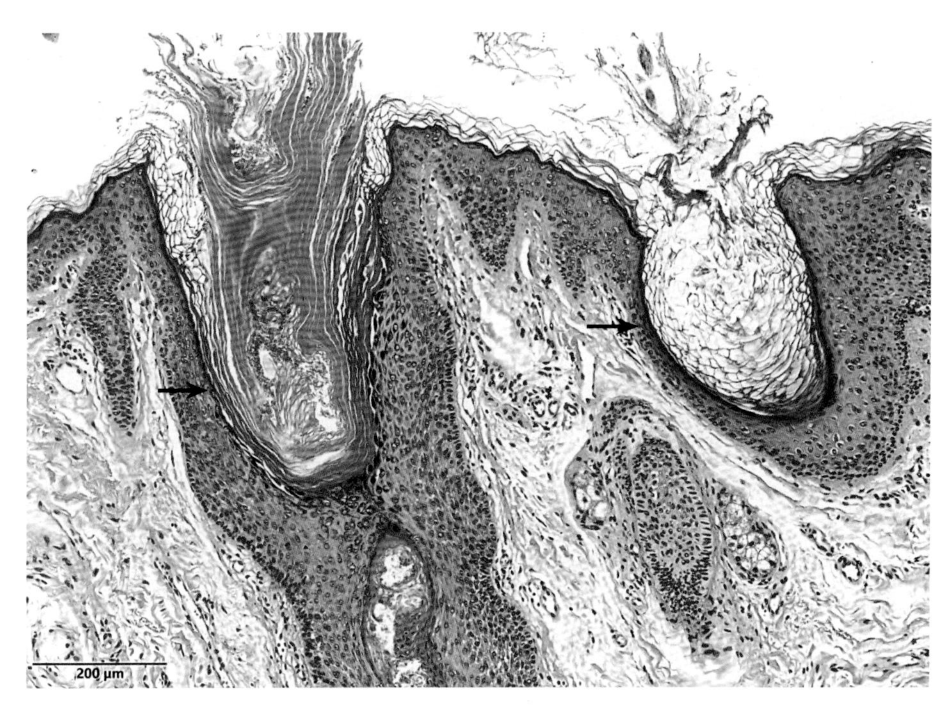

毛囊角栓：两个毛囊口有角栓形成

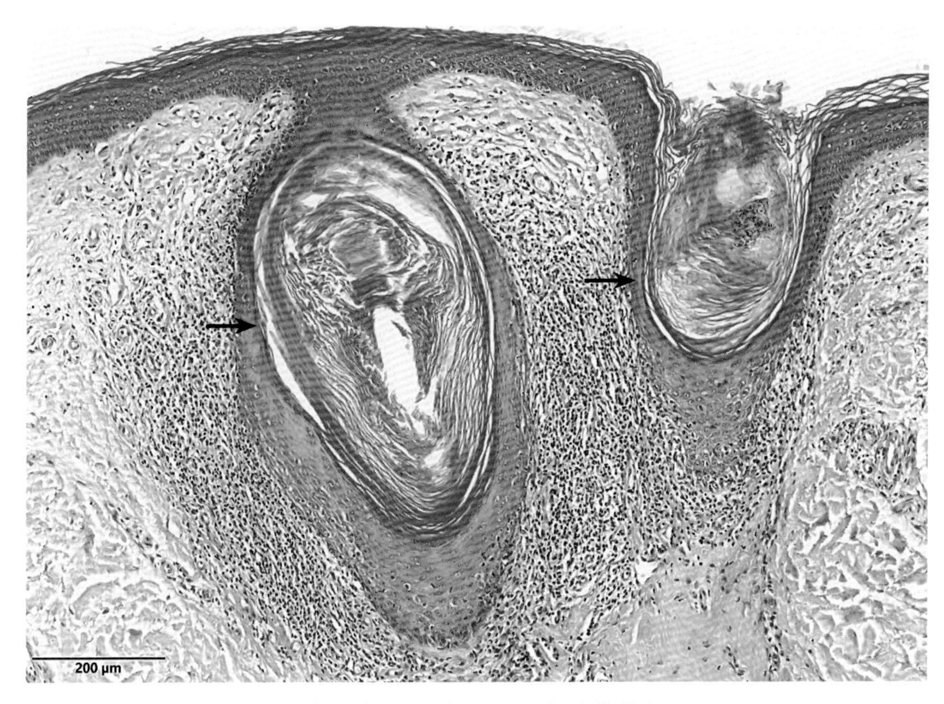

毛囊角栓：毛囊口角化过度，角栓形成（毛发扁平苔藓）

5 颗粒层肥厚

Hypergranulosis

- 是指颗粒层的厚度增加（正常皮肤一般为 1 ~ 3 层）。
- 常与角化过度、棘层肥厚伴发。
- 常见于角化过度性疾病如慢性皮炎、肥厚性扁平苔藓等。

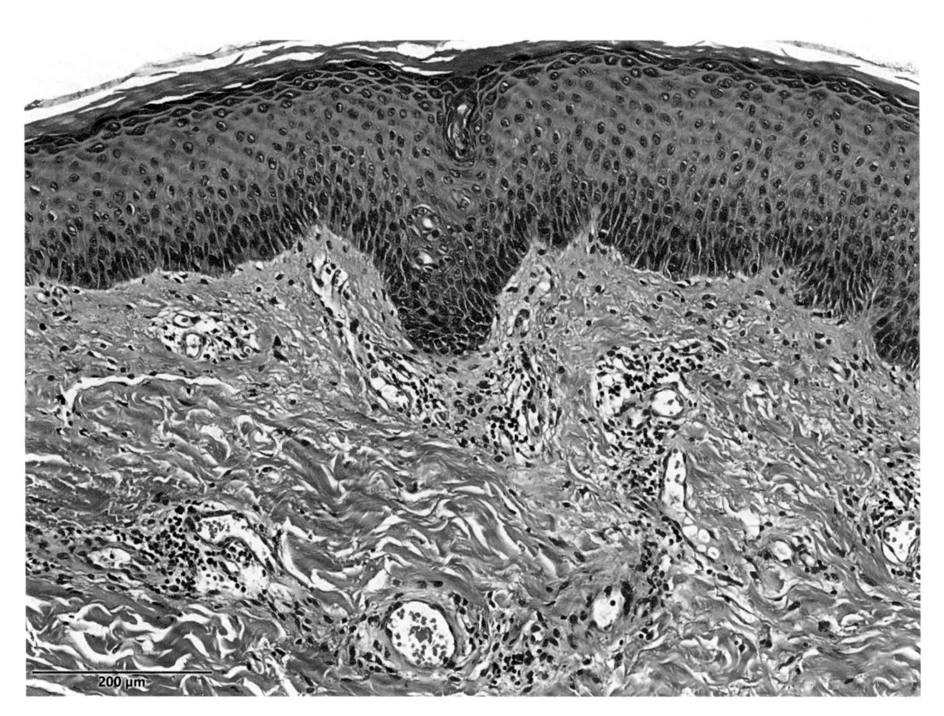

颗粒层肥厚：呈轻度肥厚

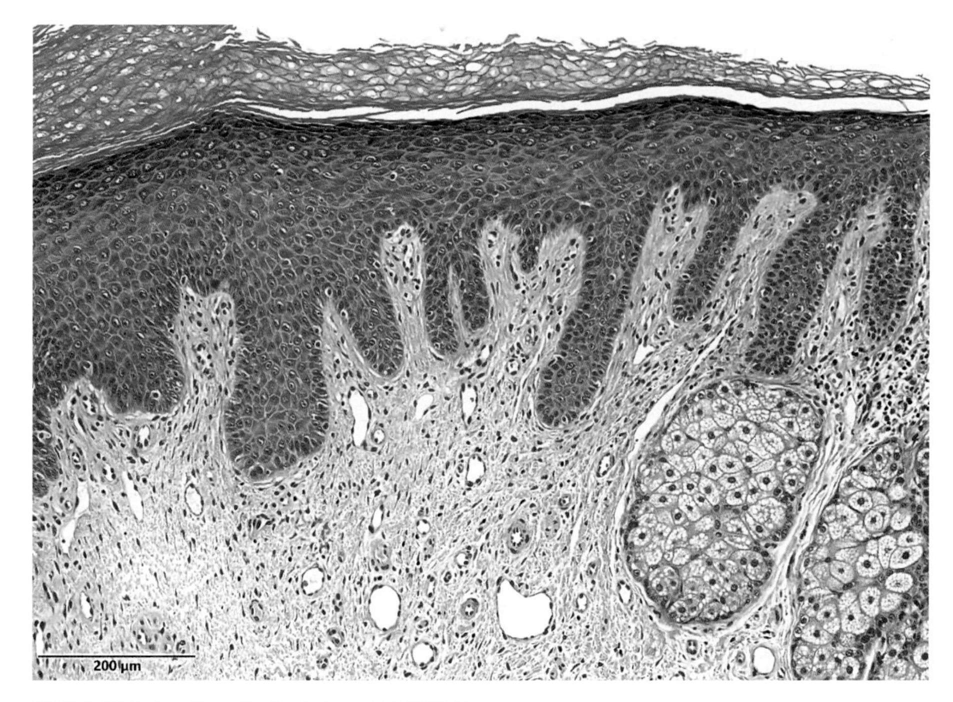

颗粒层肥厚：伴有角化过度，棘层肥厚

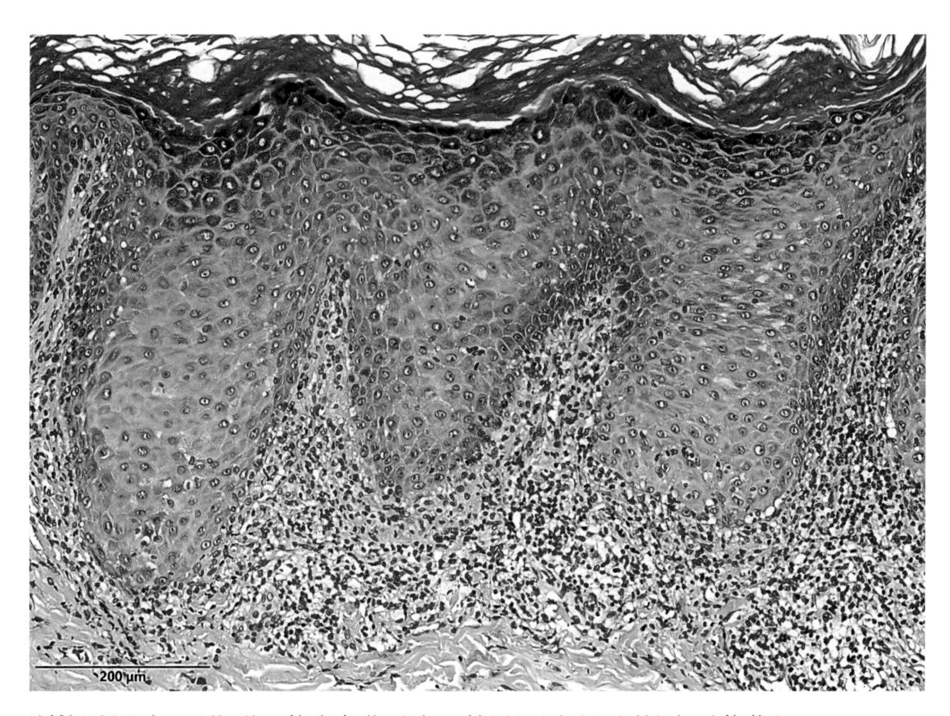

颗粒层肥厚：呈楔形，伴有角化过度，棘层肥厚（肥厚性扁平苔藓）

6 颗粒层减少

Hypogranulosis

- 是指颗粒层细胞减少或消失。
- 临床上主要见于寻常型银屑病及鱼鳞病。

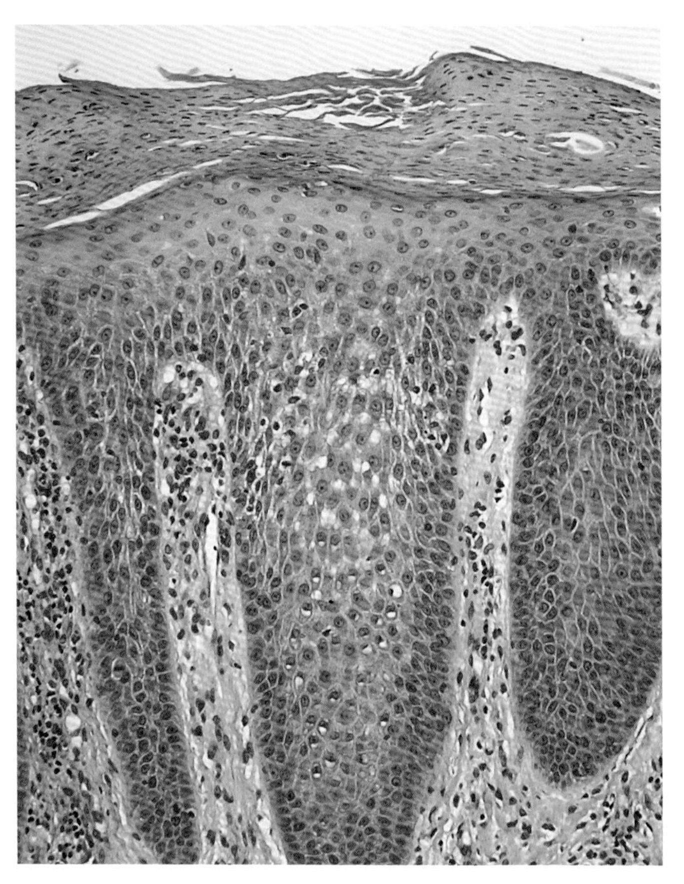

颗粒层减少： 颗粒层减少，部分区域消失，伴有角化过度和角化不全（寻常型银屑病）

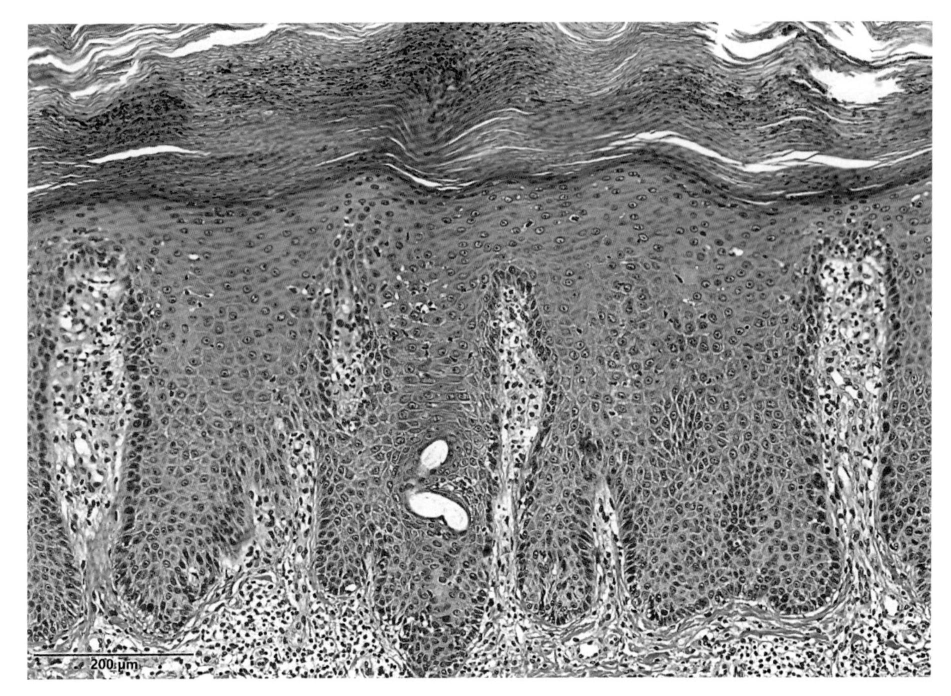

颗粒层减少：颗粒层减少，部分区域消失，伴有角化过度、角化不全和棘层肥厚（寻常型银屑病）

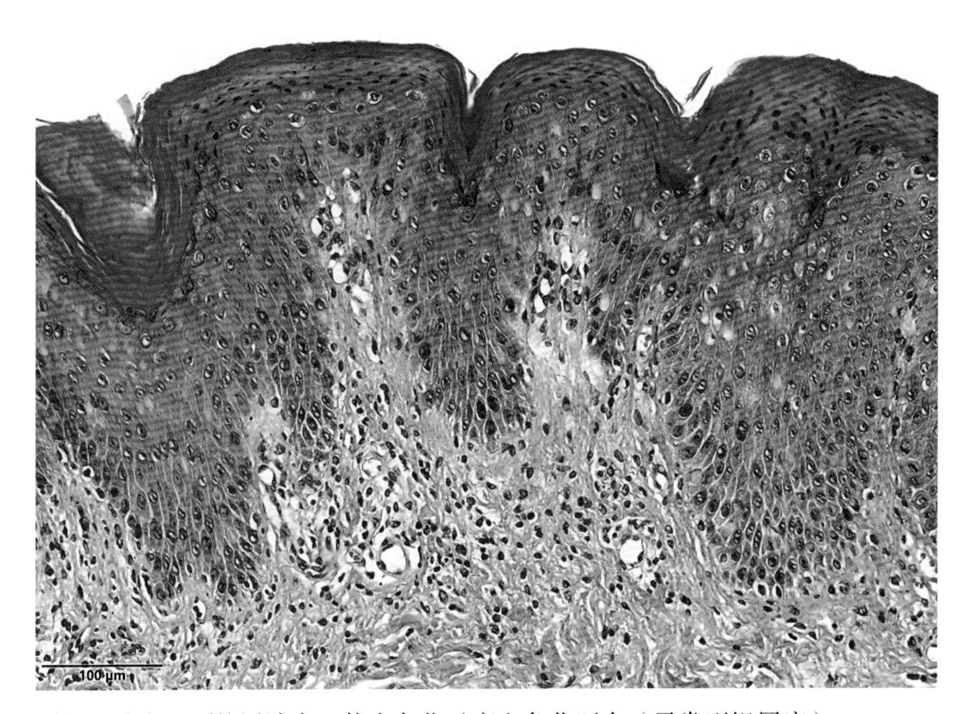

颗粒层减少：颗粒层消失，伴有角化过度和角化不全（寻常型银屑病）

7 棘层肥厚

Acanthosis

- 是指表皮棘细胞层增厚。
- 主要是棘细胞增多所致。
- 也可以是棘细胞体积增大所致。
- 常伴有皮突延长和（或）增宽。
- 常伴有角化过度。
- 棘层肥厚有以下 5 种形式。
    - 乳头瘤样增生（papillomatosis）：是指真皮乳头不规则的向上增生，使表皮呈波浪状起伏，常伴有角化过度，典型疾病是黑棘皮病。
    - 疣状增生（verrucous hyperplasia）：是指表皮角化过度，颗粒层肥厚，棘层肥厚和乳头瘤样增生同时存在，使表皮如山峰林立，典型疾病是疣状表皮痣。
    - 银屑病样增生（psoriaform hyperplasia）：表皮突延长呈杵状，长度近乎一致，伴有真皮乳头上延，典型疾病是寻常型银屑病。
    - 假上皮瘤样增生（pseudoepitheliomatous hyperplasia）：棘层高度增生，同时有内生和外生性，呈不规则状，主要见于慢性肉芽肿性疾病。
    - 不规则增生（irregular hyperplasia）：表皮突延长，其长度和宽度参差不齐，形状不规则。

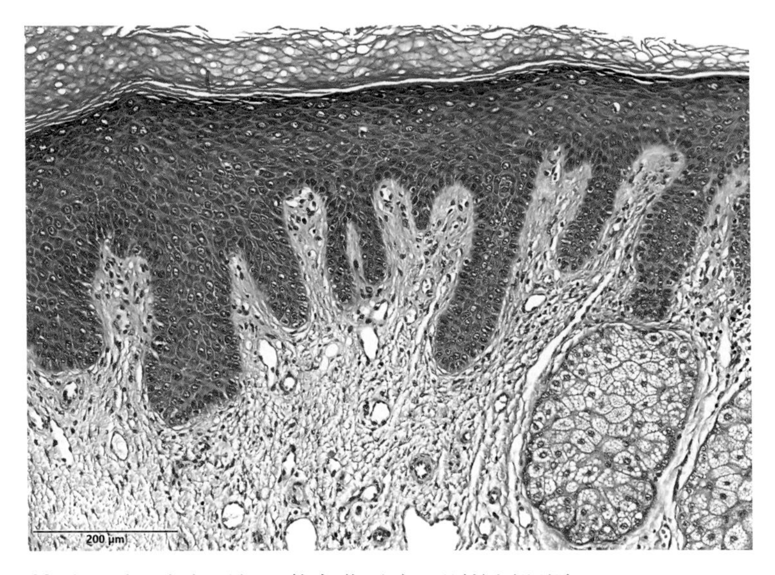

棘层肥厚：皮突延长，伴角化过度，颗粒层肥厚

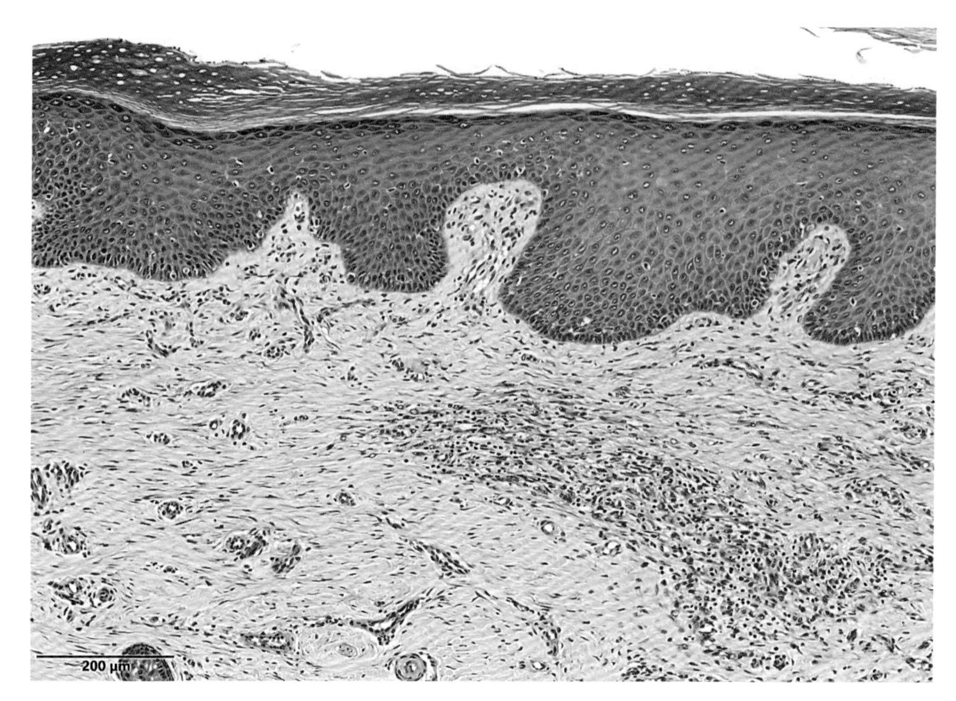

棘层肥厚：皮突延长并增宽

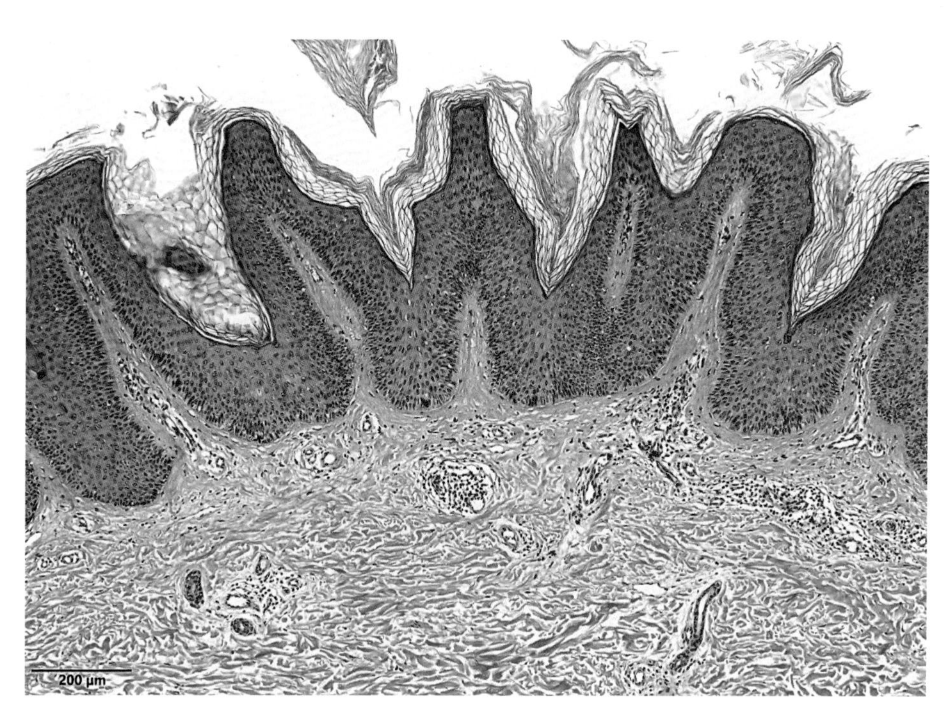

棘层肥厚：呈乳头瘤样增生

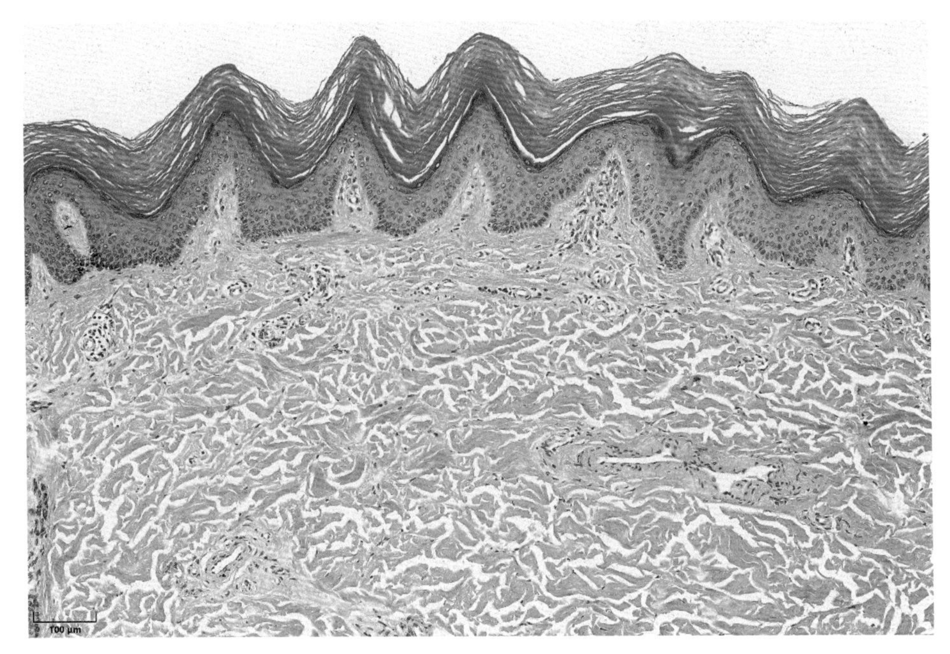

棘层肥厚：疣状增生

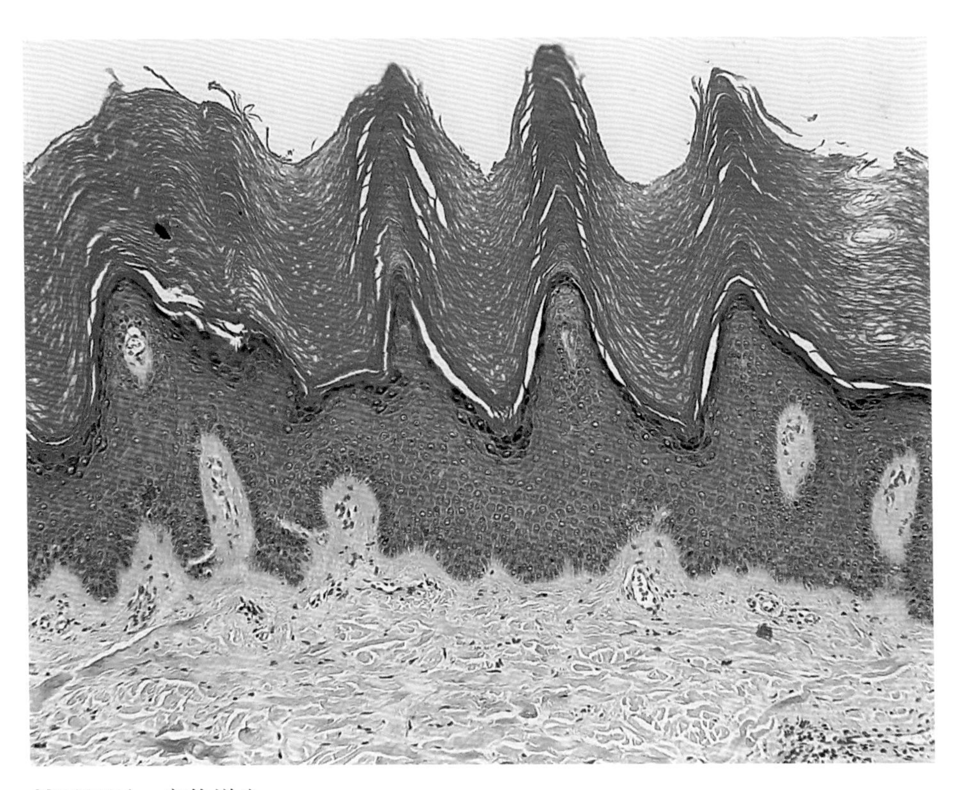

棘层肥厚：疣状增生

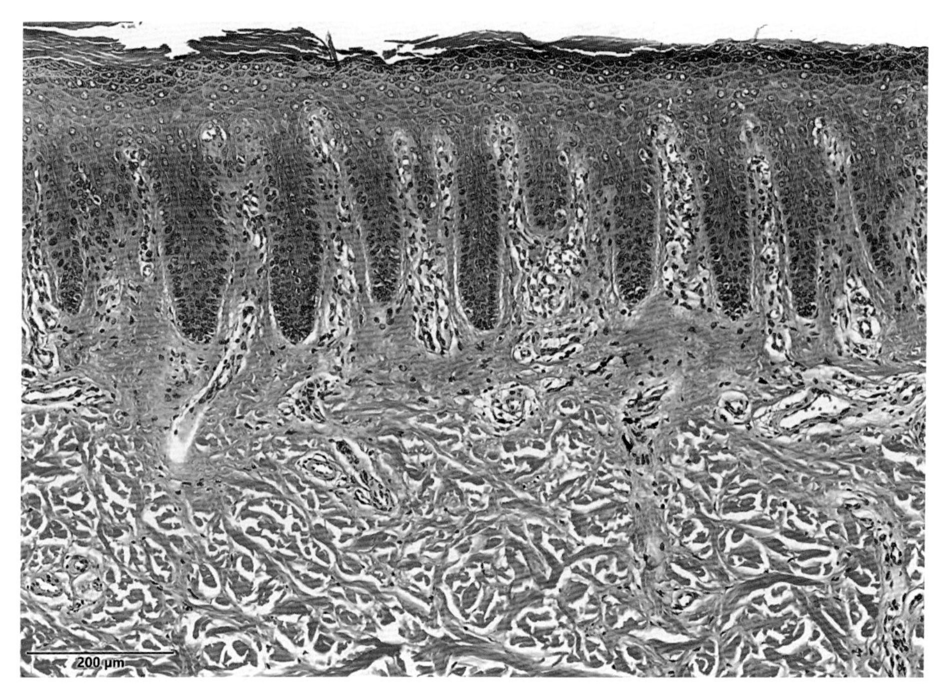

棘层肥厚：银屑病样增生（慢性单纯苔藓）

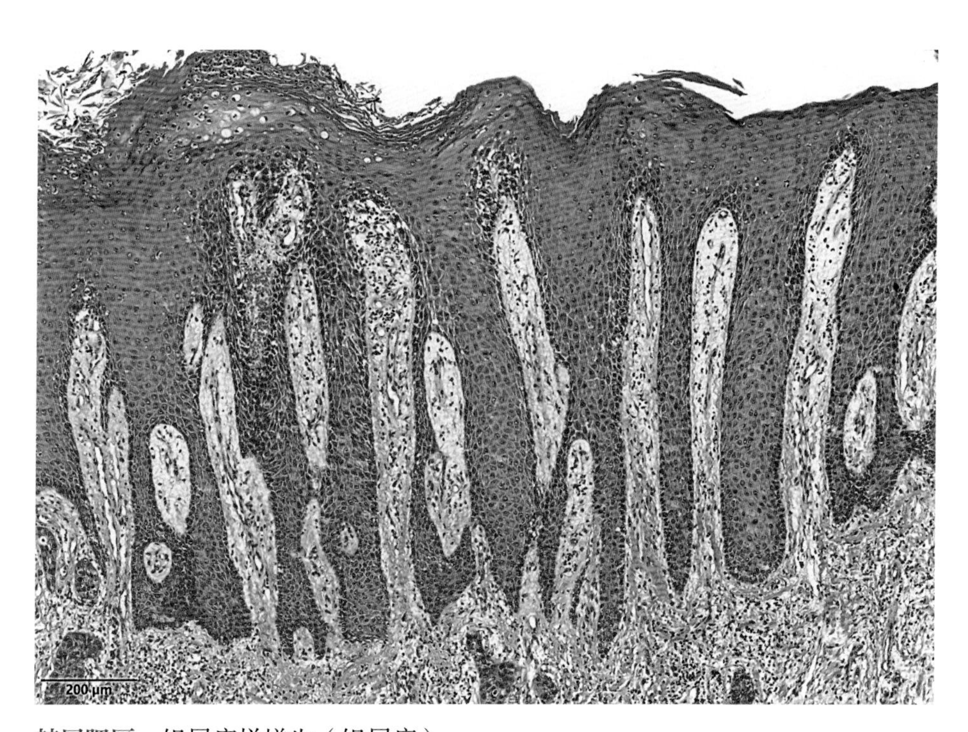

棘层肥厚：银屑病样增生（银屑病）

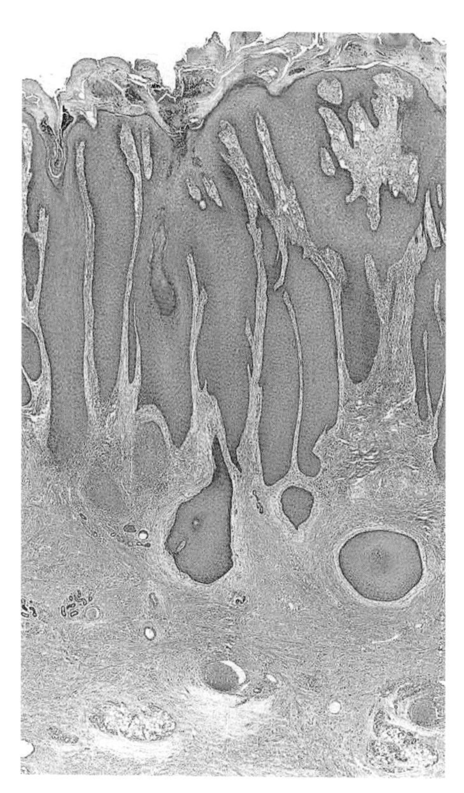

棘层肥厚：假上皮瘤样增生

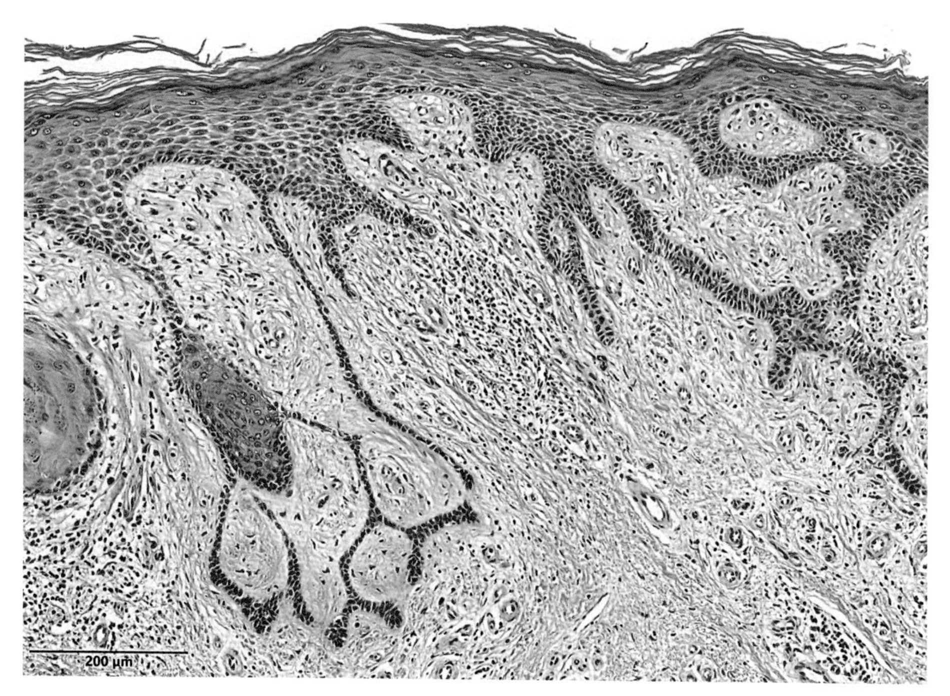

棘层肥厚：条索样增生

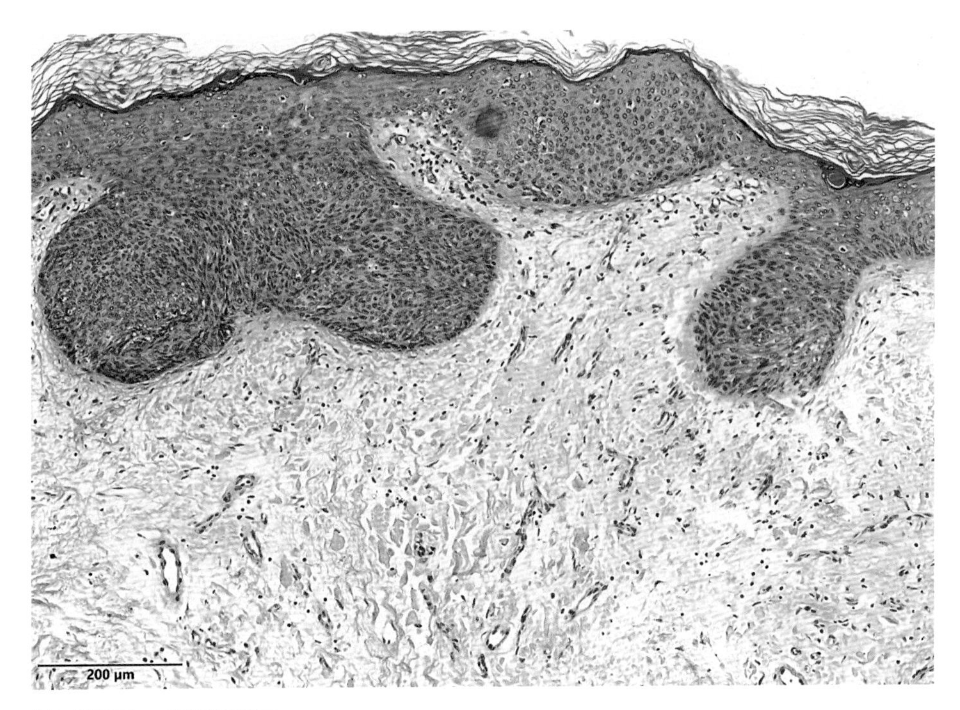

棘层肥厚：不规则增生

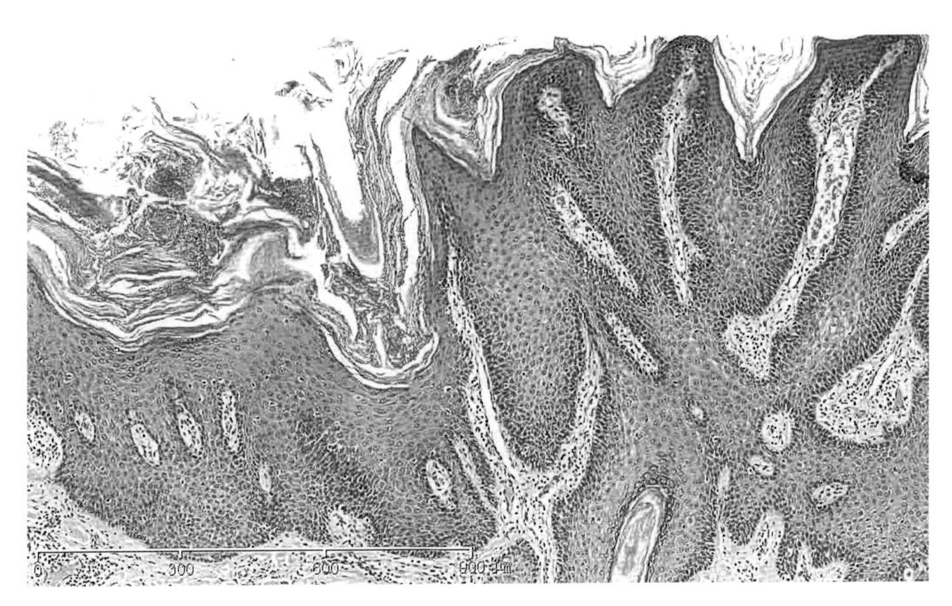

棘层肥厚：不规则增生

8 表皮萎缩

Epidermal atrophy

- 指表皮变薄，皮突变短或消失。
- 常见于老年人皮肤。
- 多见于萎缩性扁平苔藓、红斑狼疮、皮肌炎、光线性角化病等。

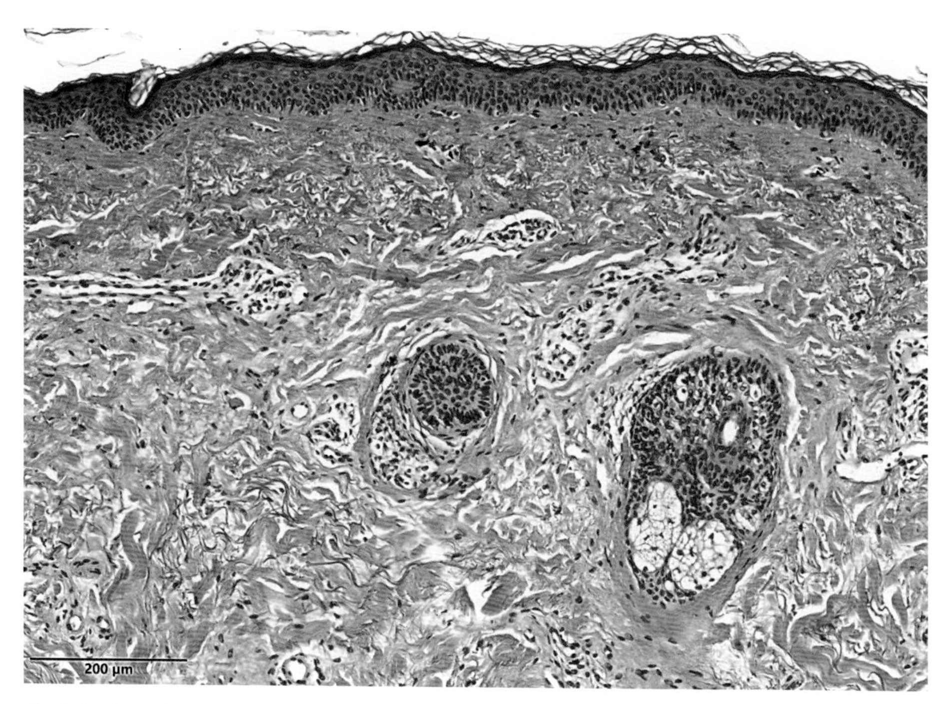

表皮萎缩：表皮变薄，皮突消失伴日光弹力纤维变性（老年皮肤）

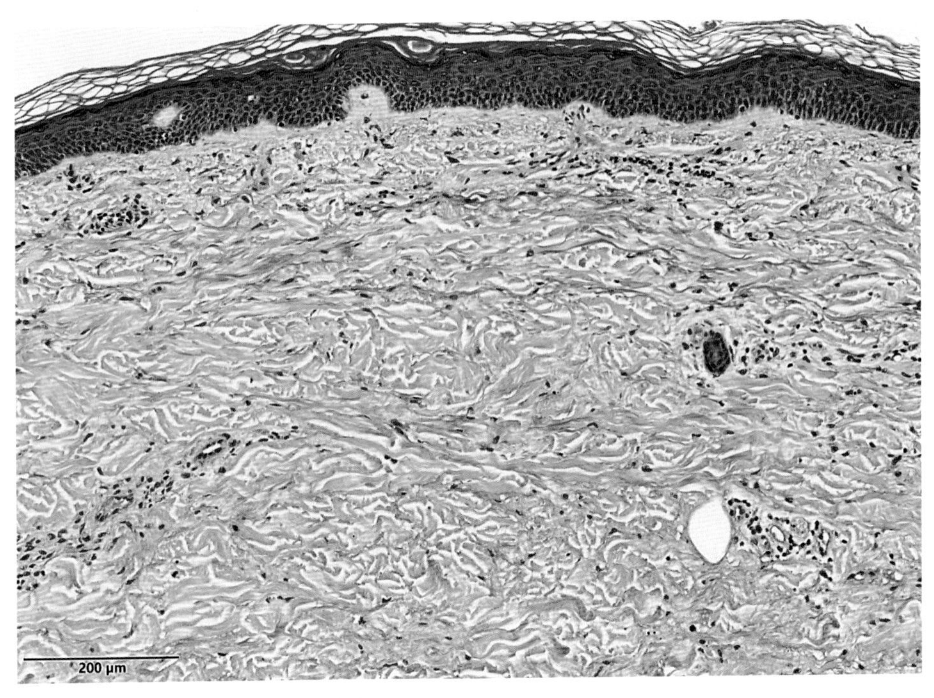

表皮萎缩：表皮变薄，皮突消失

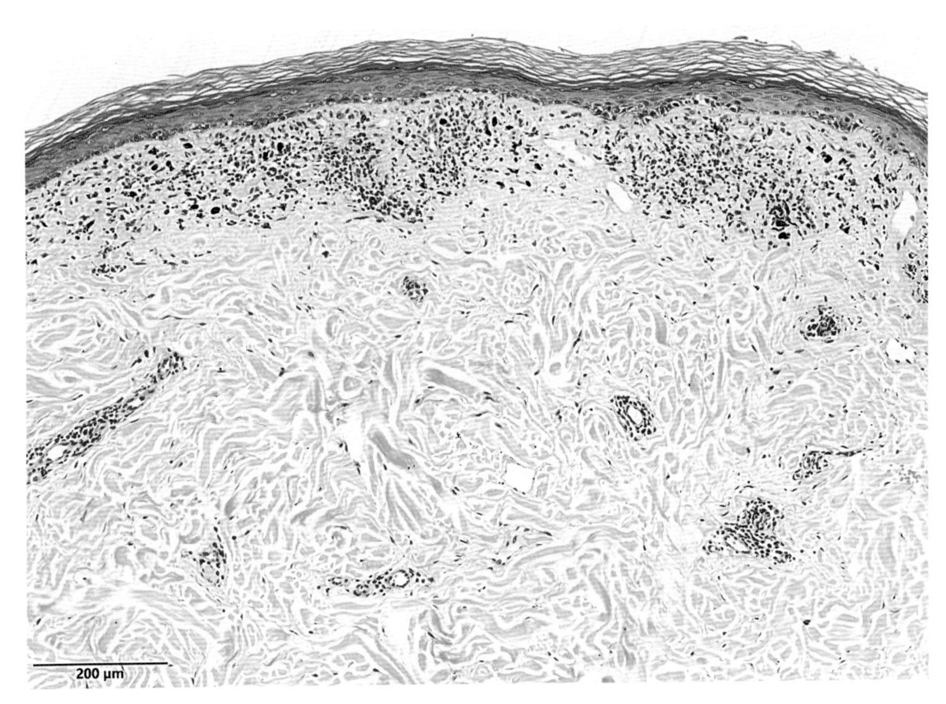

表皮萎缩：表皮变薄，皮突消失（萎缩性扁平苔藓）

9 乳头层上方表皮变薄

Thinning of suprapapillary epidermal plates

- 是指真皮乳头层上方表皮变薄。
- 主要见于寻常型银屑病。

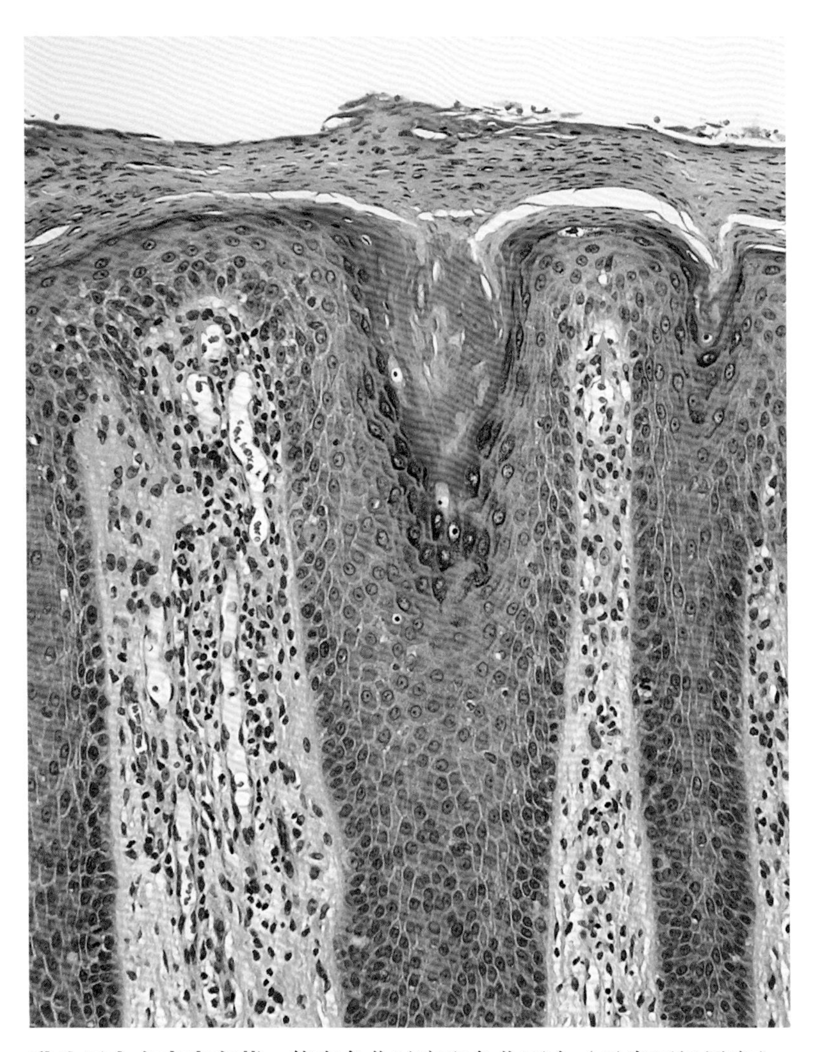

乳头层上方表皮变薄：伴有角化过度和角化不全（寻常型银屑病）

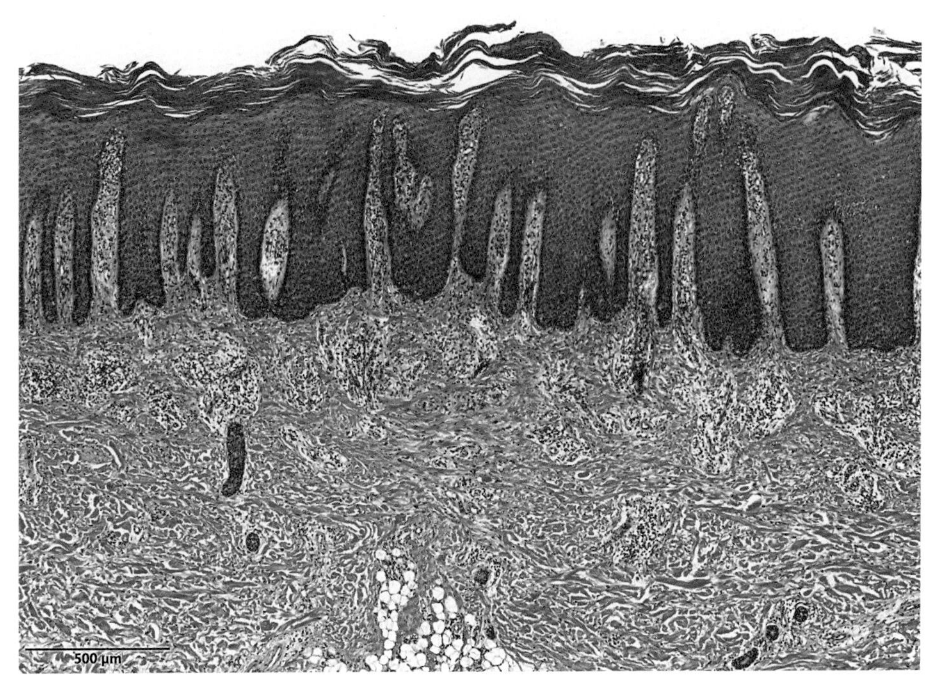

乳头层上方表皮变薄：部分真皮乳头层上方表皮变薄，伴有角化过度和角化不全（寻常型银屑病）

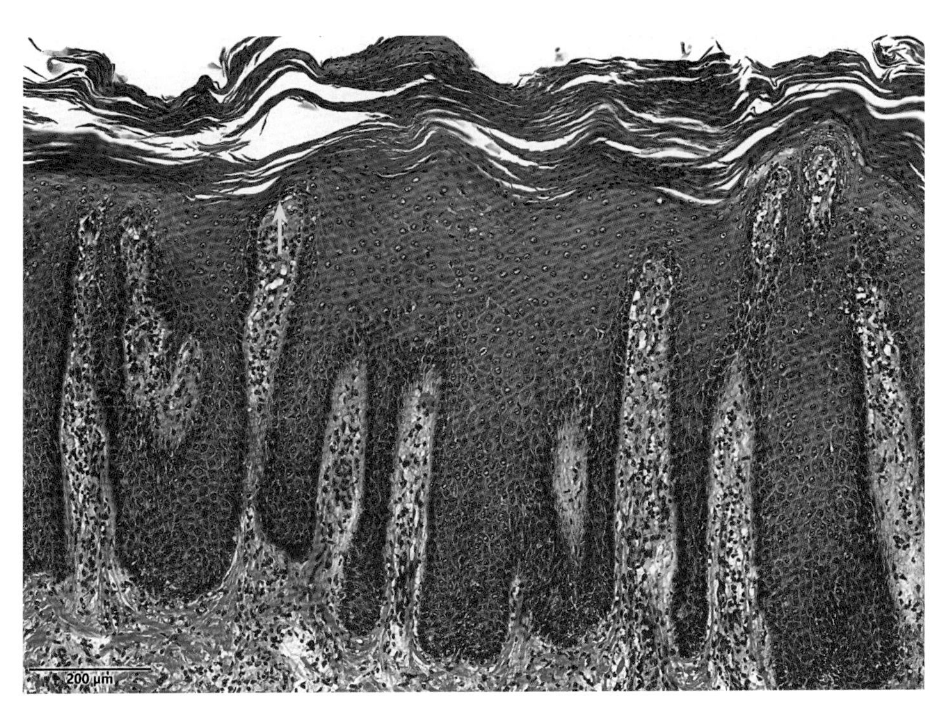

乳头层上方表皮变薄：部分真皮乳头层上方表皮变薄，伴有角化过度和角化不全（寻常型银屑病）

10 海绵水肿

Spongiosis

- 是指棘细胞间水肿，细胞间隙增宽。
- 严重的海绵水肿可导致表皮内水疱形成。
- 海绵水肿部位可有炎症细胞侵入。
- 常见于一些炎症性皮肤病如急性湿疹、皮炎。

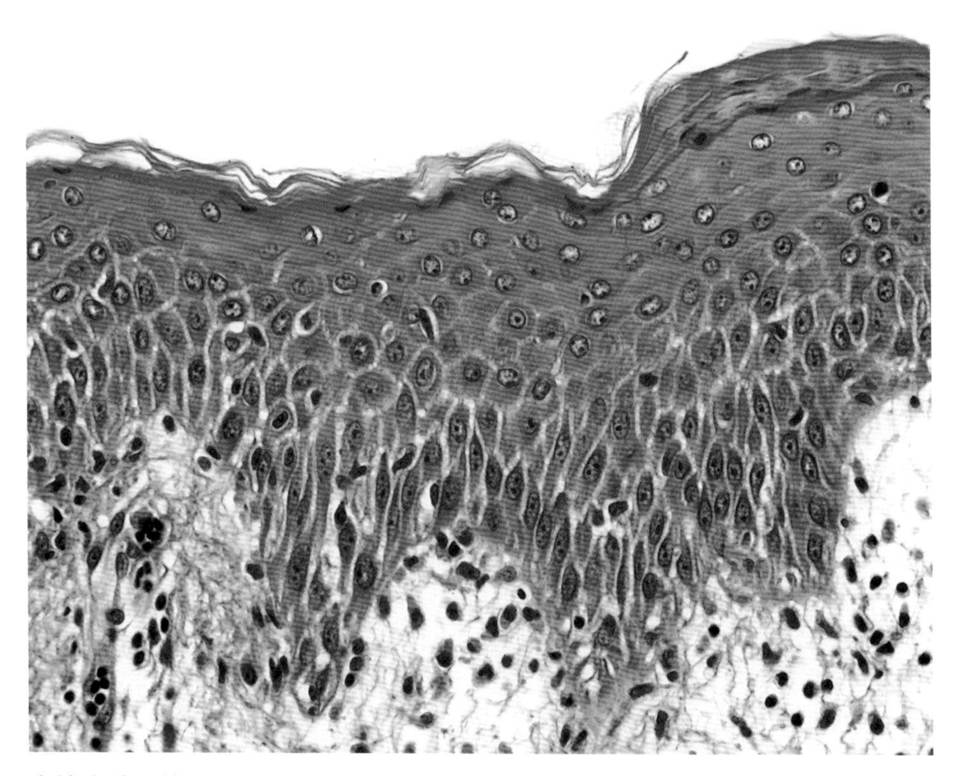

海绵水肿：棘细胞间隙增宽

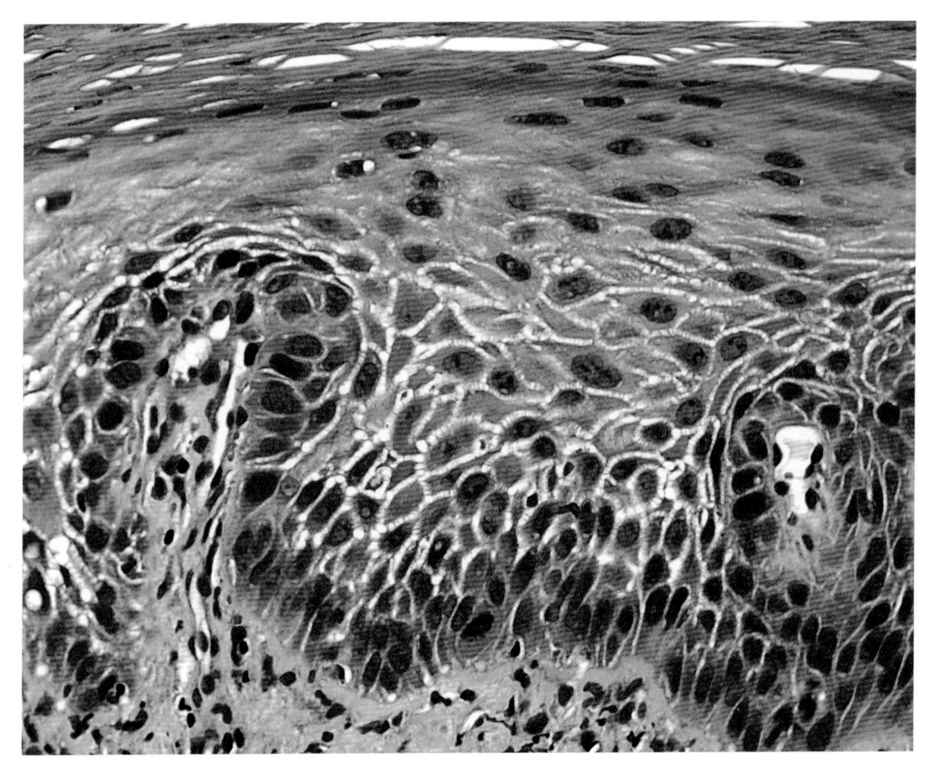

海绵水肿：棘细胞间隙增宽

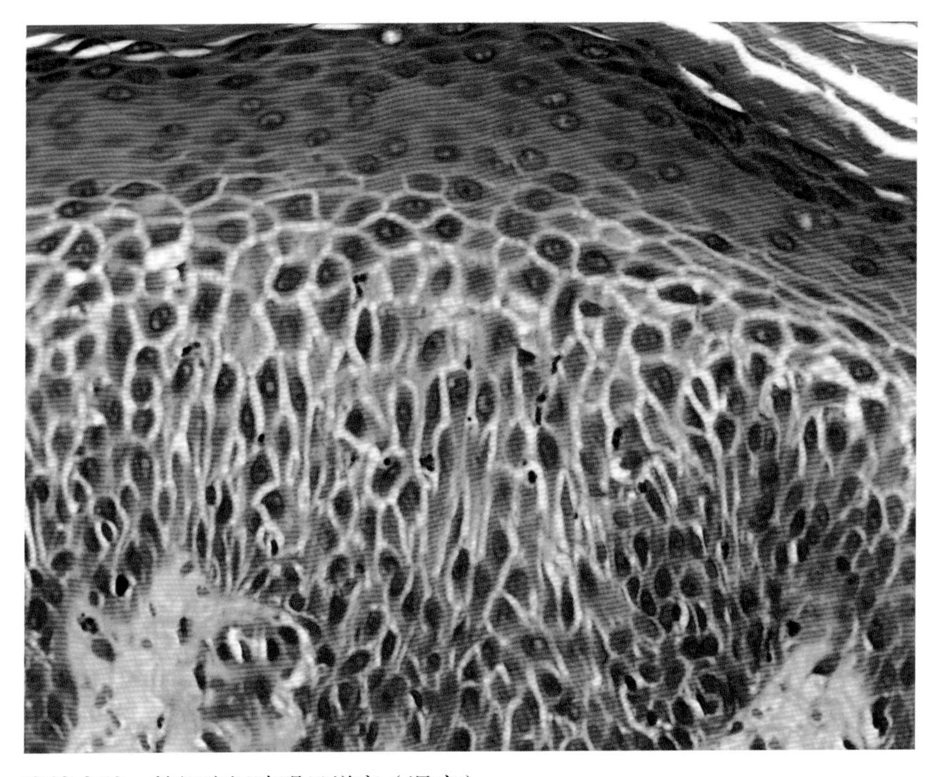

海绵水肿：棘细胞间隙明显增宽（湿疹）

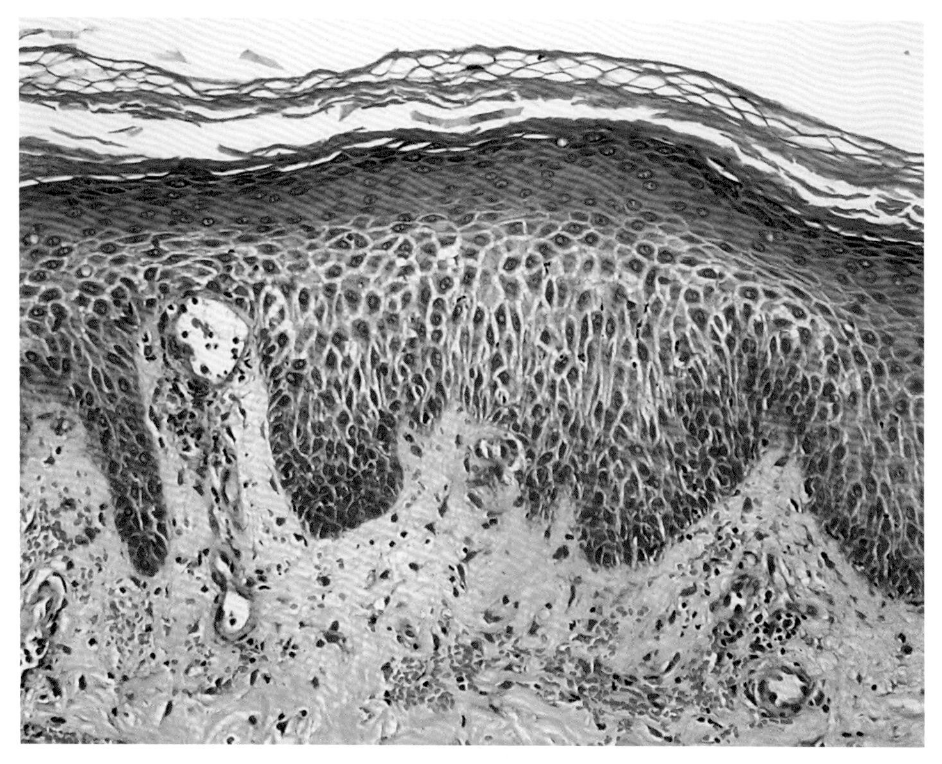

表皮海绵水肿：棘细胞间隙明显增宽，微水疱形成（湿疹）

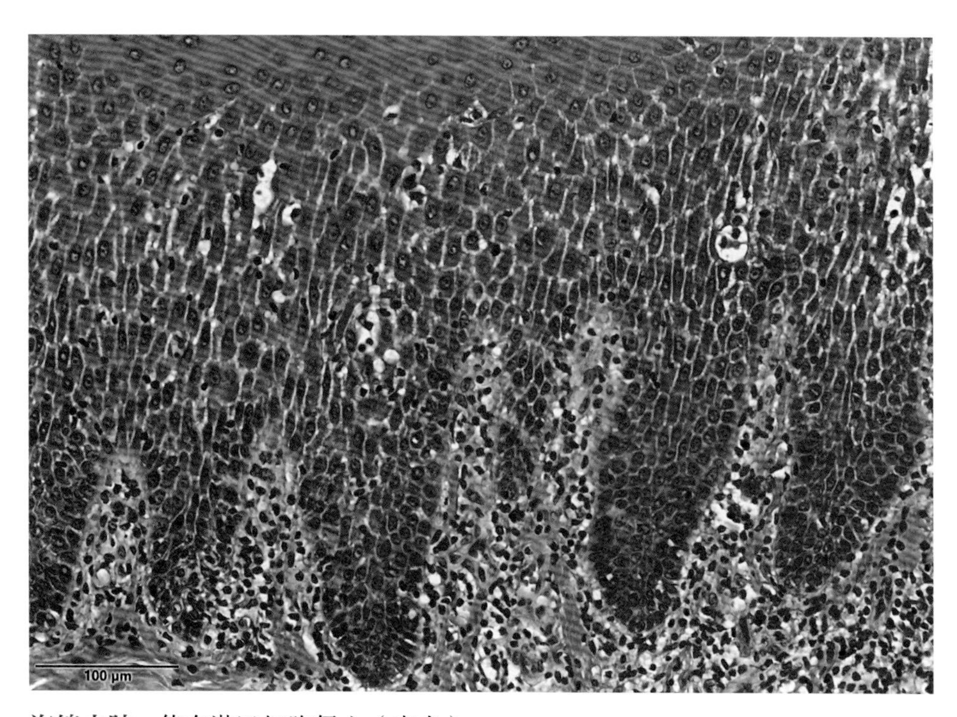

海绵水肿：伴有淋巴细胞侵入（皮炎）

11 气球样变性

Ballooning degeneration

- 是指棘细胞内水肿，细胞增大，胞质呈苍白状。
- 严重的气球样变性可导致网状变性。
- 主要见于疱疹病毒性皮肤病（如水痘、带状疱疹）、接触性皮炎等。

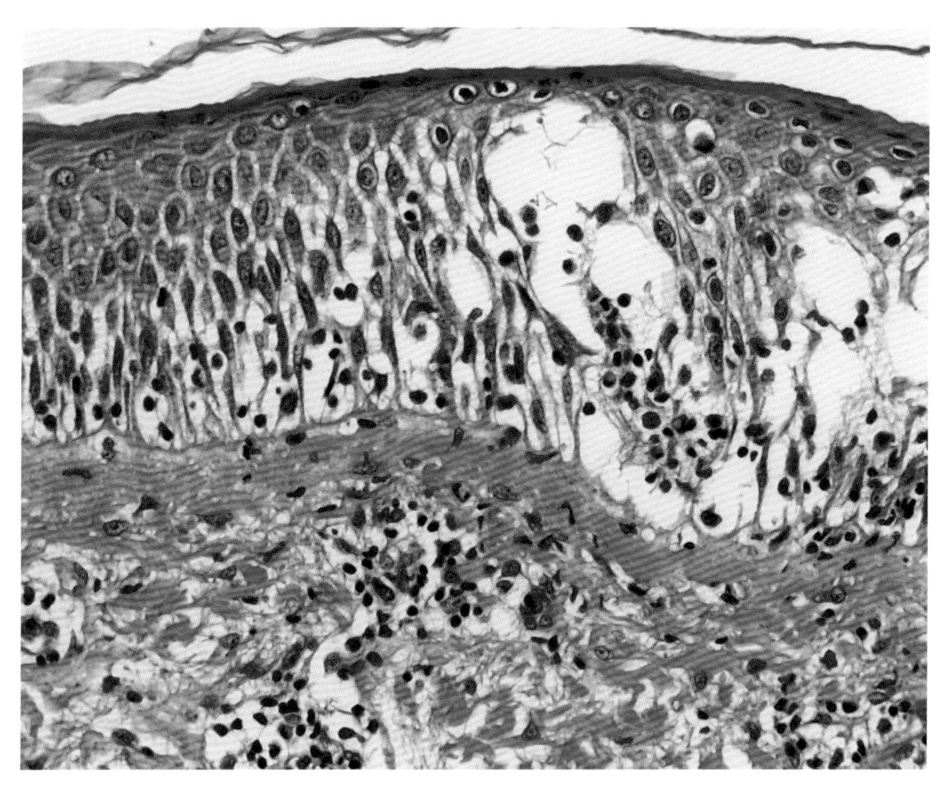

气球样变性：棘细胞内高度水肿，胞质呈苍白状

12 网状变性

Reticular degeneration

- 指严重的表皮棘细胞内水肿，细胞膨胀破裂，形成多房性水疱，呈网状。
- 主要见于疱疹病毒性皮肤病（如水痘、带状疱疹）、接触性皮炎等。

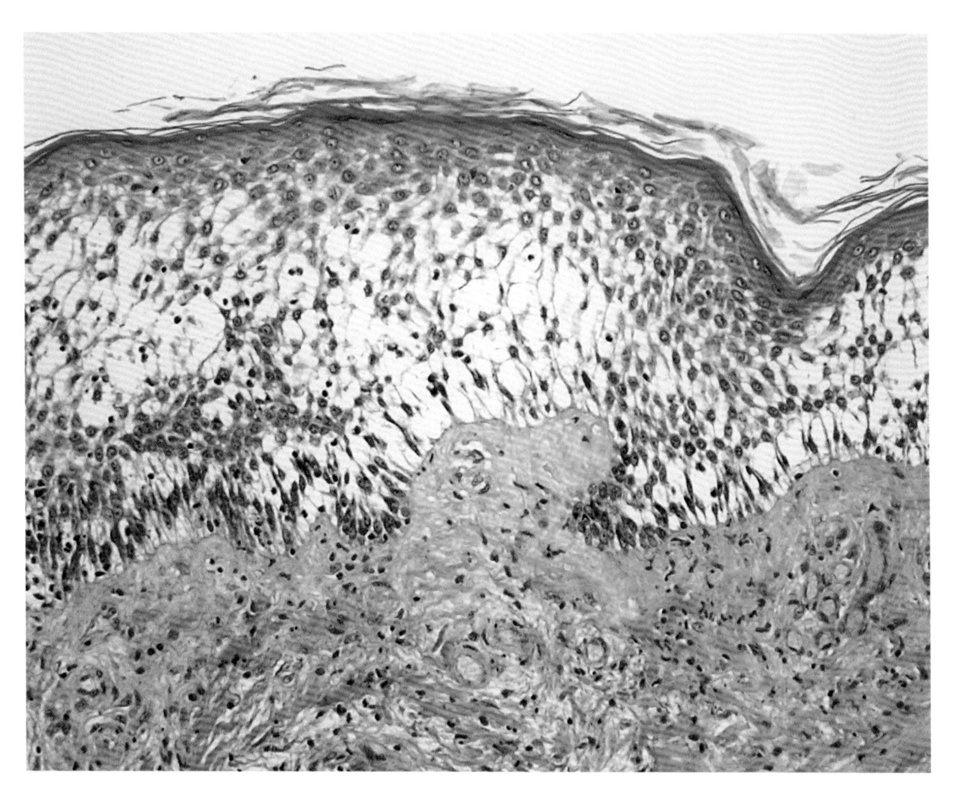

网状变性：棘细胞内高度水肿，细胞破裂，形成网状外观

13 表皮松解性角化过度

Epidermolytic hyperkeratosis

- 表皮致密角化过度。
- 颗粒层和棘细胞层空泡变性。
- 多见于大疱性鱼鳞病样红皮病、掌跖角皮症、线状表皮痣等。

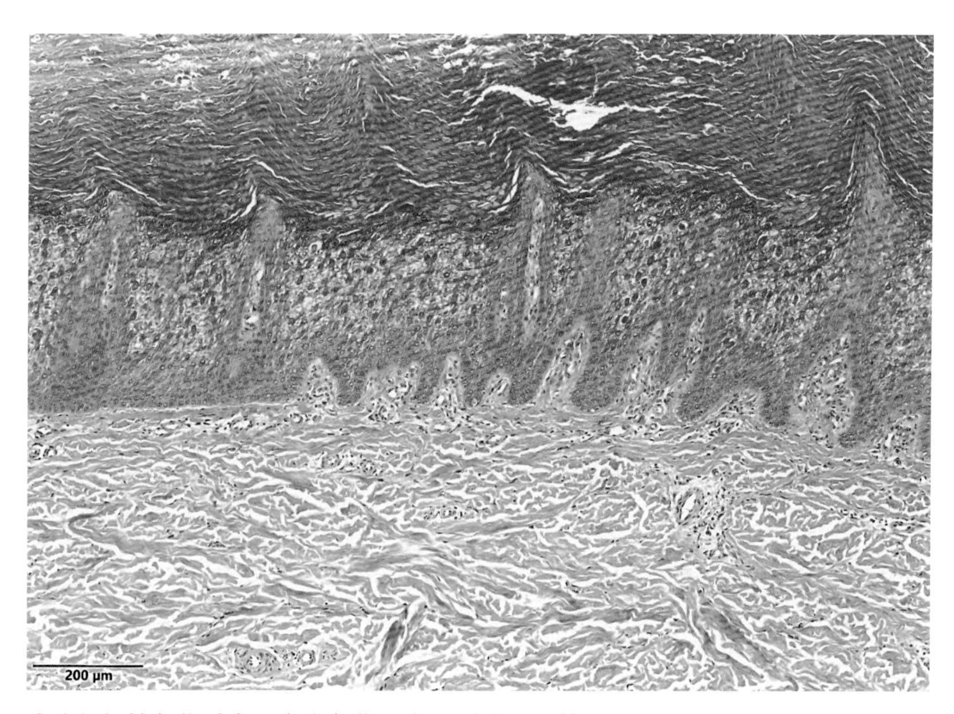

表皮松解性角化过度：表皮角化过度，颗粒层及棘细胞层空泡变性（掌跖角皮症）

14 棘层松解

Acantholysis

- 指表皮细胞间失去粘连，使表皮细胞之间出现裂隙、水疱或大疱。
- 主要见于天疱疮、家族性慢性良性天疱疮、暂时性棘层松解性皮病、毛囊角化病等。

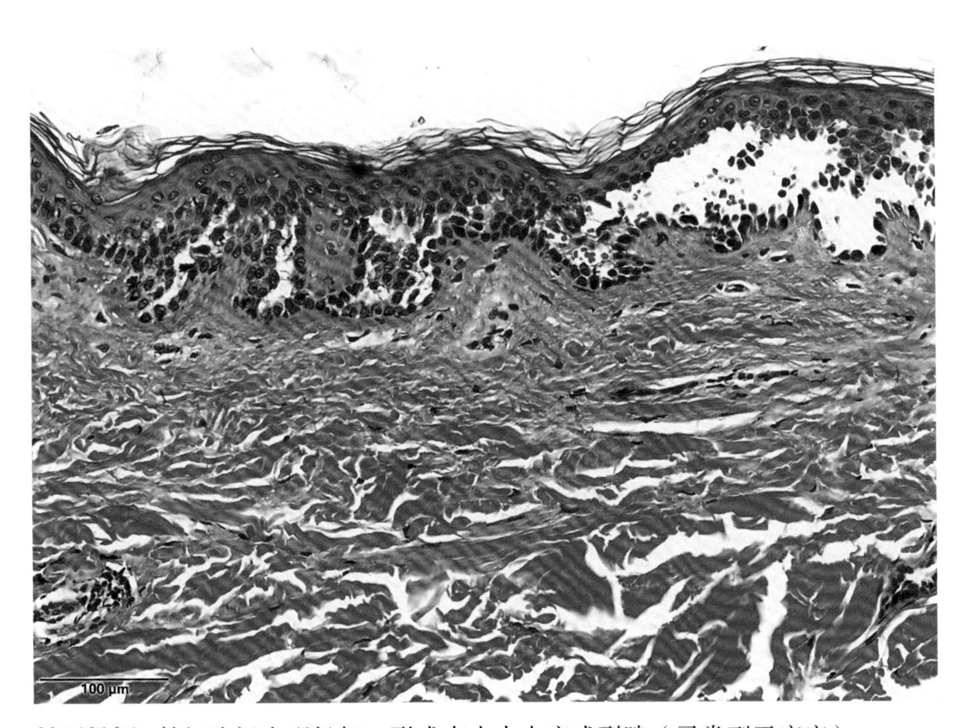

棘层松解：棘细胞间出现松解，形成表皮内水疱或裂隙（寻常型天疱疮）

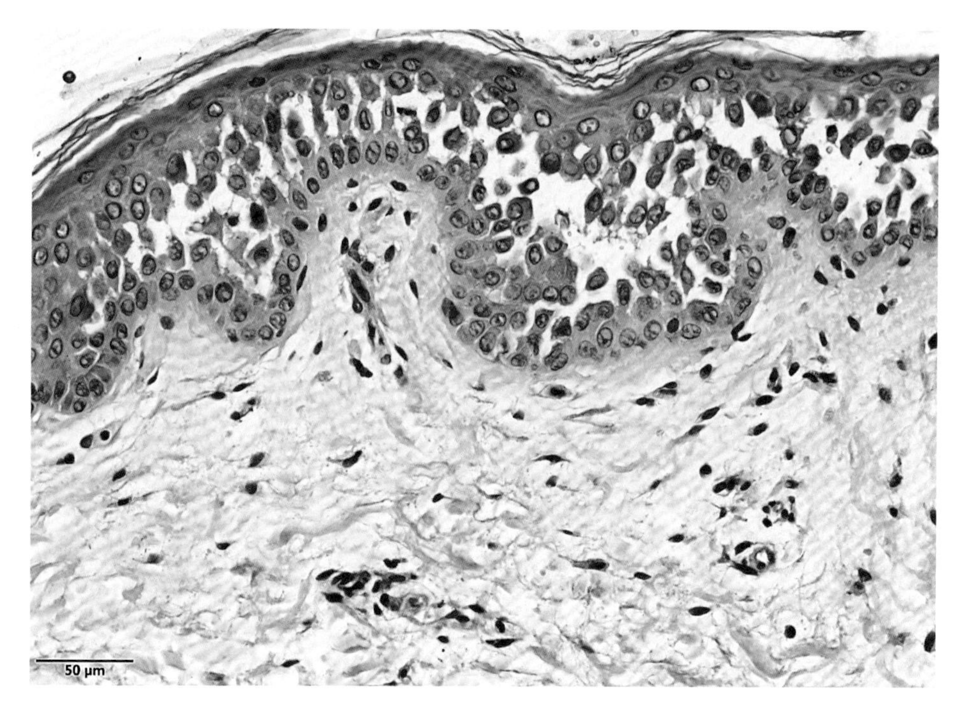

棘层松解：棘细胞间松解，形成裂隙（家族性慢性良性天疱疮）

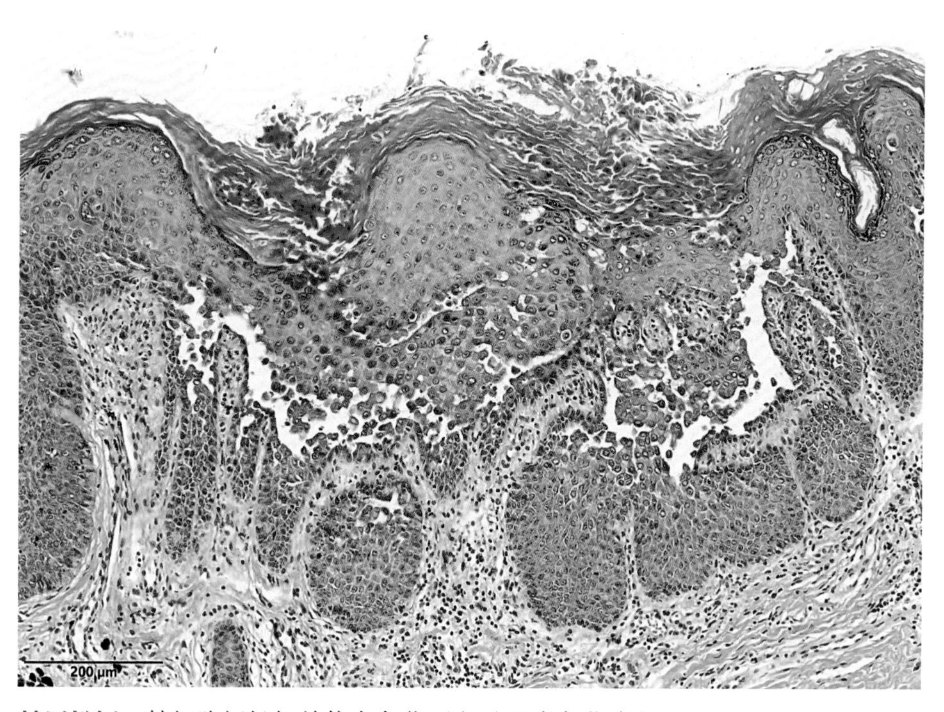

棘层松解：棘细胞间松解并伴有角化不良（毛囊角化病）

15 水疱或大疱

Vesicle，bulla

- 指皮肤内出现含有疱液的腔隙。
- 小的水疱称为水疱，大的水疱称为大疱。
- 水疱或大疱可位于表皮内，称为表皮内水疱，典型疾病是天疱疮。
- 水疱或大疱也可位于表皮下方，称为表皮下水疱，典型疾病是大疱性类天疱疮。

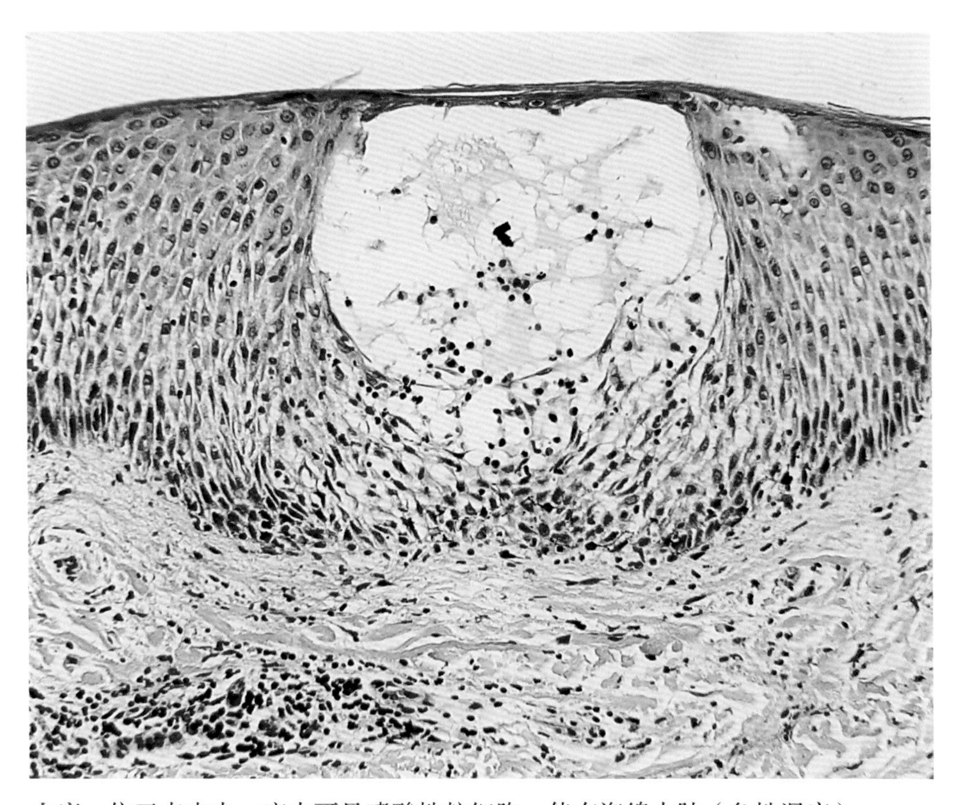

水疱：位于表皮内，疱内可见嗜酸性粒细胞，伴有海绵水肿（急性湿疹）

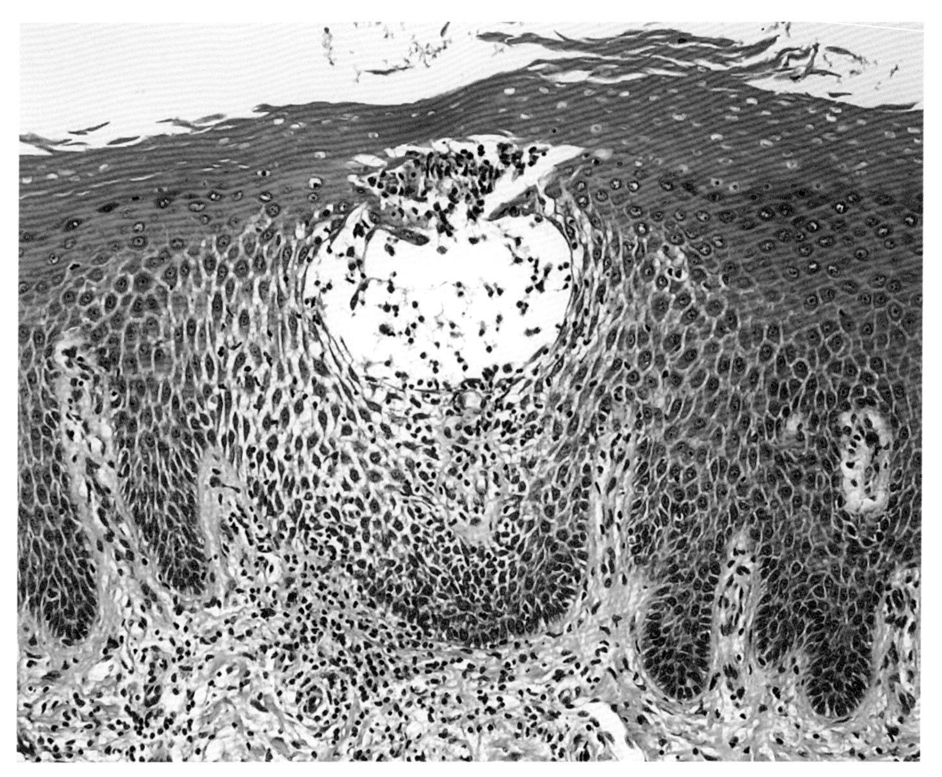

水疱：位于表皮内，伴海绵水肿（急性皮炎）

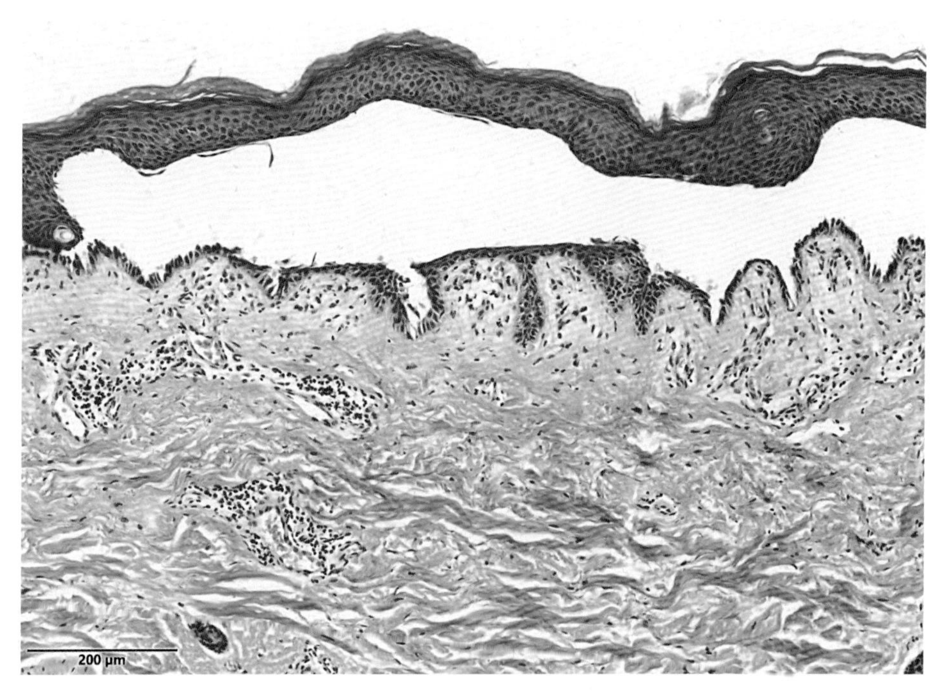

水疱：位于表皮内（寻常型天疱疮）

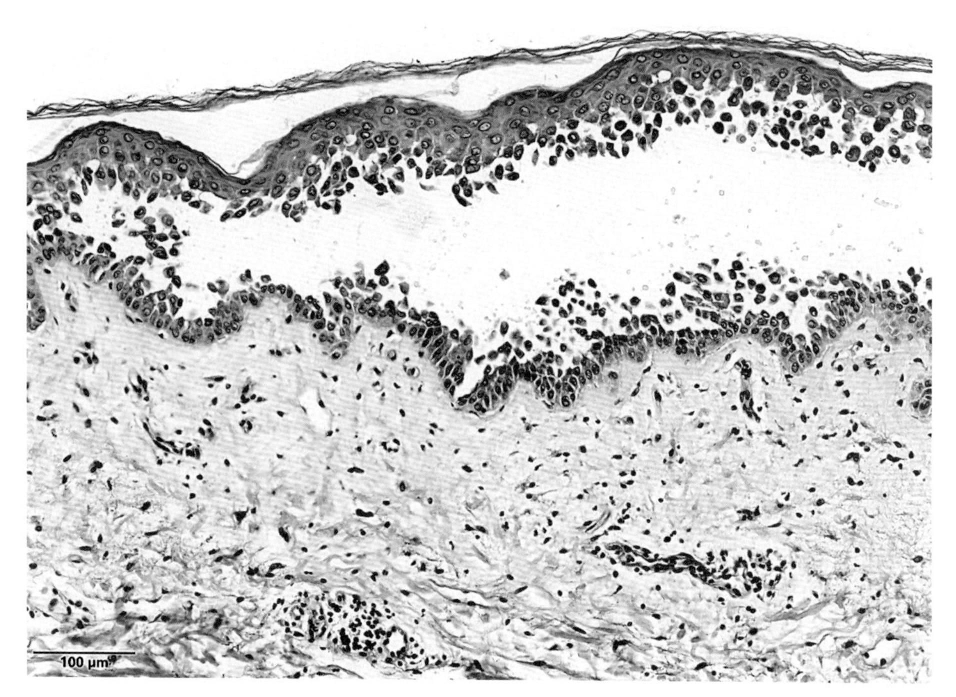

水疱：位于表皮内（家族性慢性良性天疱疮）

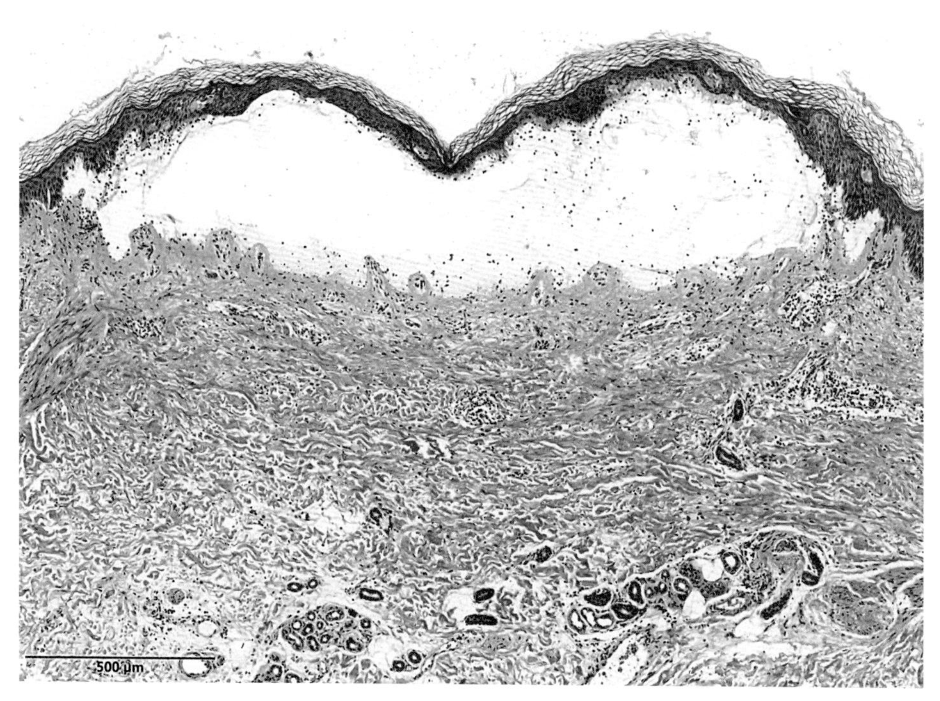

水疱：位于表皮下，疱内可见嗜酸性粒细胞（大疱性类天疱疮）

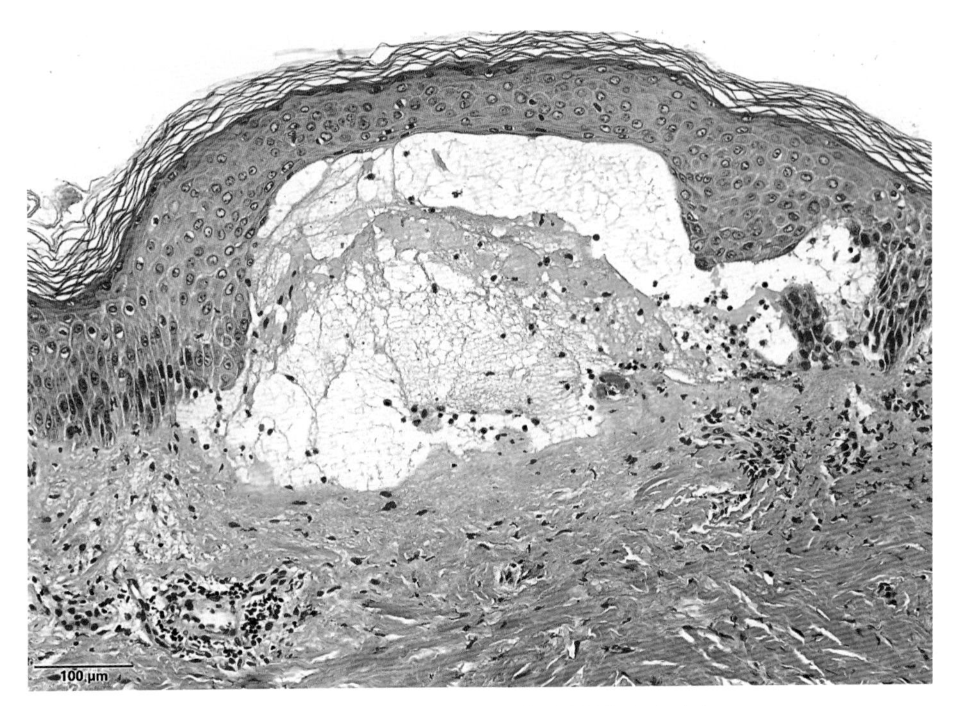

水疱：位于表皮下，疱内有嗜酸性粒细胞（大疱性类天疱疮）

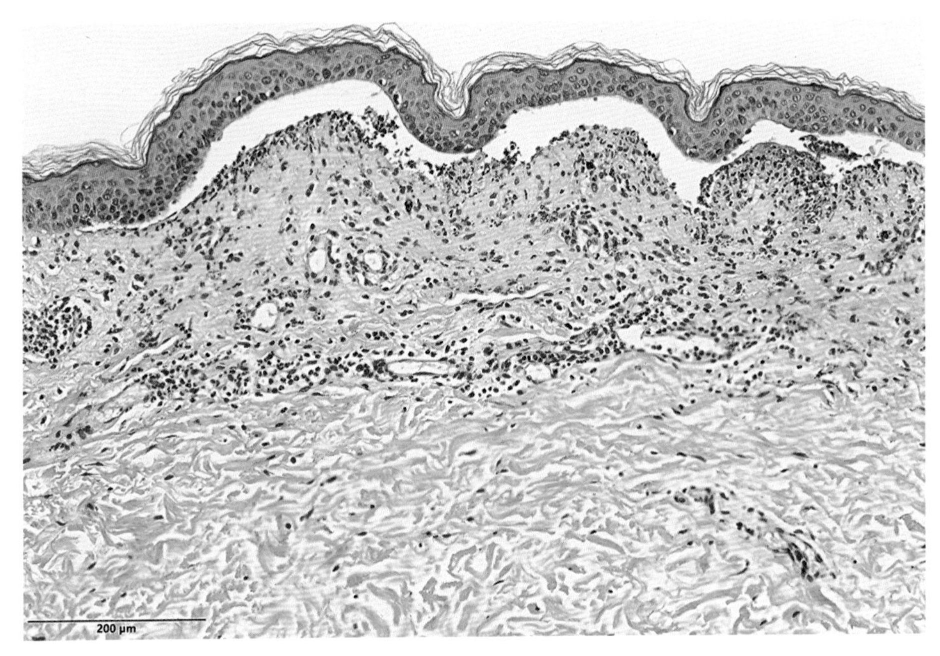

水疱：位于表皮下，伴有嗜中性粒细胞浸润（大疱性红斑狼疮）

16 脓疱

Pustule

- 是指水疱内有较多的炎症细胞。
- 脓疱多位于表皮。
- 表皮内脓疱内炎症细胞多为中性粒细胞，典型疾病是脓疱疮、脓疱型银屑病、角层下脓疱病等。
- 脓疱内也可以为嗜酸性粒细胞，典型疾病是色素失禁症、增殖性天疱疮等。

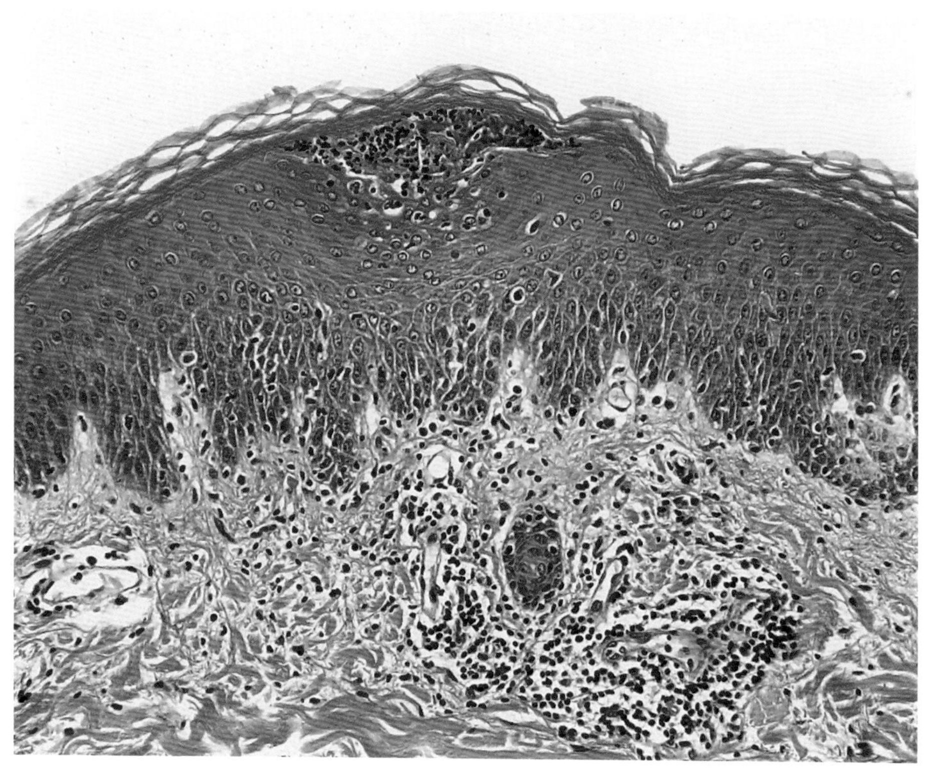

脓疱：位于角质层下（脓疱型银屑病）

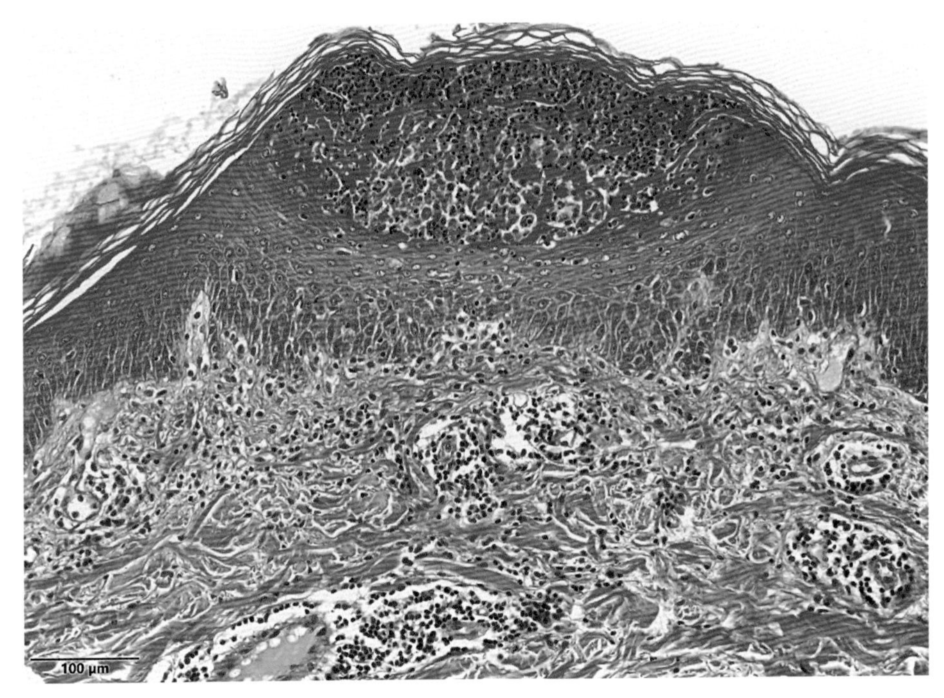

脓疱：位于表皮角质层下方（角层下脓疱病）

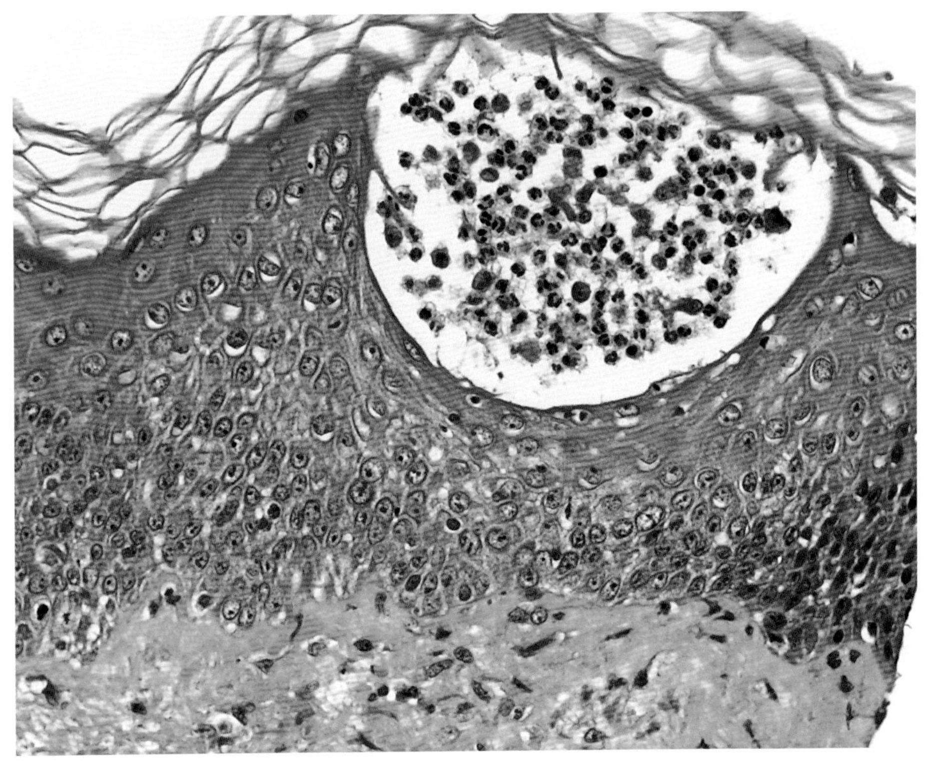

脓疱：位于角质层下方（脓疱疮）

17 Munro 微脓肿

Munro microabscess

- 指角质层或颗粒层内有中性粒细胞聚集，形成小脓肿。
- 主要见于寻常型银屑病。

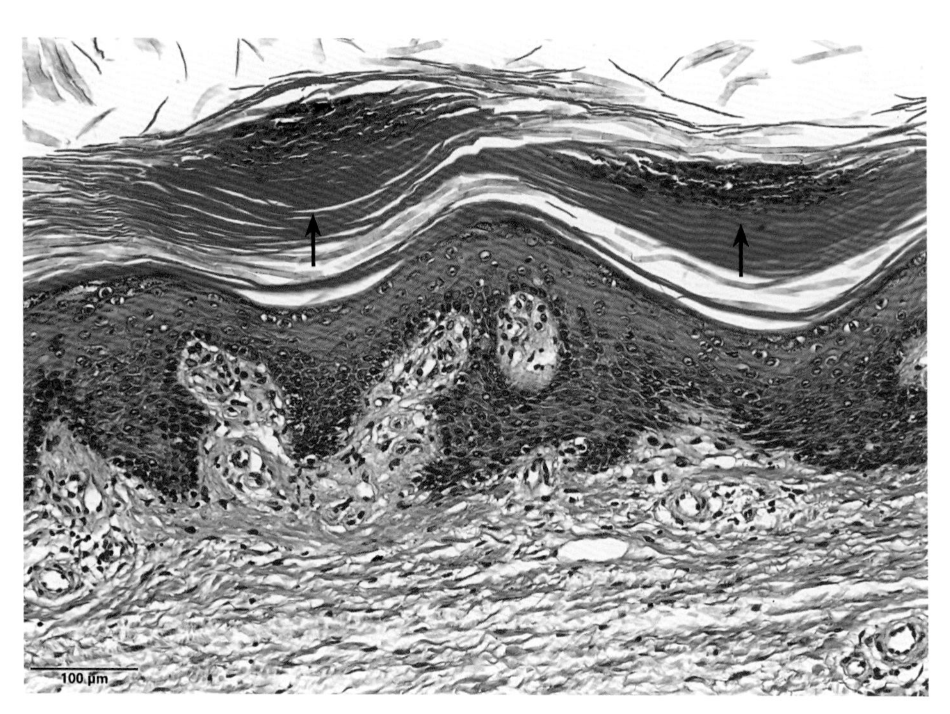

Munro 微脓肿：位于角质层内（寻常型银屑病）

18 Pautrier 微脓肿

Pautrier microabscess

- 指表皮内有 3 个或 3 个以上淋巴样细胞聚集。
- 主要见于蕈样肉芽肿。

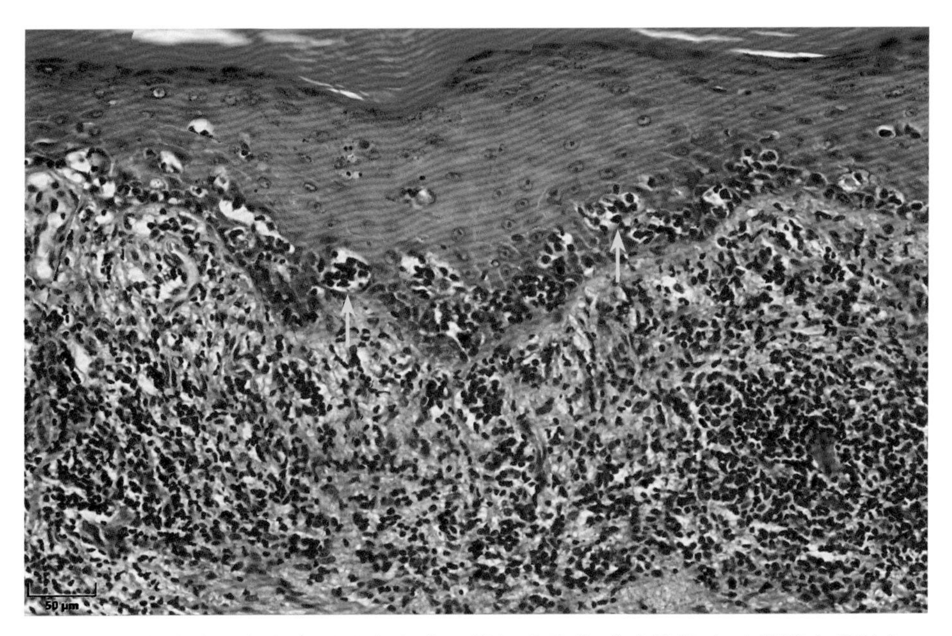

Pautrier 微脓肿：表皮内可见多个淋巴样细胞聚集形成的脓疡（蕈样肉芽肿）

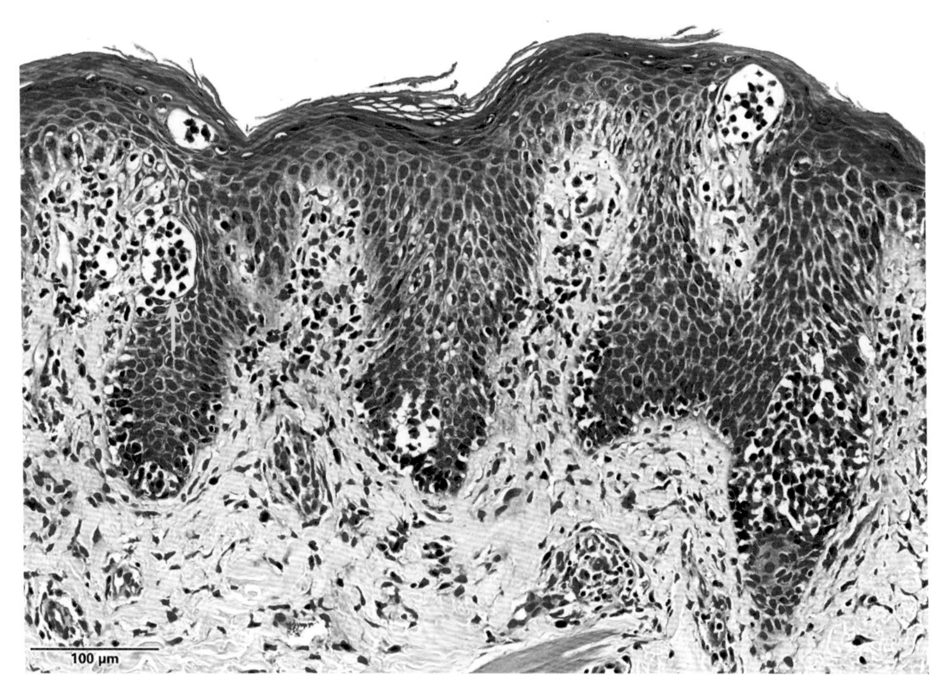

Pautrier 微脓肿：表皮内有多个 Pautrier 微脓肿（蕈样肉芽肿）

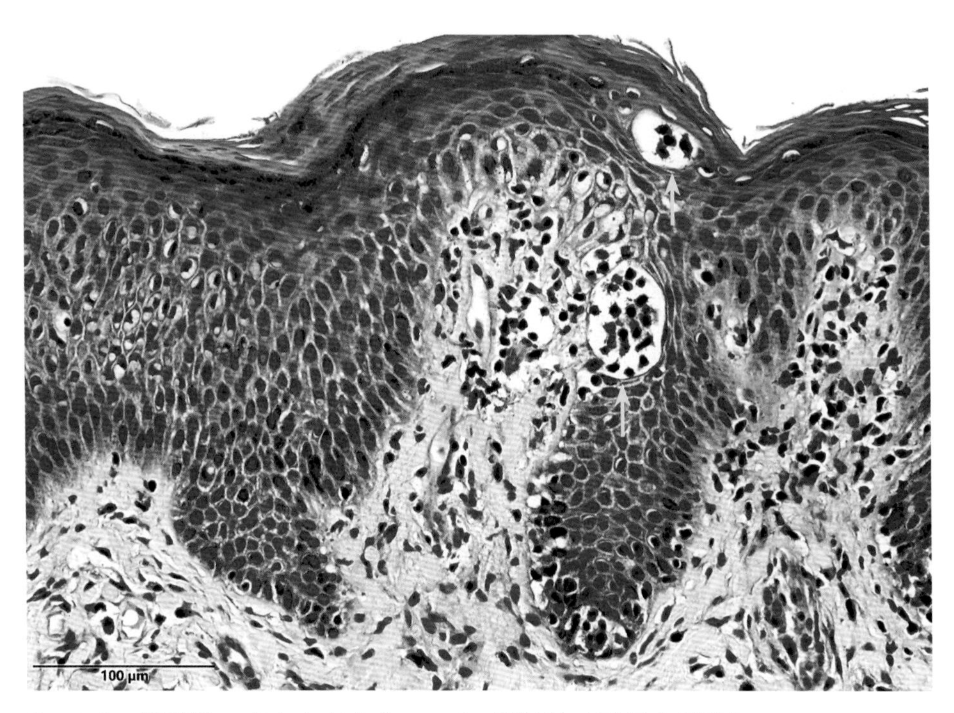

Pautrier 微脓肿：表皮内有多个 Pautrier 微脓肿（蕈样肉芽肿）

19 基底细胞液化变性

Basal cell liquefaction degeneration

- 指基底细胞出现空泡化甚至破碎。
- 又称为界面改变。
- 常伴有色素失禁。
- 典型疾病是扁平苔藓、硬化萎缩性苔藓、红斑狼疮、皮肌炎、黑变病、多形红斑等。

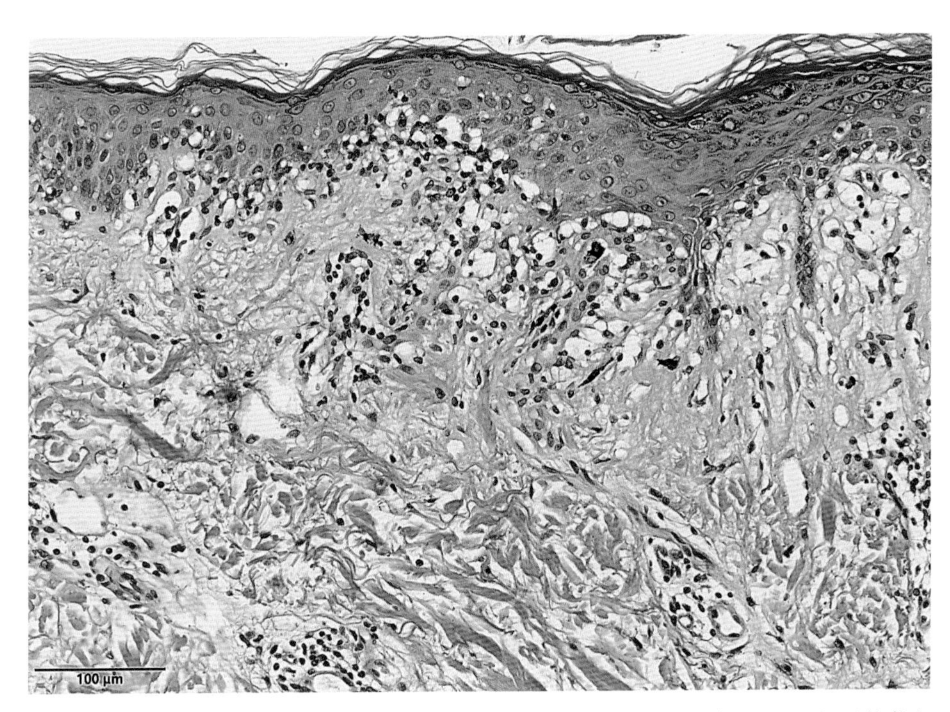

基底细胞液化变性：基底细胞出现空泡化，真皮浅层可见噬色素细胞（扁平苔藓）

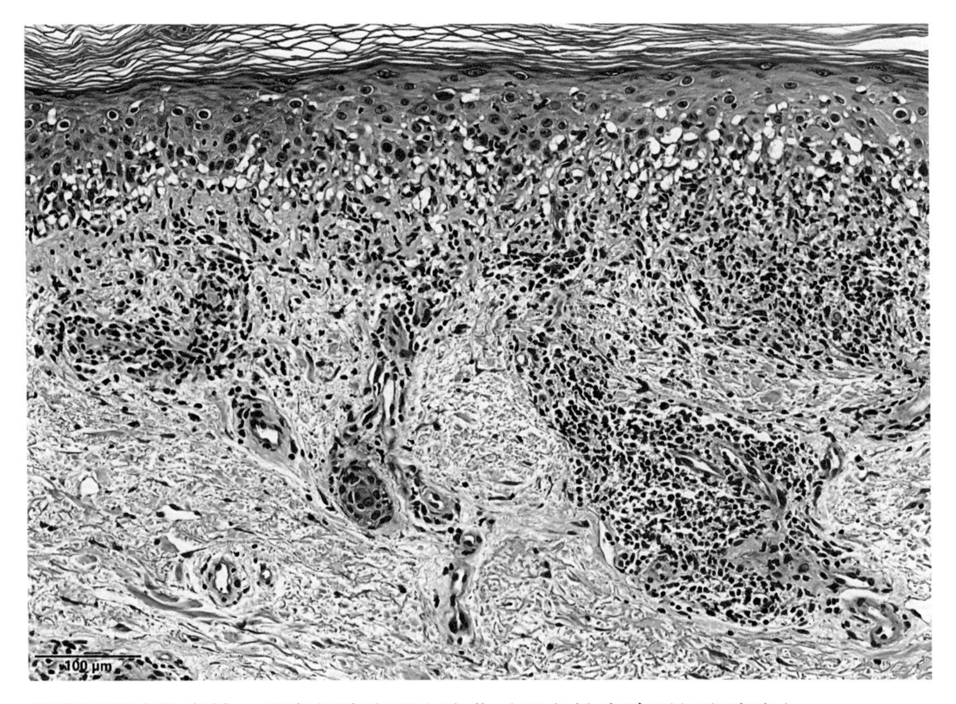

基底细胞液化变性：基底细胞出现空泡化（亚急性皮肤型红斑狼疮）

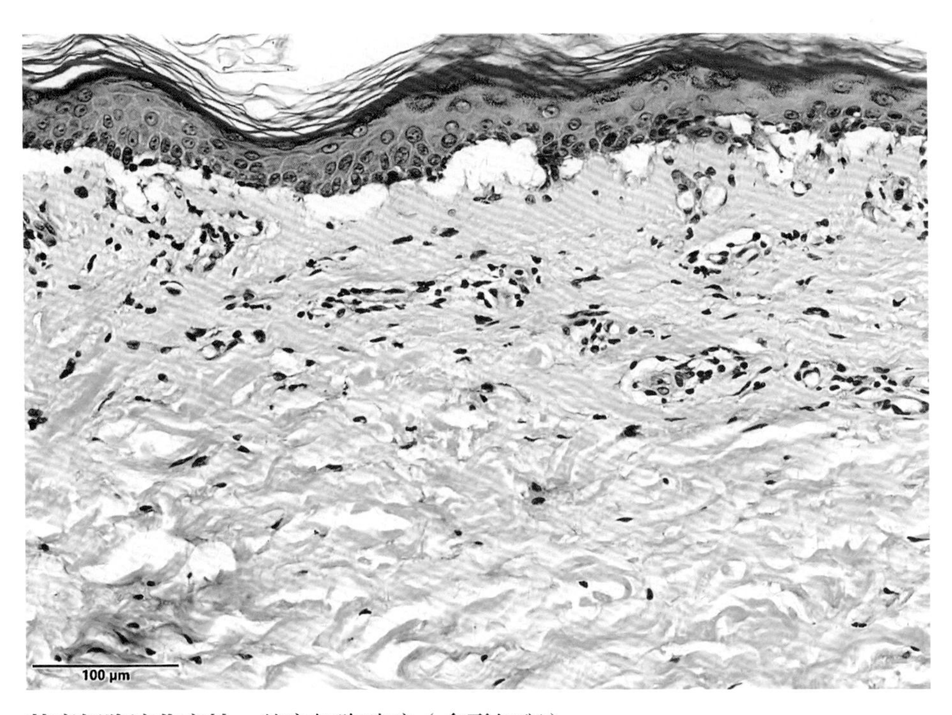

基底细胞液化变性：基底细胞破碎（多形红斑）

20 表皮色素增加

Epidermal hyperpigmentation

- 指表皮基底层和上部色素增多。
- 常见于炎症后色素沉着、脂溢性角化病、皮肤纤维瘤等。

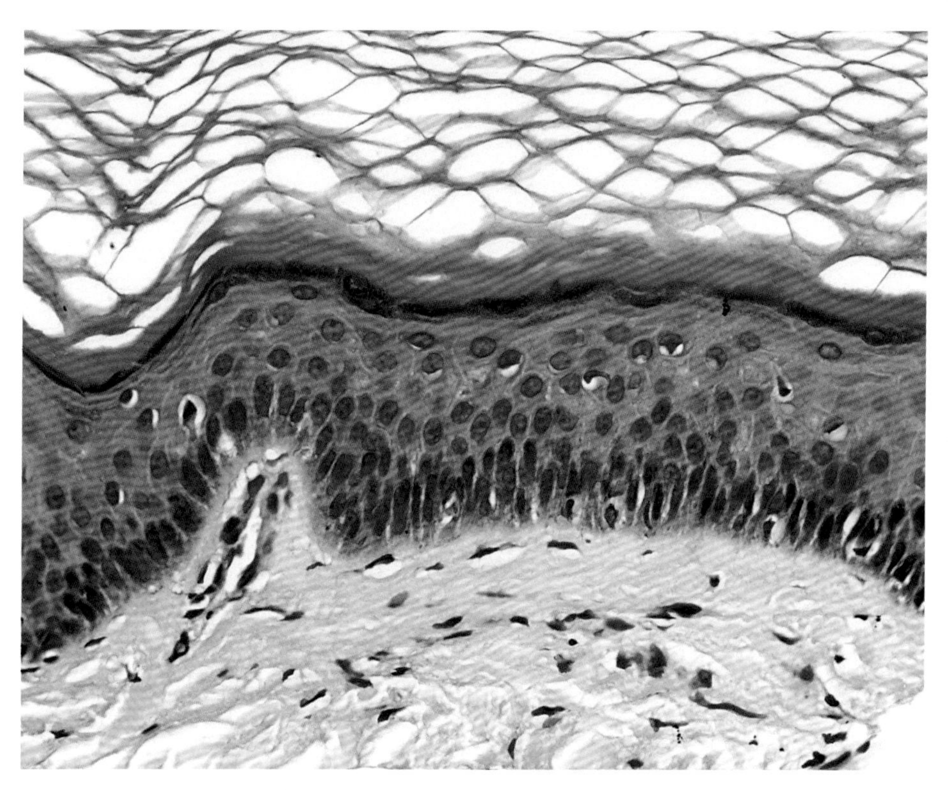

表皮色素增加：基底层色素增多

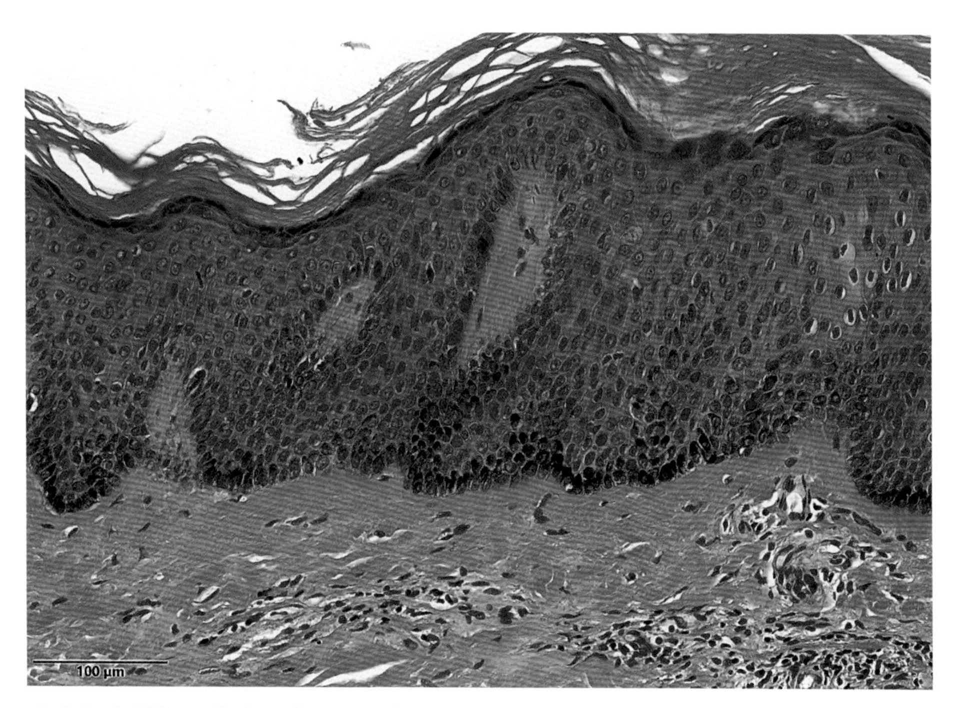

表皮色素增加：表皮基底层及上部色素增多

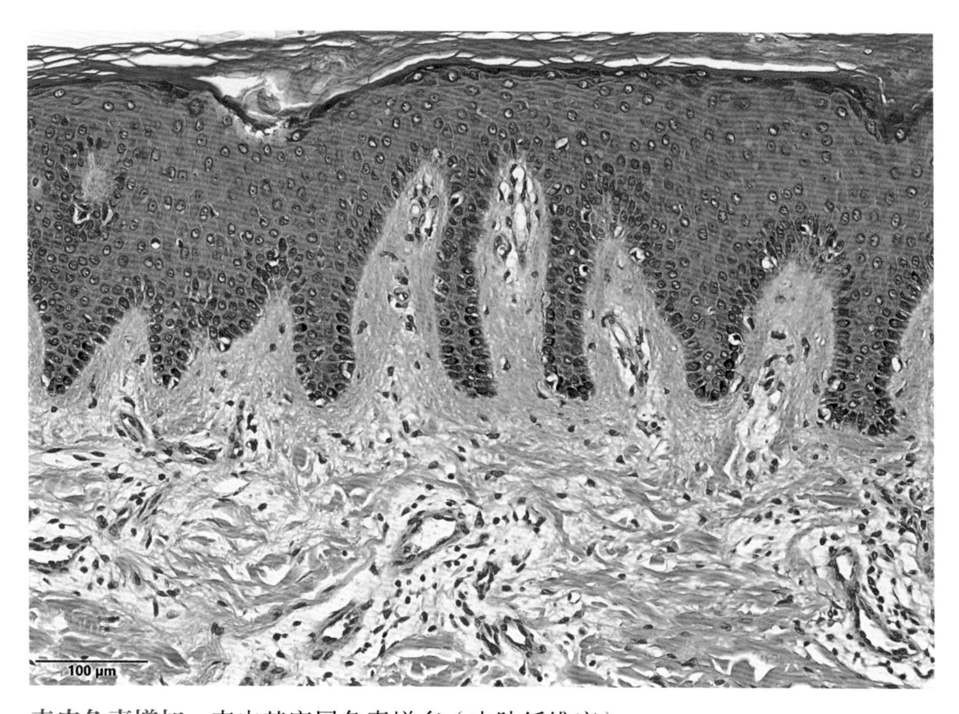

表皮色素增加：表皮基底层色素增多（皮肤纤维瘤）

21 鸡眼样细胞

Koilocyte

- 是指表皮角质形成细胞出现空泡变性、细胞核固缩，似鸡眼样。
- 多见于人类乳头瘤病毒感染性皮肤病，如寻常疣、尖锐湿疣、扁平疣。

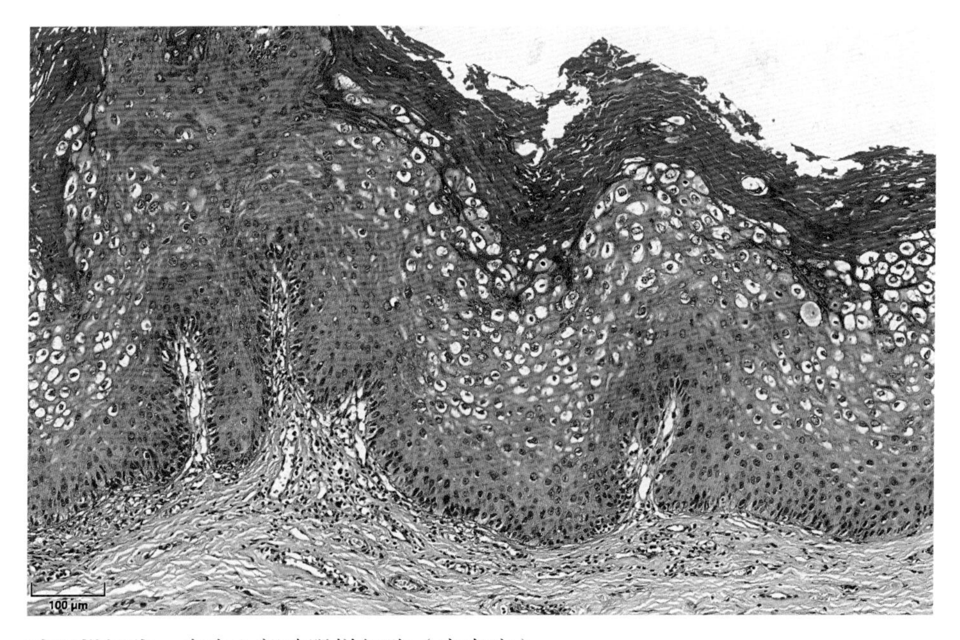

鸡眼样细胞：表皮上部鸡眼样细胞（病毒疣）

22 胶样小体

Colloid body

- 又称为细胞样小体（cytoid body）、Civatte 小体。
- 呈圆形或卵圆形团块，呈粉红色，位于表皮内或真皮上部。
- 主要见于扁平苔藓。

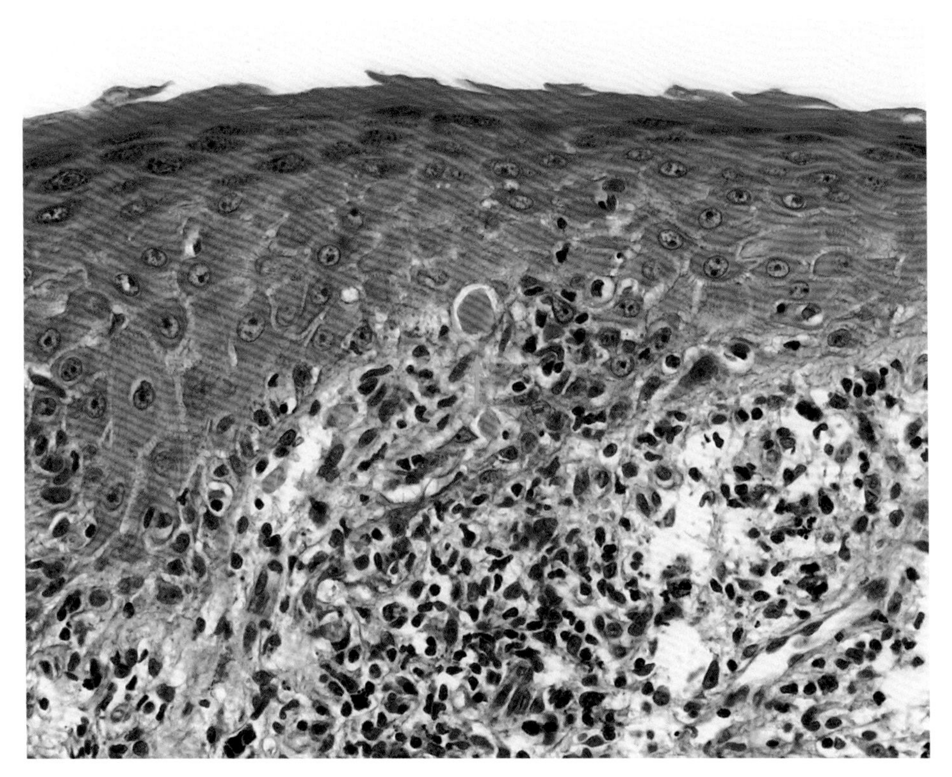

胶样小体：表皮内粉红色均质团块（扁平苔藓）

23 角囊肿

Horn cyst

- 是指表皮细胞包绕角质形成的囊腔。
- 常见于表皮过度增生性疾病如脂溢性角化病。

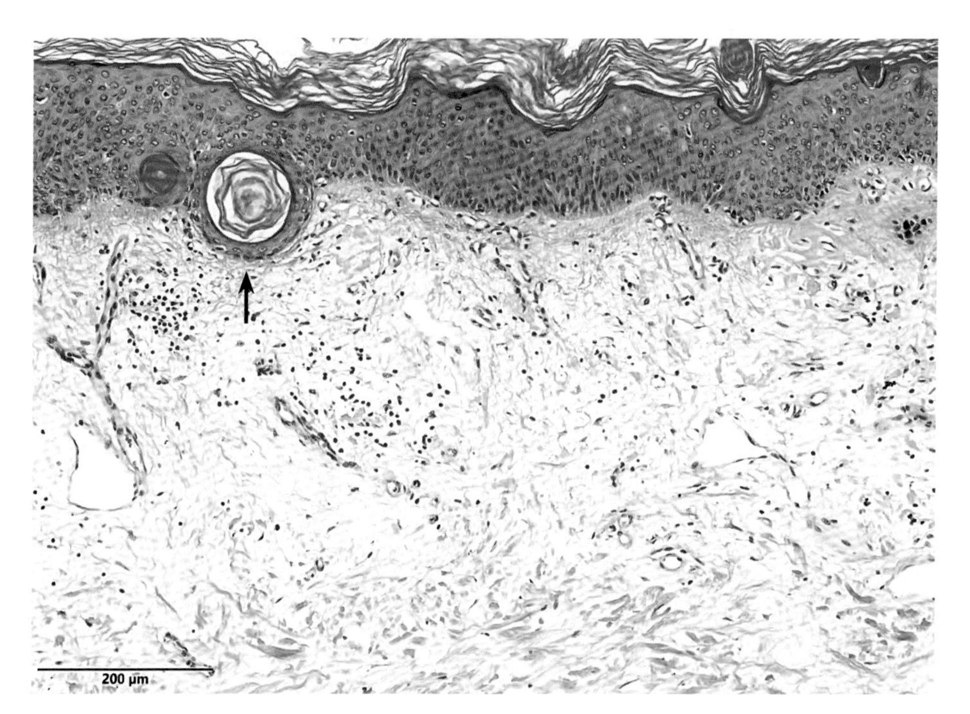

角囊肿：表皮内囊腔，内充角质（脂溢性角化病）

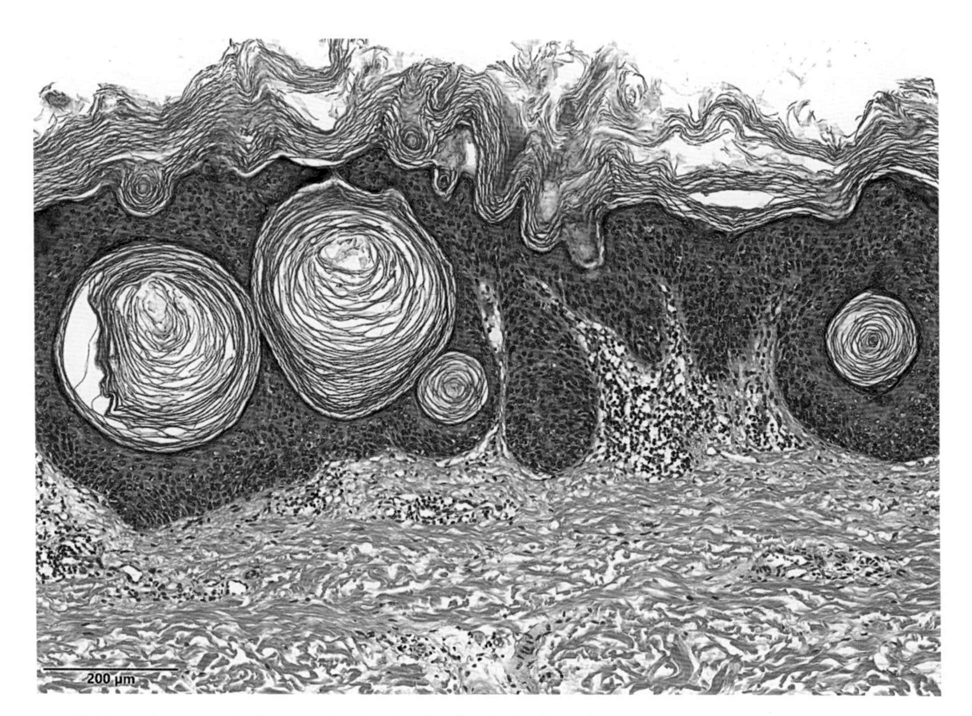

角囊肿：表皮内囊腔，内充角质（脂溢性角化病）

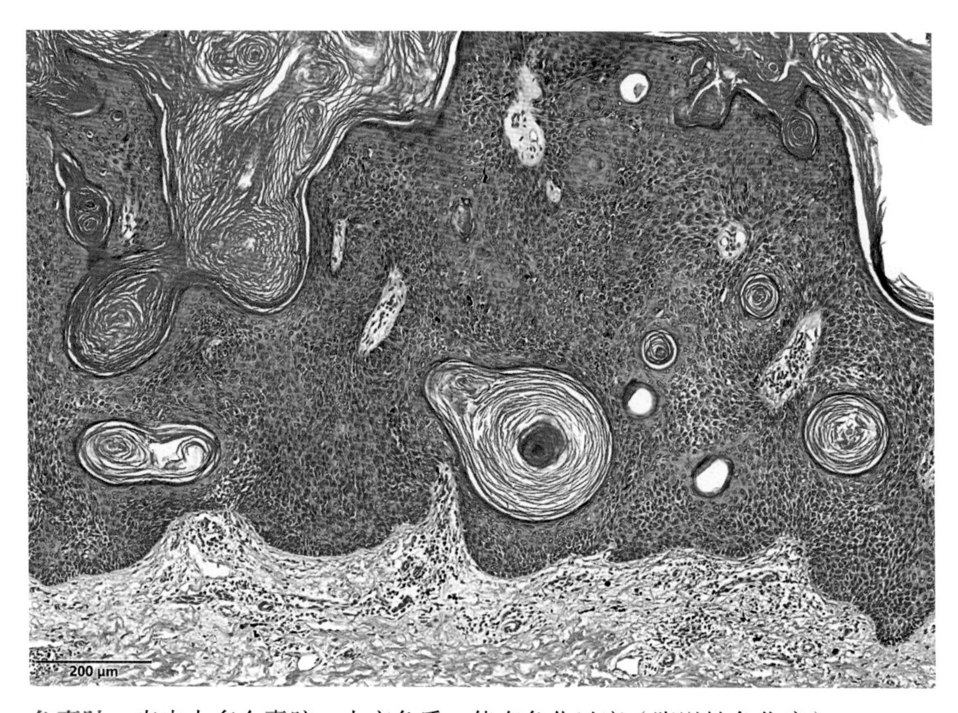

角囊肿：表皮内多个囊腔，内充角质，伴有角化过度（脂溢性角化病）

24 浆痂

Crust

- 由渗出的浆液、炎症细胞和坏死的表皮组成。
- 出现红细胞时则为血痂。
- 可继发于许多皮肤病，尤其是一些瘙痒性皮肤病。

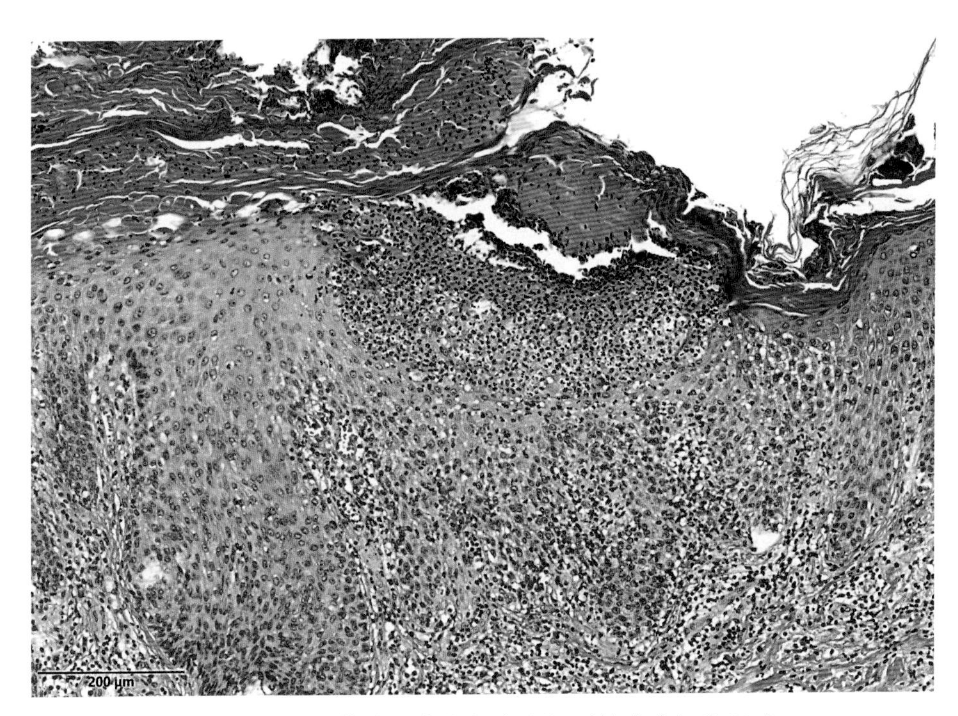

浆痂：表皮上部，由渗出的浆液、炎症细胞和坏死的表皮细胞组成

25 糜烂

Erosion

- 指部分或全层表皮缺失。
- 瘙痒性皮肤病搔抓后可出现糜烂。

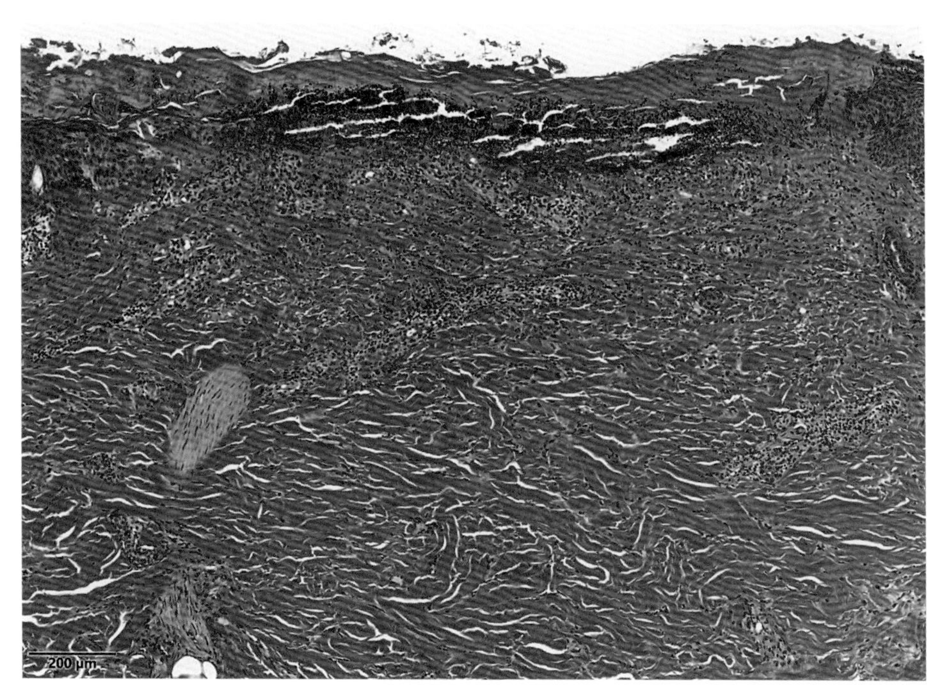

糜烂：表皮全层缺损

第二节 真皮病理学改变 Pathologic changes of dermis

1 血管扩张

Vasodilatation

- 指真皮内血管出现扩张充血。
- 多见于真皮上部。
- 多伴有血管周围炎症细胞浸润。
- 多见于一些炎症性皮肤病。

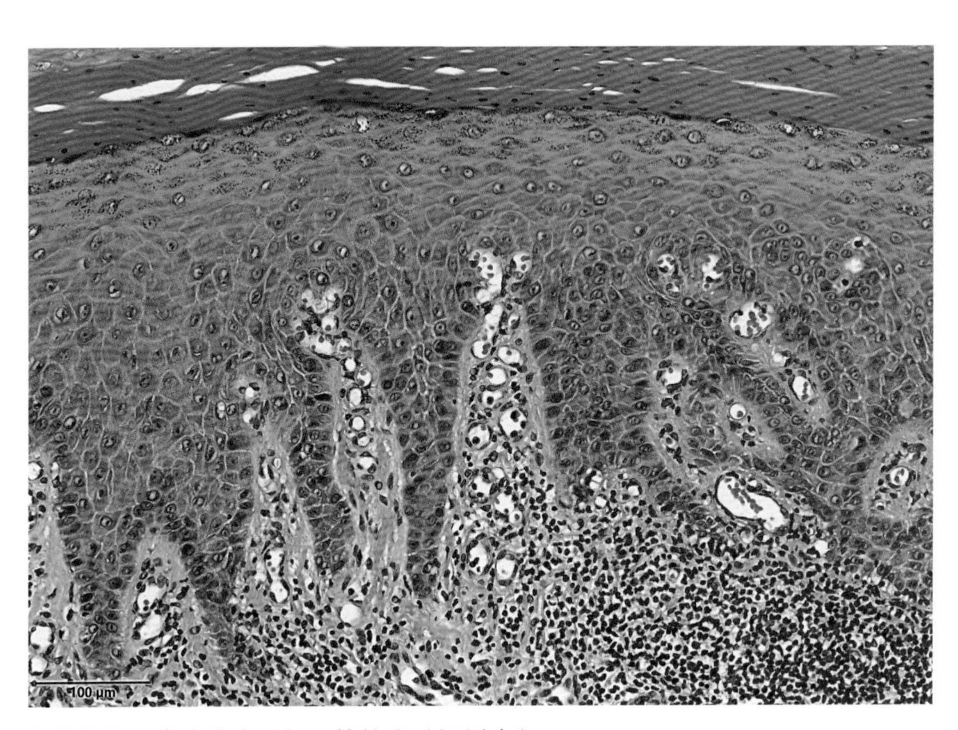

血管扩张：真皮乳头毛细血管扩张（银屑病）

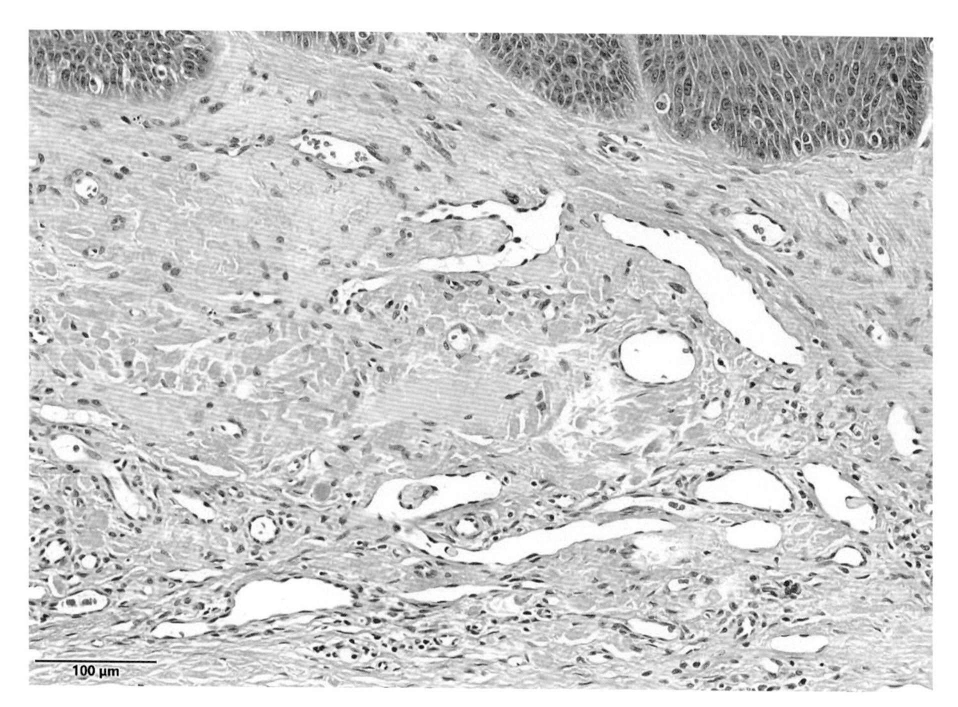

血管扩张：真皮上部血管与淋巴管扩张

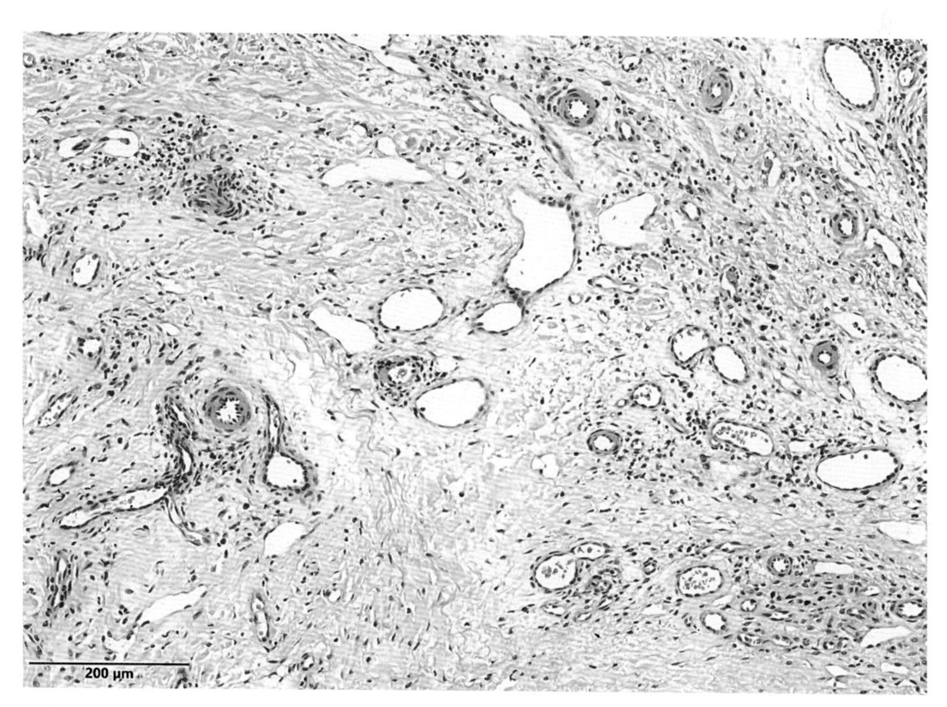

血管扩张：真皮内大量血管扩张，血管周围炎症细胞浸润

2 出血

Bleeding

- 指红细胞自血管内溢出至真皮。
- 表现为真皮胶原纤维间出现红细胞。
- 后期表现为含铁血黄素沉积。
- 典型疾病是各种紫癜性疾病。

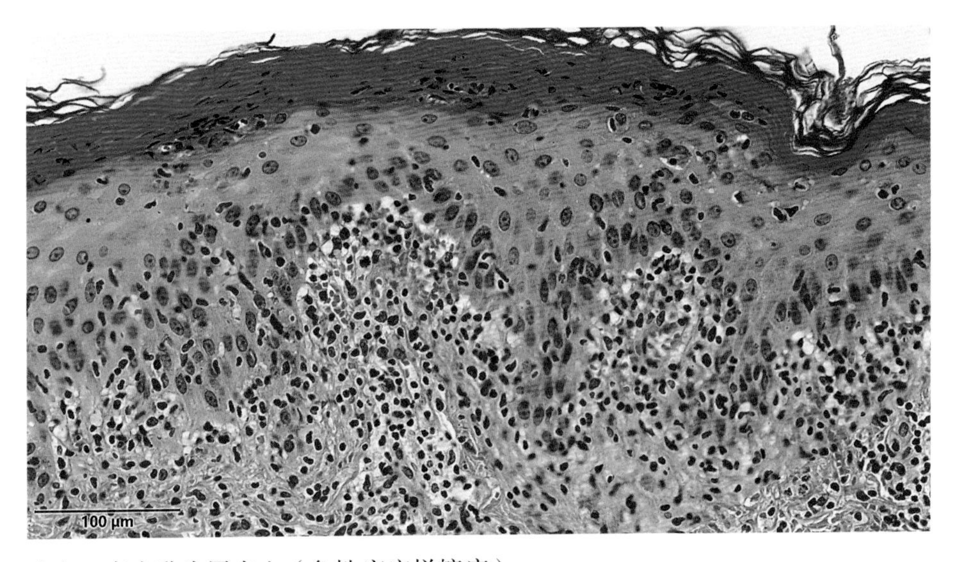

出血：真皮乳头层出血（急性痘疮样糠疹）

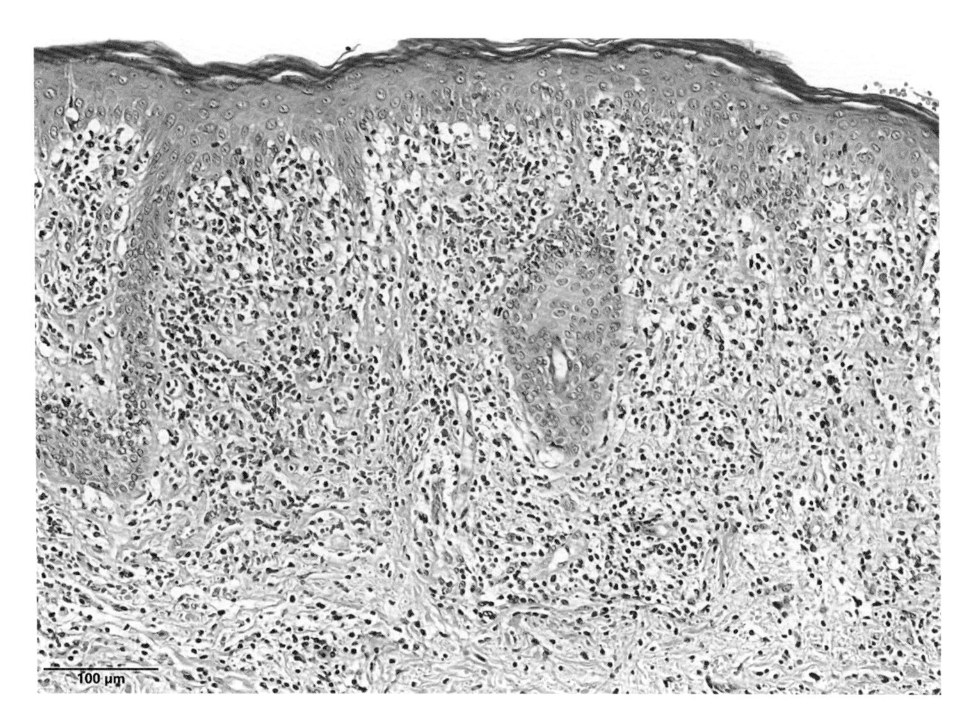

出血：真皮上部出血（急性痘疮样糠疹）

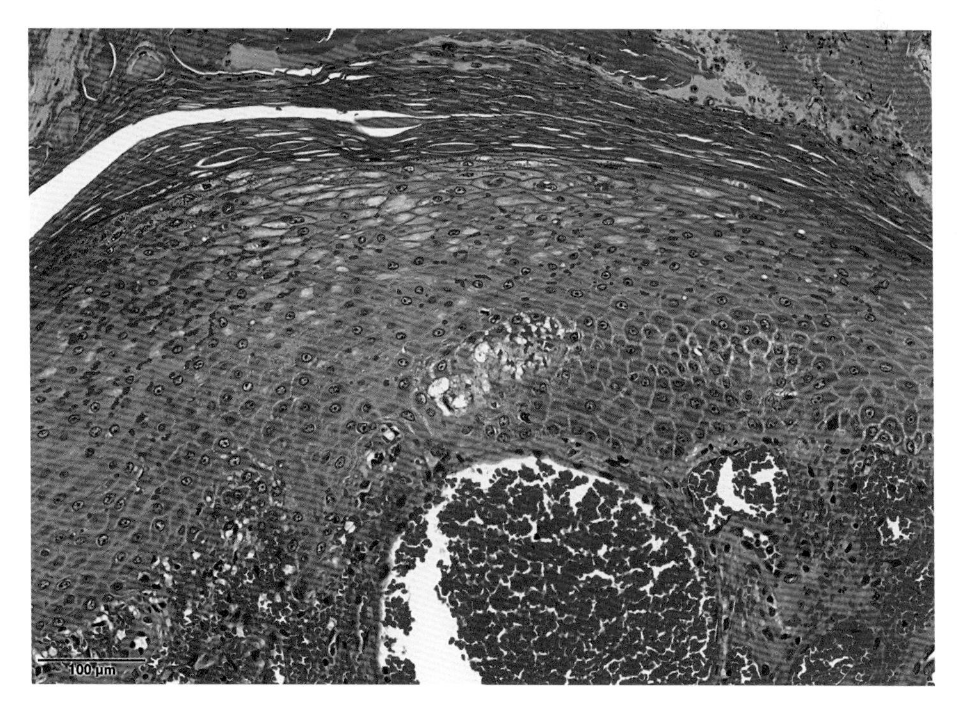

出血：真皮乳头出血，红细胞进入表皮

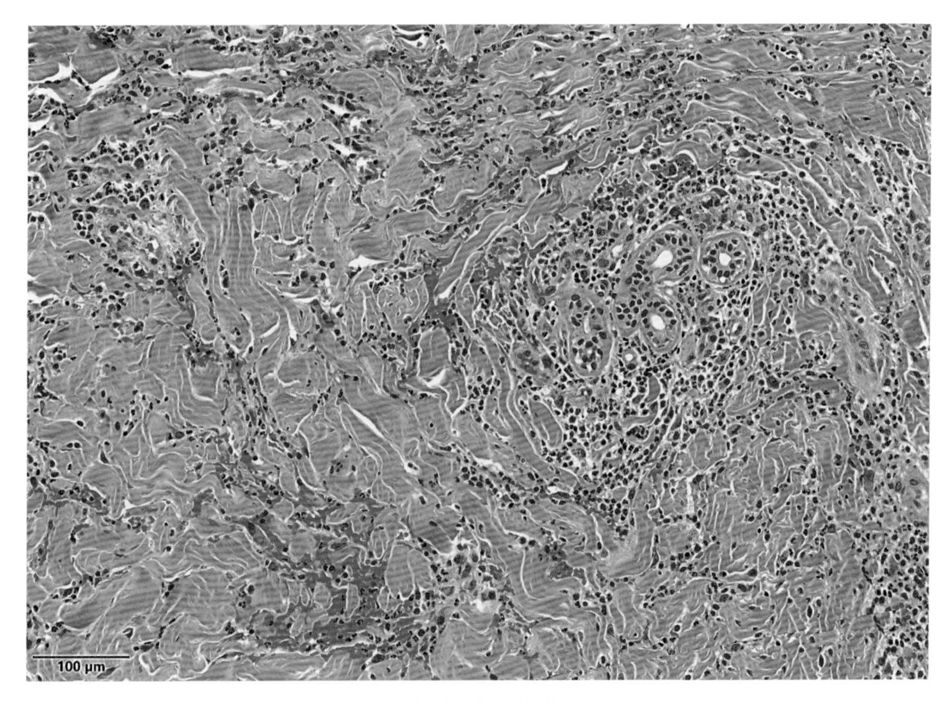

出血：真皮胶原纤维间可见大量红细胞（血管炎）

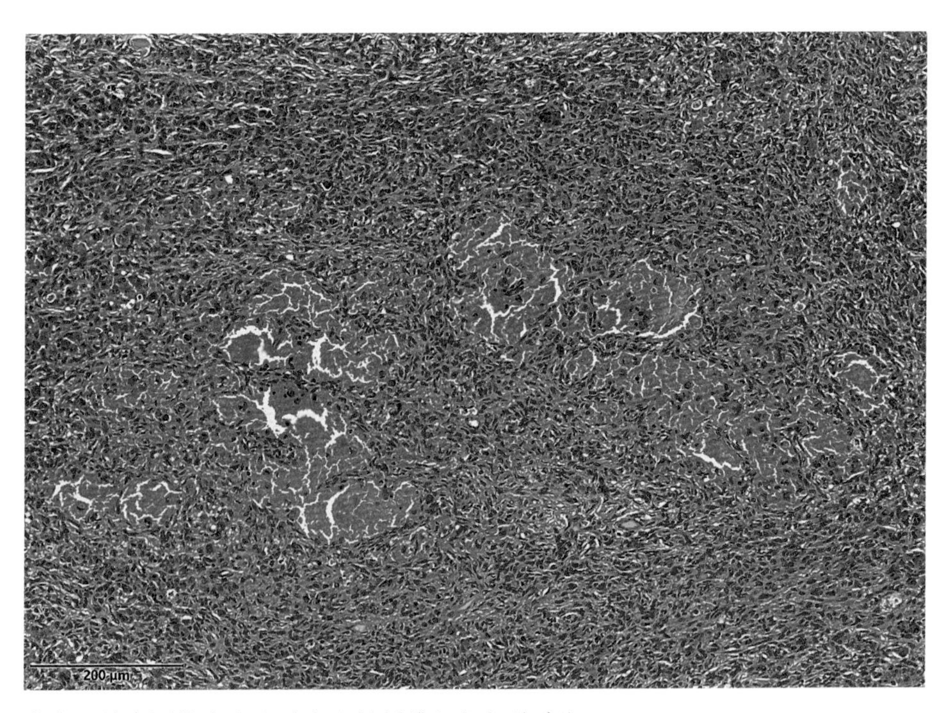

出血：肿瘤团块内出血（出血性纤维组织细胞瘤）

3 血管周围炎症细胞浸润

Perivascular inflammatory infiltration

- 是指血管周围出现一些炎症细胞。
- 炎症细胞可为淋巴细胞、嗜中性粒细胞、嗜酸性粒细胞、浆细胞、组织细胞等。
- 炎症细胞可为单一种类细胞，也可是多种炎症细胞。
- 根据浸润细胞的种类，可以提示疾病的性质。

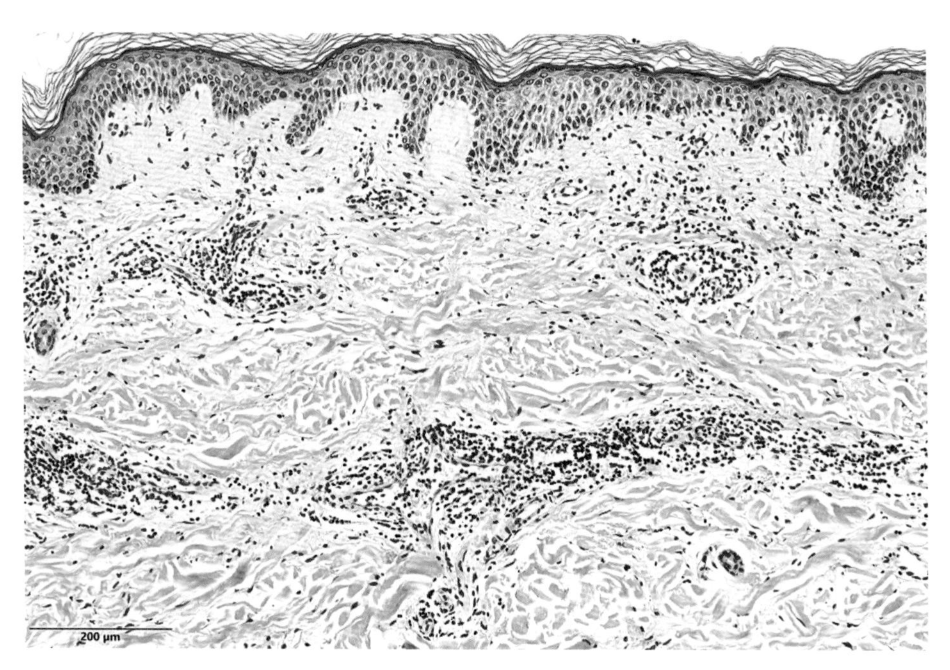

血管周围炎症细胞浸润：主要为淋巴细胞与嗜酸性粒细胞

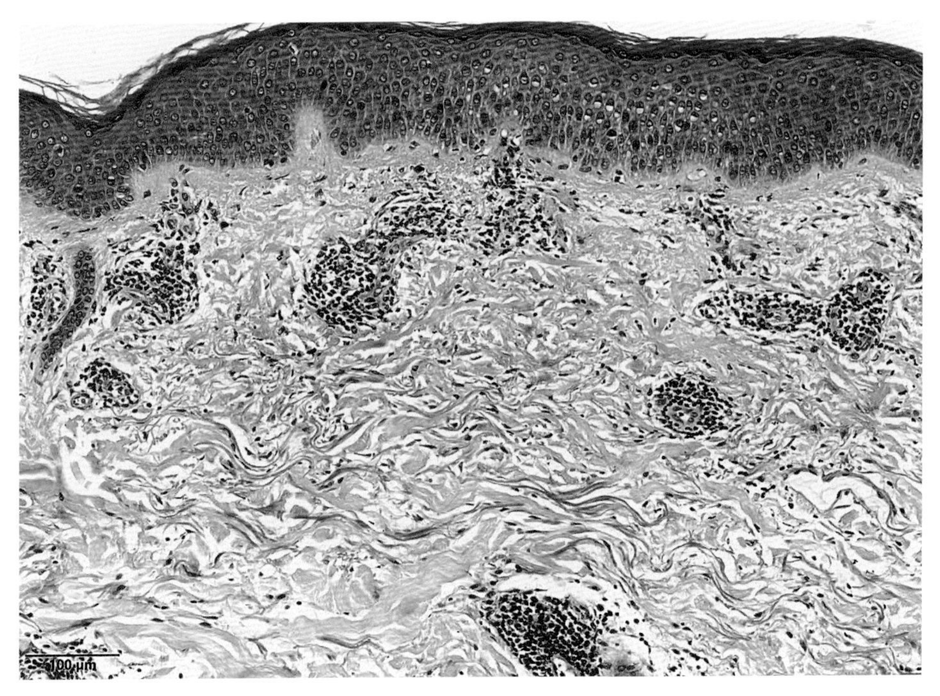

血管周围炎症细胞浸润：真皮血管周围中等致密程度炎症细胞浸润

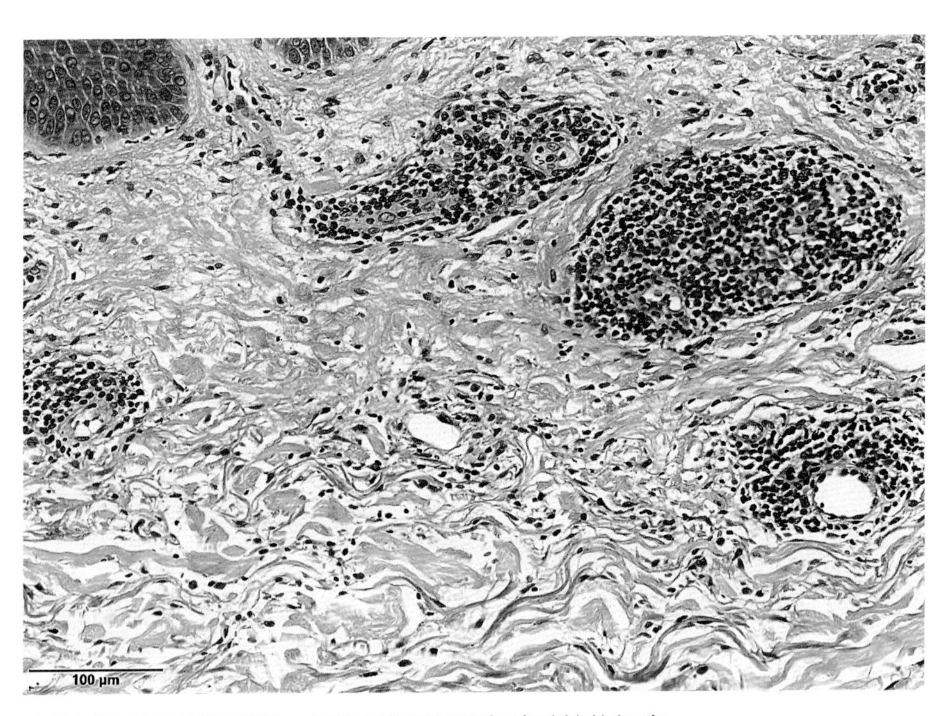

血管周围炎症细胞浸润：主要为淋巴细胞与嗜酸性粒细胞

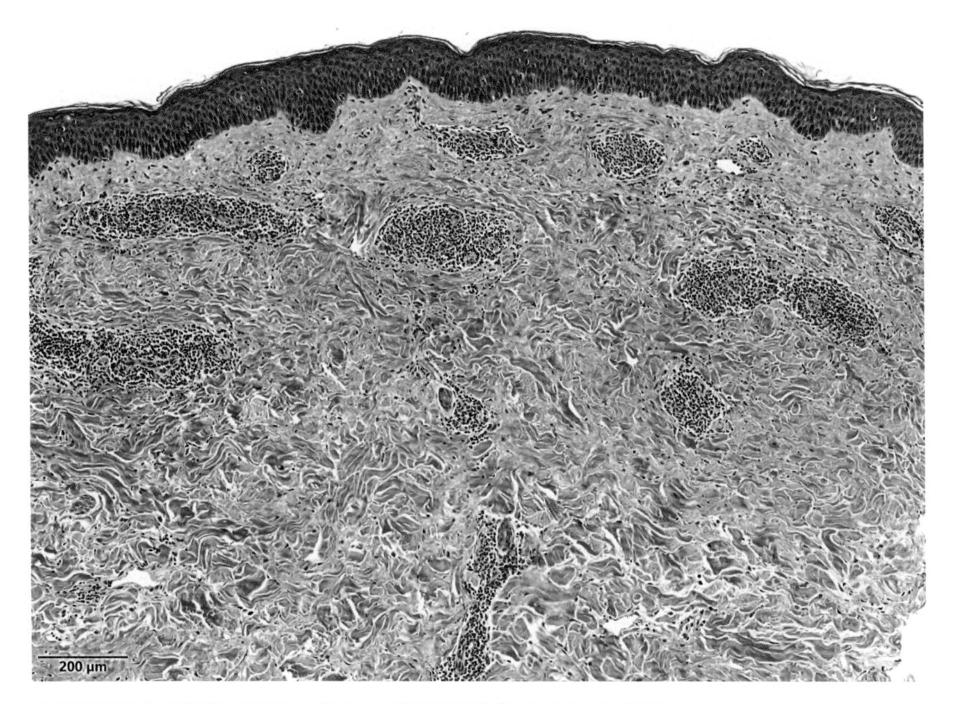

血管周围炎症细胞浸润：真皮血管周围致密炎症细胞浸润

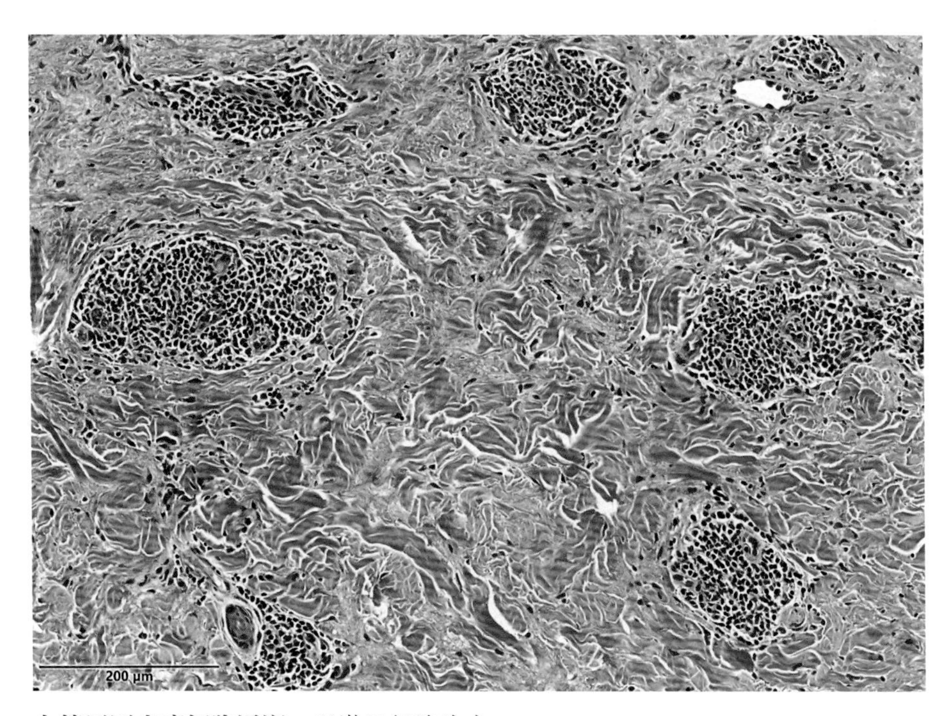

血管周围炎症细胞浸润：以淋巴细胞为主

4 苔藓样浸润

Lichenoid infiltration

- 是指炎症细胞（主要是淋巴细胞）在真皮上部与表皮平行呈带状浸润。
- 可伴有基底细胞液化变性。
- 可使表皮与真皮界限不清。
- 典型疾病是扁平苔藓、硬化苔藓。
- 一些皮肤肿瘤如日光性角化病、鲍恩病、佩吉特病在真皮浅层也可出现淋巴细胞为主的炎症细胞苔藓样浸润。

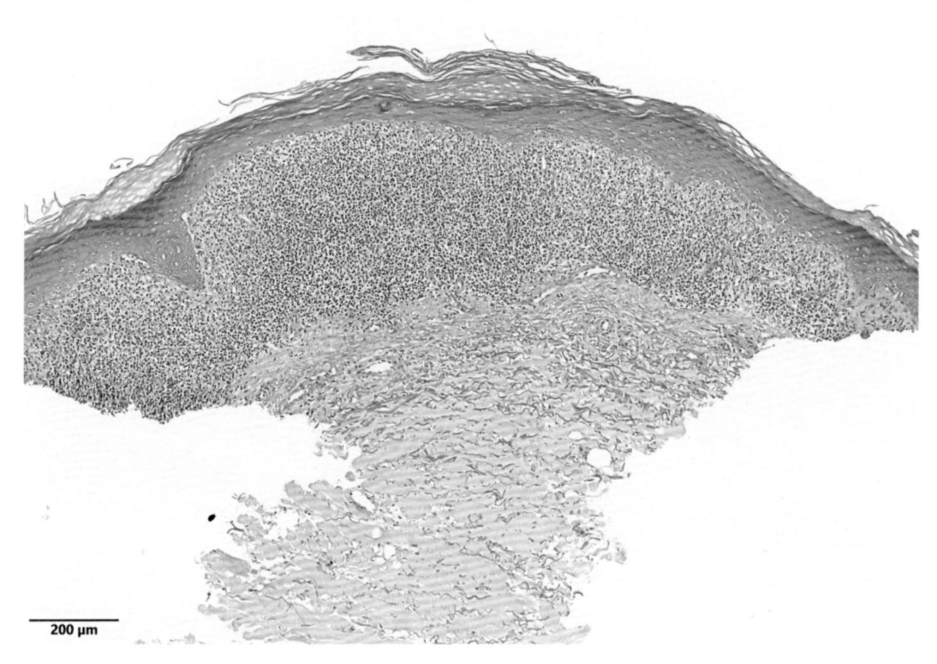

苔藓样浸润：淋巴细胞在真皮上部呈带状浸润（扁平苔藓）

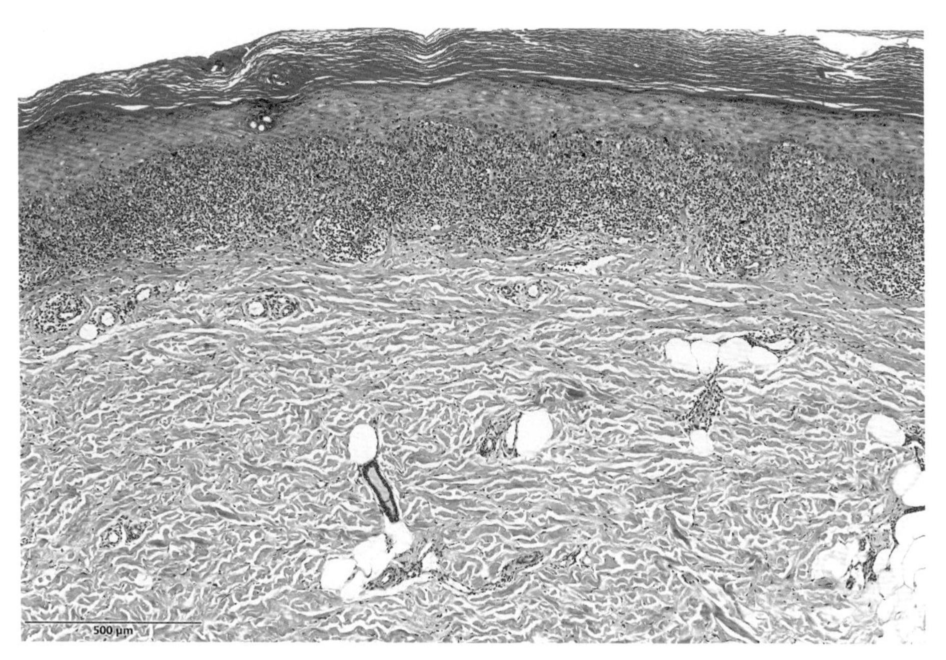

苔藓样浸润：淋巴细胞在真皮上部呈带状样浸润，与表皮紧密相连（扁平苔藓）

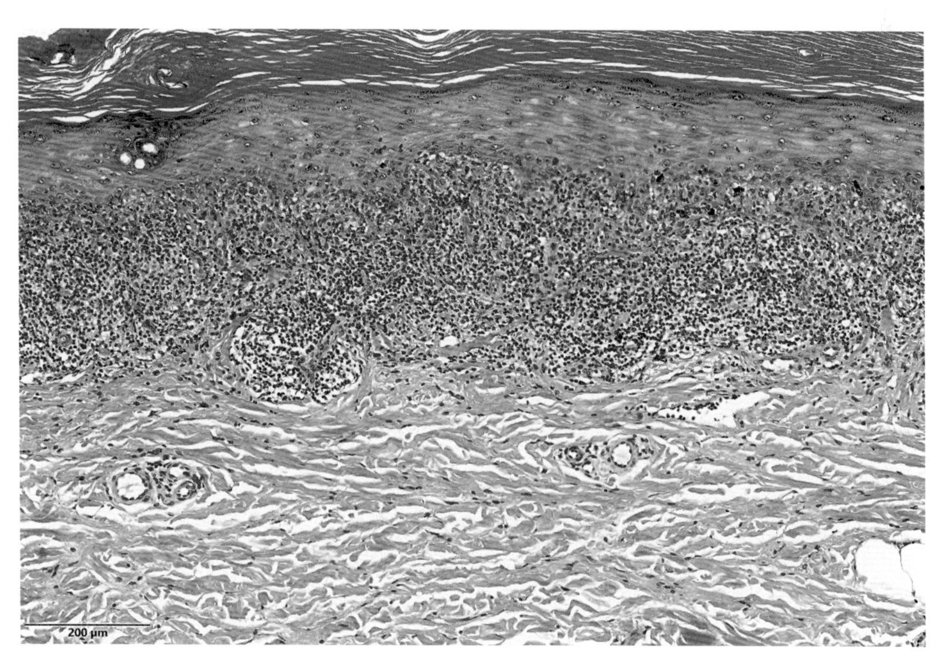

苔藓样浸润：淋巴细胞在真皮上部呈带状样浸润，与表皮紧密相连，伴有基底细胞液化变性（扁平苔藓）

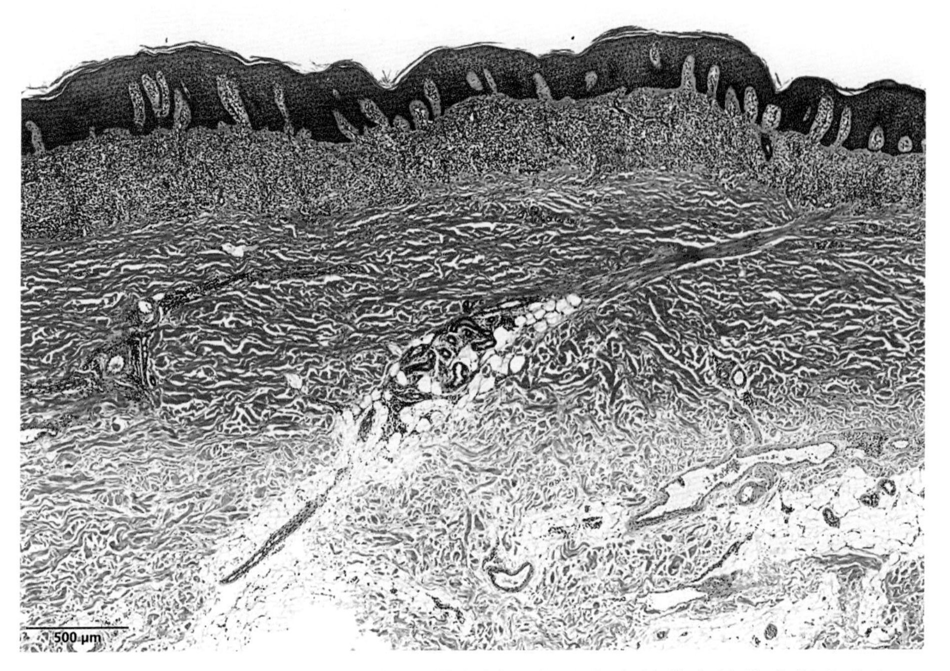

苔藓样浸润：淋巴细胞在真皮上部呈带状样浸润（色素性紫癜性苔藓样皮炎）

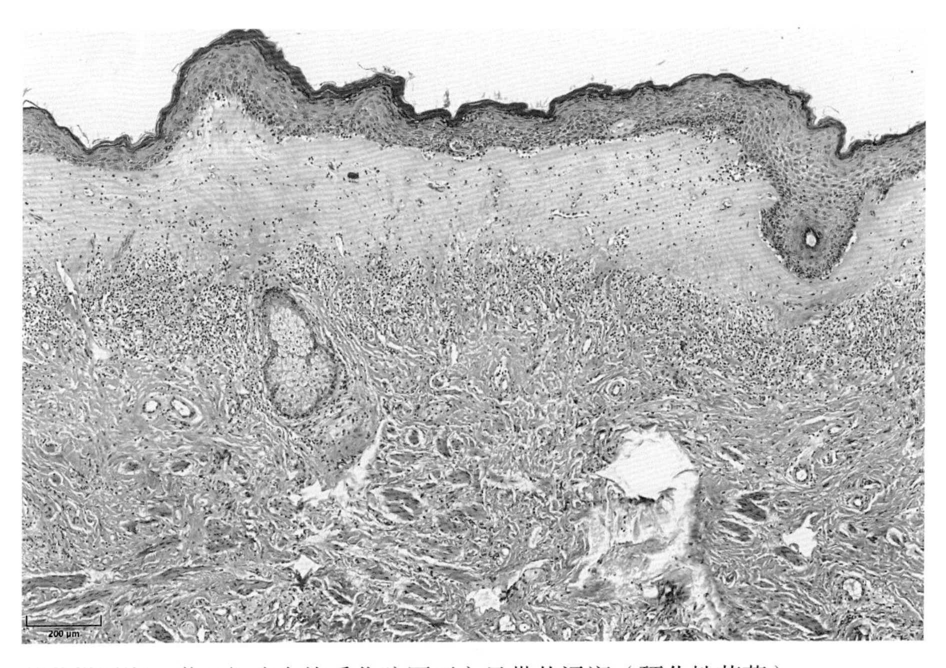

苔藓样浸润：淋巴细胞在均质化胶原下方呈带状浸润（硬化性苔藓）

5 真皮水肿

Dermal edema

- 是指真皮胶原纤维之间出现液体潴留。
- 表现为胶原纤维之间间隙增宽、淡染。
- 多发生在真皮中上部。
- 常发生在一些炎症性皮肤病中如多形性日光疹、Sweet 综合征。

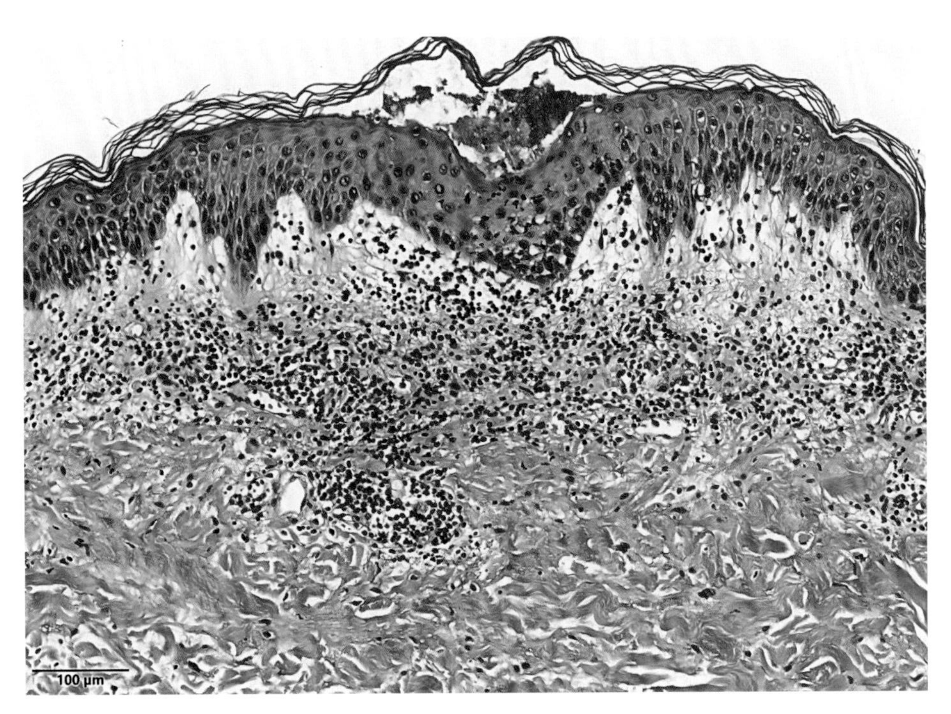

真皮水肿： 真皮乳头层水肿（急性湿疹）

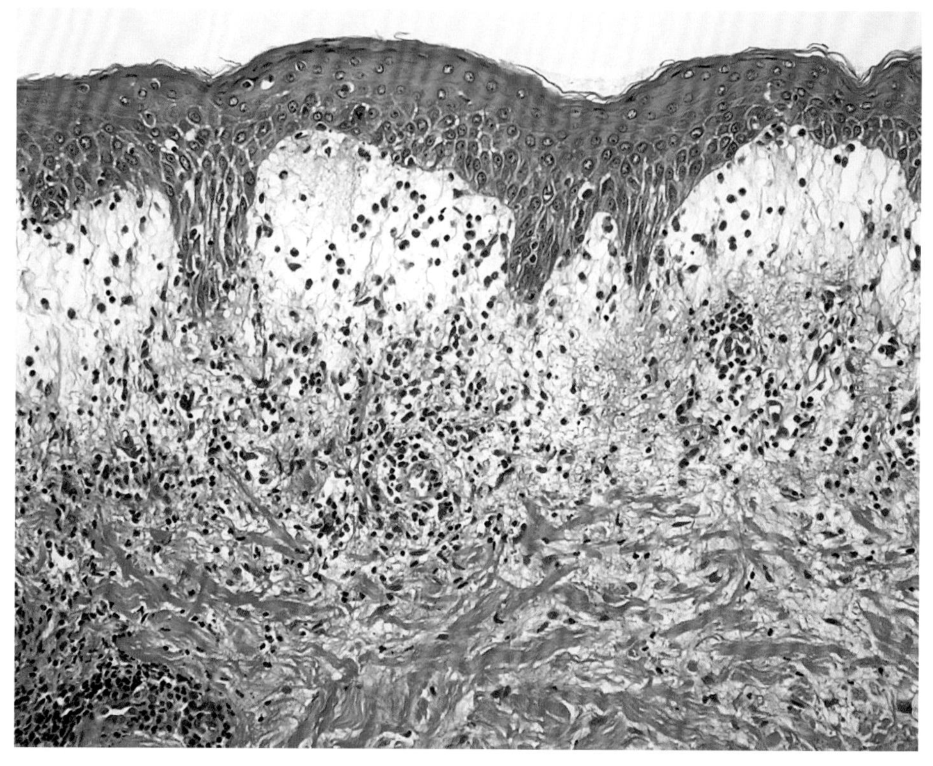

真皮水肿：真皮乳头水肿（药疹）

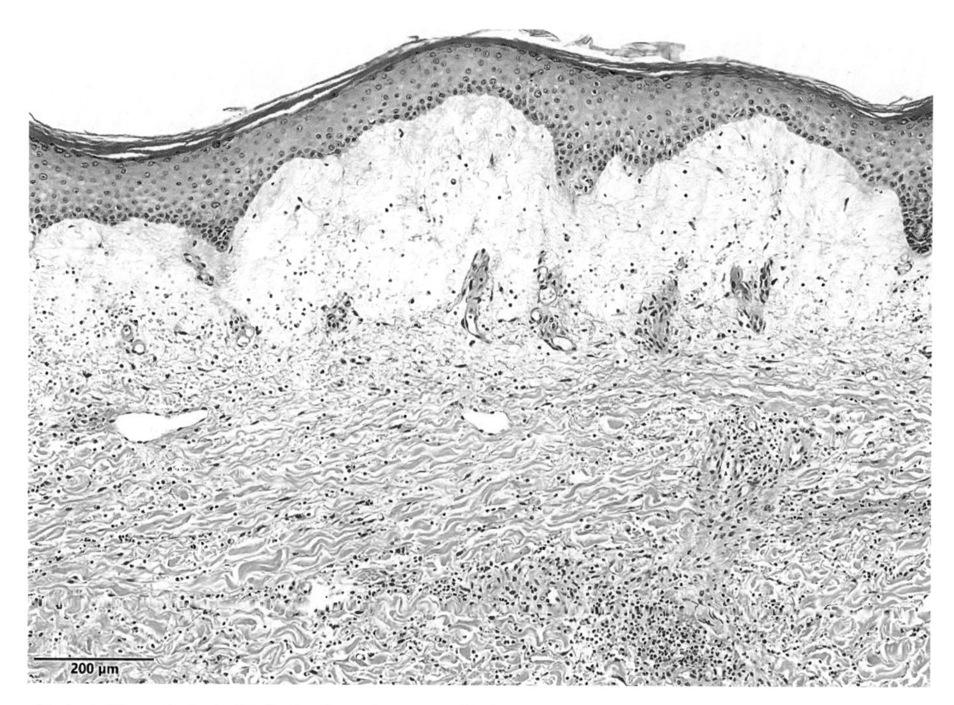

真皮水肿：真皮上部水肿明显（Sweet 综合征）

6 肉芽肿

Granuloma

- 指以组织细胞为主混合炎症细胞浸润的慢性炎症性疾病。
- 常伴有多核巨细胞。
- 浸润细胞除了组织细胞、多核巨细胞外，可出现淋巴细胞、嗜中性粒细胞、嗜酸性粒细胞、浆细胞等。
- 分为感染性肉芽肿和非感染性肉芽肿。
- 感染性肉芽肿如皮肤结核、麻风、非典型分枝杆菌感染、真菌感染。
- 非感染性肉芽肿如结节病、环状肉芽肿、类脂质渐进坏死、异物肉芽肿。

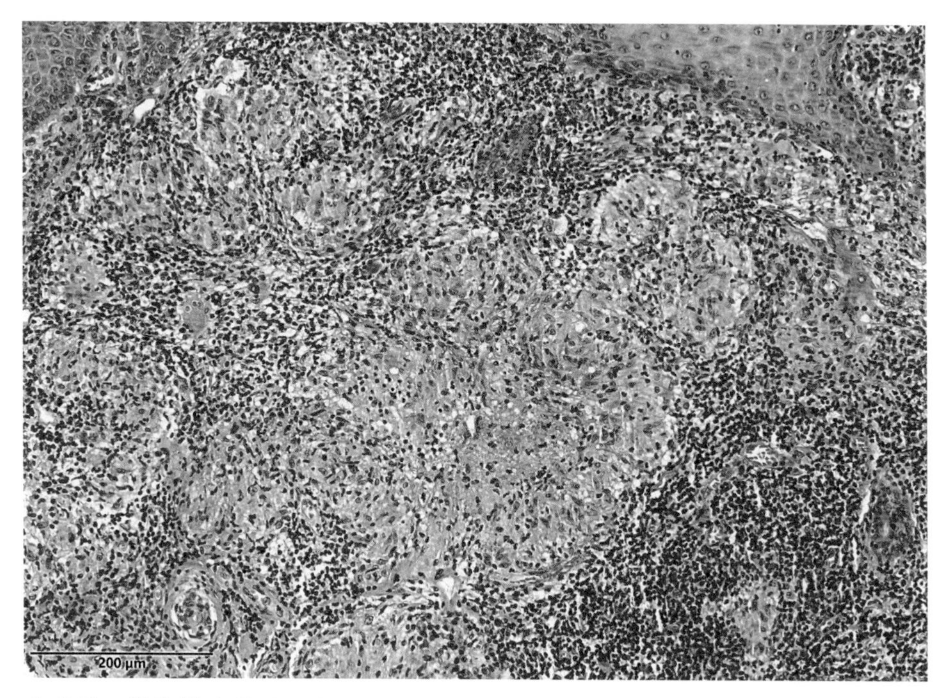

肉芽肿：结核样肉芽肿，中央为组织细胞，周围淋巴细胞浸润（寻常狼疮）

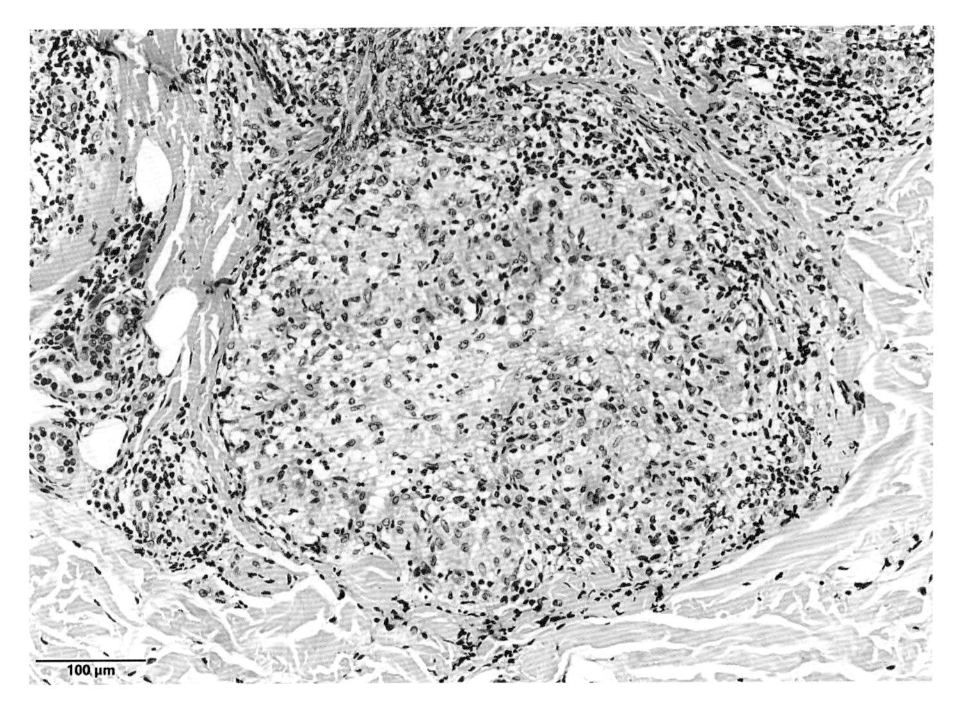

肉芽肿：结核样肉芽肿（颜面播散性粟粒狼疮）

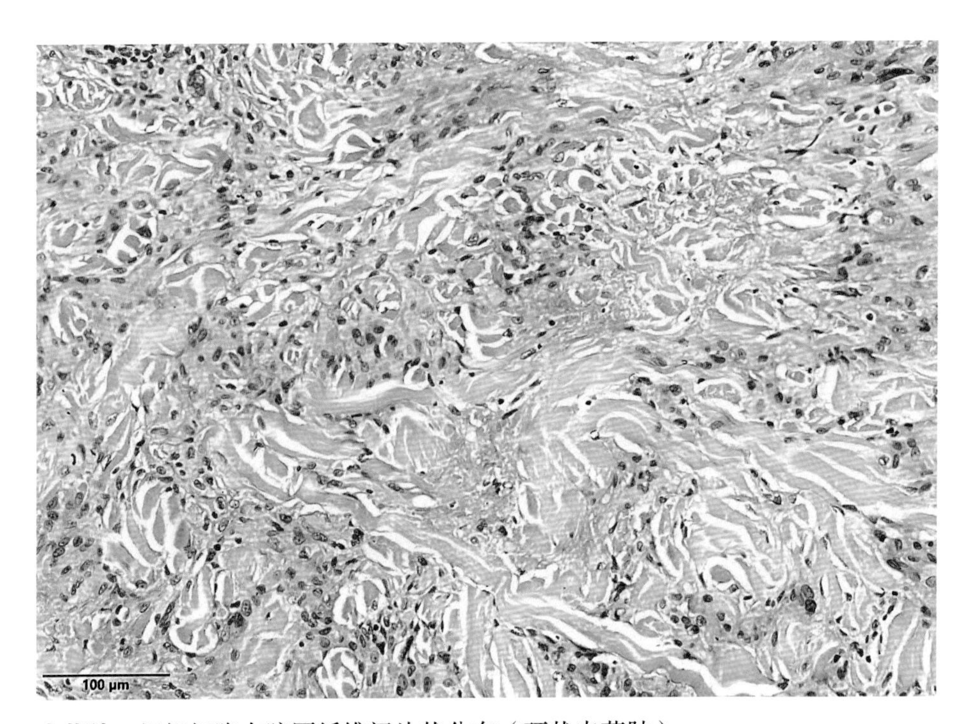

肉芽肿：组织细胞在胶原纤维间片状分布（环状肉芽肿）

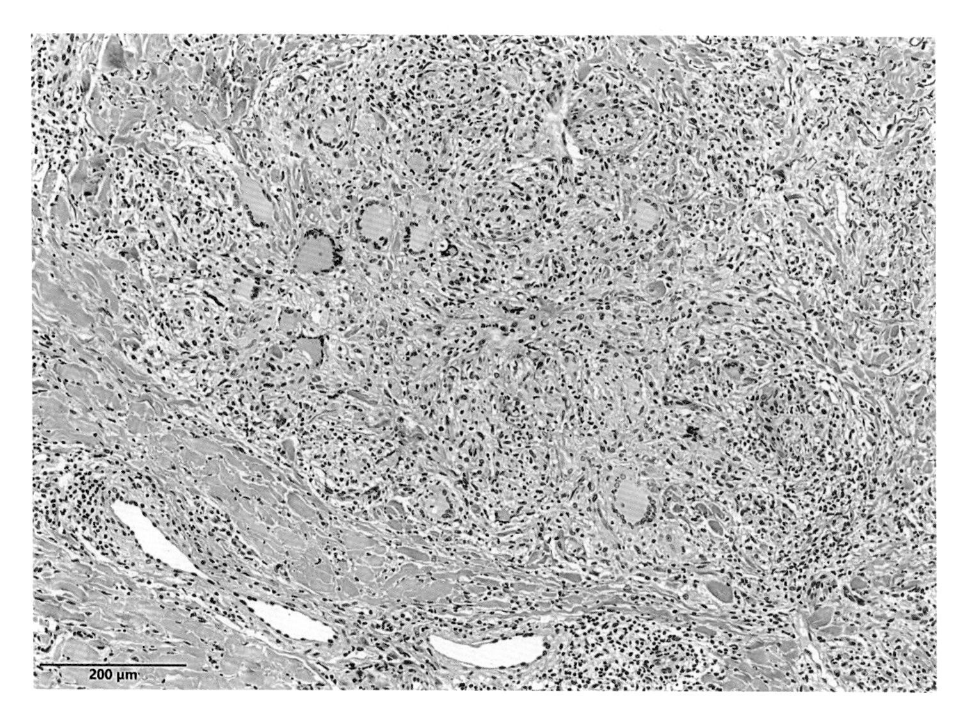

肉芽肿：主要由多核巨细胞、组织细胞和淋巴细胞组成（异物肉芽肿）

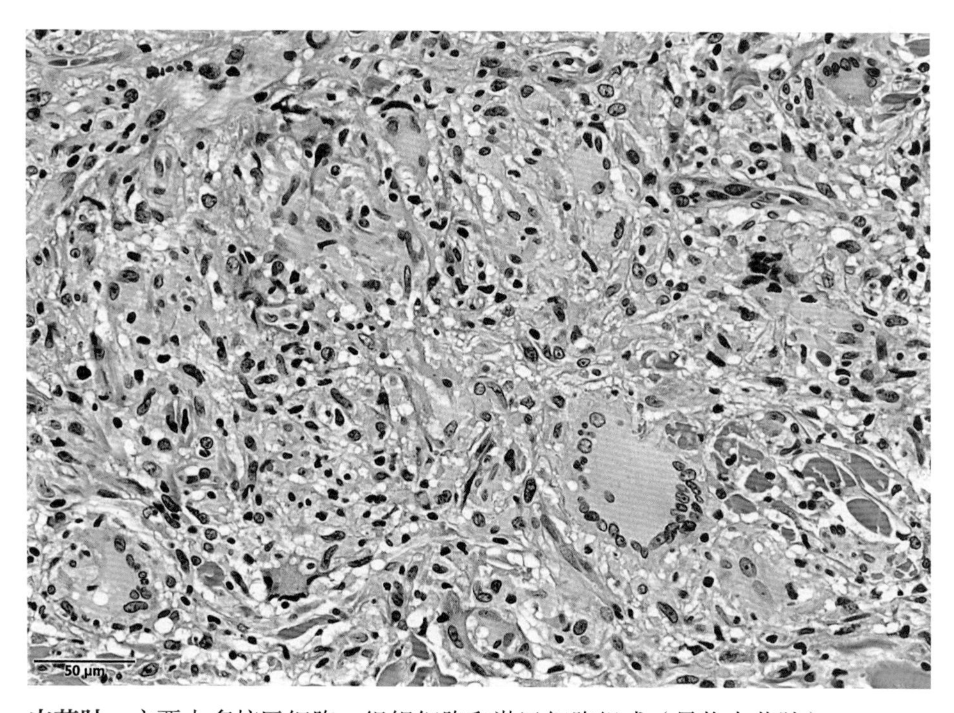

肉芽肿：主要由多核巨细胞、组织细胞和淋巴细胞组成（异物肉芽肿）

7 栅栏状肉芽肿

Palisading granuloma

- 是肉芽肿的一种特殊病理类型。
- 是指组织细胞呈栅栏状排列。
- 常见于环状肉芽肿、类脂质渐进坏死、类风湿结节等。

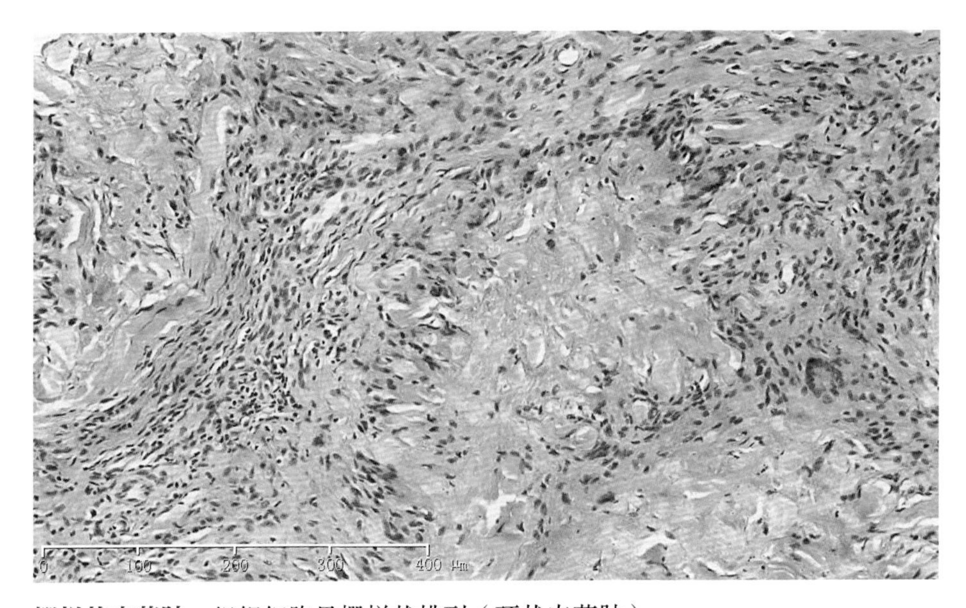

栅栏状肉芽肿：组织细胞呈栅栏状排列（环状肉芽肿）

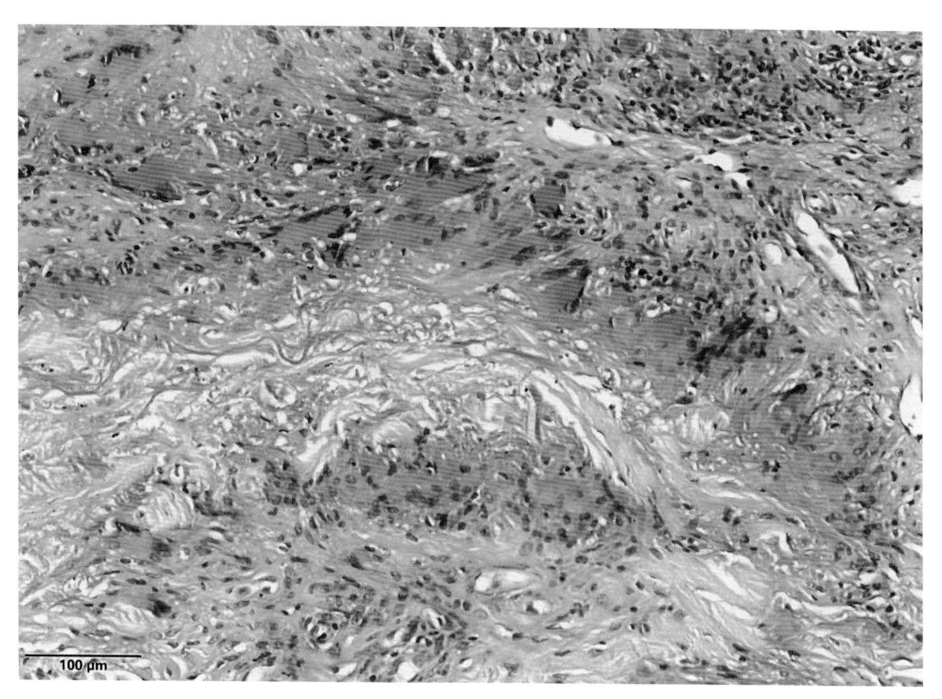

栅栏状肉芽肿：组织细胞与多核巨细胞呈栅栏状排列，中央胶原纤维变性（环状肉芽肿）

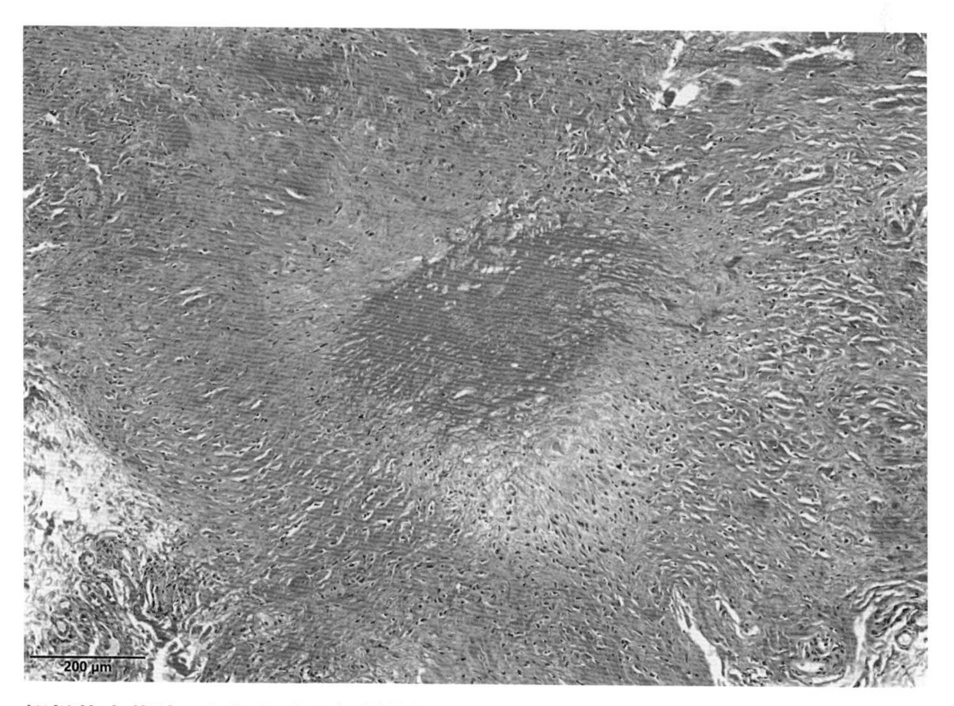

栅栏状肉芽肿：组织细胞呈栅栏状排列，中央胶原纤维变性坏死（类风湿结节）

8 干酪样坏死

Caseation

- 真皮胶原纤维的一种凝固性坏死。
- 表现为颗粒状淡红色物质。
- 主要见于皮肤结核及非结核分枝杆菌感染。

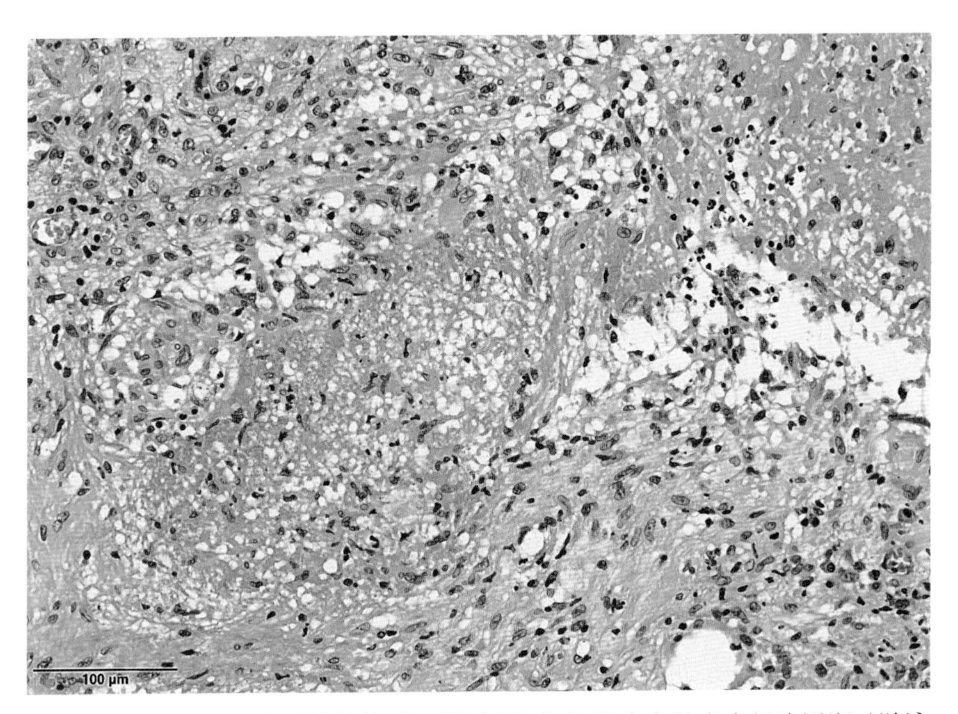

干酪样坏死：为粉红色颗粒状物质，周围为组织细胞为主的炎症细胞浸润（游泳池肉芽肿）

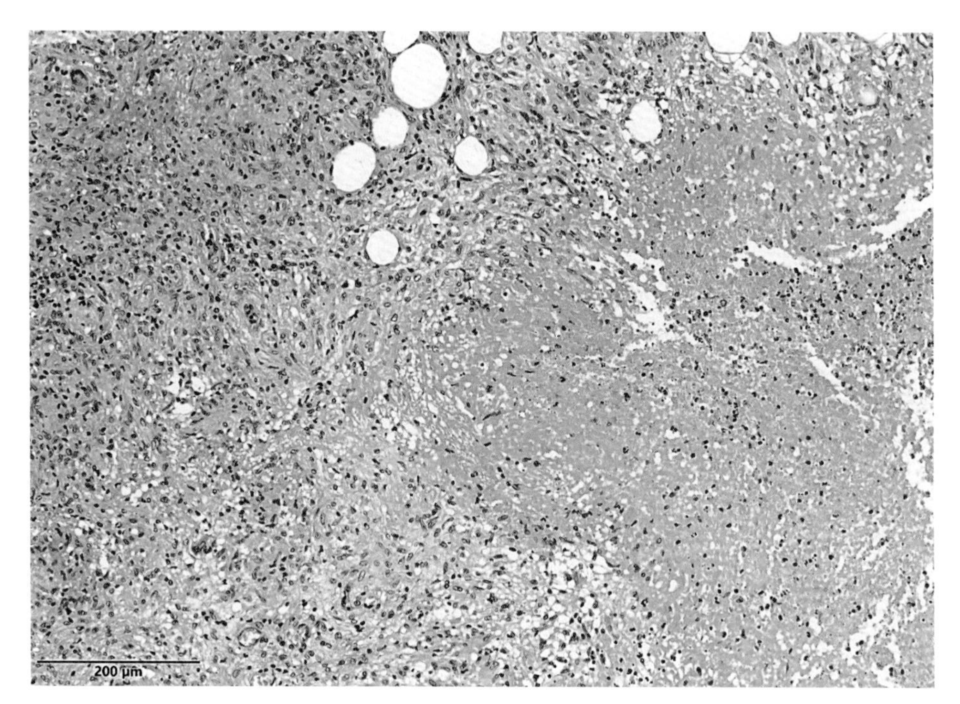

干酪样坏死：为粉红色颗粒状物质，周围为组织细胞为主的混合炎症细胞浸润（游泳池肉芽肿）

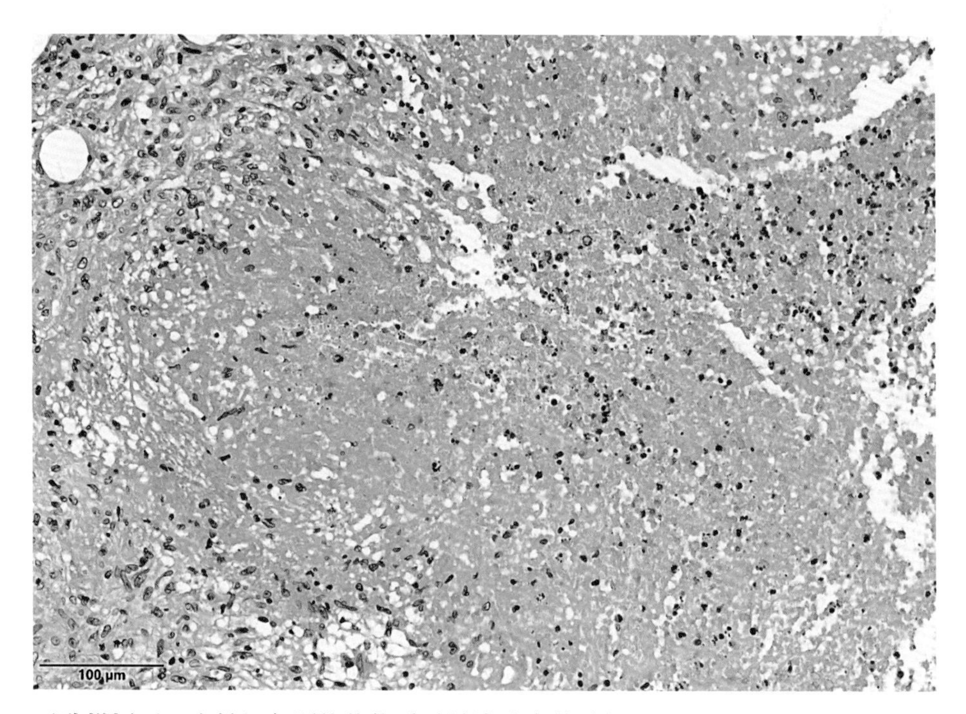

干酪样坏死：为粉红色颗粒状物质（游泳池肉芽肿）

9 黏蛋白沉积

Mucinosis

- 在某些病理情况下真皮胶原纤维间、皮下组织或附属器上皮等部位出现蛋白多糖，表现为蓝染物质沉积。
- 常见于各种黏蛋白沉积性疾病如胫前黏液水肿、黏液水肿性苔藓、局灶性黏蛋白沉积症。
- 可见于结缔组织病如红斑狼疮、皮肌炎。
- 某些肿瘤也可以出现黏蛋白沉积如基底细胞癌、皮肤混合瘤。

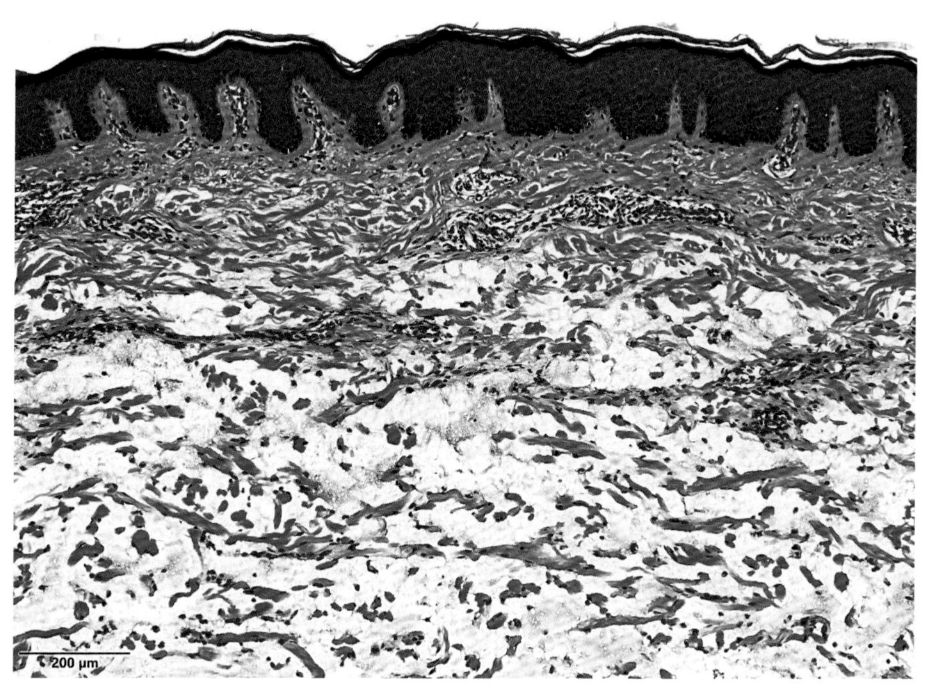

黏蛋白沉积：真皮有大量黏蛋白沉积（局灶性黏蛋白病）

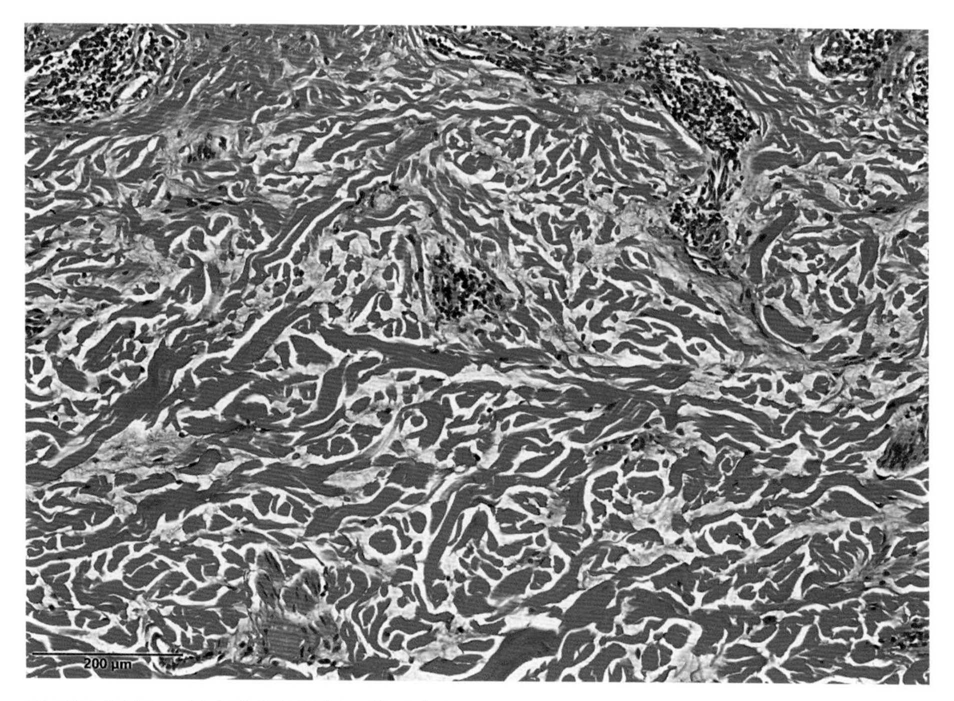

黏蛋白沉积：真皮胶原纤维间黏蛋白沉积，呈淡蓝色（皮肌炎）

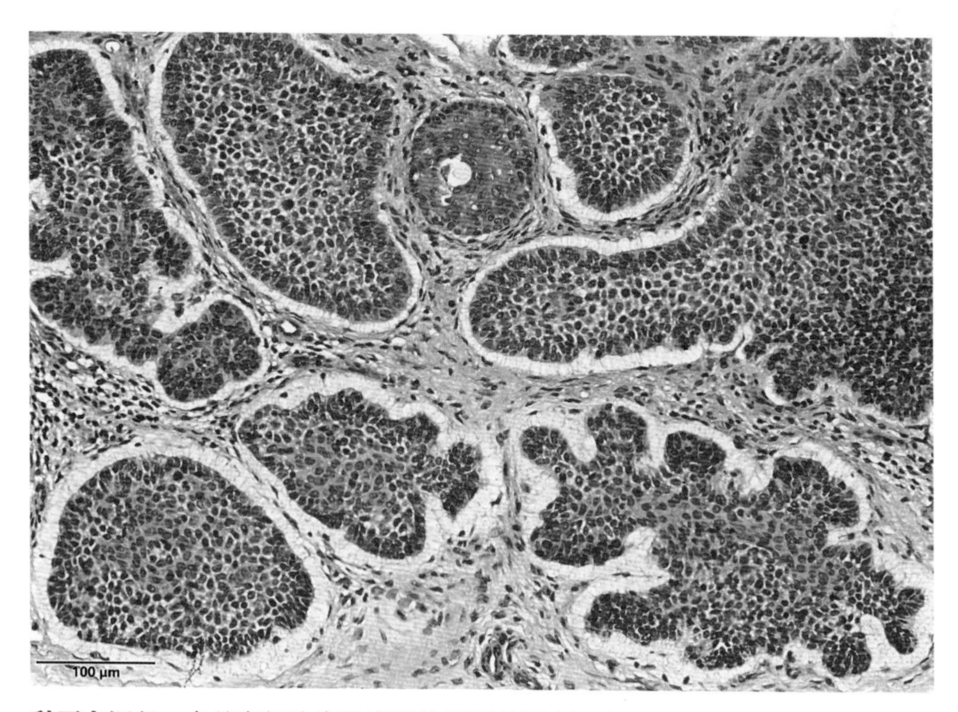

黏蛋白沉积：在基底细胞癌肿瘤团块周围黏蛋白沉积

10 淀粉样蛋白沉积

Amyloidosis

- 指真皮内出现无结构的淀粉样蛋白沉积。
- 主要见于皮肤淀粉样变如原发皮肤淀粉样变、结节性淀粉样变、系统性淀粉样变。
- 一些肿瘤（如基底细胞癌）可出现淀粉样蛋白沉积。
- 淀粉样蛋白刚果红染色阳性。

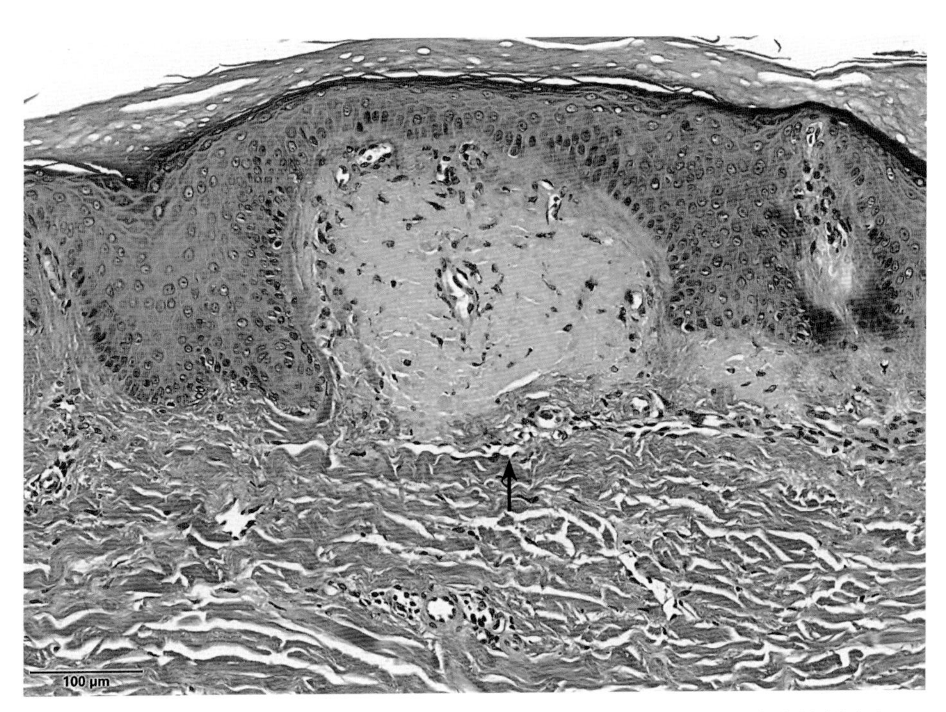

淀粉样蛋白沉积：真皮乳头内无结构的淀粉样蛋白沉积（原发皮肤淀粉样变）

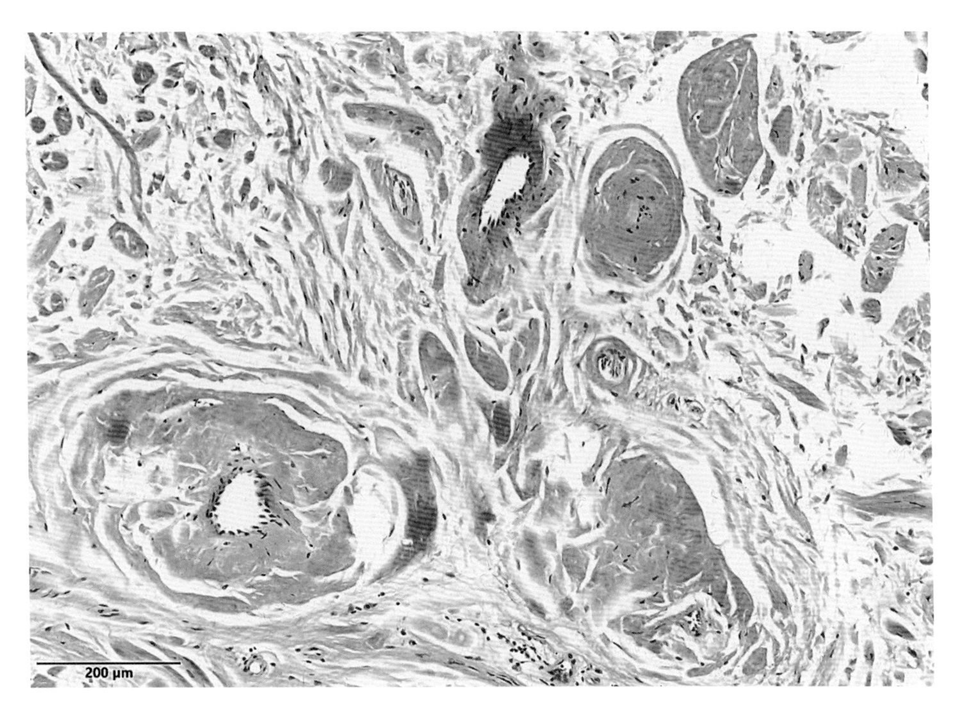

淀粉样蛋白沉积：淀粉样蛋白在真皮内和血管壁呈团块状沉积（结节性淀粉样变）

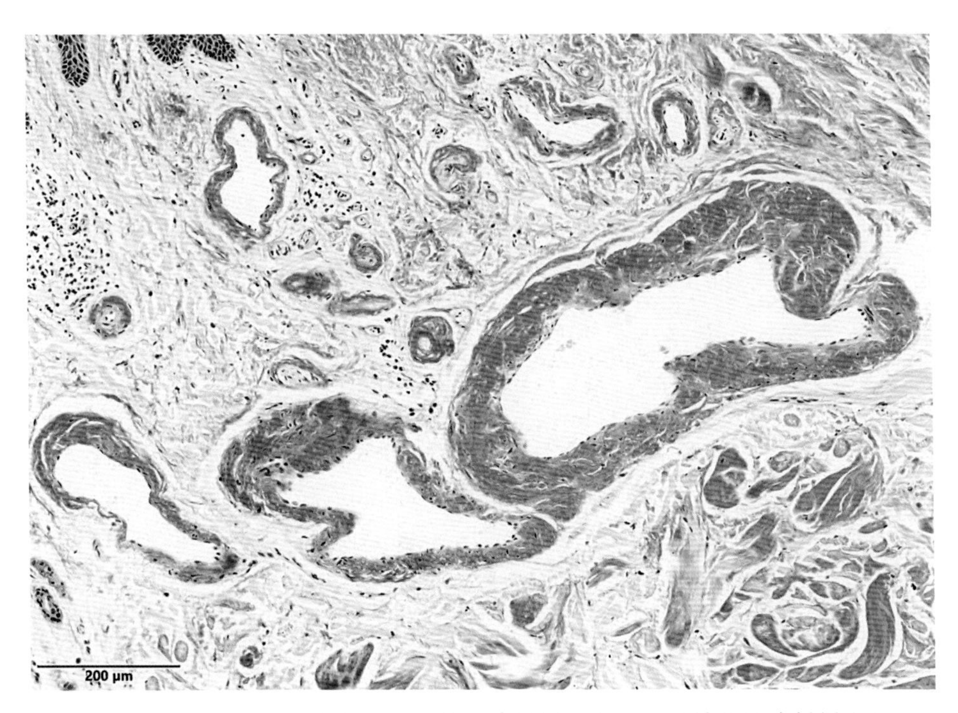

淀粉样蛋白沉积：刚果红染色显示血管壁淀粉样蛋白沉积（结节性淀粉样变）

11 钙质沉着

Calcinosis

- 皮肤中出现蓝染的钙质团块。
- 大小形态不一。
- 多见于特发性钙质沉着症。
- 可见于一些炎症性疾病如皮肌炎、硬皮病。
- 也可见于部分皮肤肿瘤如毛母质瘤、毛发上皮瘤、基底细胞癌。

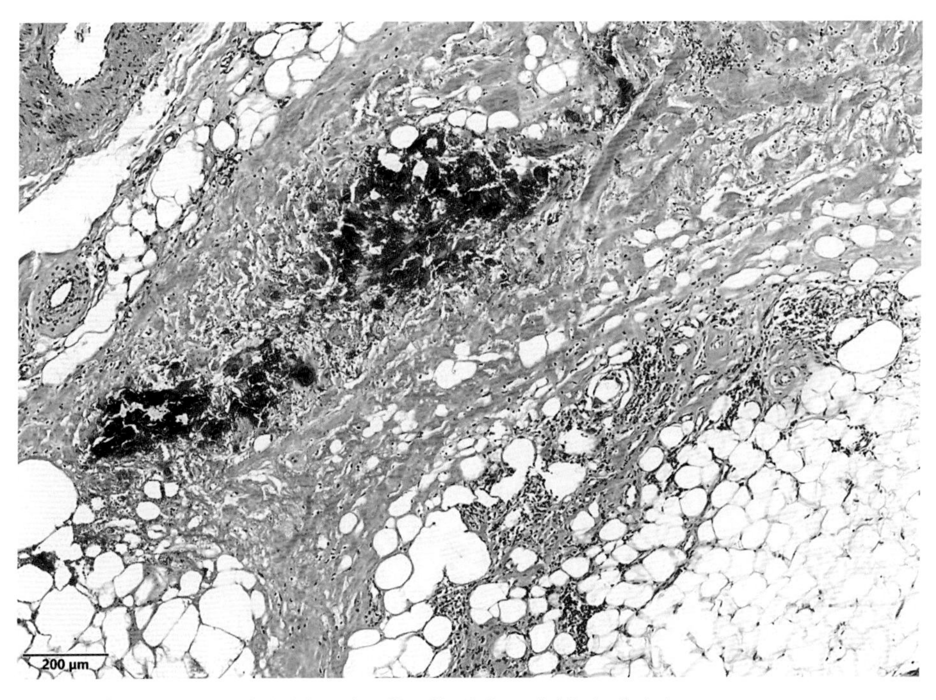

钙质沉着：脂肪小叶间隔出现钙质沉着（皮肌炎性脂膜炎）

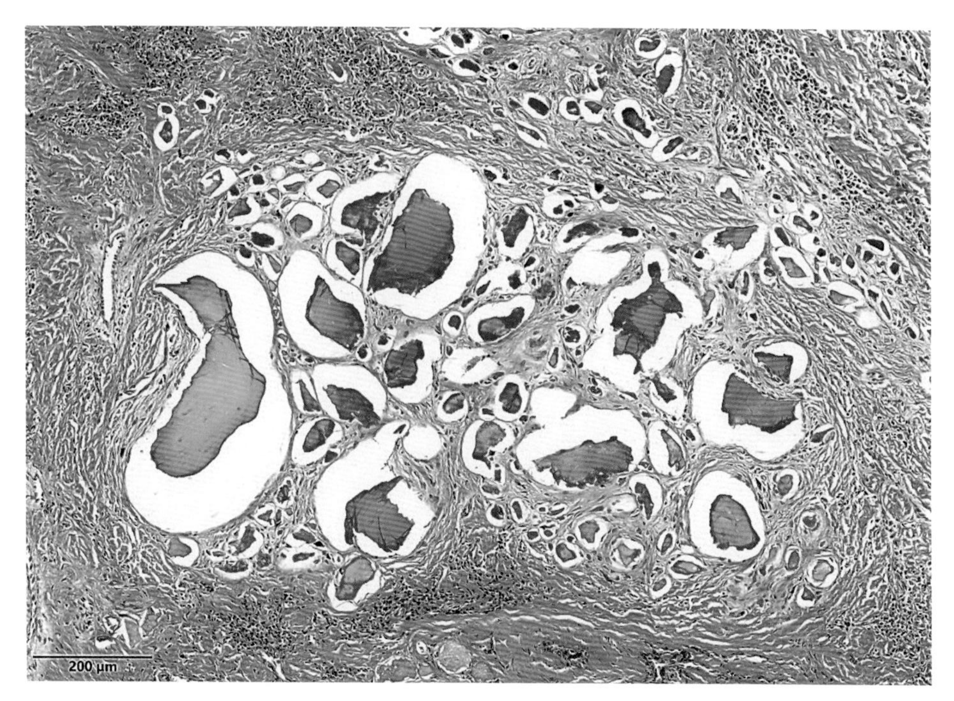

钙质沉着：真皮内蓝染钙质团块（特发性钙质沉着症）

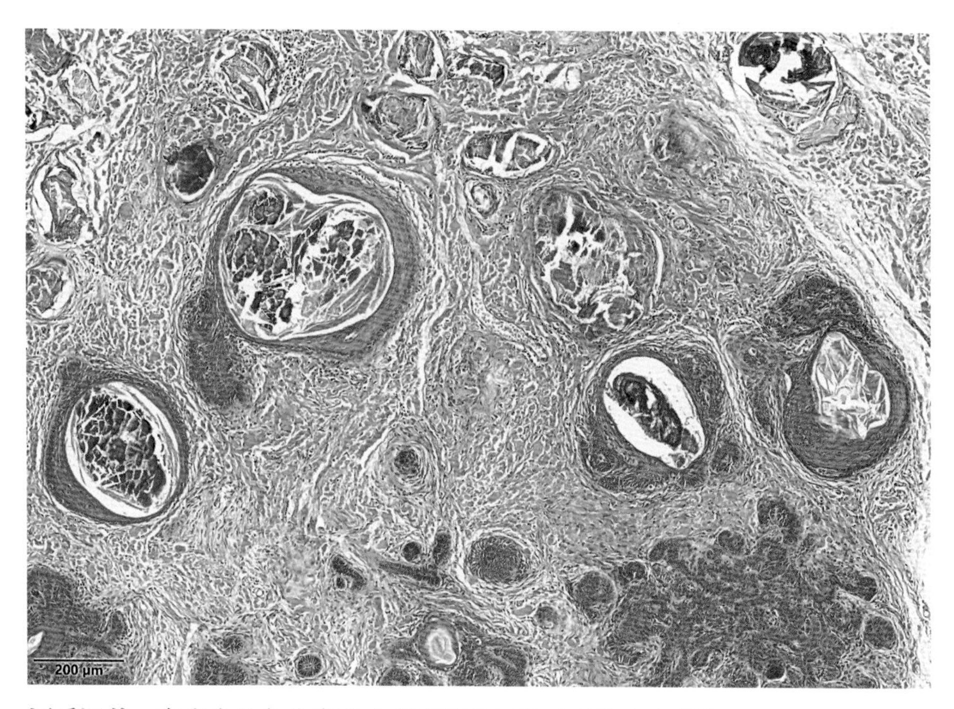

钙质沉着：真皮内及角化囊肿内出现钙质沉着（毛发上皮瘤）

12 血管炎

Vasculitis

- 血管壁及血管周围有炎症细胞浸润。
- 有血管壁的损伤如纤维素样坏死。
- 血管中可出现血栓。
- 见于各种皮肤血管炎。

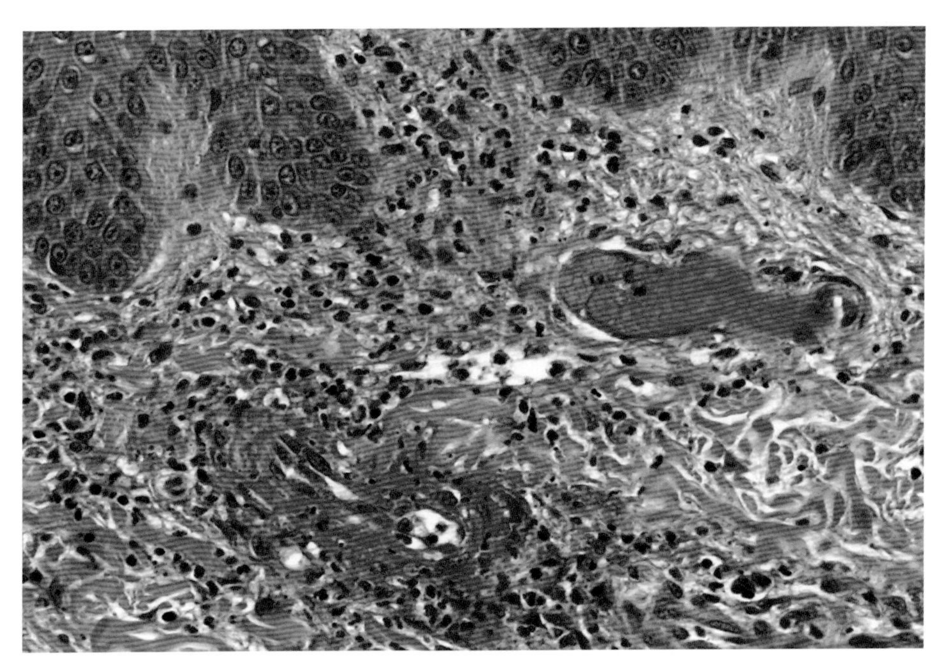

血管炎：血管壁纤维素样坏死，血管内血栓形成，血管周围炎症细胞浸润（变应性血管炎）

13 纤维素样坏死

Fibrinoid necrosis

- 通常是指血管壁的改变。
- 表现为红染，呈颗粒状。
- 是血管炎主要的病理学特征。
- 见于各种皮肤血管炎，常见于白细胞碎裂性血管炎（如变应性血管炎）。

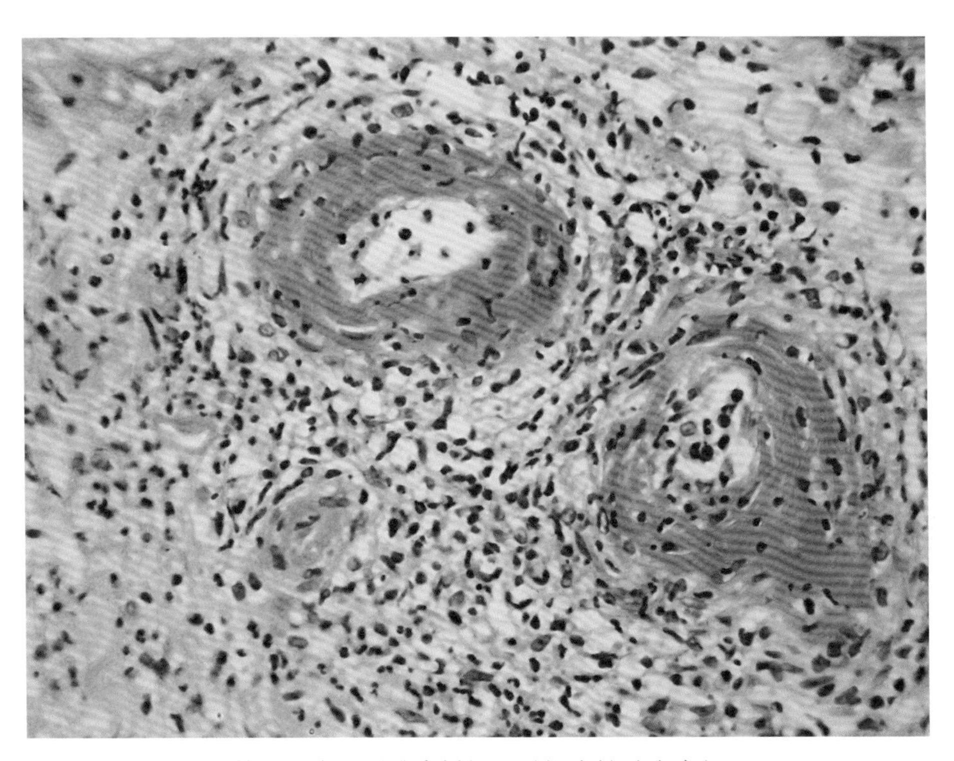

纤维素样坏死：血管壁红染，纤维素样坏死（坏疽性脓皮病）

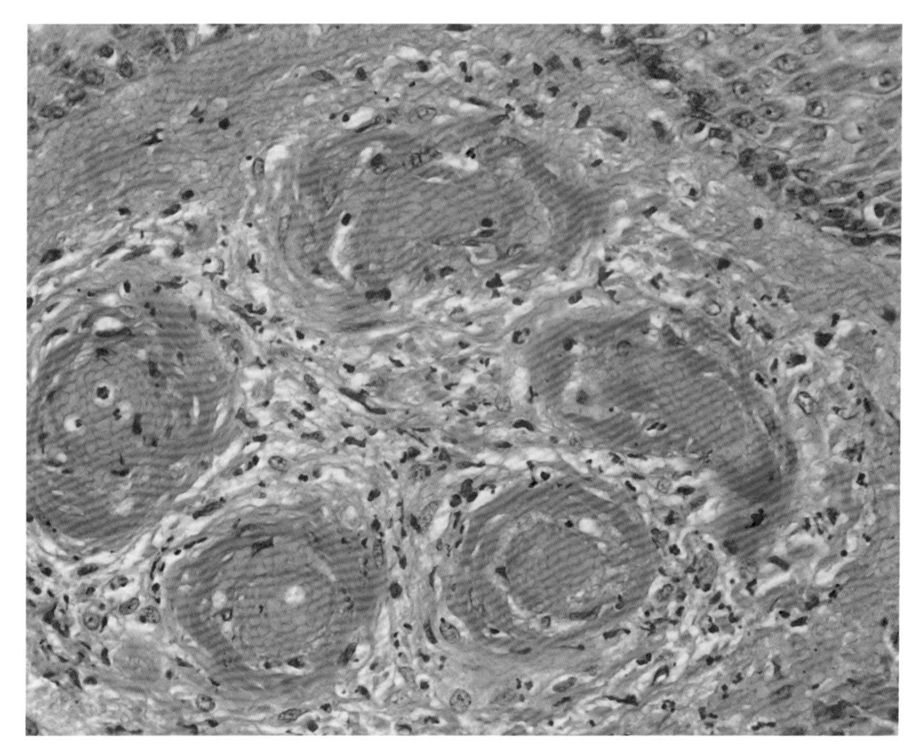

纤维素样坏死：血管壁红染，纤维素样坏死，血栓形成（变应性血管炎）

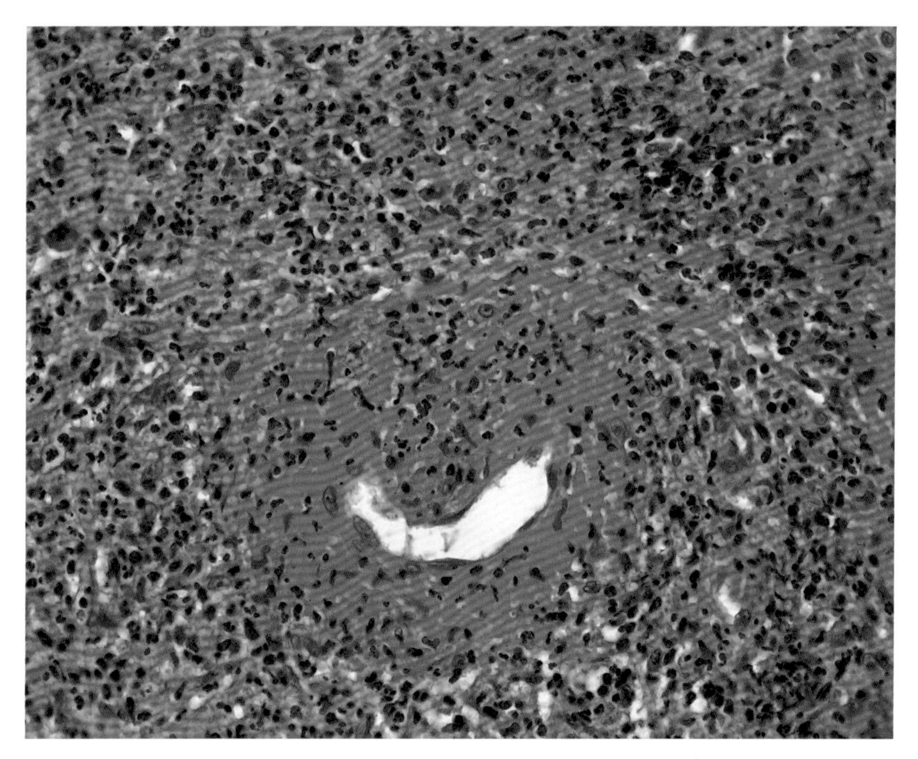

纤维素性坏死：血管壁红染，纤维素样坏死，管壁可见炎症细胞浸润（面部肉芽肿）

14 白细胞碎裂

Leukocytoclasis

- 通常指中性粒细胞碎裂。
- 细胞核碎后形成尘样外观，称为核尘。
- 常见于白细胞碎裂性血管炎。
- 也可见于一些感染性疾病。

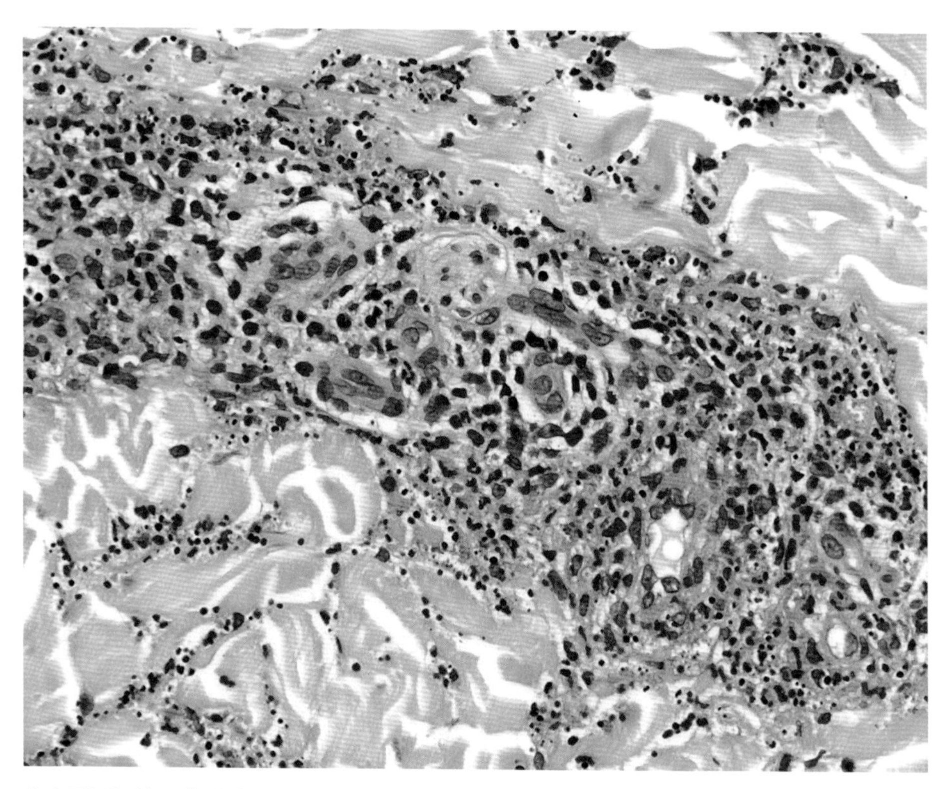

白细胞碎裂：真皮内可见碎裂的细胞核，形成核尘（白塞病）

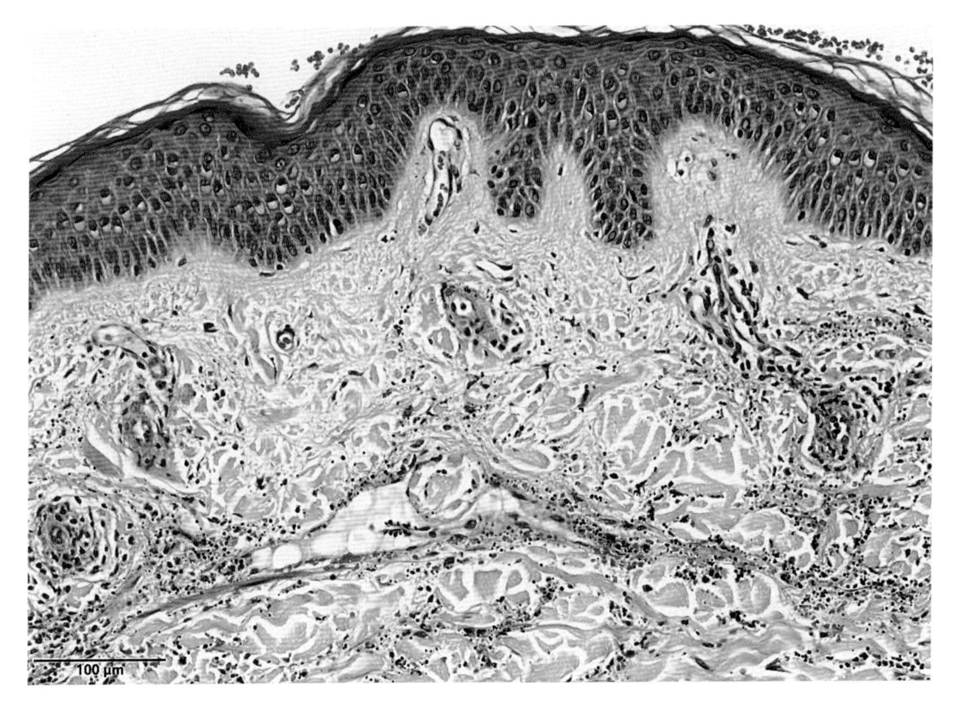

白细胞碎裂：真皮内碎裂的细胞核，形成核尘（变应性血管炎）

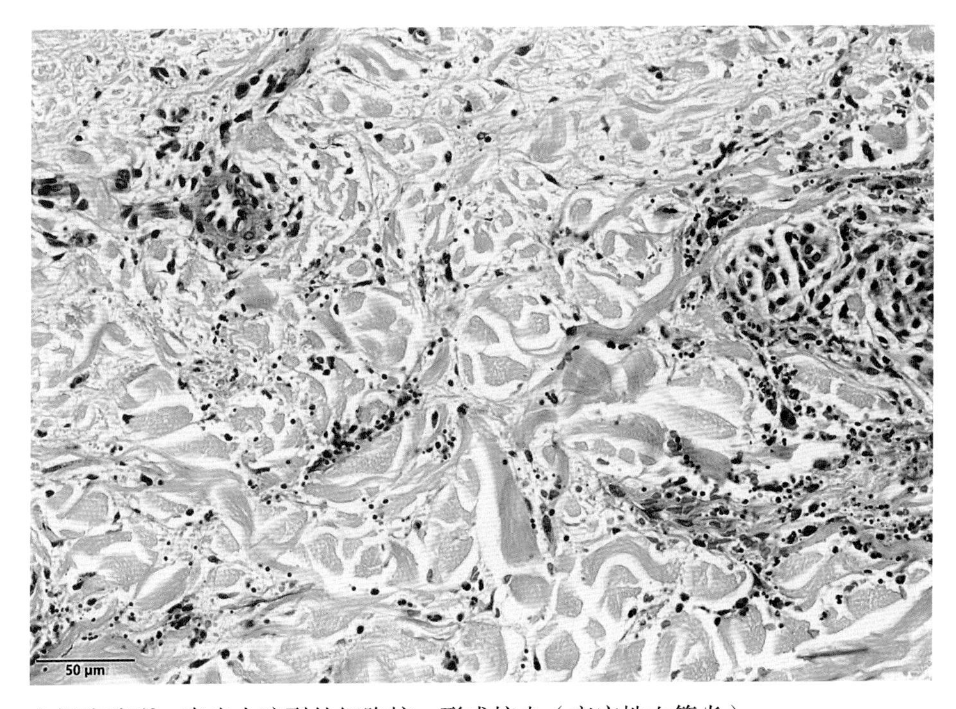

白细胞碎裂：真皮内碎裂的细胞核，形成核尘（变应性血管炎）

15 收缩间隙

Retraction space

- 通常是指在肿瘤团块与周围基质间有一明显的裂隙。
- 其发生的原因是肿瘤细胞分泌的黏蛋白在制片过程洗脱所致。
- 通常见于基底细胞癌。

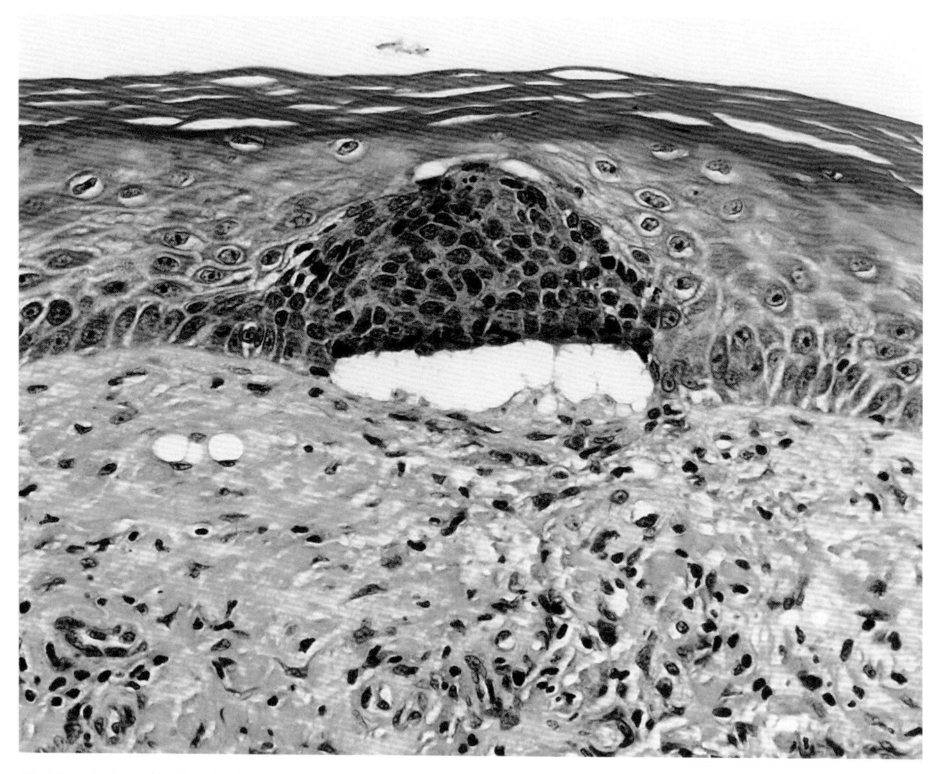

收缩间隙： 早期浅表型基底细胞癌，肿瘤团块下方可见间隙

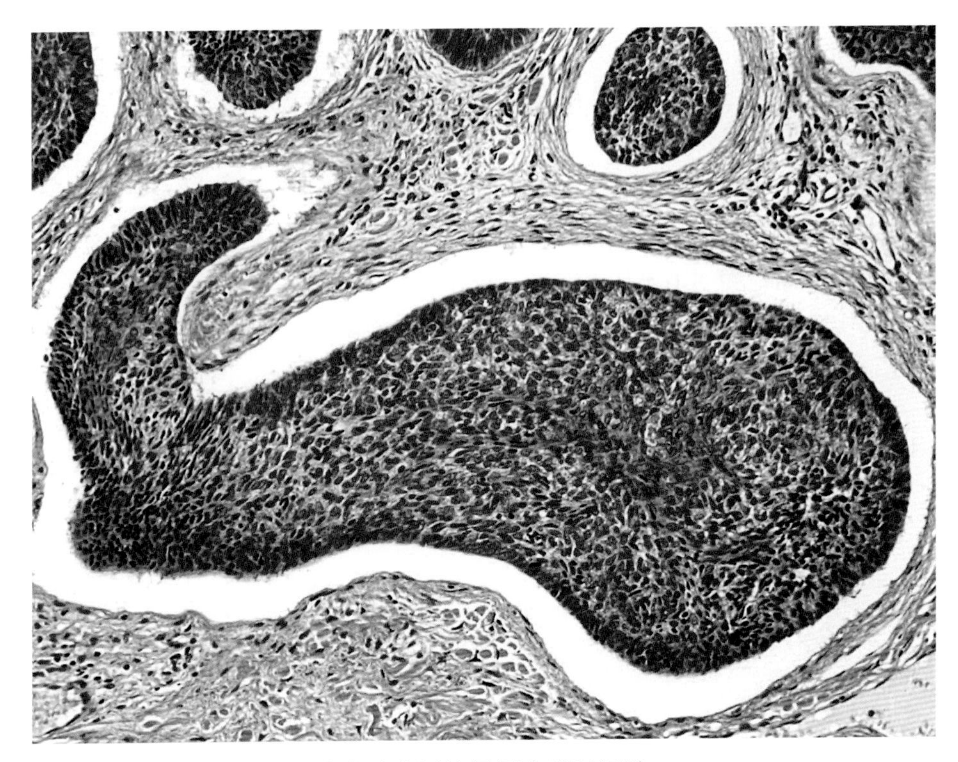

收缩间隙：结节型基底细胞癌肿瘤团块周围有明显间隙

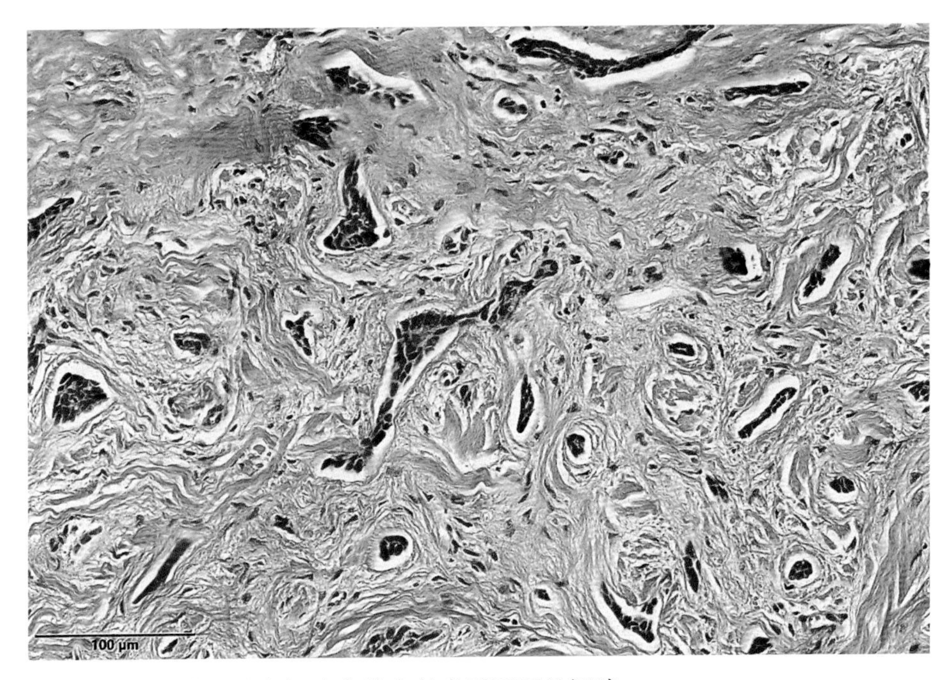

收缩间隙：硬化型基底细胞癌肿瘤条索周围可见间隙

16 日光性弹力纤维变性

Solar elastosis

- 慢性光损伤导致真皮上部出现的纤维变性改变。
- 表现为真皮胶原纤维结构消失，出现无定形、颗粒状嗜碱性改变。
- 多见于老年人曝光部位皮肤如面部、手背。

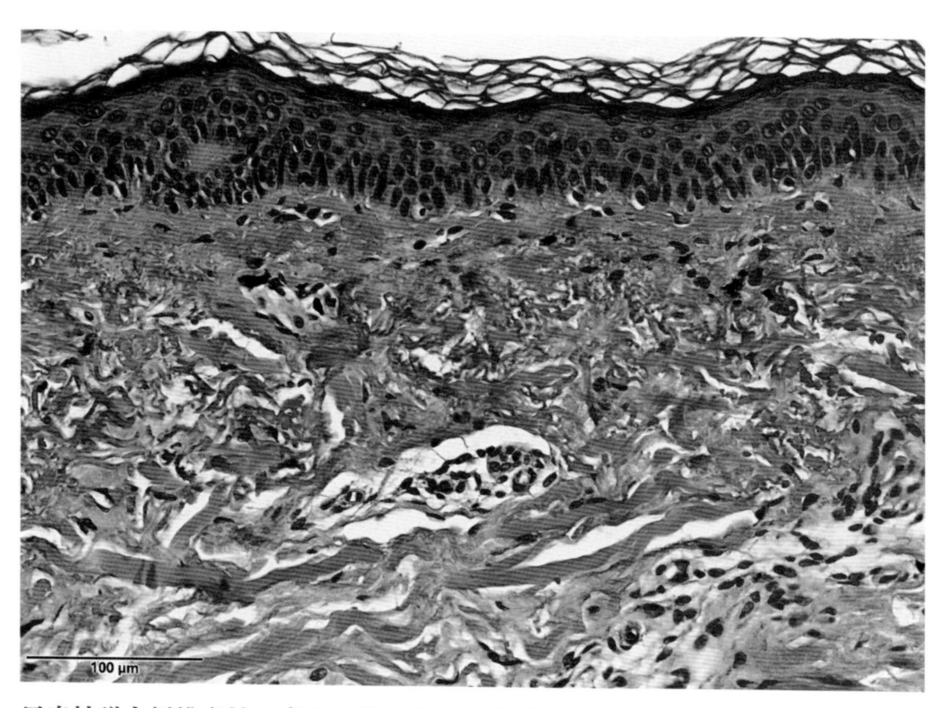

日光性弹力纤维变性：真皮上部纤维出现嗜碱性改变

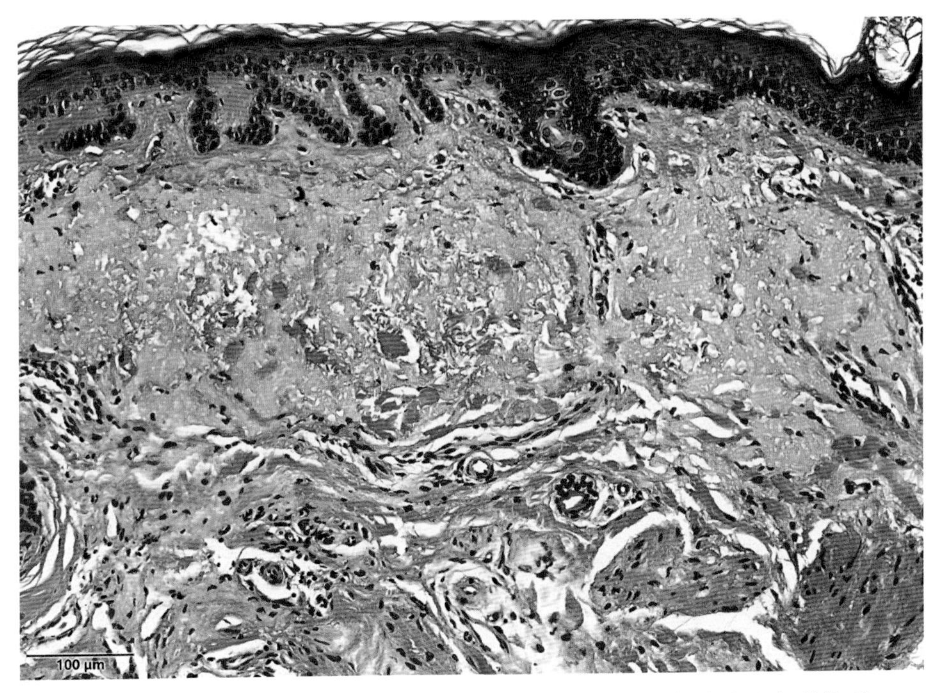

日光性弹力纤维变性：真皮上部胶原纤维结构消失，形成嗜碱性无定形物质

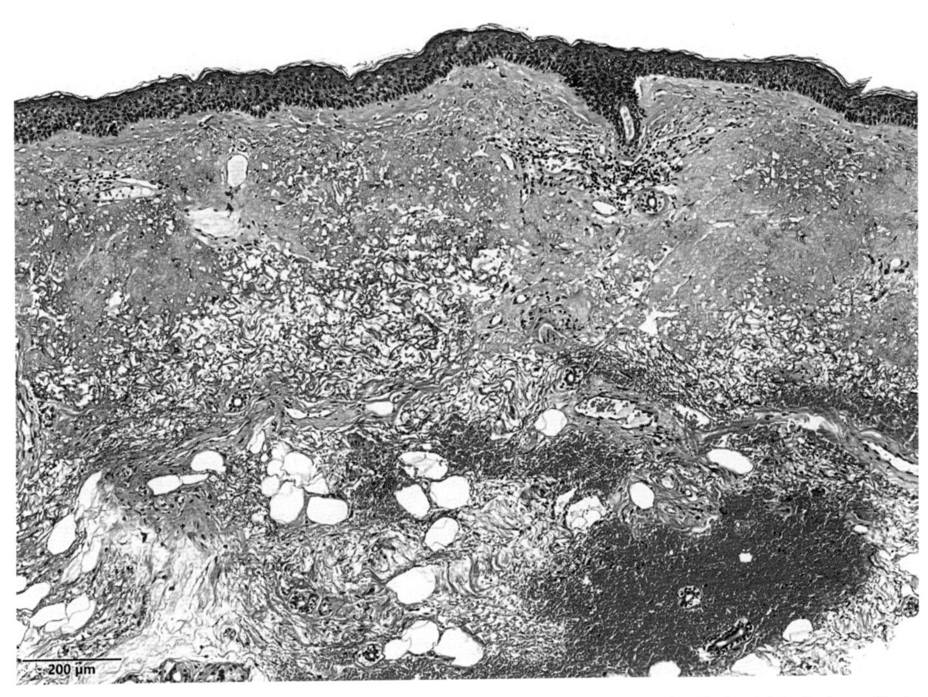

日光性弹力纤维变性：真皮胶原纤维结构消失，表现为无定形嗜碱性改变，伴有表皮萎缩

17 色素失禁

Incontinence of pigment

- 基底细胞及黑素细胞损伤后，色素颗粒脱落至真皮上部，或被组织细胞吞噬，或沉积在真皮纤维之间。
- 表现为真皮浅层出现色素颗粒及噬黑素细胞。
- 常见于出现基底细胞液化变性疾病如扁平苔藓、硬化苔藓、红斑狼疮、皮肌炎、黑变病。

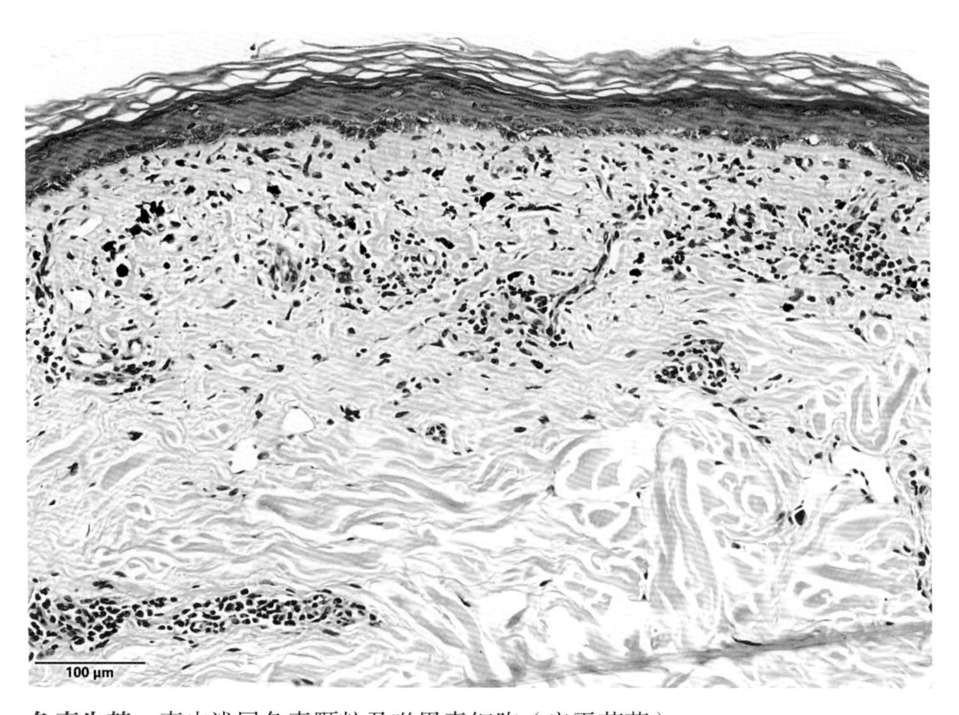

色素失禁：真皮浅层色素颗粒及噬黑素细胞（扁平苔藓）

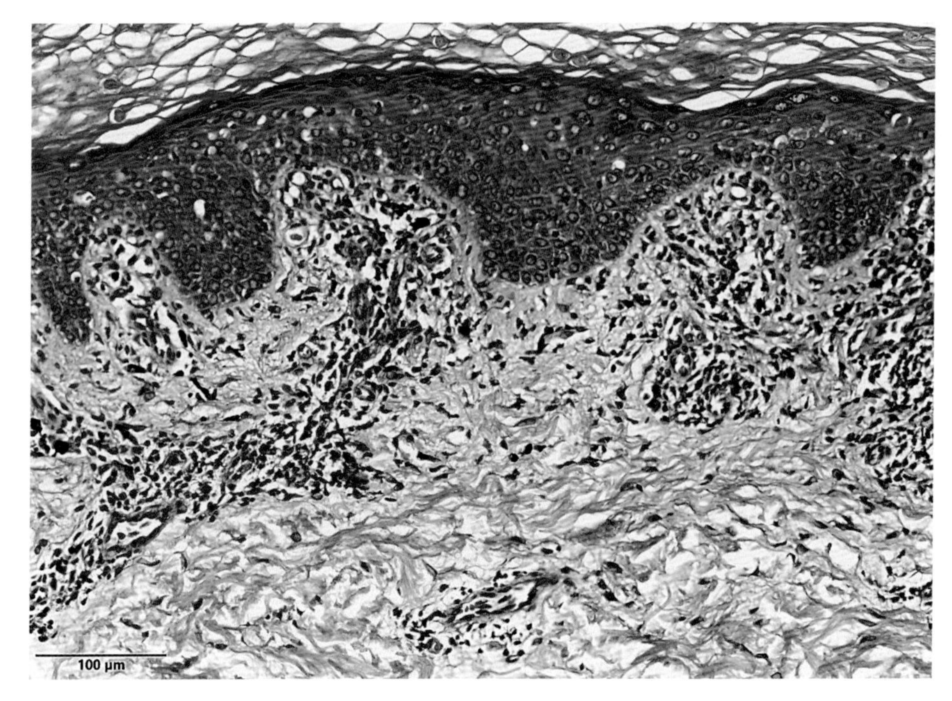

色素失禁：真皮浅层色素颗粒与噬黑素细胞（线状苔藓）

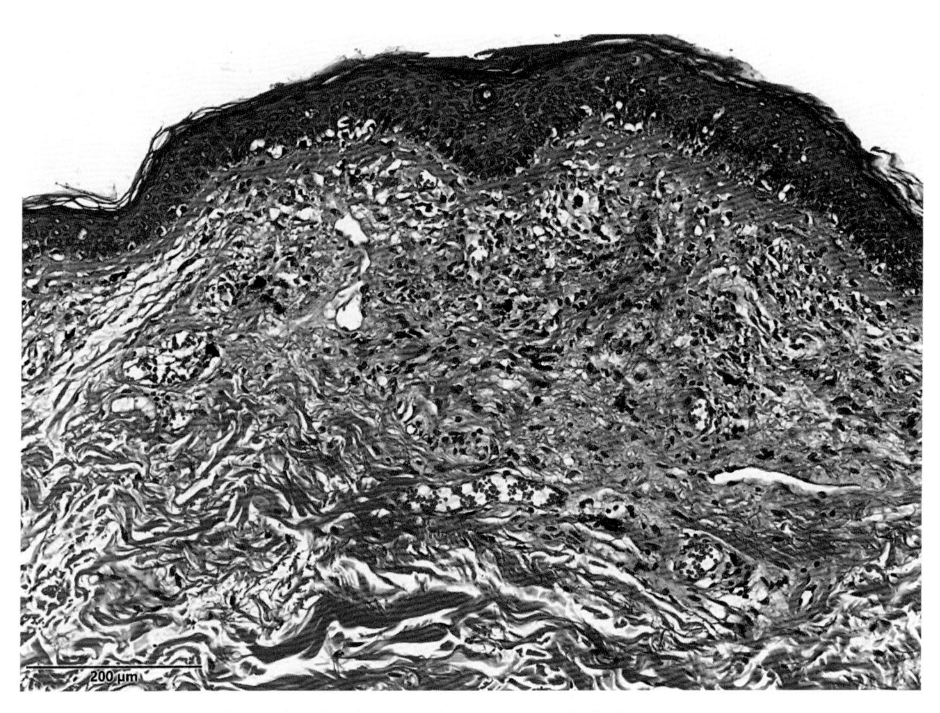

色素失禁：真皮上部色素颗粒与噬黑素细胞（黑变病）

18 含铁血黄素沉积

Hemosiderin deposition

- 表现为黄褐色的色素颗粒沉积。
- 常见于出血性疾病。
- 多见于各种皮肤紫癜、淤积性皮炎、靶样含铁血黄素沉积性血管瘤、卡波西肉瘤等。

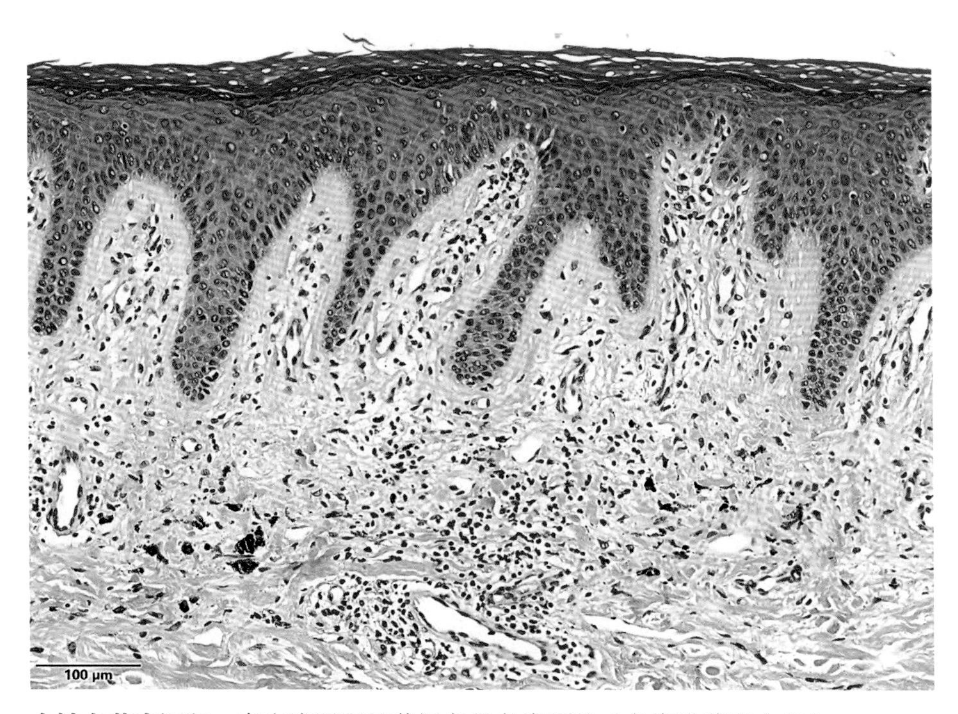

含铁血黄素沉积：真皮浅层可见黄褐色的色素颗粒（色素性紫癜皮炎）

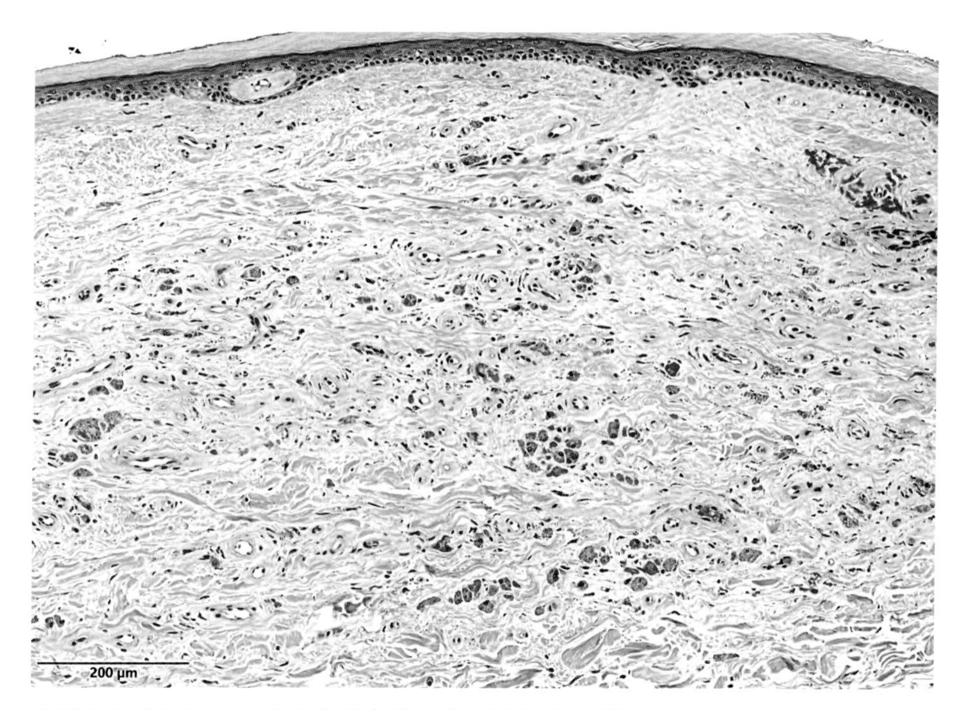

含铁血黄素沉积：真皮内黄褐色的色素颗粒沉积（淤积性皮炎）

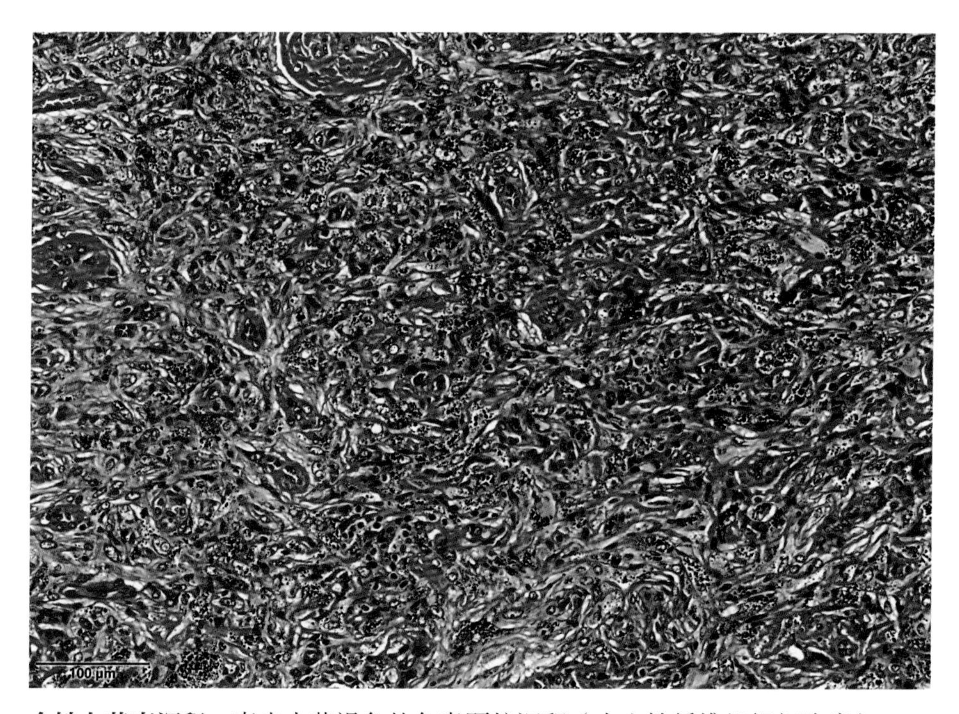

含铁血黄素沉积：真皮内黄褐色的色素颗粒沉积（出血性纤维组织细胞瘤）

19 乳头瘤样增生

Papillomatosis

- 真皮乳头不规则向上延伸，表皮呈波浪状起伏。
- 同时表皮有不规则增生。
- 常见于人乳头瘤病毒性皮肤病如尖锐湿疣、寻常疣等。
- 也可见于黑棘皮病、融合性网状乳头瘤病等。
- 还可见于脂溢性角化病、疣状痣、皮脂腺痣等。

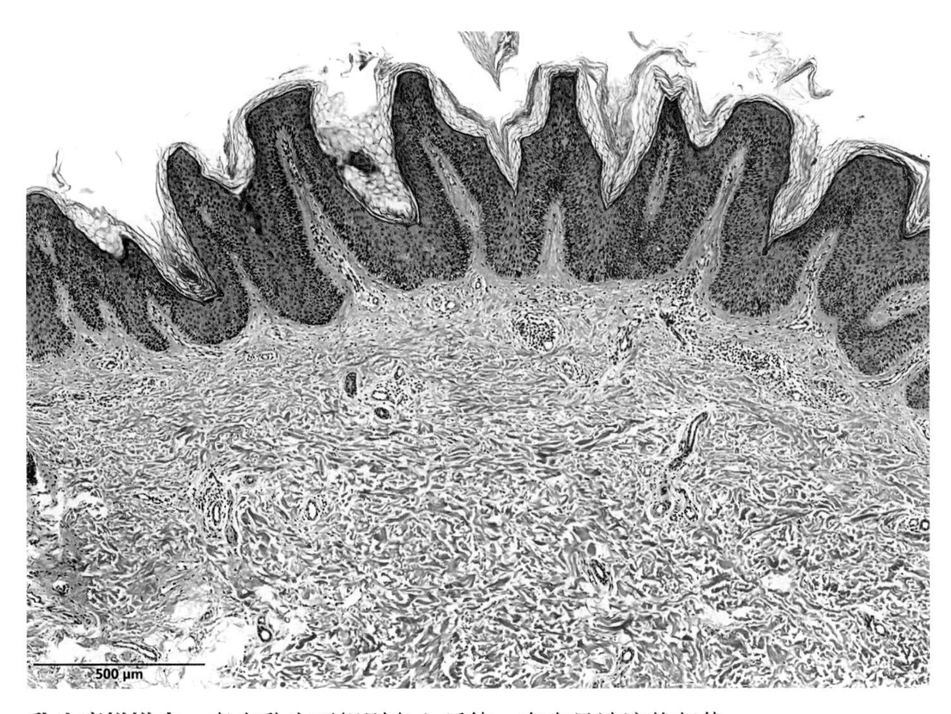

乳头瘤样增生：真皮乳头不规则向上延伸，表皮呈波浪状起伏

20 无浸润带

Grenz zone

- 又称境界带。
- 真皮内疾病时病灶与表皮之间有一正常区域。
- 多见于瘤型麻风、面部肉芽肿、皮肤纤维瘤。

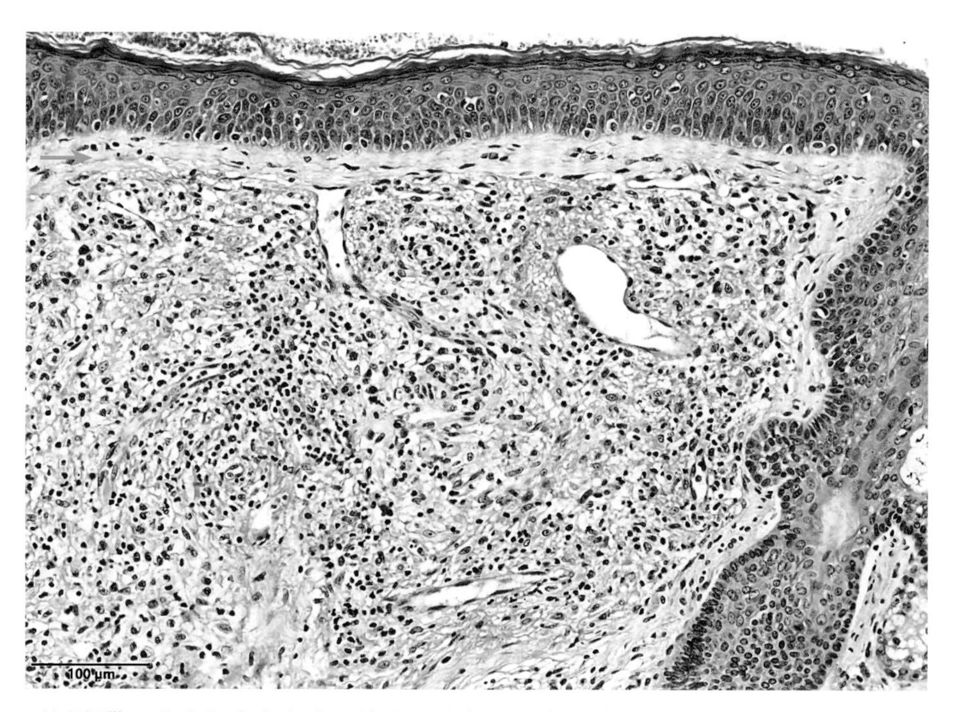

无浸润带：表皮与真皮炎症区域有一狭窄的正常区域（面部肉芽肿）

21 角化囊肿

Keratocyst

- 囊壁为鳞状上皮，与毛囊漏斗部上皮相同。
- 囊腔内为角质。
- 多见于毛囊来源的肿瘤如毛发上皮瘤等。

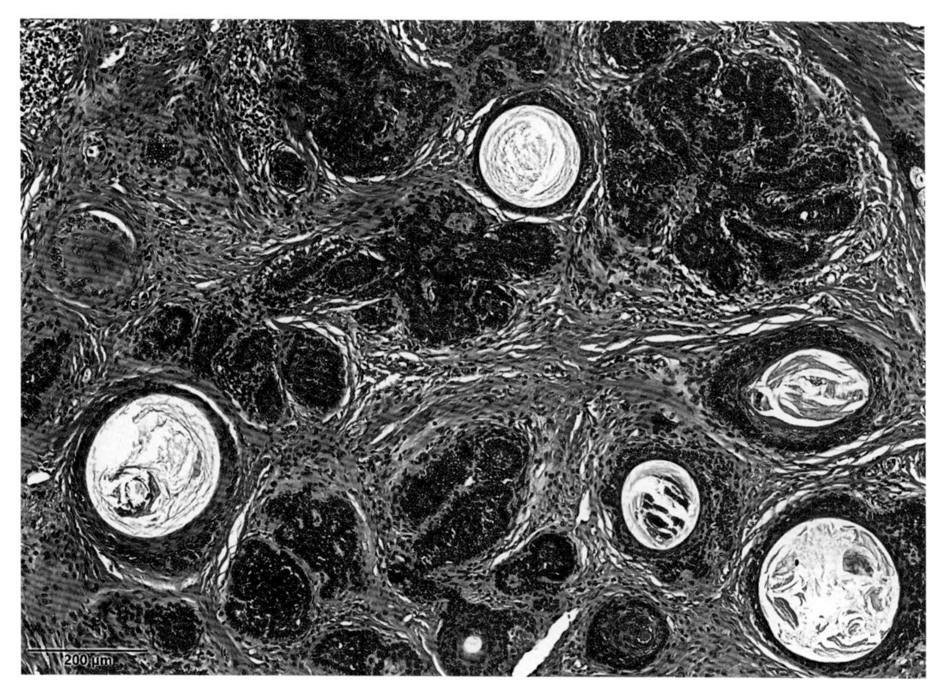

角化囊肿：囊壁的结构与毛囊漏斗部上皮相同，囊腔内为角质（毛发上皮瘤）

22 淋巴滤泡

Lymphoid follicles

- 多位于正常淋巴结内。
- 中心为生发中心，由树突状细胞组成，胞质淡染。
- 周围为套区（mantle zone），由成熟的淋巴细胞组成。
- 在一些皮肤淋巴增生性疾病及淋巴瘤（如滤泡中心性淋巴瘤）时真皮或皮下可出现淋巴滤泡。
- 狼疮性脂膜炎、木村病、伴嗜酸细胞血管淋巴样增生、假性淋巴瘤也可出现淋巴滤泡。

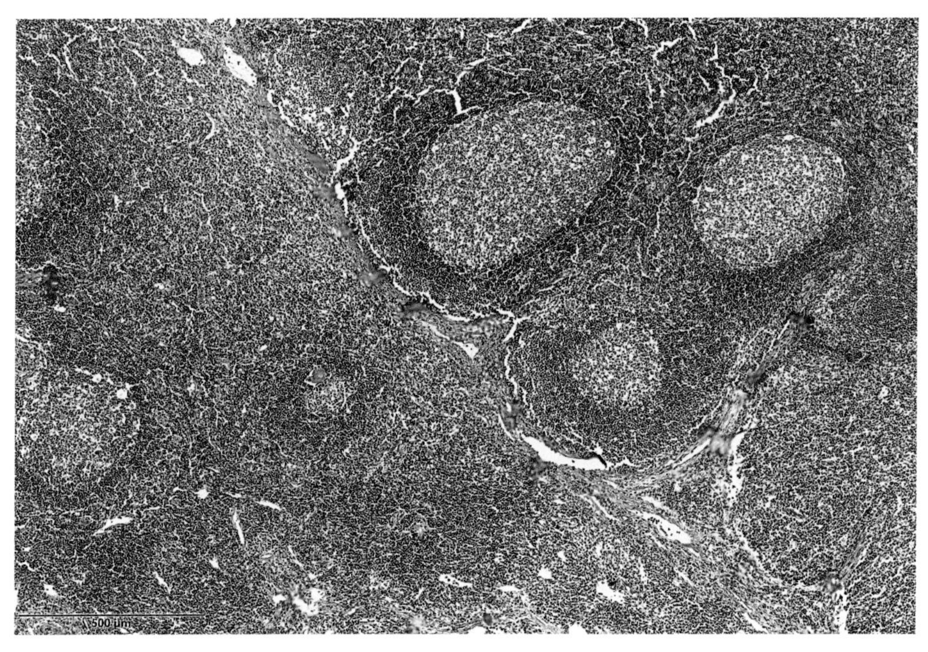

淋巴滤泡：中心细胞胞质淡染，周围为淋巴细胞（木村病）

第三节 | 皮肤病理中的常见细胞 Main cells in dermis

1 淋巴细胞

Lymphocyte

- 是皮肤病理中最为常见的浸润细胞。
- 细胞相对较小，呈圆形，核呈深嗜碱性，胞质少。
- 显微镜下似乎仅见细胞核。
- 在大多数的皮肤病中都有淋巴细胞浸润。

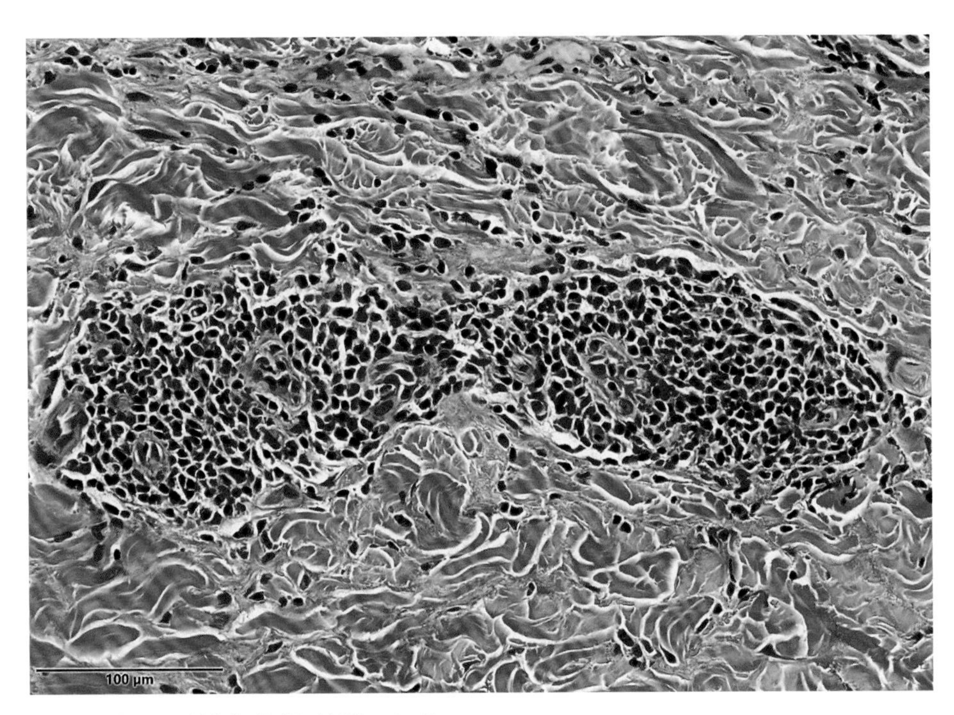

淋巴细胞：血管周围浸润的淋巴细胞

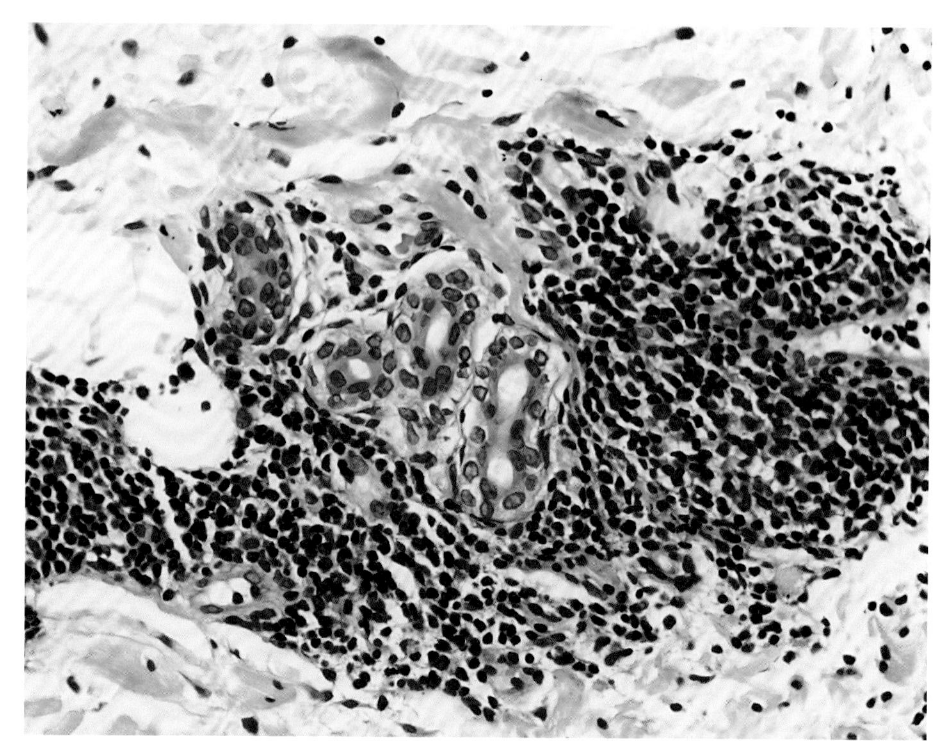

淋巴细胞：小汗腺周围的淋巴细胞

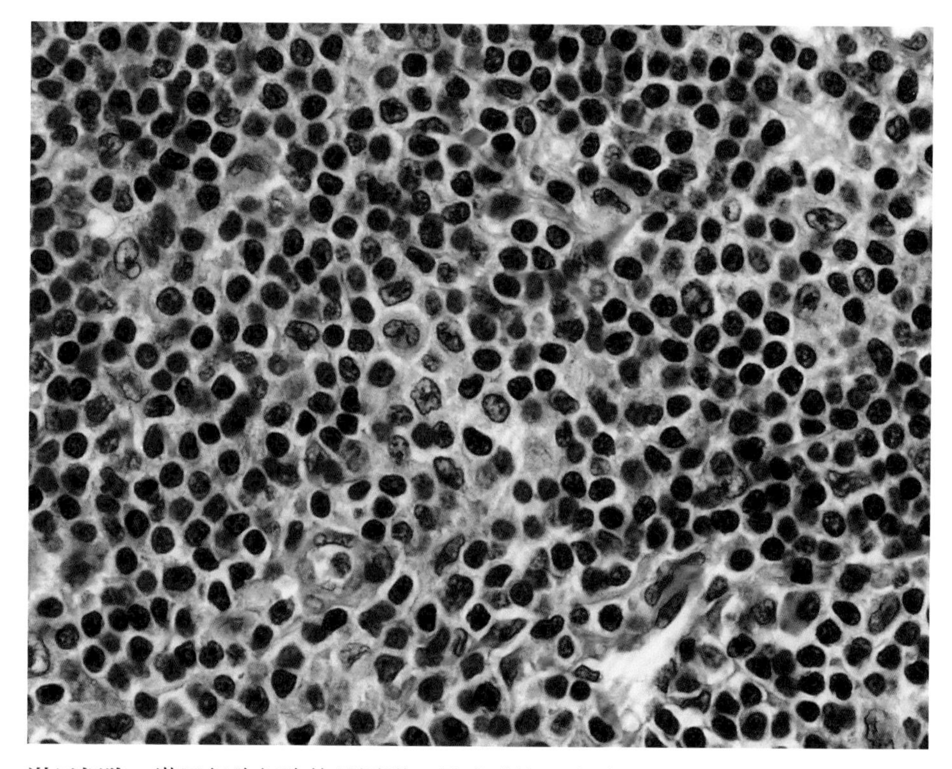

淋巴细胞：淋巴细胞细胞核呈圆形，呈嗜碱性，胞质不明显

2 嗜酸性粒细胞

Eosinophilic granulocyte

- 比中性粒细胞和淋巴细胞大。
- 多为两叶细胞核，偶尔为三叶细胞核。
- 胞质中含有较多的嗜酸性颗粒，胞质呈粉红色。
- 多出现在一些炎症性疾病如湿疹、皮炎、药疹、韦尔斯综合征（Well's syndrome）、大疱性类天疱疮、增殖性天疱疮、疱疹样天疱疮。
- 也出现在一些感染性疾病如疥疮、真菌和寄生虫感染。

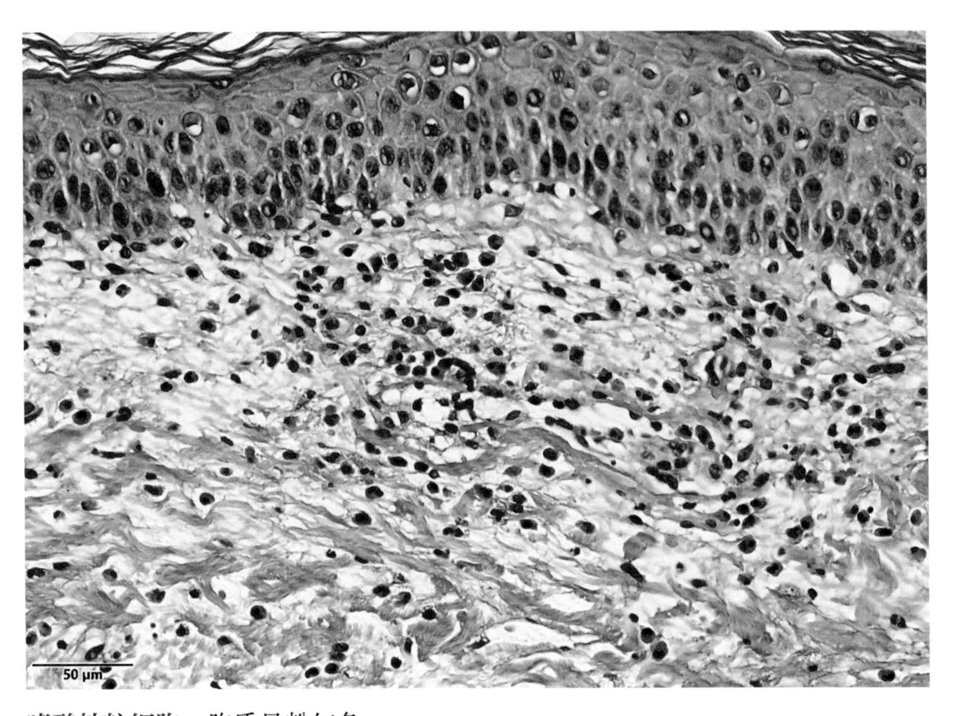

嗜酸性粒细胞：胞质呈粉红色

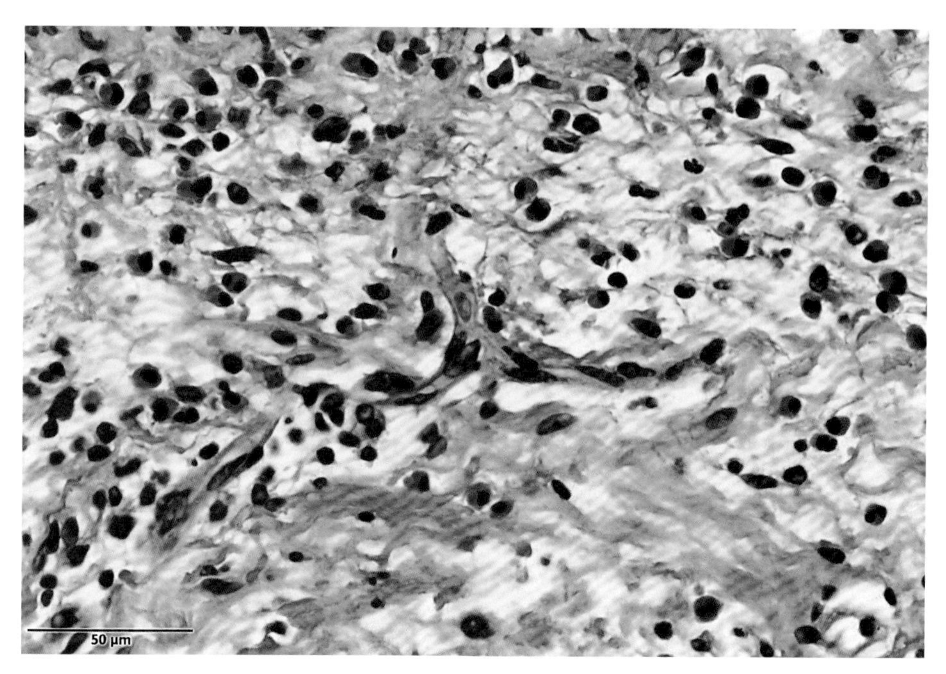

嗜酸性粒细胞：胞质呈粉红色，单核或两叶核

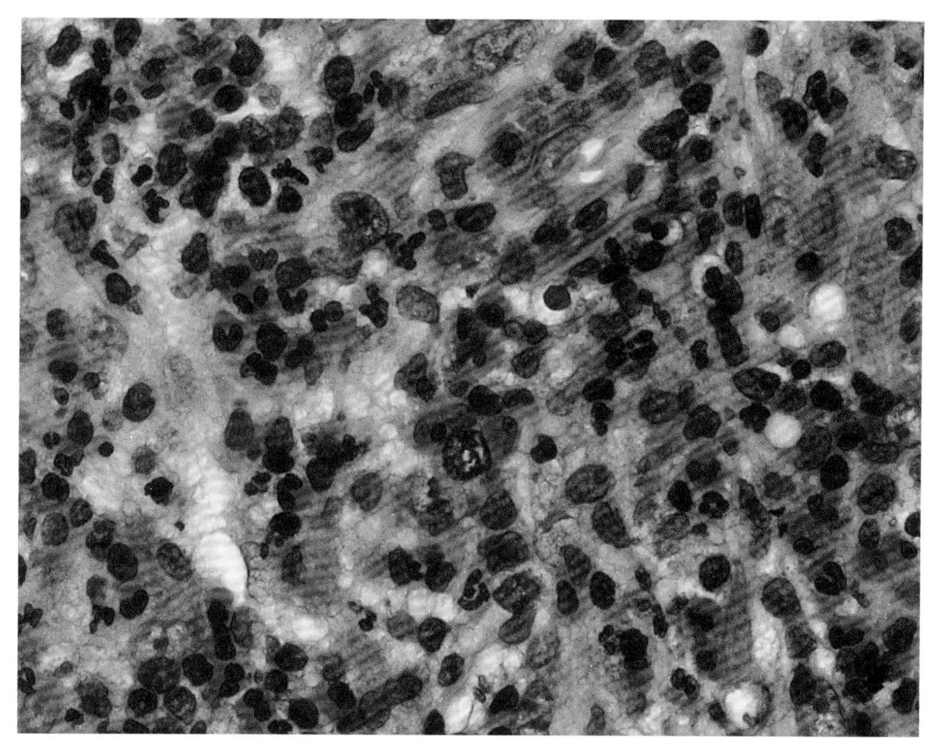

嗜酸性粒细胞：为两叶核或单核，胞质呈粉红色

3 中性粒细胞

Neutrophilic granulocyte

- 又称为多形核白细胞。
- 比嗜酸性粒细胞小。
- 细胞核多呈三叶。
- 胞质呈弱嗜酸性。
- 多出现在一些感染性皮肤病如毛囊炎、丹毒、真菌感染、分枝杆菌感染。
- 也可出现在非感染炎症性疾病中如急性发热性嗜中性细胞皮肤病（Sweet 病）、疱疹样皮炎、大疱性红斑狼疮、白细胞碎裂性血管炎。

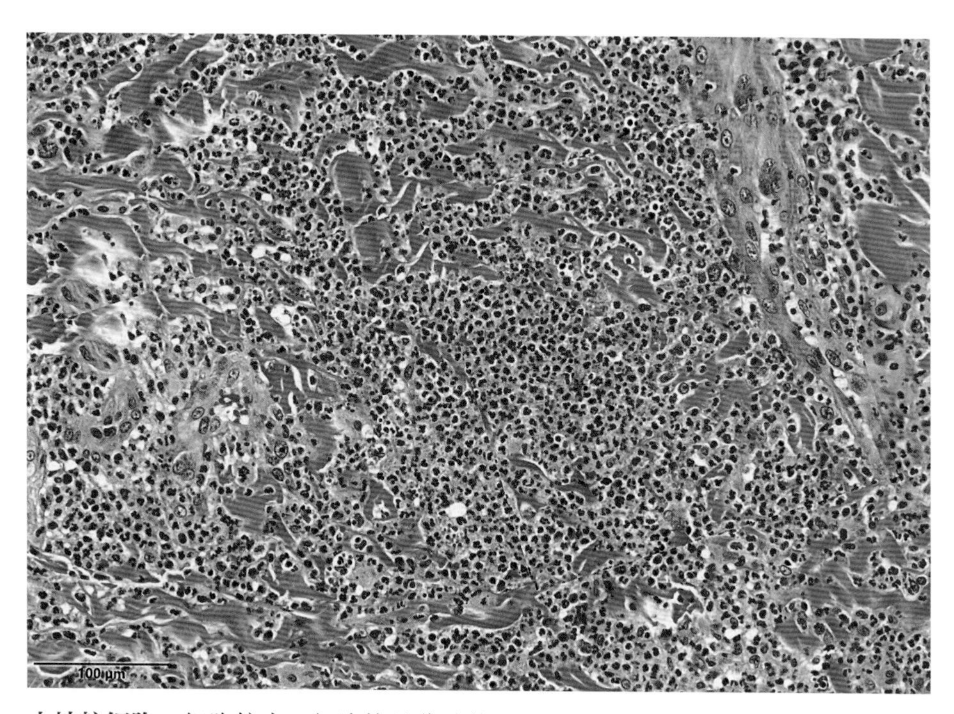

中性粒细胞：细胞较小，细胞核呈分叶状

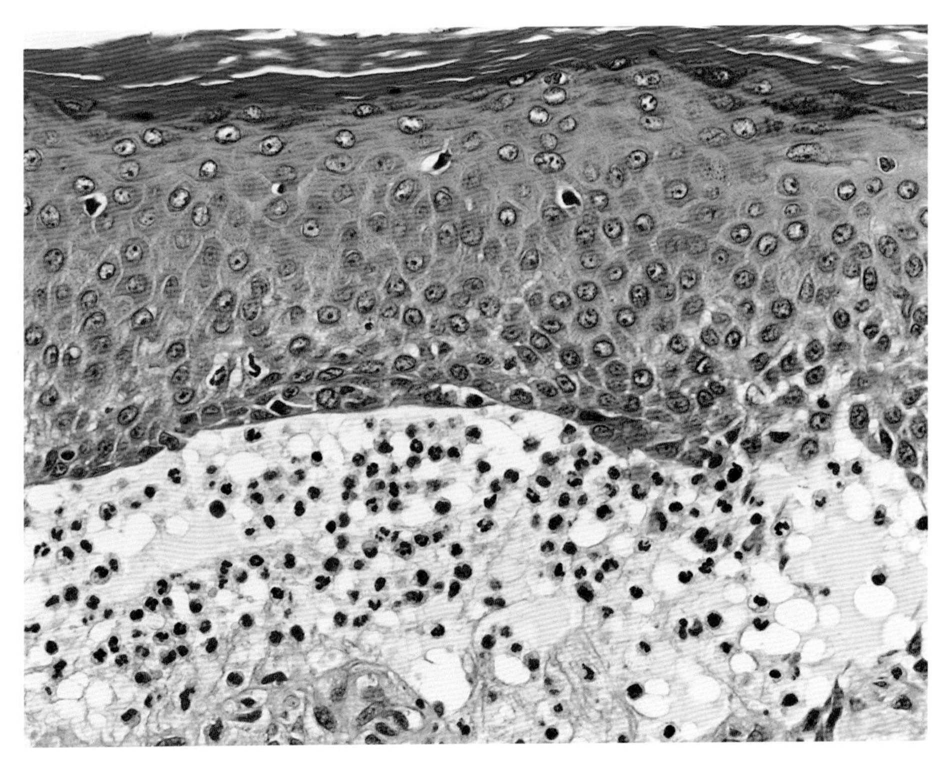

中性粒细胞：真皮乳头中性粒细胞浸润，细胞核呈分叶状（疱疹样皮炎）

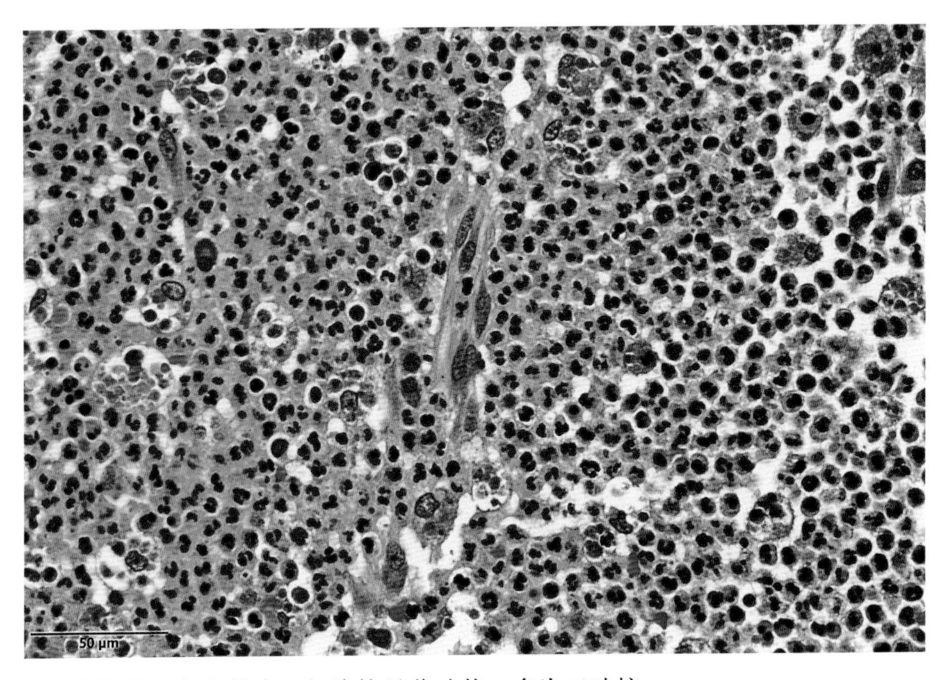

中性粒细胞：细胞较小，细胞核呈分叶状，多为三叶核

4 浆细胞

Plasma cell

- 比淋巴细胞大。
- 有丰富的胞质，呈紫色。
- 细胞核偏于一侧，呈车轮状。
- 口唇及外阴疾病容易出现浆细胞。
- 浆细胞常出现在梅毒、真菌和寄生虫感染等感染性疾病中。
- 也可出现在类脂质渐进坏死、浆细胞性龟头炎、浆细胞性唇炎等非感染性疾病中。
- 还可以出现一些皮肤肿瘤中如乳头状汗管囊腺瘤。

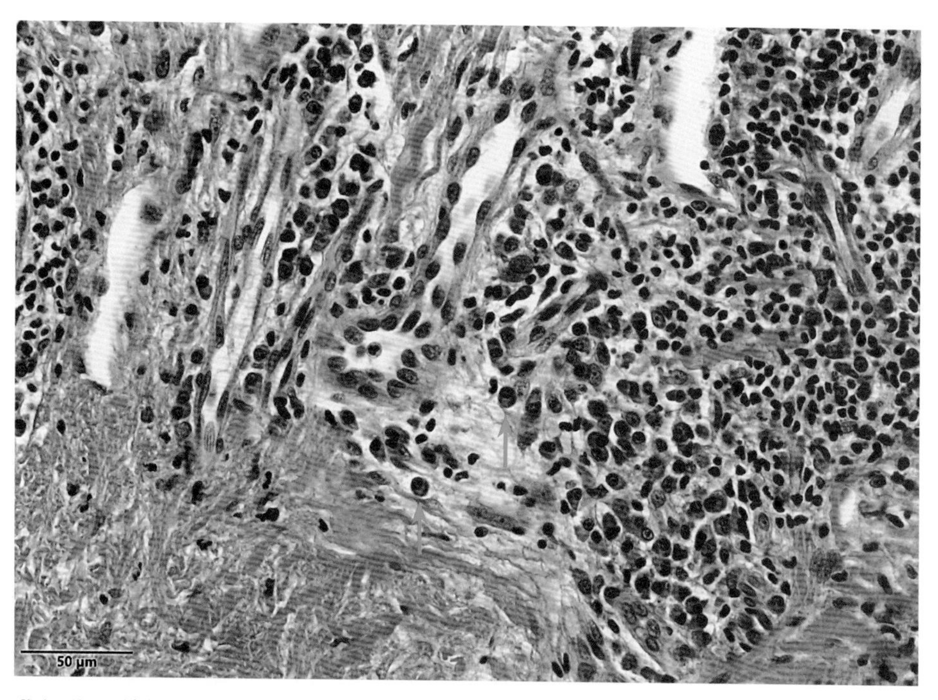

浆细胞：单核，偏于一侧

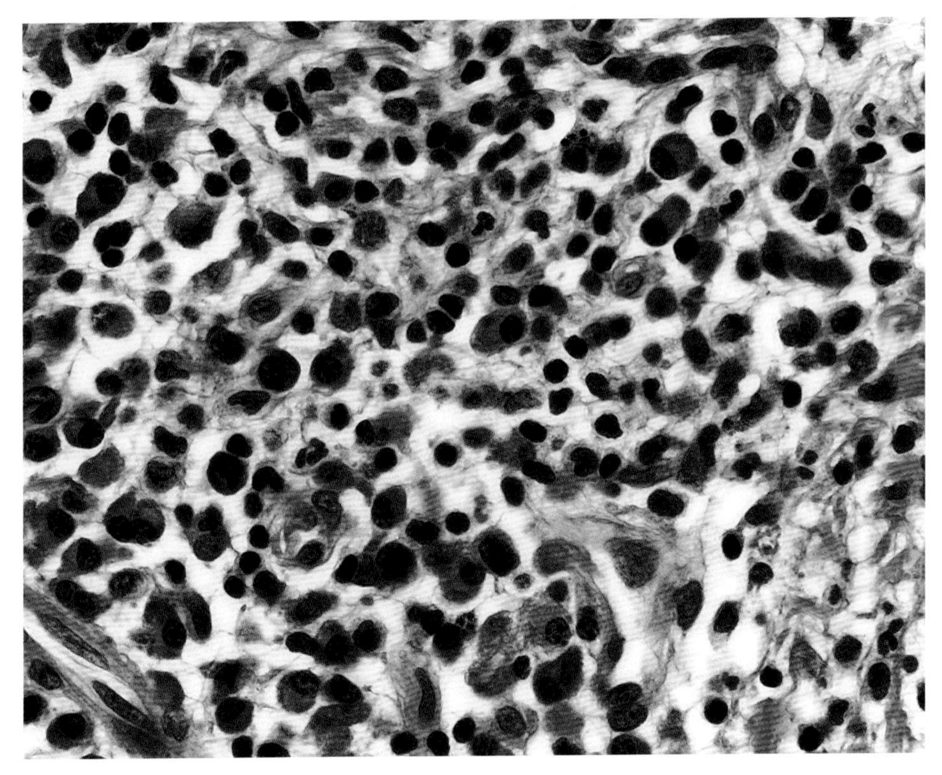

浆细胞：细胞核偏于一侧，胞质呈紫色

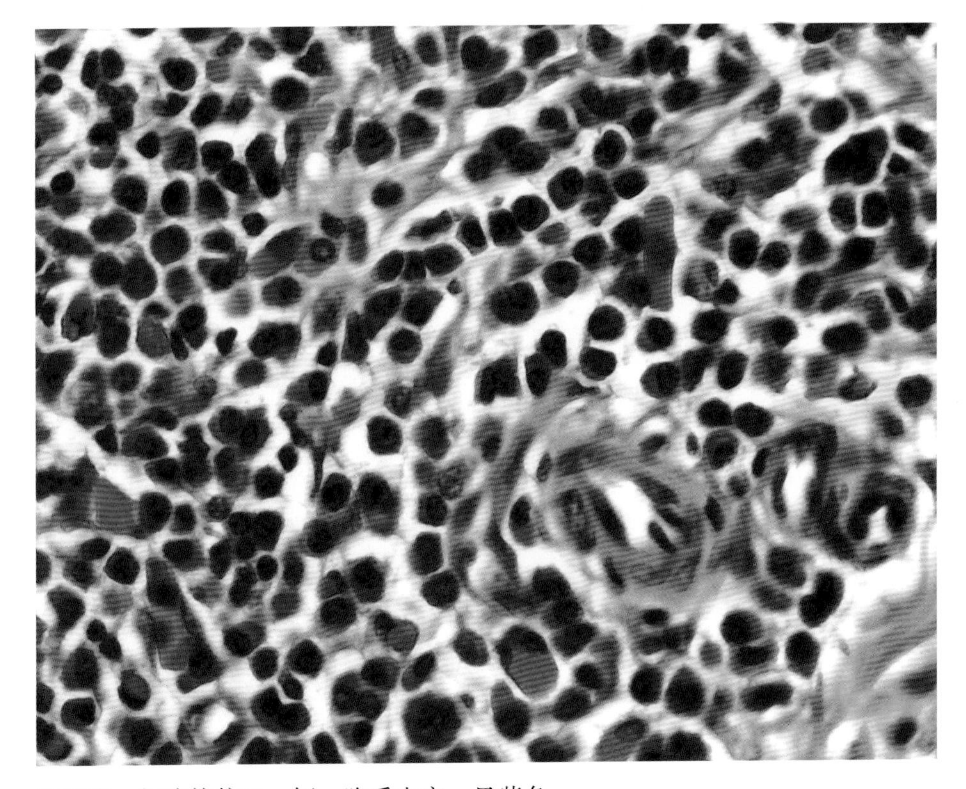

浆细胞：细胞核偏于一侧，胞质丰富，呈紫色

5 肥大细胞

Mast cell

- 细胞相对较大。
- 细胞呈圆形或纺锤形。
- 细胞核呈卵圆形。
- 胞质丰富，呈嗜酸性。
- 呈煎蛋样外观。
- 常见于肥大细胞增生症、神经纤维瘤等疾病。

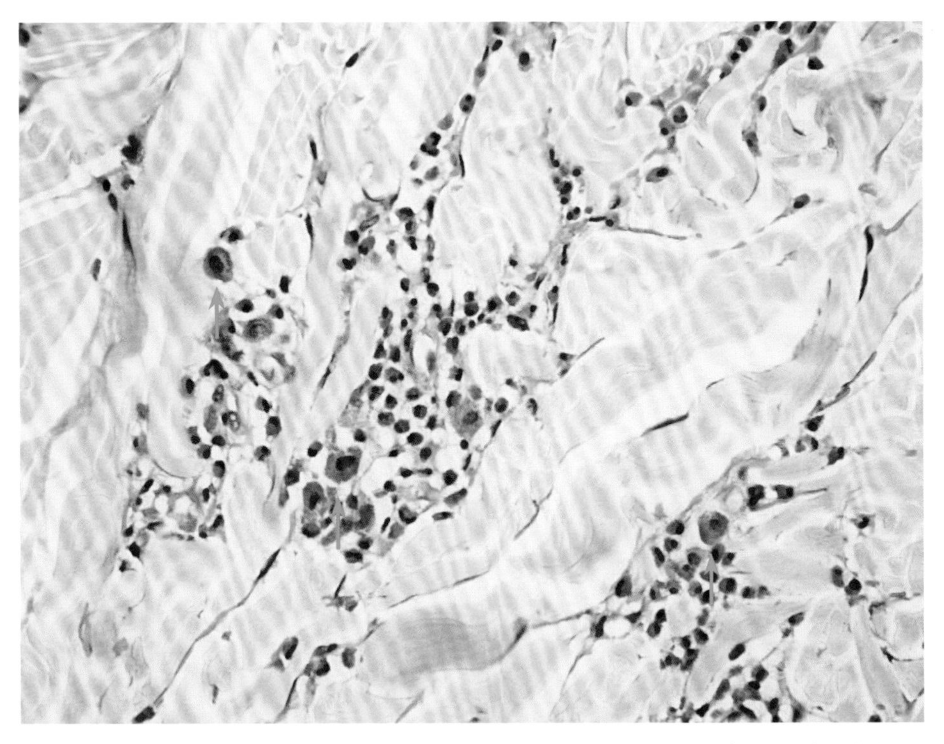

肥大细胞：肥大细胞呈煎蛋样外观，周围为嗜酸性粒细胞（肥大细胞增生症）

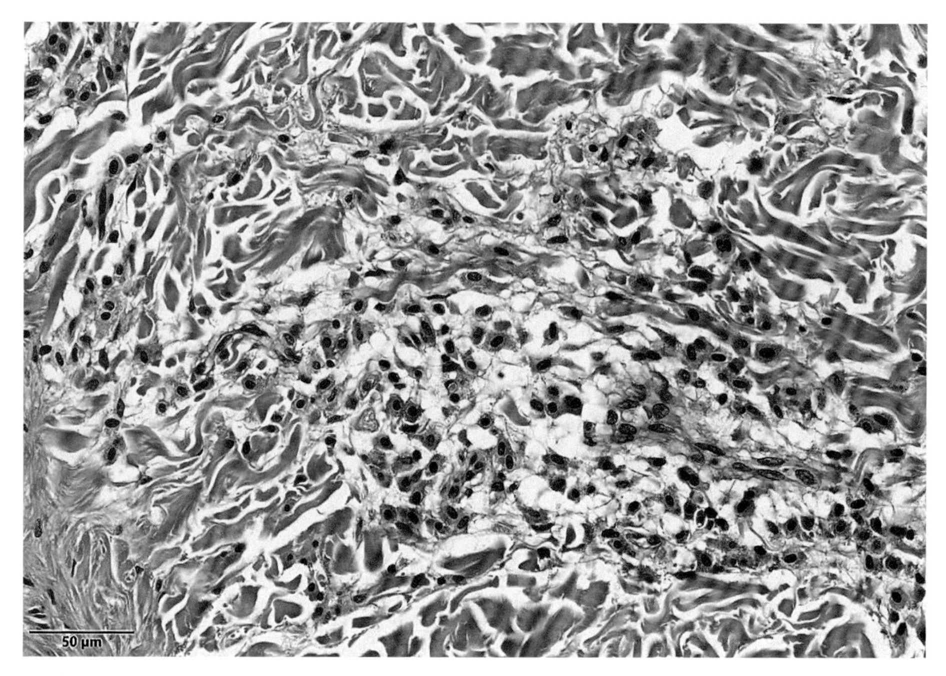

肥大细胞：细胞呈纺锤形，胞质呈嗜酸性（肥大细胞瘤）

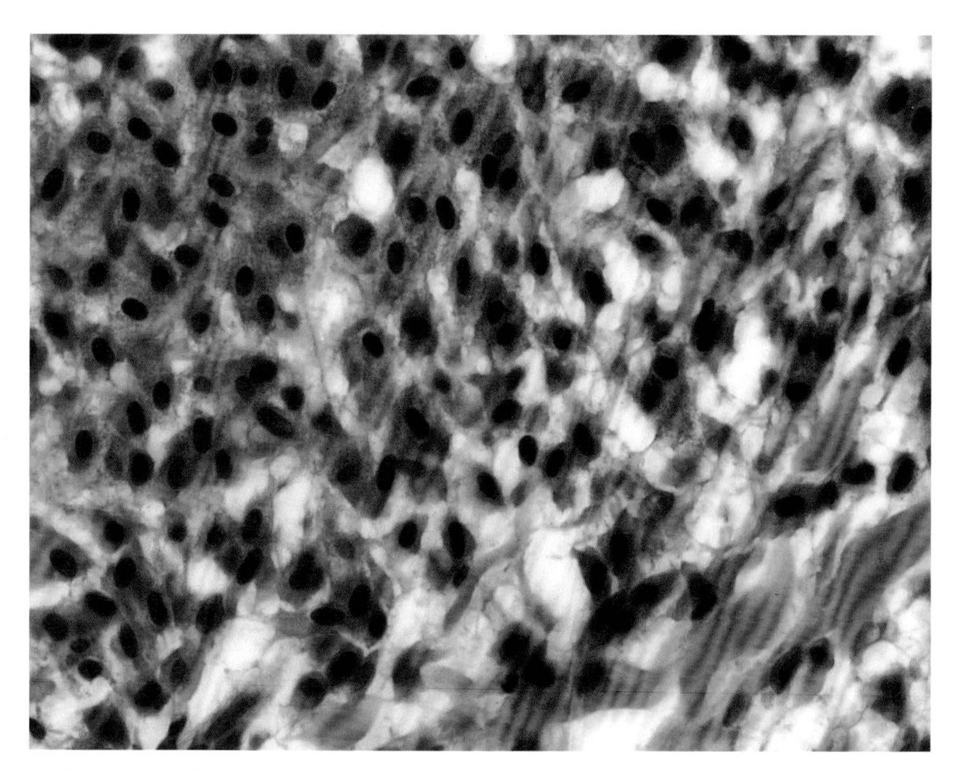

肥大细胞：细胞呈纺锤形（肥大细胞瘤）

6 组织细胞

Histiocyte

- 较淋巴细胞大。
- 胞质丰富淡染。
- 细胞形态多样。
- 见于各种肉芽肿疾病。
- 包括感染性肉芽肿如麻风、结核、真菌等和非感染性肉芽肿如结节病、环状肉芽肿等。
- 也可见于各种组织增生性疾病如罗萨伊－多尔夫曼（Rosai-Dorfman）病、黄色肉芽肿等。

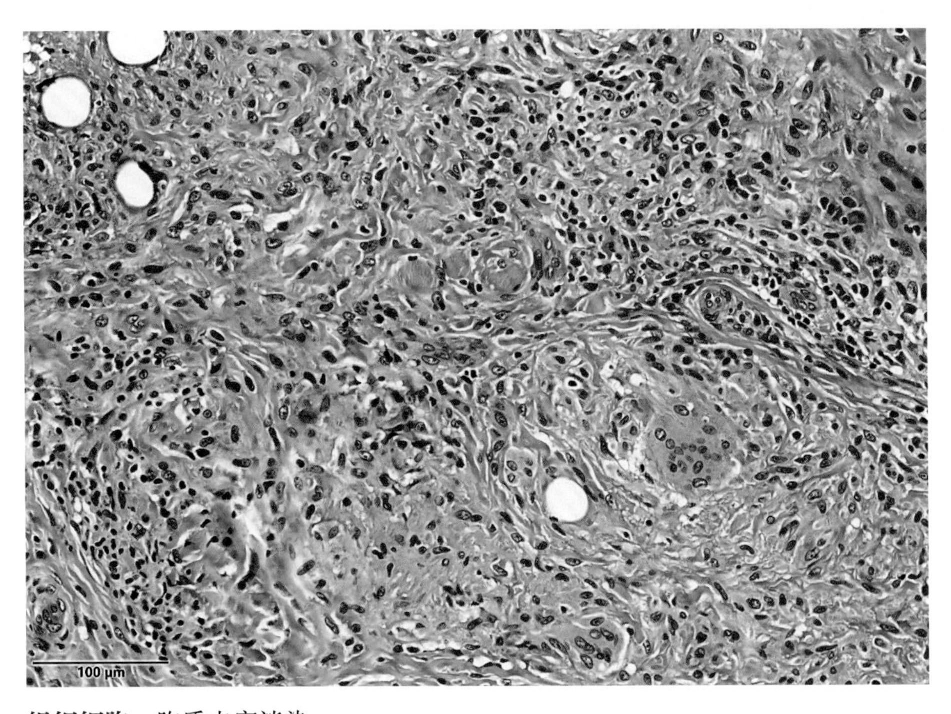

组织细胞：胞质丰富淡染

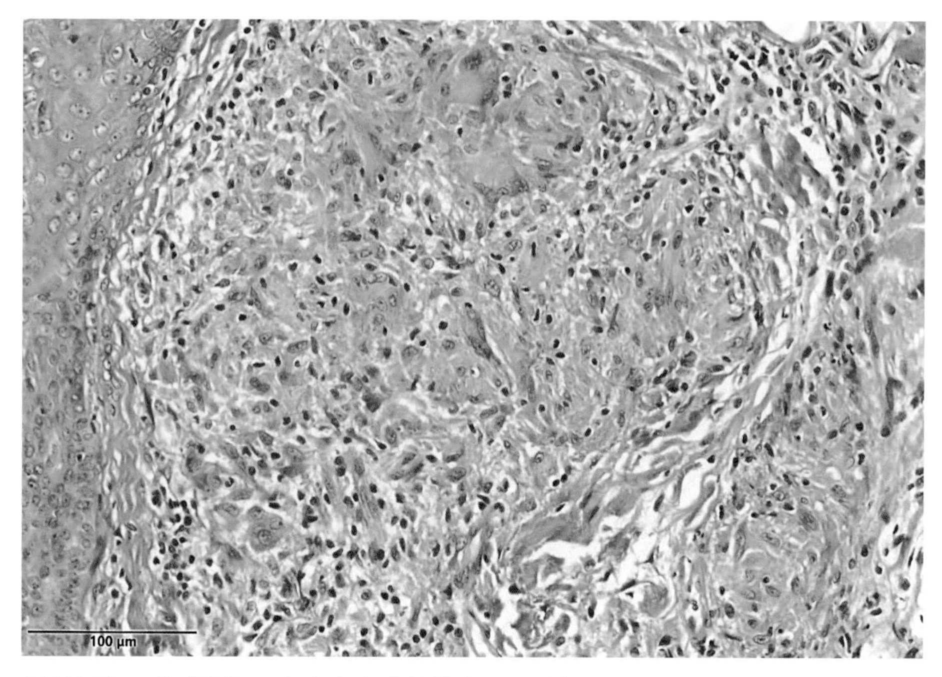

组织细胞：胞质淡染，在真皮内片状分布，细胞间界限不清

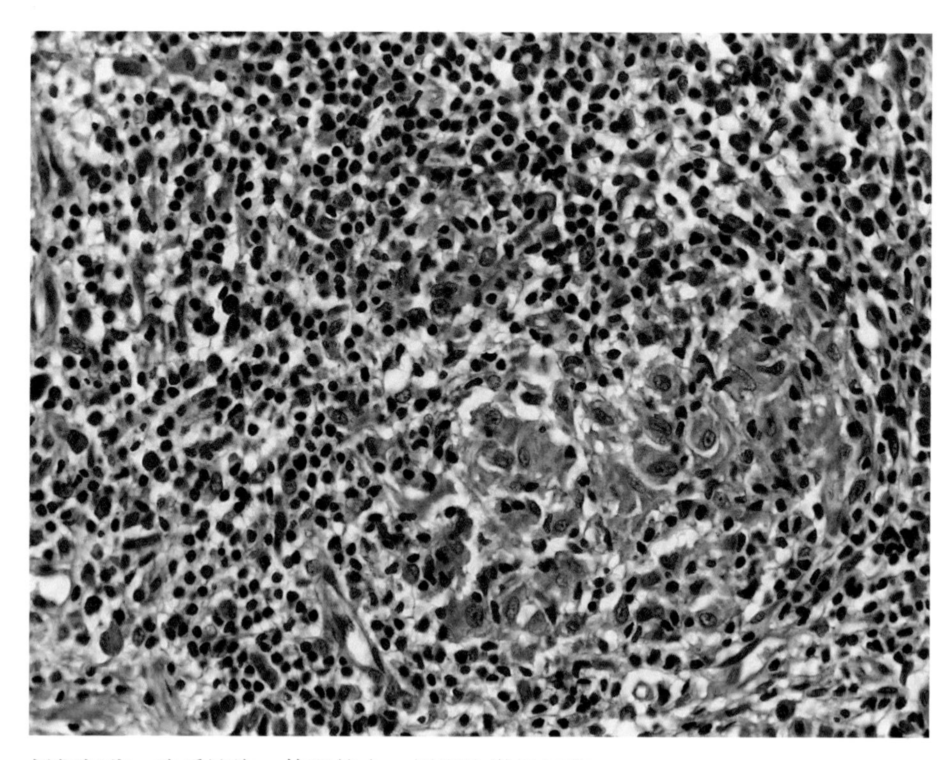

组织细胞：胞质淡染，体积较大，周围为淋巴细胞

7 多核巨细胞

Multinuclear giant cell

- 是组织细胞的一种特殊形态。
- 一般是组织吞噬了某些成分后形成。
- 细胞较大，有多个细胞核，胞质淡染。
- 见于各种肉芽肿疾病中，包括感染性肉芽肿和非感染性肉芽肿。

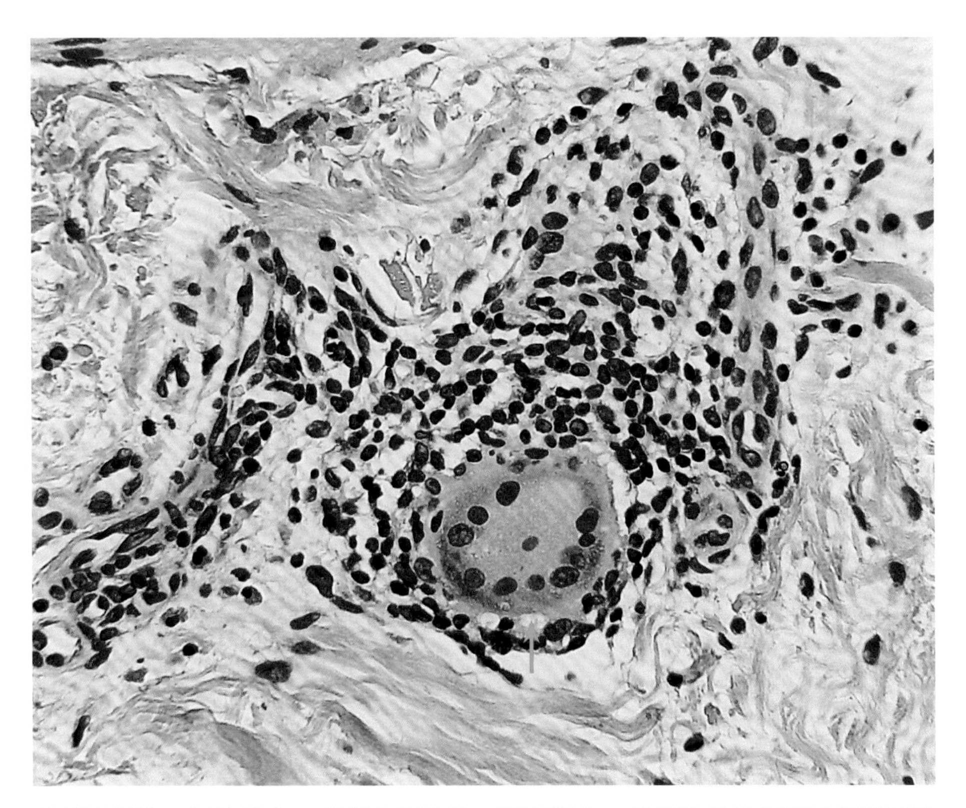

多核巨细胞：细胞较大，有多个细胞核，胞质淡染，周围为淋巴细胞和嗜酸性粒细胞

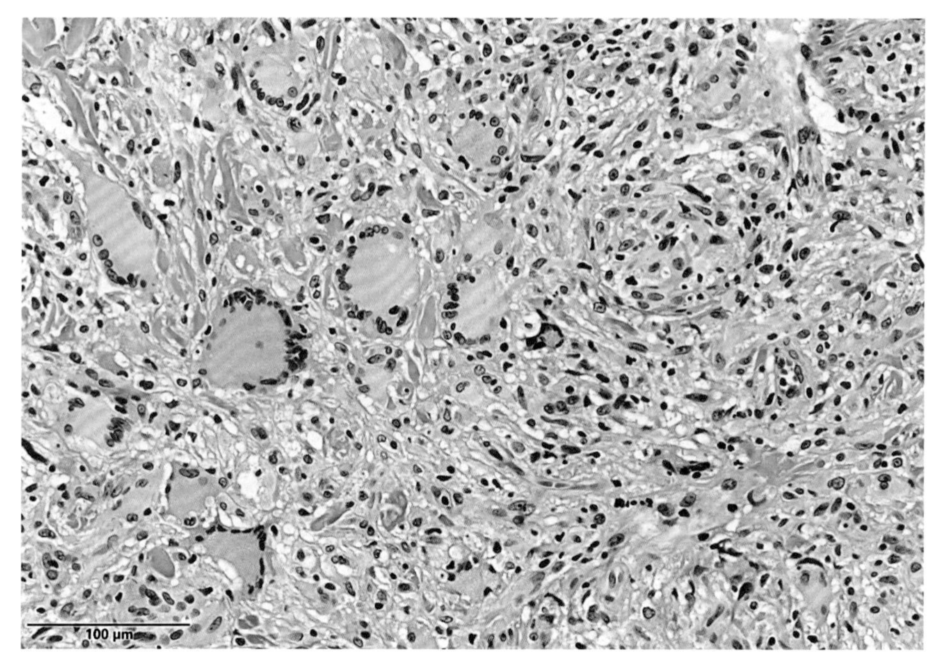

多核巨细胞：细胞核排列呈马蹄形，胞质淡染

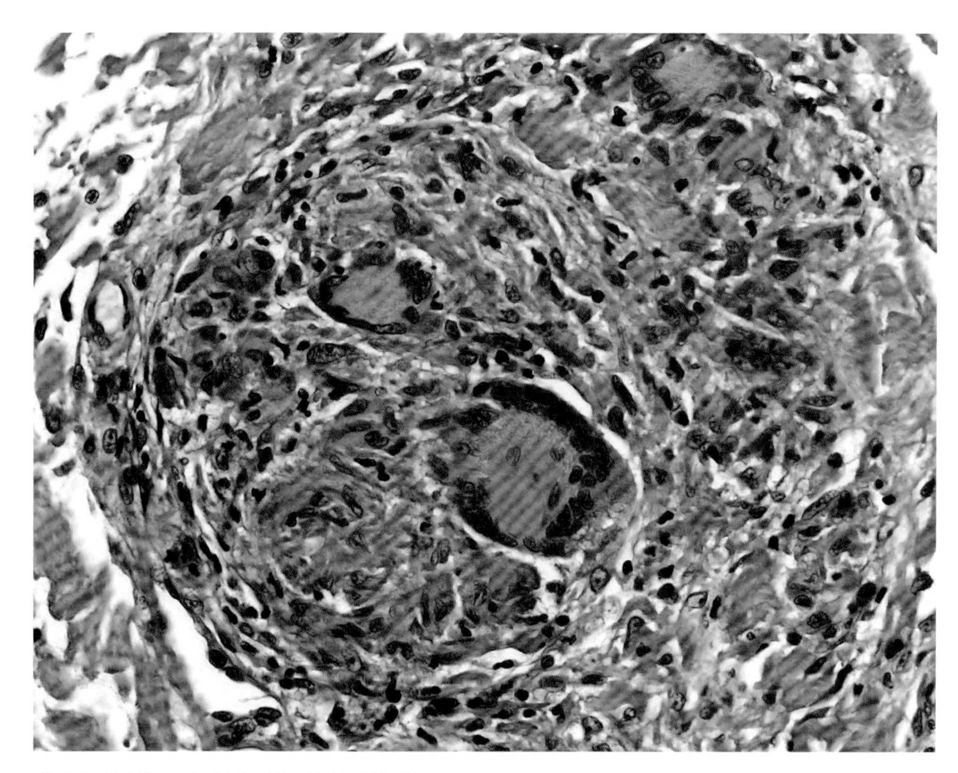

多核巨细胞：细胞核排列呈马蹄形

8 泡沫细胞

Foam cell

- 多为组织细胞吞噬了脂质后形成。
- 胞质几乎无着色，仅见细胞核和细胞轮廓。
- 可见于感染性疾病如麻风。
- 也可见于非感染性疾病如黄色瘤、异物肉芽肿等。

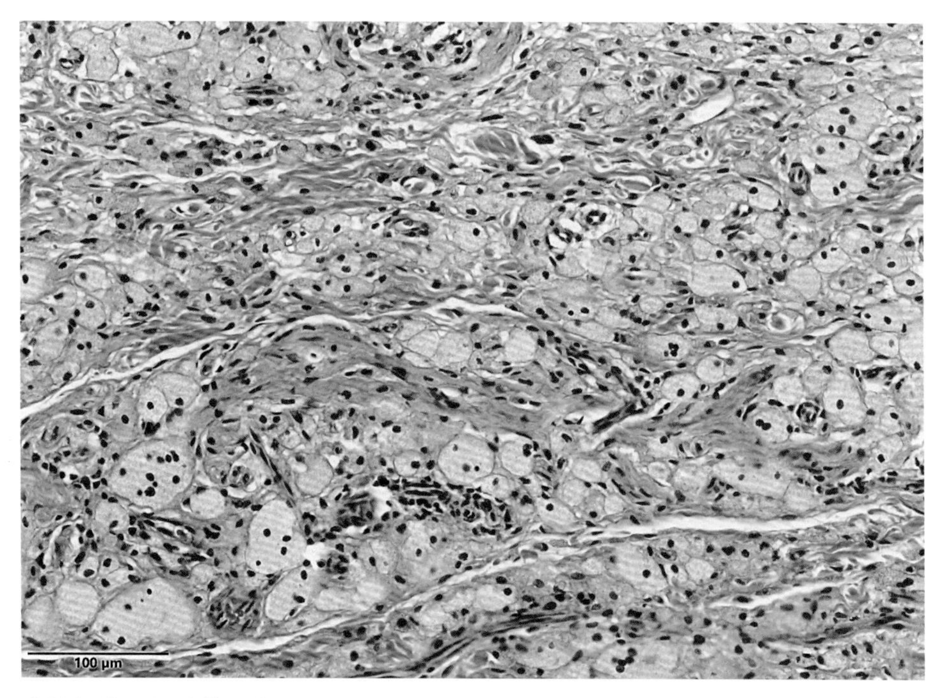

泡沫细胞：细胞体积较大，胞质呈泡沫状（黄色瘤）

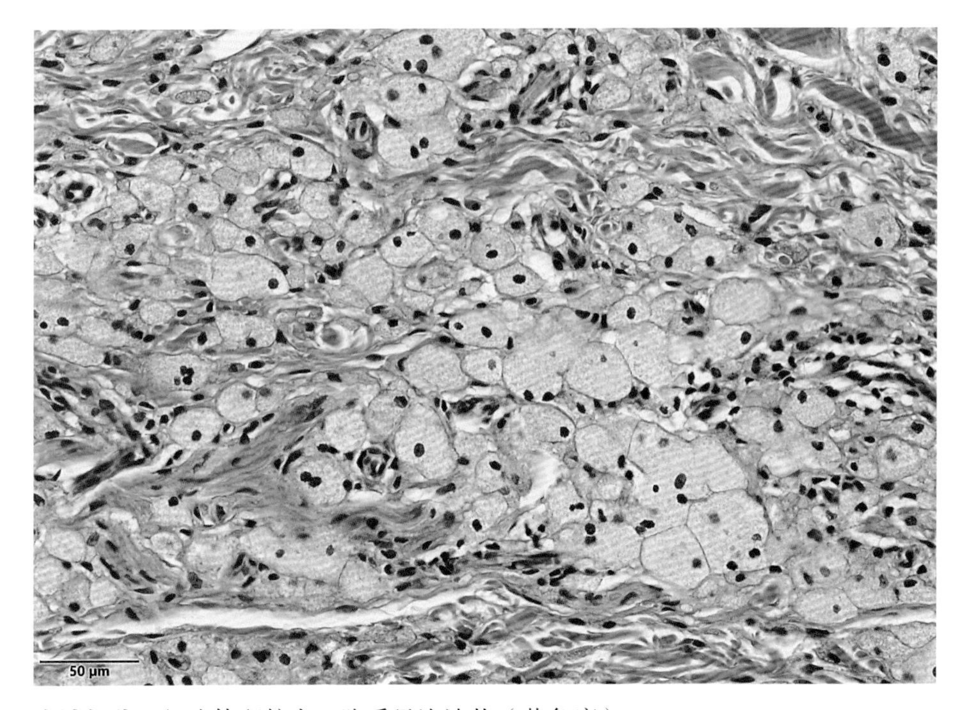

泡沫细胞：细胞体积较大，胞质呈泡沫状（黄色瘤）

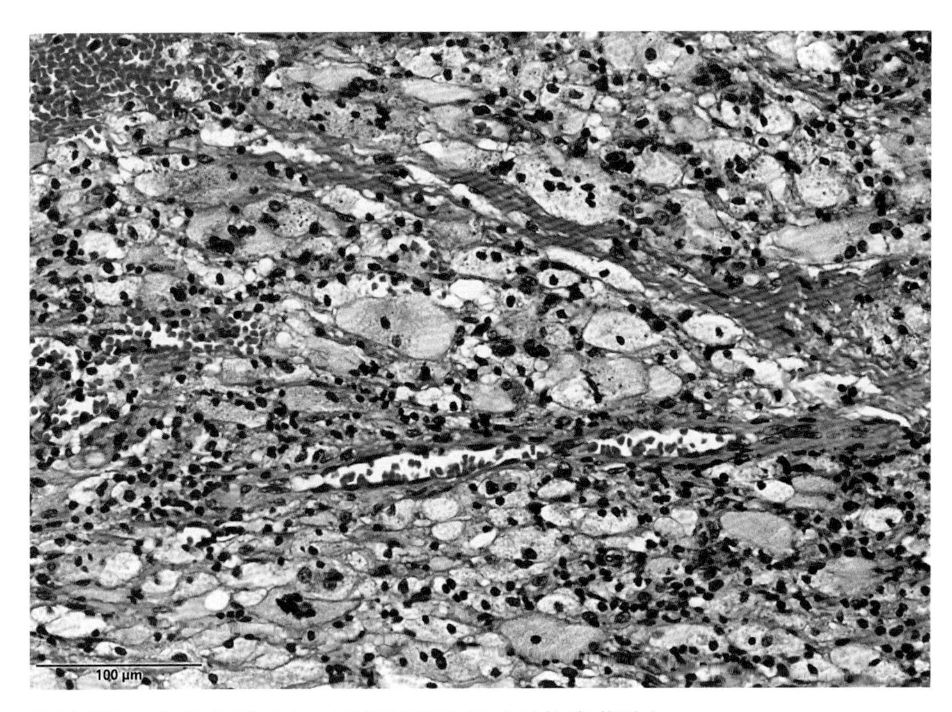

泡沫细胞：细胞体积较大，胞质呈泡沫状（异物肉芽肿）

9 噬黑素细胞

Melanophagocyte

- 是组织细胞吞噬了黑素颗粒后形成。
- 一般在真皮上部。
- 呈梭形或不规则状。
- 呈黑褐色。
- 胞质中有较多的黑素颗粒。
- 见于有基底细胞液化变性的疾病如硬化性苔藓、扁平苔藓、红斑狼疮、皮肌炎、黑变病。

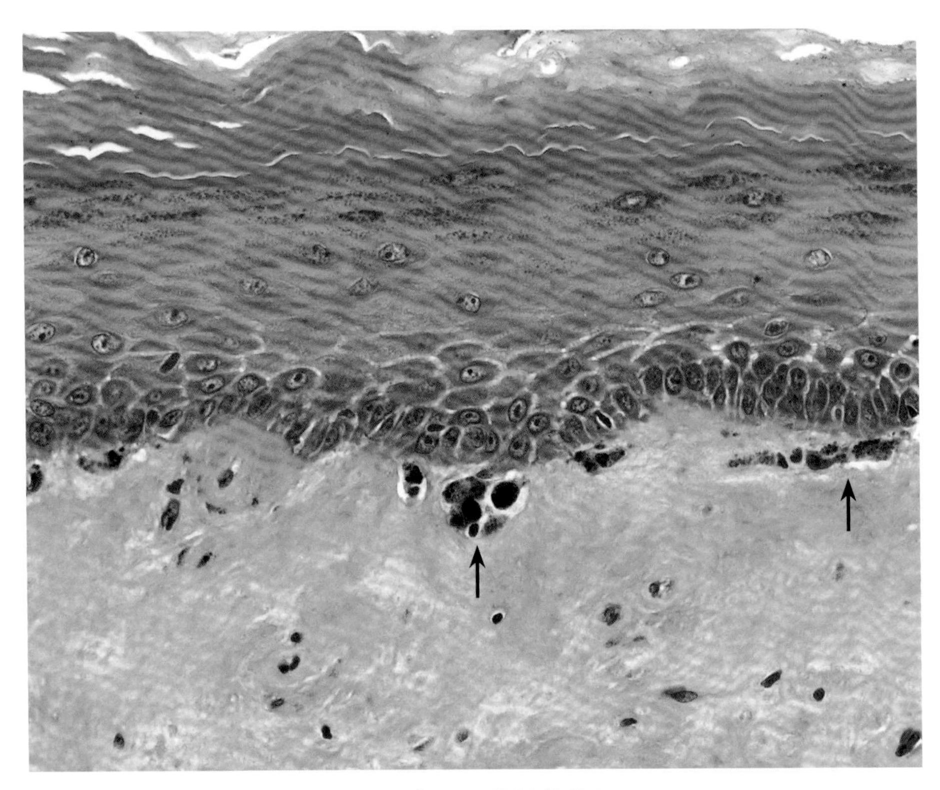

噬黑素细胞：在真皮上部，呈黑褐色（硬化性苔藓）

第三章 常用染色

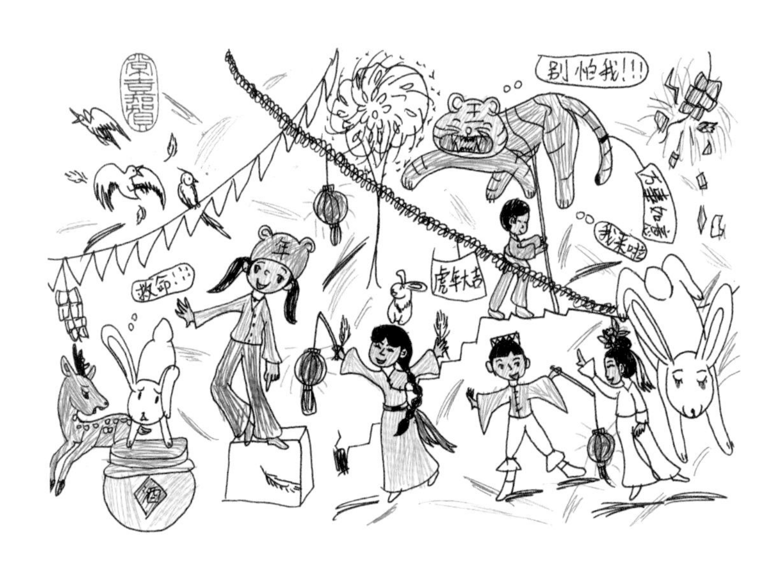

第一节 特殊染色 Special stain

1 PAS 染色

PAS stain

- 含中性黏多糖的黏蛋白、真菌、基底膜带等被染成紫红色。
- 临床上常用于真菌及淀粉样蛋白染色。

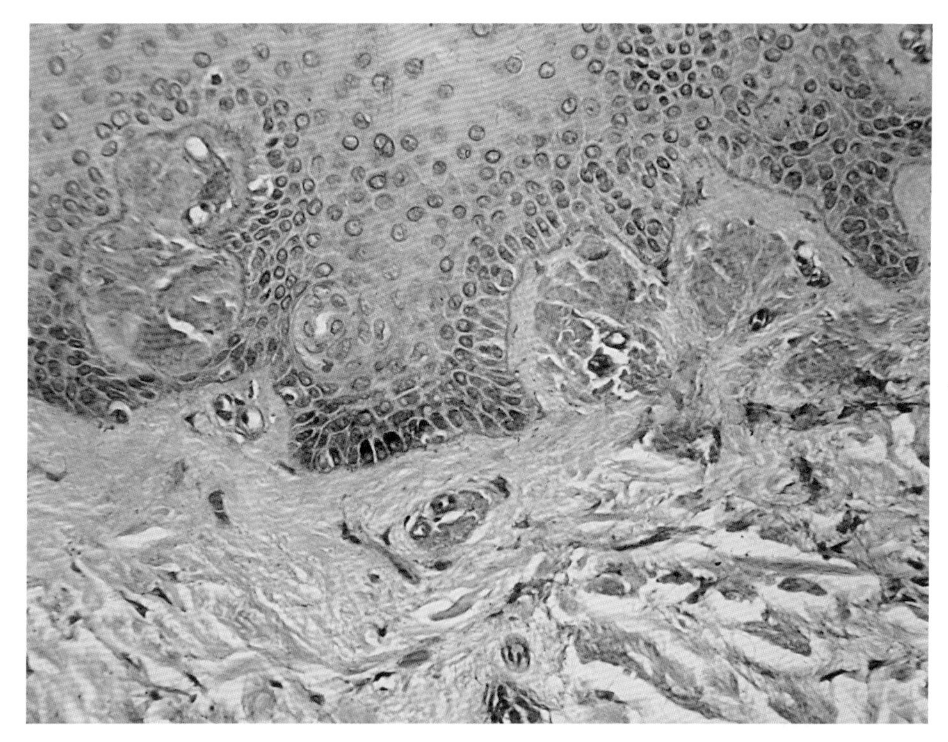

PAS 染色：真皮乳头淀粉样蛋白及基底膜带着色（原发性皮肤淀粉样变）

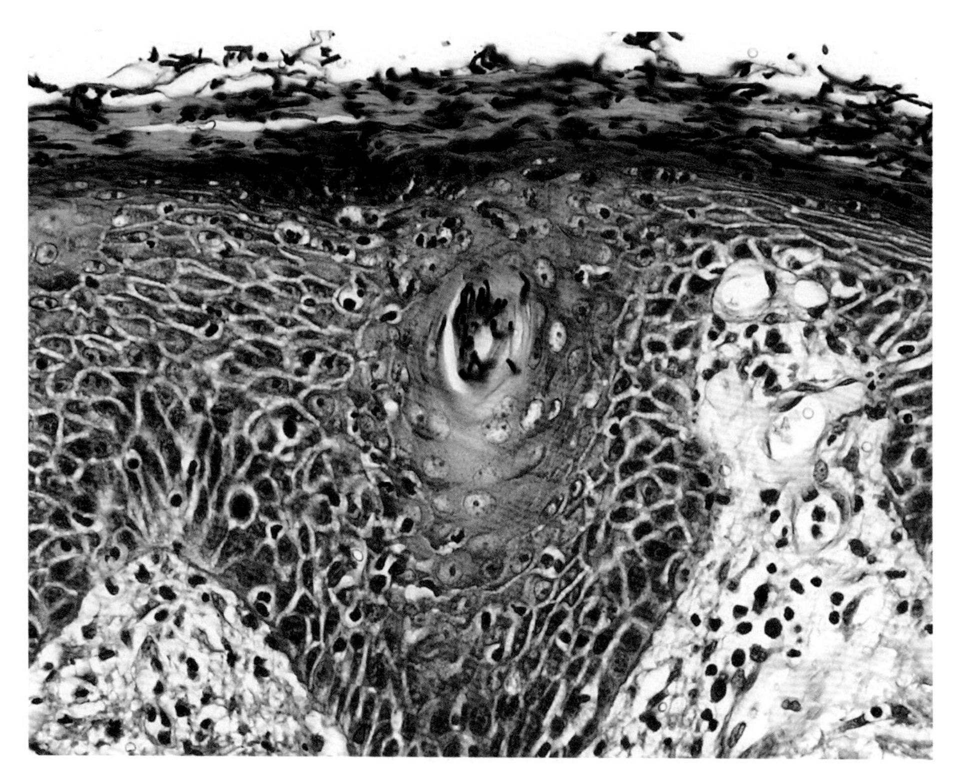

PAS 染色：显示表皮角质层及毛囊真菌菌丝及孢子（体癣）

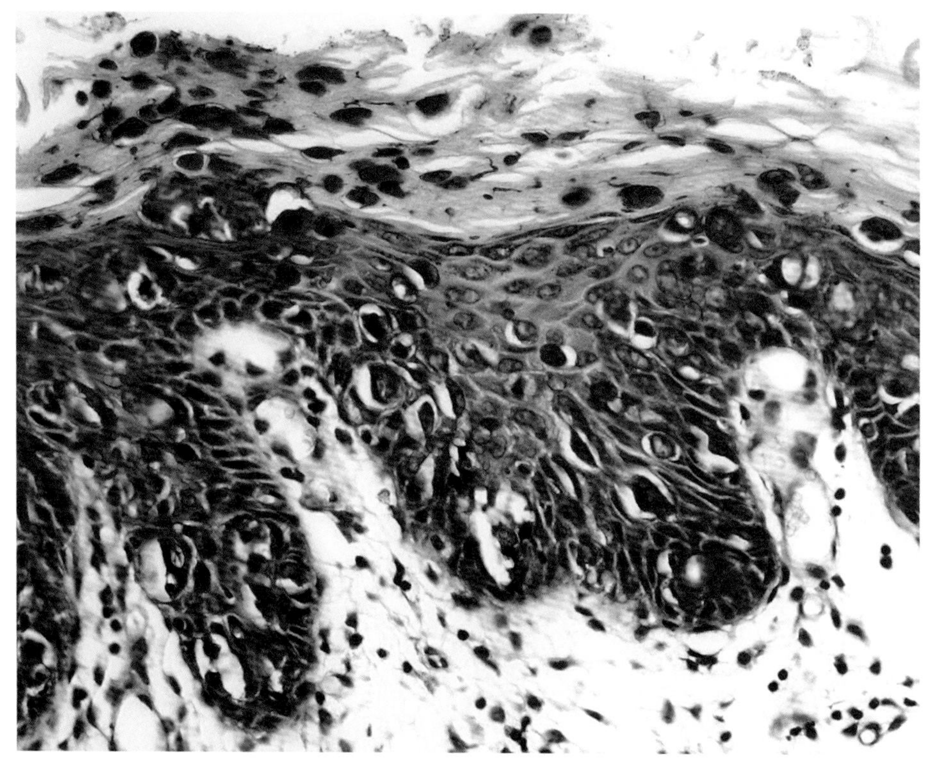

PAS 染色：佩吉特病肿瘤细胞着色

2 阿尔辛蓝染色

Alcian blue stain

- 酸性黏多糖可被染成蓝色。
- 主要用于黏蛋白染色及确定。
- 临床上主要用于皮肤黏蛋白相关疾病的诊断。

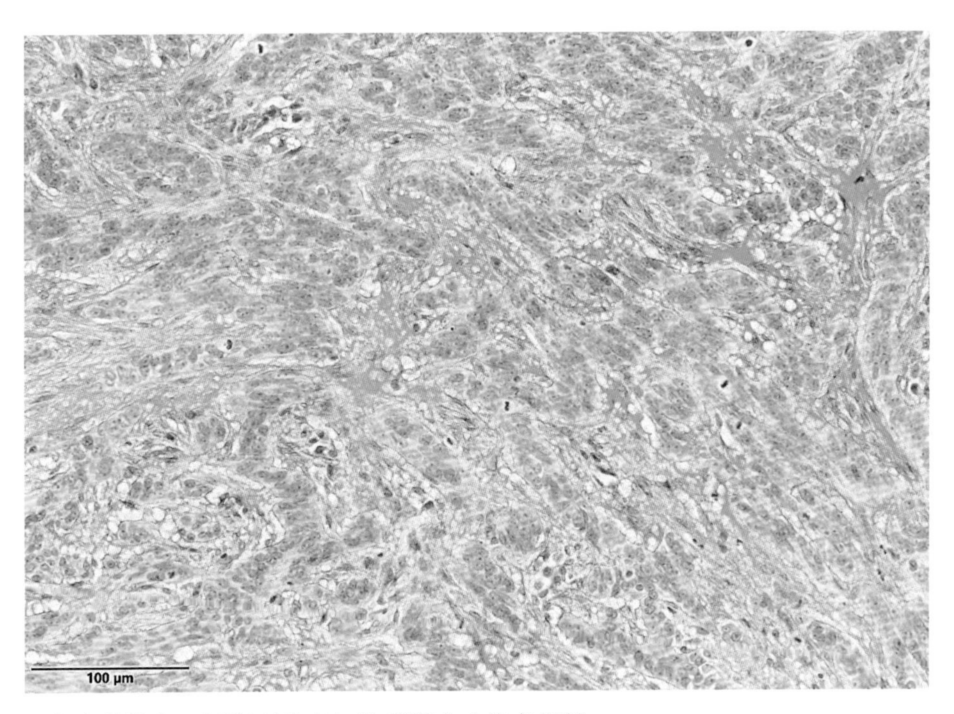

阿尔辛蓝染色： 浸润型基底细胞癌阿申蓝染色阳性

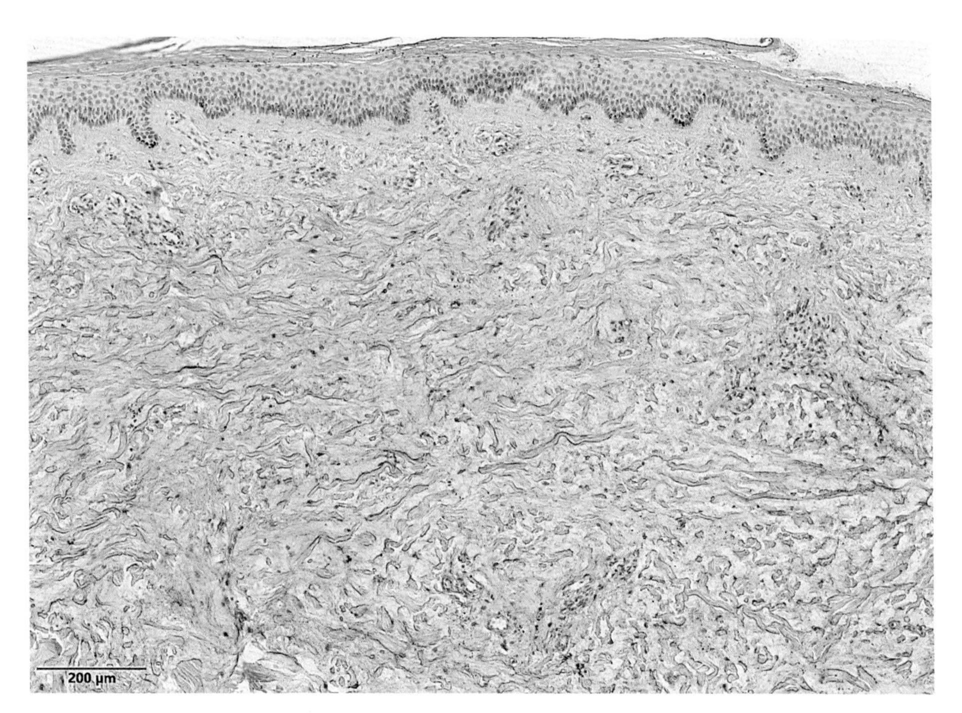

阿尔辛蓝染色：显示黏蛋白在真皮内沉积（胫前黏液水肿）

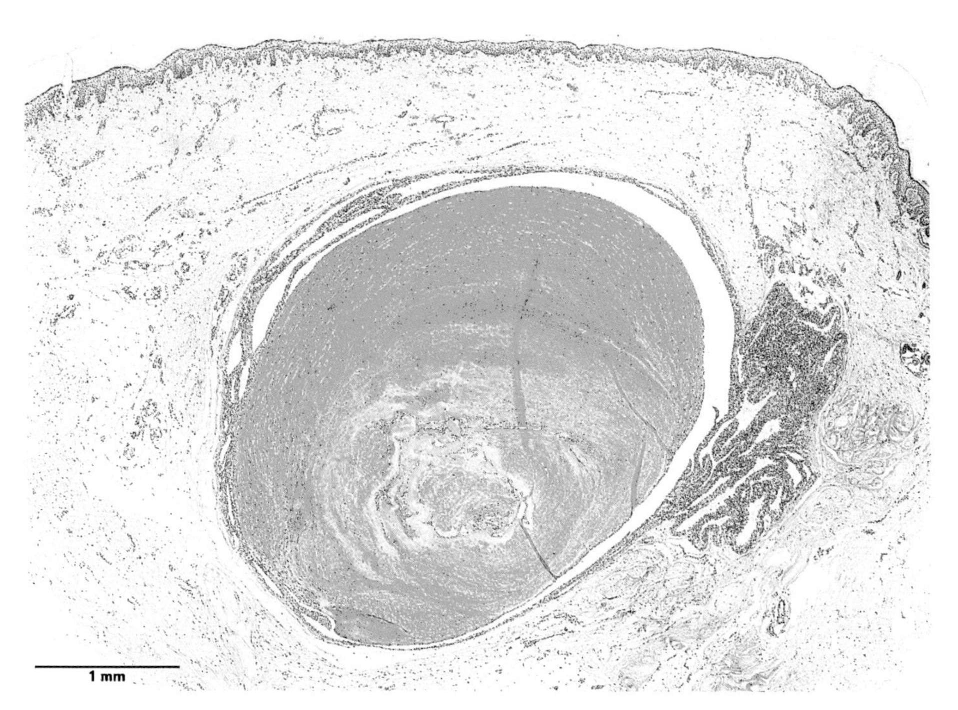

阿尔辛蓝染色：肌纤维瘤黏蛋白染色阳性

3 刚果红染色

Congo red stain

- 淀粉样蛋白被染成淡粉色至红色。
- 主要用于皮肤淀粉样蛋白的确定。
- 临床上主要用于皮肤淀粉样变的诊断。

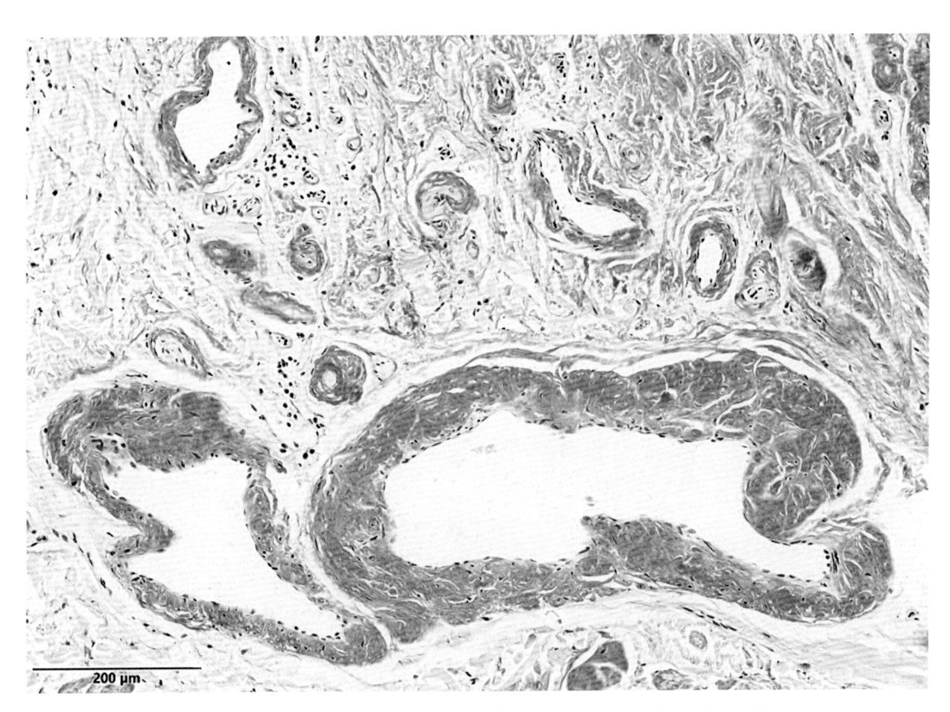

刚果红染色：真皮内及血管壁淀粉样蛋白染色阳性（结节性淀粉样变）

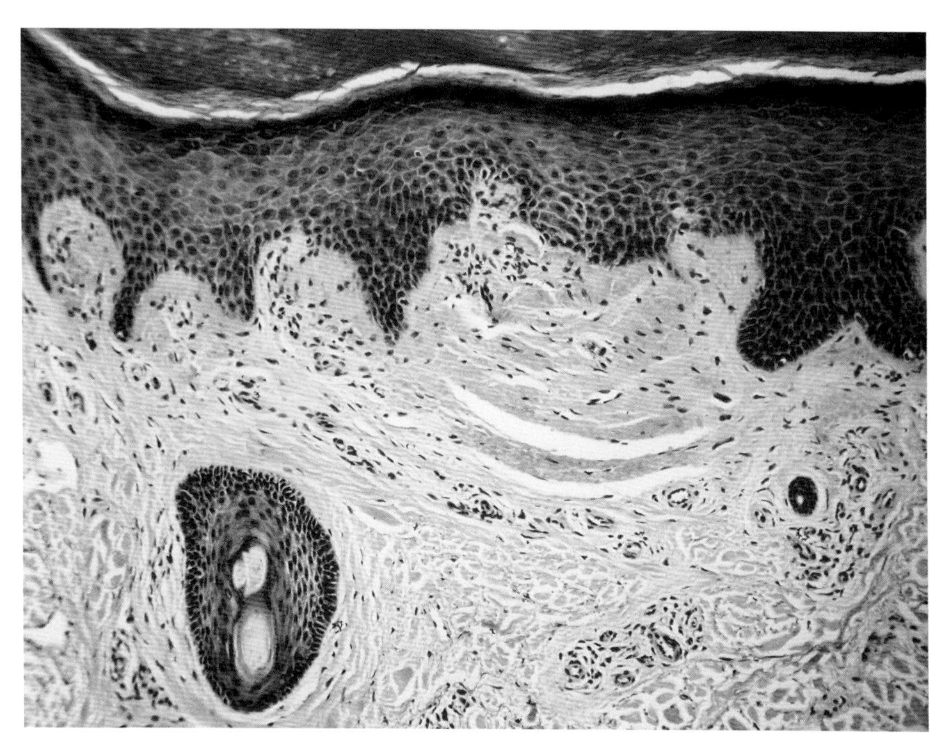

刚果红染色：真皮乳头淀粉样蛋白染色阳性（原发性皮肤淀粉样变）

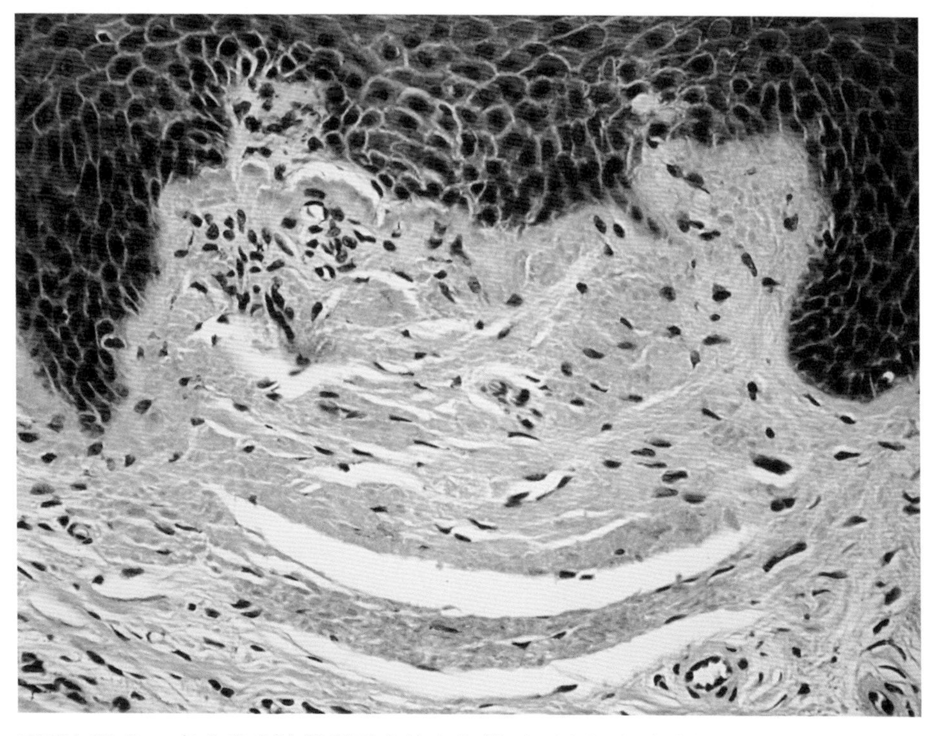

刚果红染色：真皮乳头淀粉样蛋白染色阳性（原发性皮肤淀粉样变）

4 结晶紫染色

Crystal violet stain

- 淀粉样蛋白被染成紫红色。
- 用于淀粉样蛋白的鉴定。
- 临床上主要用于皮肤淀粉样变的诊断。

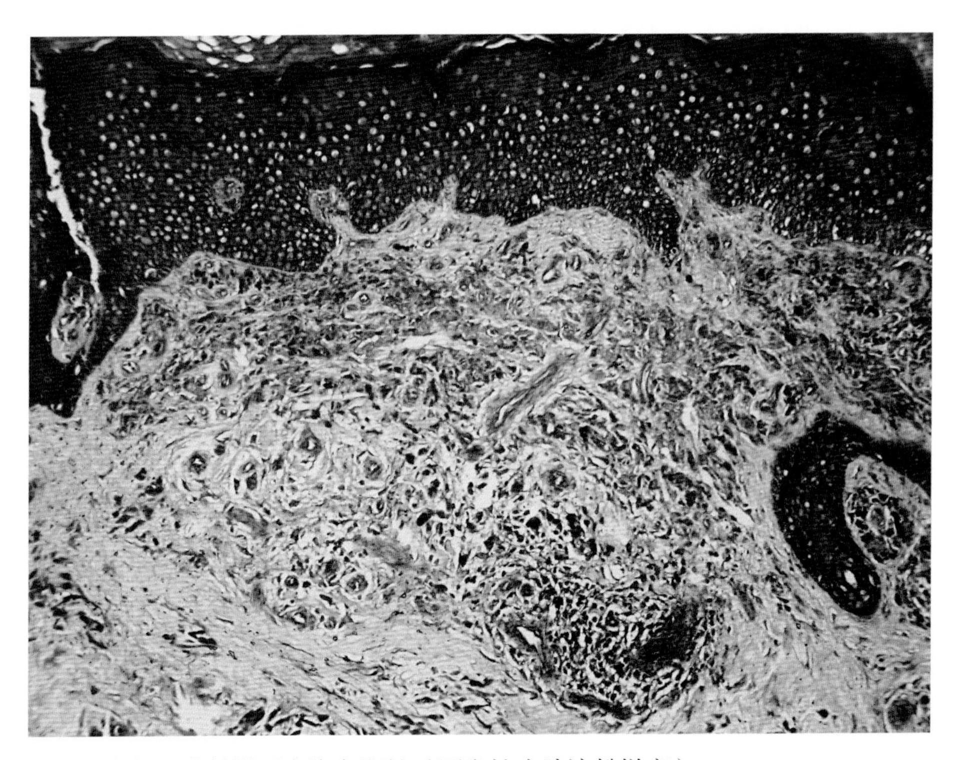

结晶紫染色：淀粉样蛋白染色阳性（原发性皮肤淀粉样变）

5 抗酸染色

Acidfast stain

- 抗酸杆菌被染成红色。
- 用于结核分枝杆菌和麻风杆菌的鉴定。
- 临床上主要用于皮肤结核和麻风的诊断。

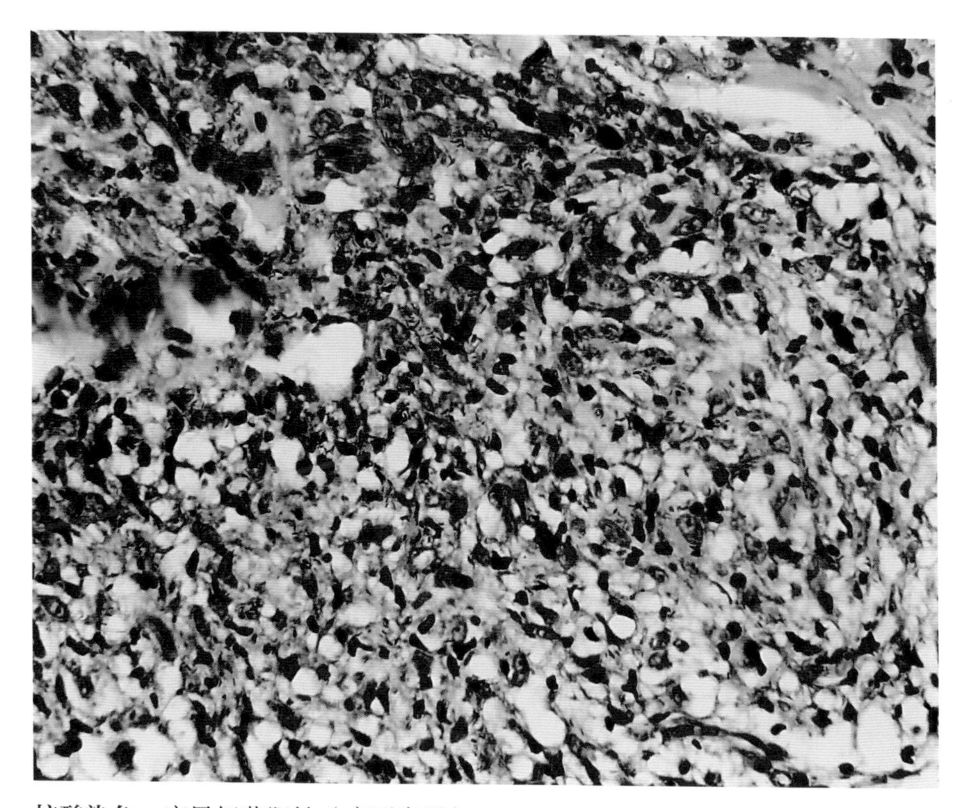

抗酸染色：麻风杆菌阳性（瘤型麻风）

6 甲苯胺蓝染色

Toluidine blue stain

- 主要染酸性黏多糖，被染成紫红色。
- 用于肥大细胞的鉴定。
- 临床上主要用于肥大细胞增生症的诊断。

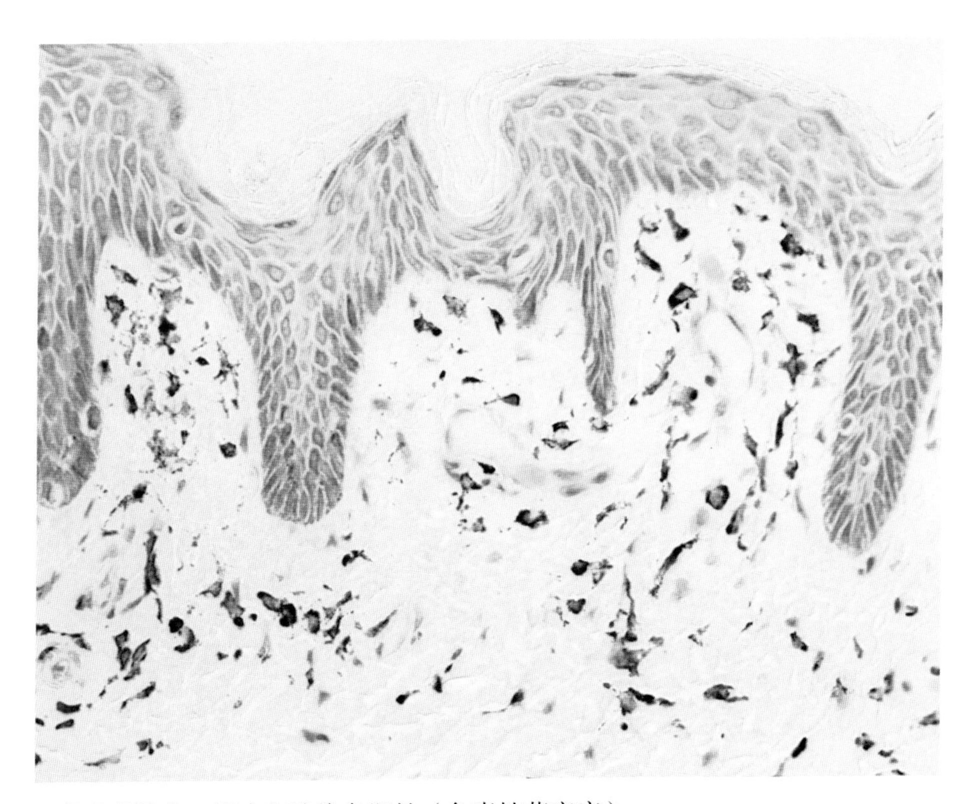

甲苯胺蓝染色：肥大细胞染色阳性（色素性荨麻疹）

7 弹力纤维染色

Elastic fiber stain

- 使用常规弹力纤维染色方法，弹力纤维被染成深蓝色。
- 也可用 Verhoeff-Van Gieson 染色方法，弹力纤维被染成黑色，胶原纤维染成红色，细胞核、肌肉和神经被染成黄色。
- 临床上主要用于弹力纤维数量及结构变化的确定。
- 当弹力纤维增多、减少或断裂时可以显示。

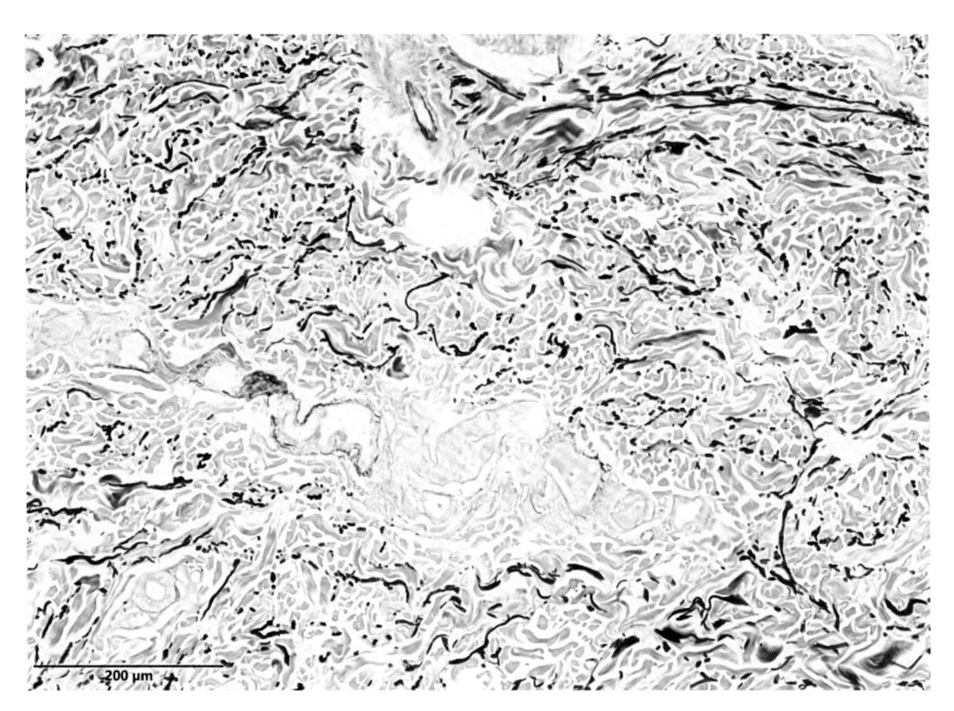

弹力纤维染色：常规弹力纤维染色，显示弹力纤维出现断裂（丘疹性弹力纤维离解症）

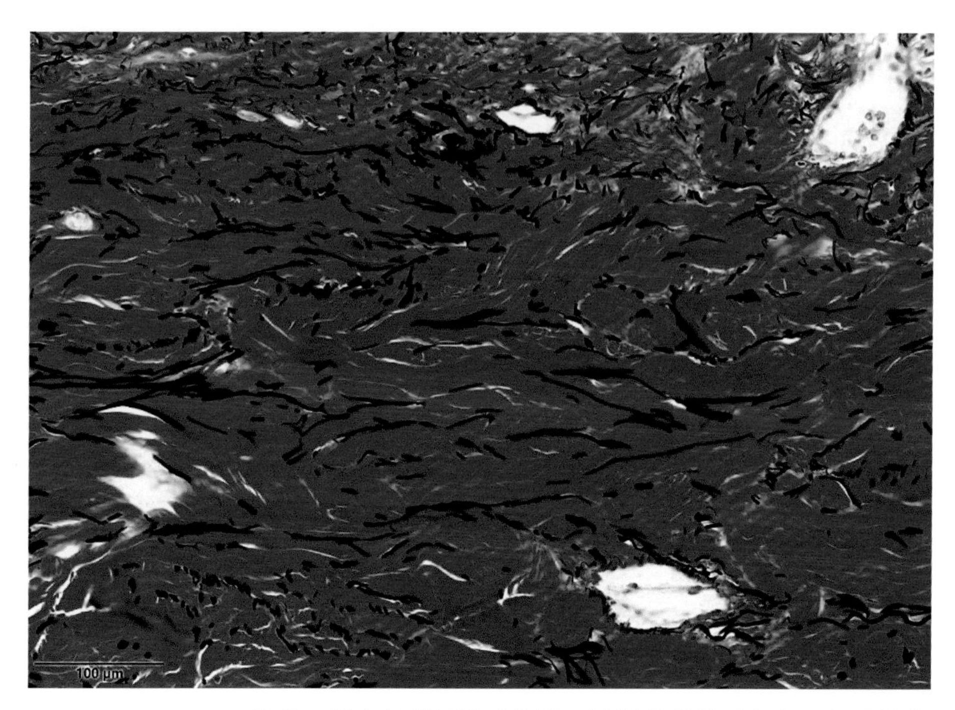

Verhoeff-Van Gieson 染色，弹力纤维被染成黑色，胶原纤维染成红色，细胞核染成黄色

第二节 ‖ 免疫组织化学染色 Immunohistochemistry stain

1 上皮标记

Epithelial marker

- AE1/3：是广谱角蛋白的标记，常用于表皮和附属器上皮来源的诊断。
- CAM5.2：梅克尔（Merkel）细胞和汗腺分泌部细胞呈阳性表达。常用于梅克尔细胞癌、汗腺肿瘤、佩吉特病的诊断。
- CK7（角蛋白 7）：主要表达于汗腺分泌部。常用于汗腺分泌部肿瘤和佩吉特病的诊断。
- CK20（角蛋白 20）：主要表达于梅克尔细胞和肠道上皮。用于梅克尔细胞癌和肠道上皮来源的皮肤转移癌的诊断。佩吉特病肿瘤细胞表达 CK20 时，高度提示为继发性佩吉特病。
- EMA（上皮膜抗原）：主要表达于成熟的皮脂腺细胞、汗腺导管和分泌部细胞。常用于皮脂腺和汗腺肿瘤的诊断。
- CEA（癌胚抗原）：主要表达于汗腺分泌部。常用于汗腺肿瘤、佩吉特病的诊断。

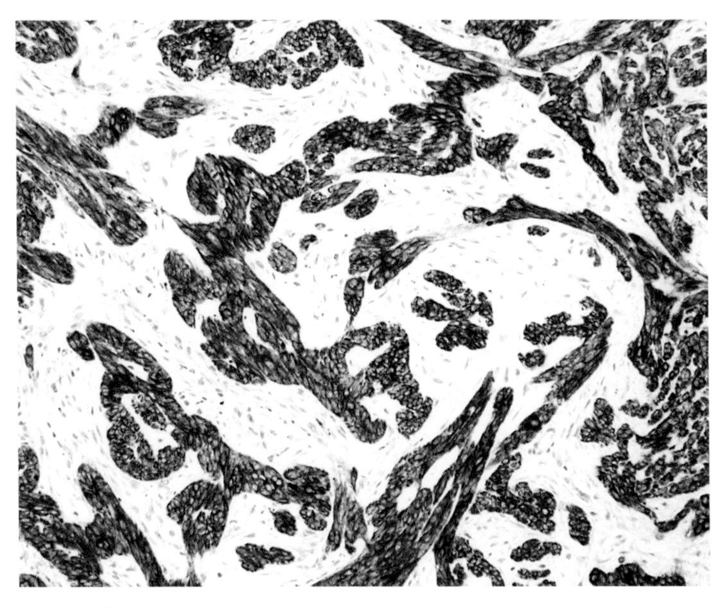

基底细胞癌 AE1/3 染色阳性

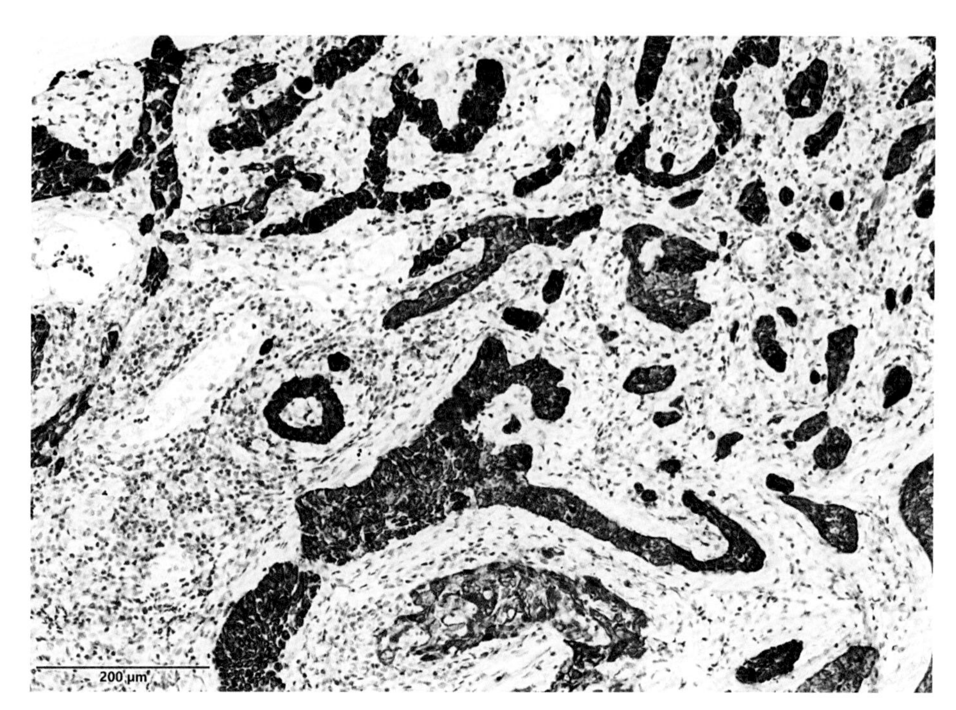

小汗腺汗孔癌 AE1/3 染色阳性

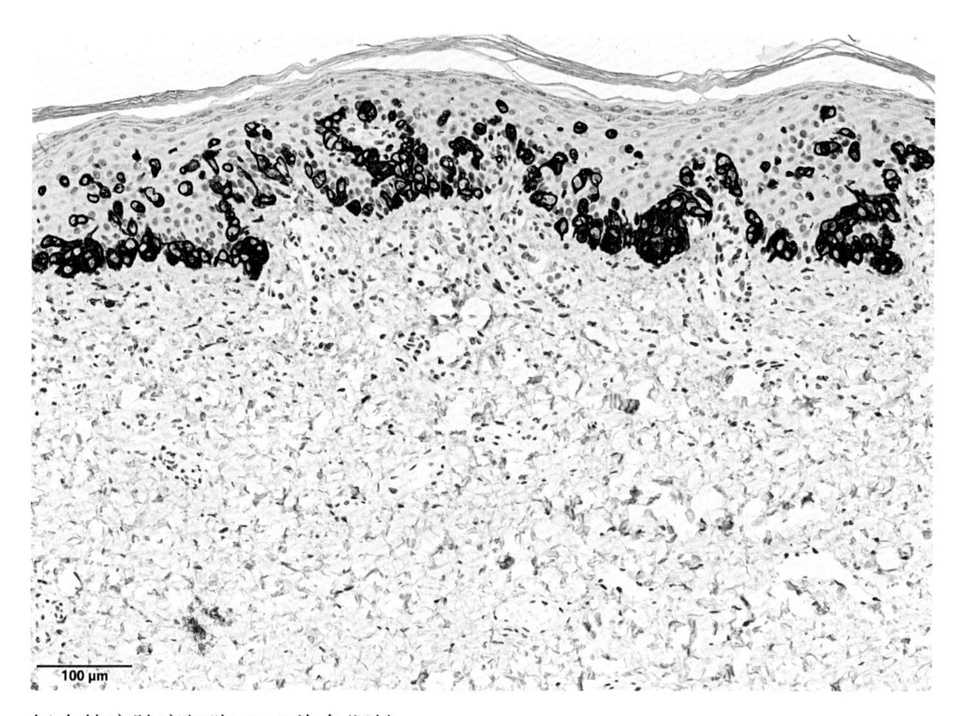

佩吉特病肿瘤细胞 CK7 染色阳性

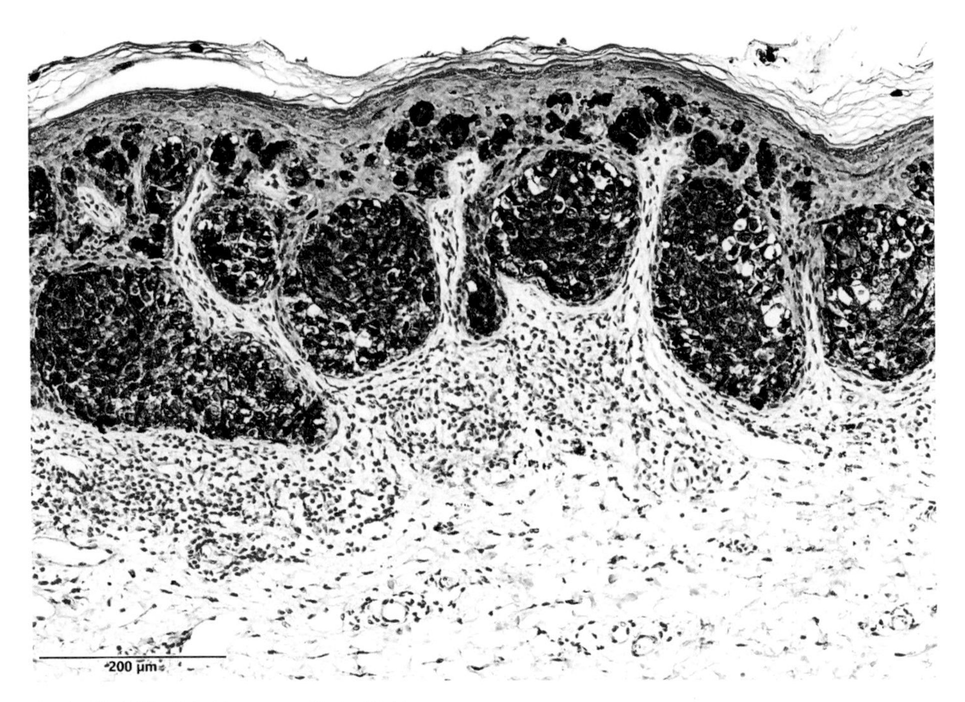

佩吉特病肿瘤细胞 EMA 染色阳性

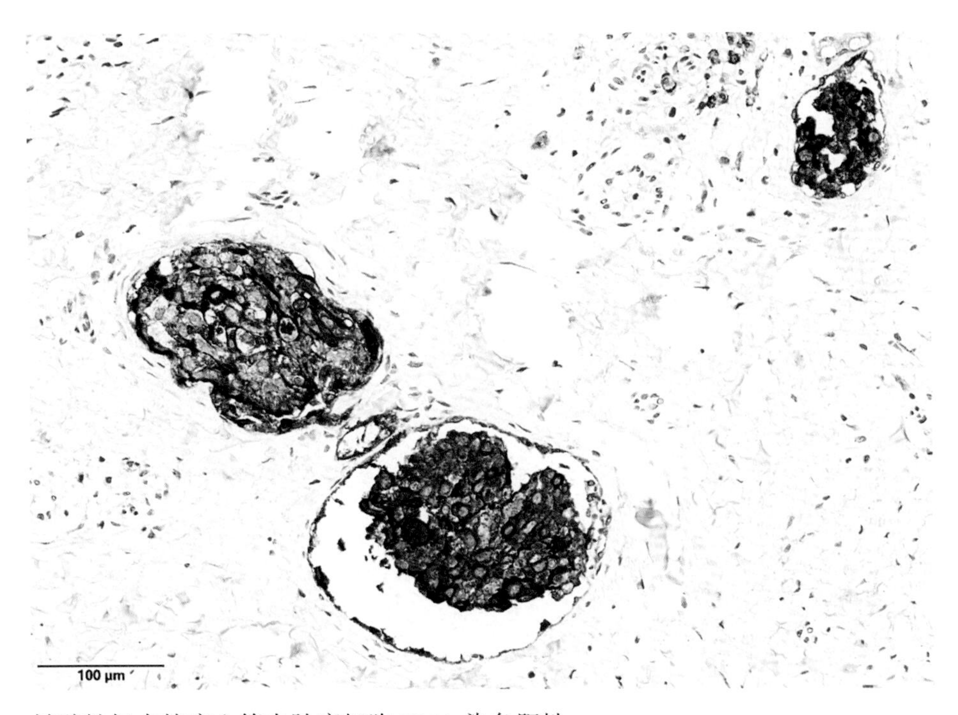

转移性佩吉特病血管内肿瘤细胞 EMA 染色阳性

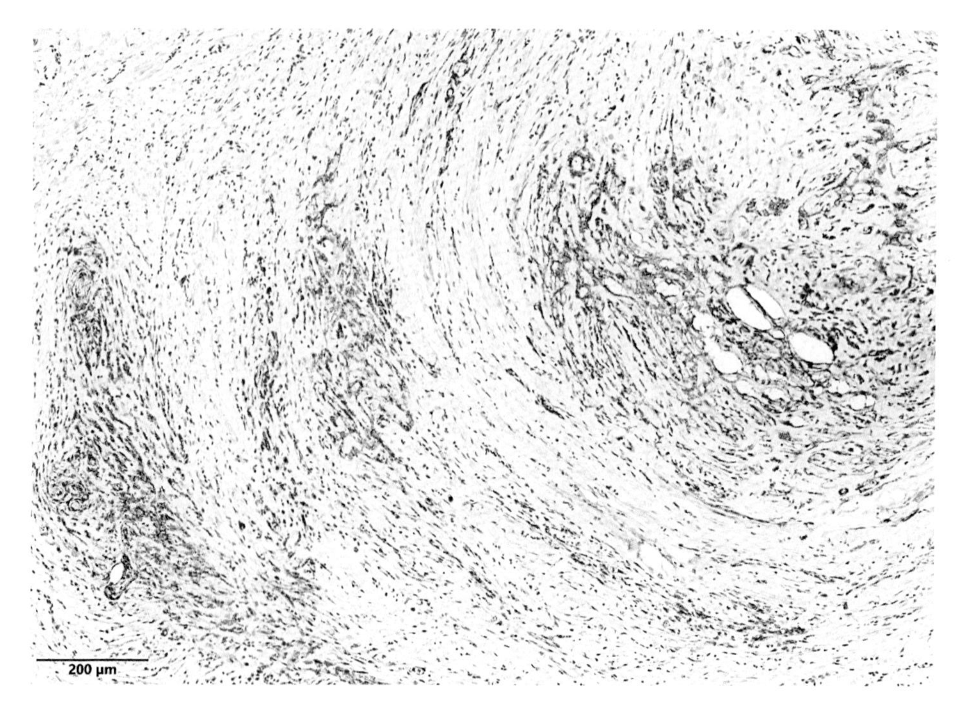

硬化性神经束膜瘤 EMA 染色阳性

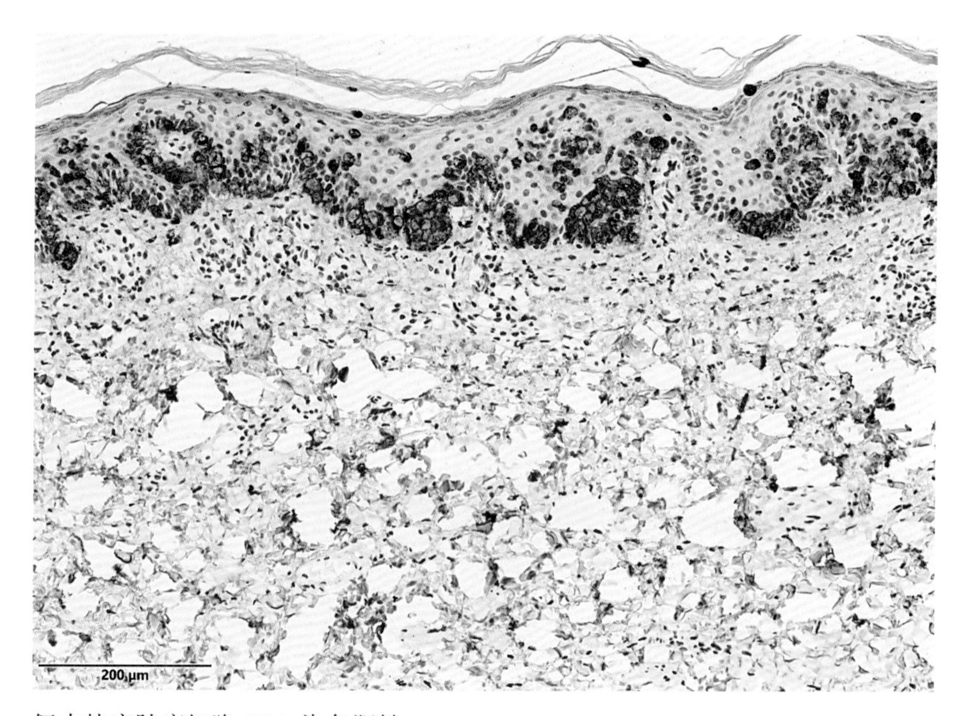

佩吉特病肿瘤细胞 CEA 染色阳性

2 间叶标记

Mesenchymal marker

- Vimentin（波形纤维蛋白）：是成纤维细胞、软骨细胞、脂肪细胞等间质细胞的组成成分。Vimentin 主要用于诊断间质来源肿瘤如血管肿瘤、纤维组织肿瘤、肌肉肿瘤、神经肿瘤等。

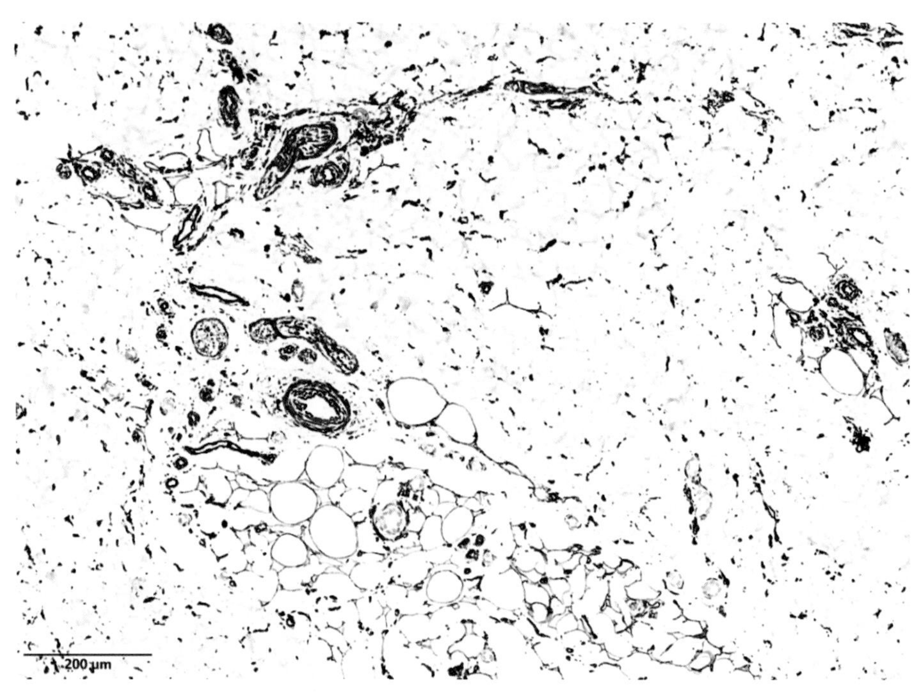

血管内皮细胞、成纤维细胞、脂肪细胞 Vimentin 染色均阳性

3 血管及淋巴管标记

Vascular and lymphatic marker

- CD31：表达于血管内皮细胞及浆细胞。主要用于血管内皮细胞来源的肿瘤如血管肉瘤、卡波西肉瘤的诊断。
- CD34：在血管内皮细胞表达，特异性不如CD31。除了用于诊断血管内皮细胞来源的肿瘤外，还用于隆凸性皮肤纤维肉瘤、梭形细胞脂肪瘤和上皮样肉瘤的诊断。
- ERG：主要表达于血管和淋巴管内皮细胞。常用于血管和淋巴管来源的肿瘤诊断。
- D2-40：主要在淋巴管内皮细胞表达。用于淋巴管相关肿瘤和血管肉瘤、卡波西肉瘤的诊断。

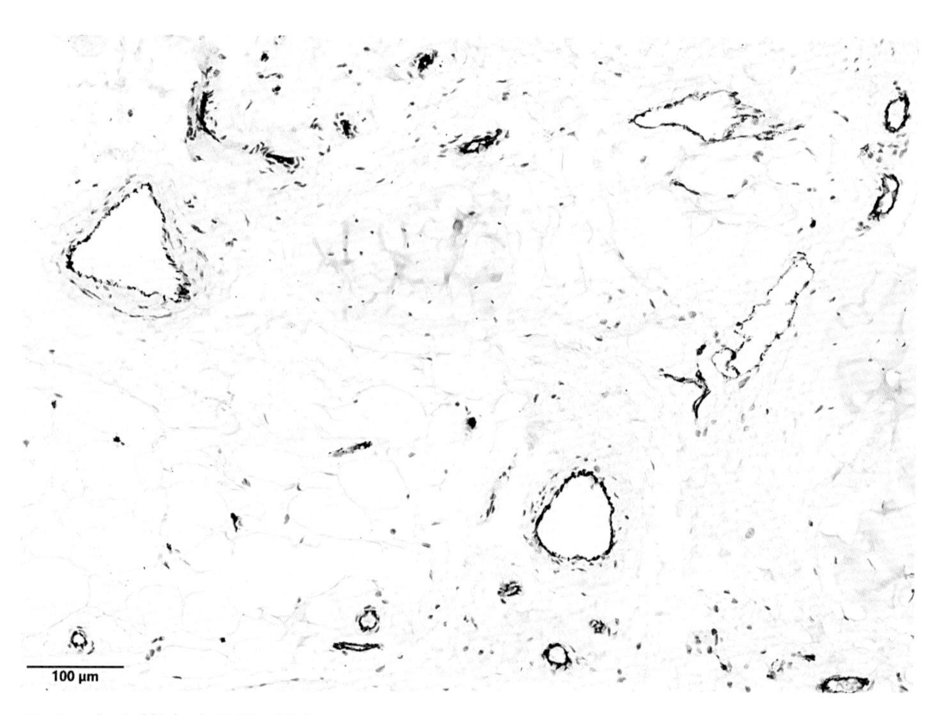

CD31 在血管内皮细胞表达

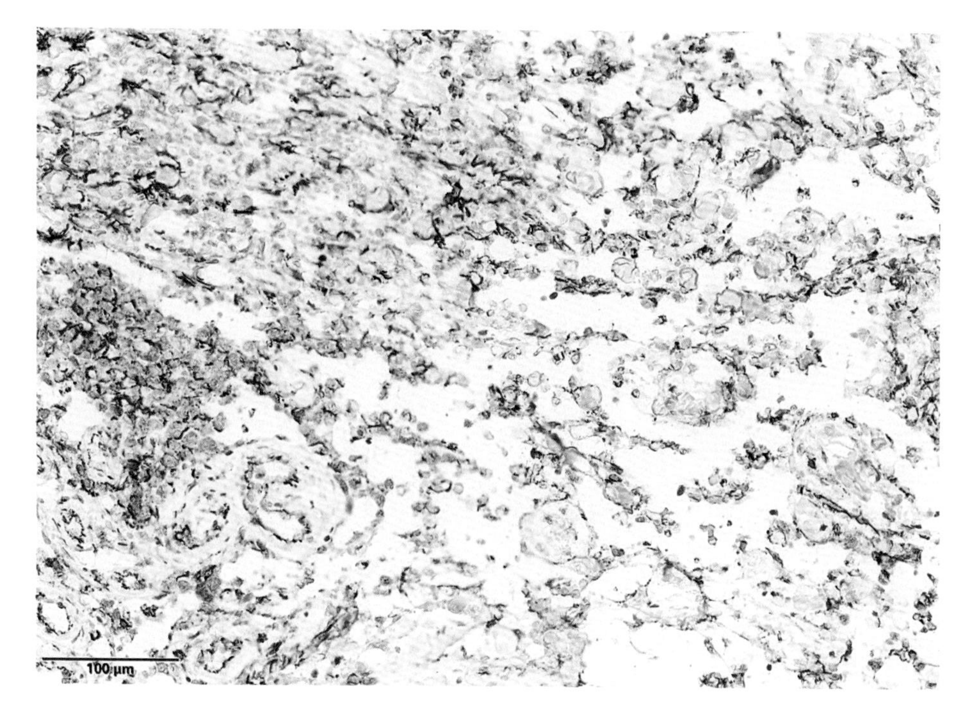

CD31 在血管肉瘤表达

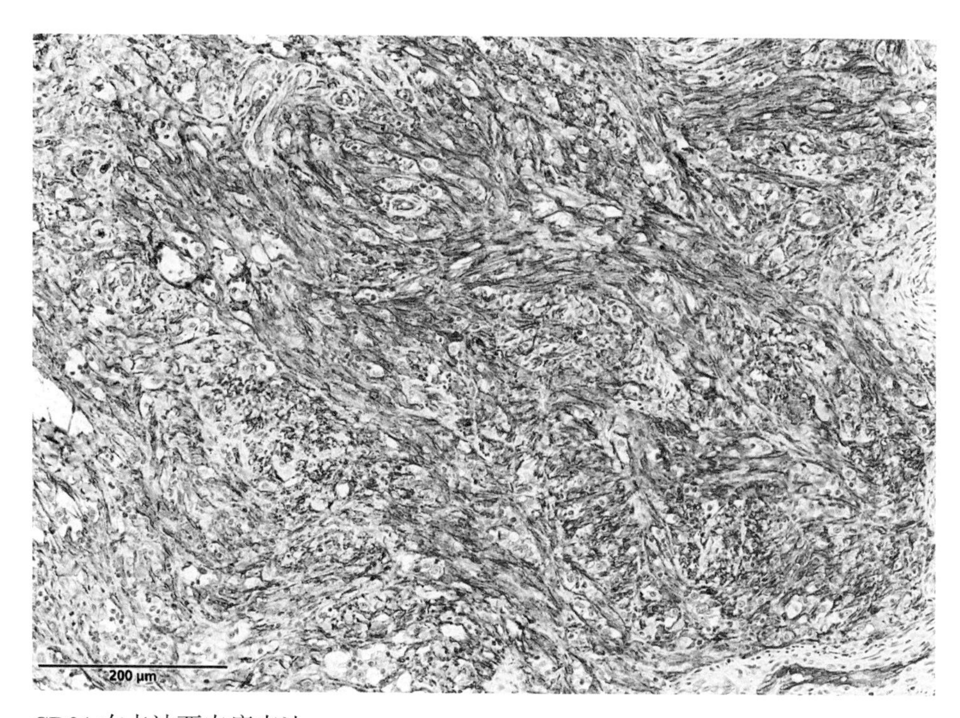

CD31 在卡波西肉瘤表达

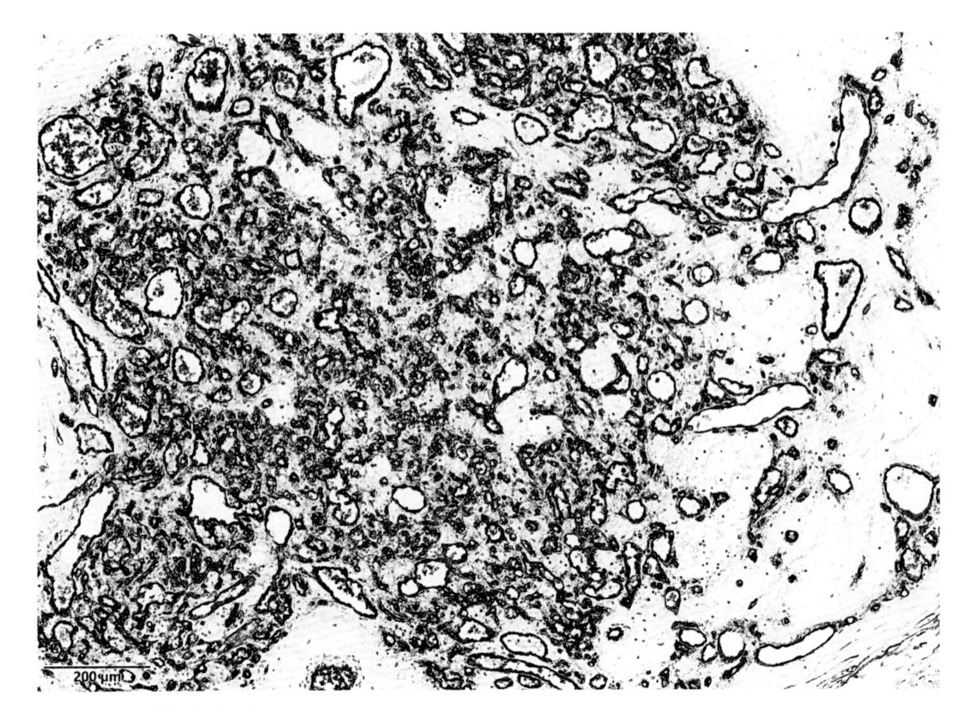

CD34 在血管瘤表达

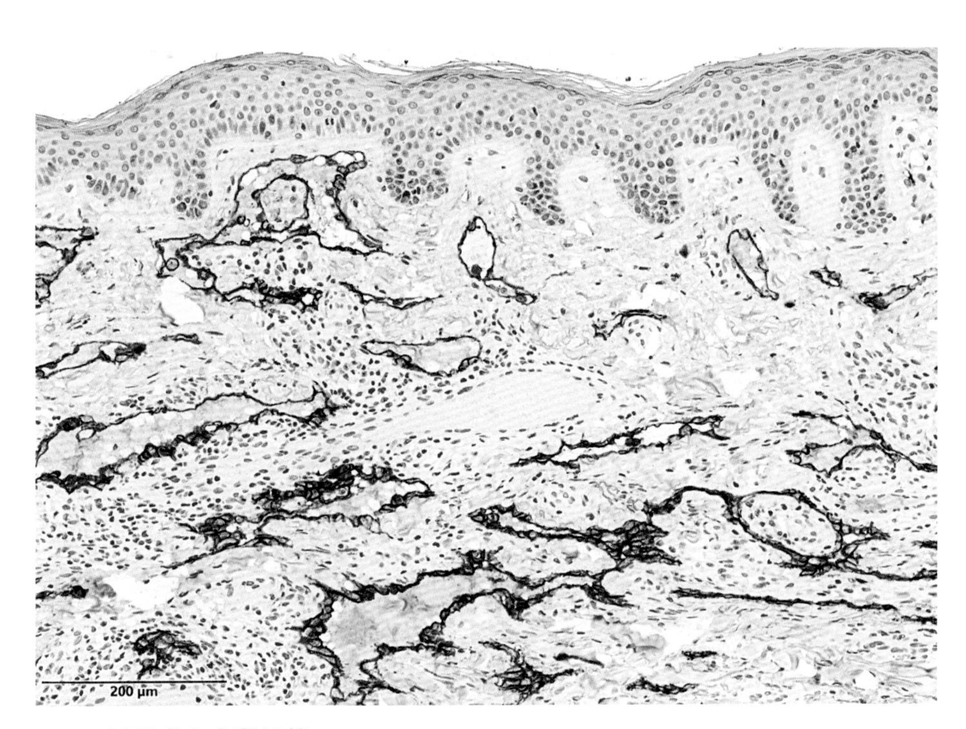

D2-40 显示真皮内淋巴管

4 肌肉相关标记

Muscular marker

- SMA（平滑肌肌动蛋白）：在平滑肌细胞、肌成纤维细胞、肌上皮细胞以及血管球细胞上表达。用于以上细胞来源的肿瘤的诊断。
- Desmin（结蛋白）：平滑肌及横纹肌细胞均表达，部分肌成纤维细胞来源的肿瘤弱表达。用于肌肉来源的肿瘤的诊断。

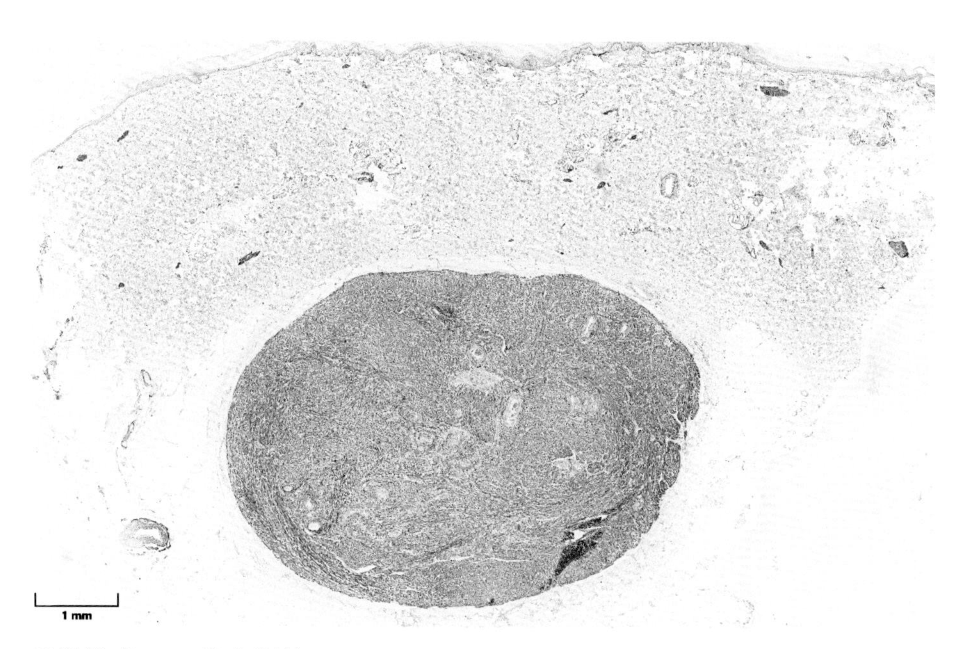

平滑肌瘤 SMA 染色阳性

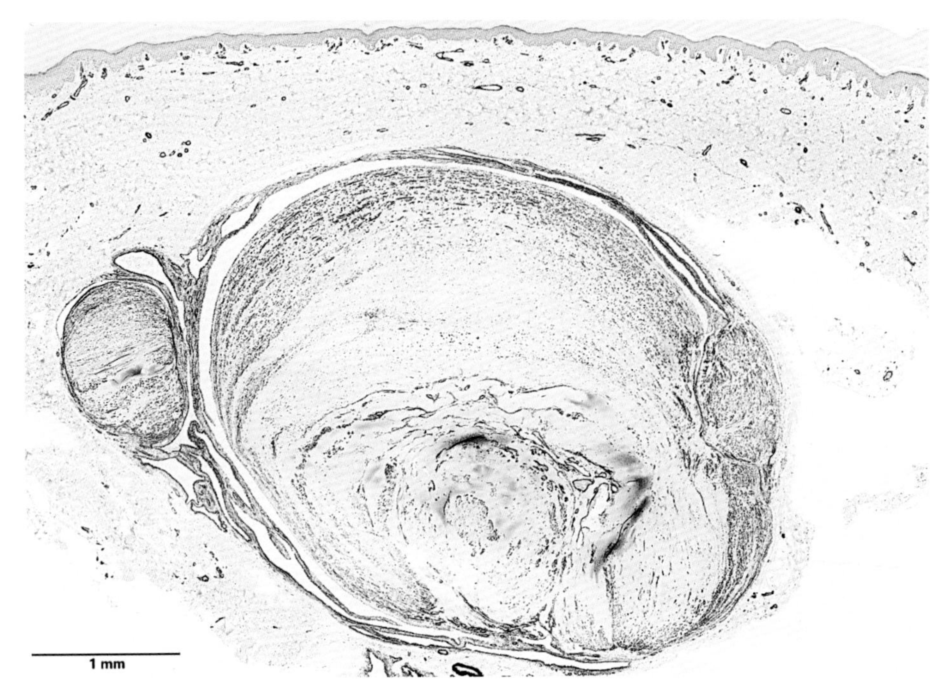

肌纤维瘤部分细胞 SMA 染色阳性

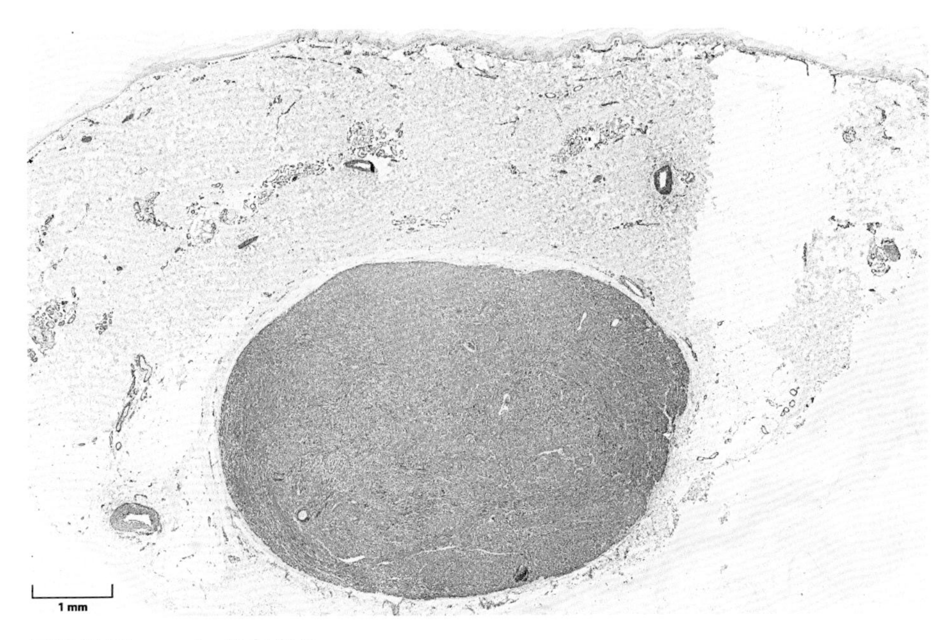

平滑肌瘤 Desmin 染色阳性

5 神经标记

Neural marker

- S100：表达于施万细胞、黑素细胞和朗格汉斯细胞。可用于施万细胞来源的肿瘤的诊断。
- SOX10：表达于施万细胞及黑素细胞，用于施万细胞来源的肿瘤的诊断。
- Claudin-1：在神经束膜细胞上表达，用于神经束膜肿瘤的诊断。
- Glut-1：在神经束膜细胞上表达，用于神经束膜肿瘤的诊断。

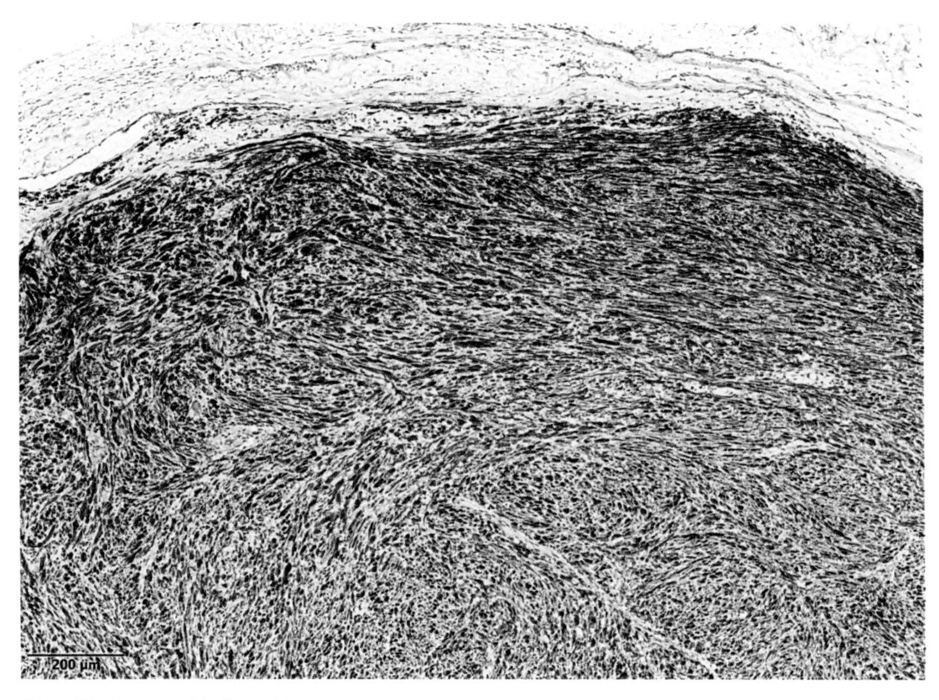

神经鞘瘤 S100 染色阳性

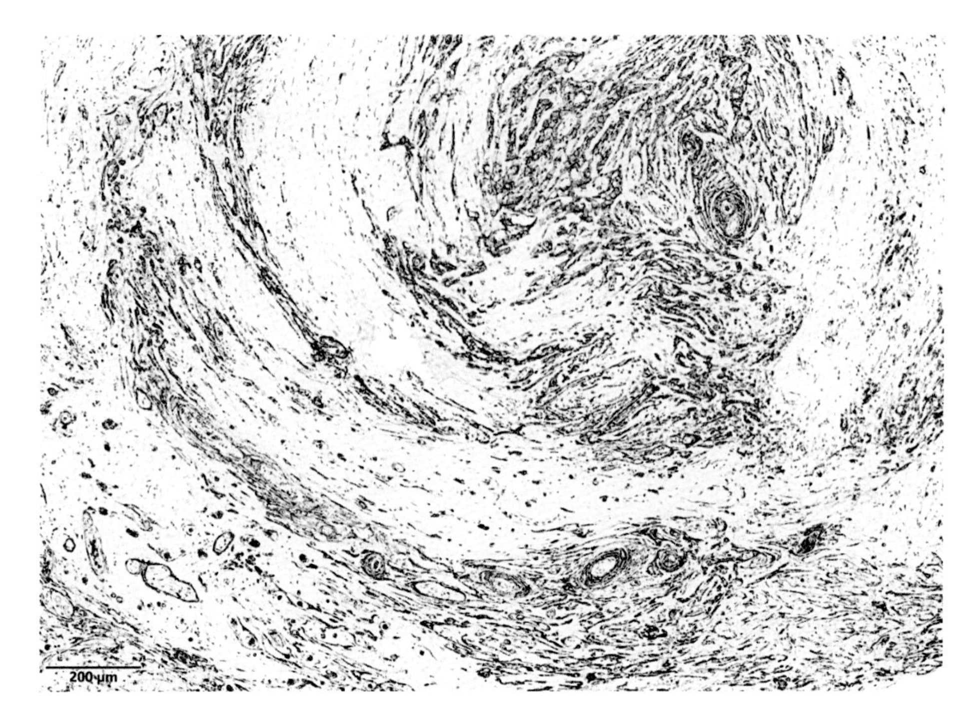

硬化性神经束膜瘤 Glut-1 染色阳性

6 黑素细胞标记

Melanocytic marker

- Melan-A：主要表达于黑素细胞，是相对特异的黑素细胞标记。但是结缔组织增生性黑素瘤和梭形细胞黑素瘤常呈阴性表达。
- HMB45：主要表达于黑素细胞。普通色素痣和 Spitz 痣细胞常阴性表达或仅浅层黑素细胞表达，黑素瘤及蓝痣常呈阳性表达。结缔组织增生性黑素瘤和梭形细胞黑素瘤常呈阴性表达。在一定程度上可用于良恶性黑素细胞肿瘤的鉴别。
- SOX10：表达于黑素细胞及施万细胞，为核表达。结缔组织增生性黑素瘤和梭形细胞黑素瘤常呈阳性表达。
- S100：表达于黑素细胞、施万细胞和朗格汉斯细胞。几乎所有的黑素细胞肿瘤包括结缔组织增生性黑素瘤均呈阳性表达。诊断黑素细胞肿瘤不如 Melan-A 及 HMB45 特异。

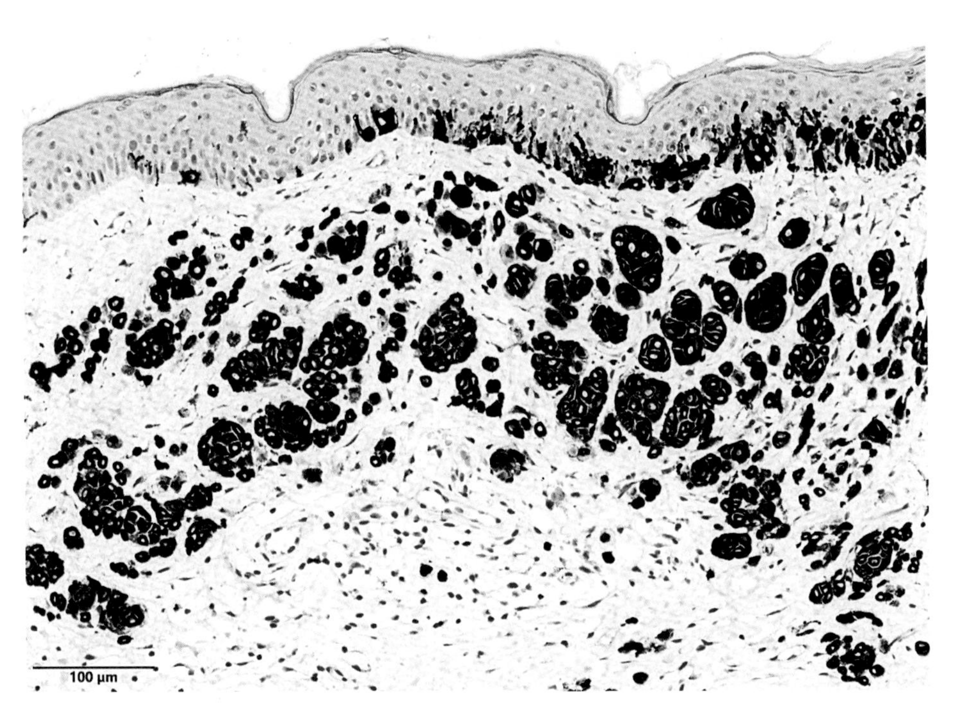

Melan-A 在复合痣细胞质中表达

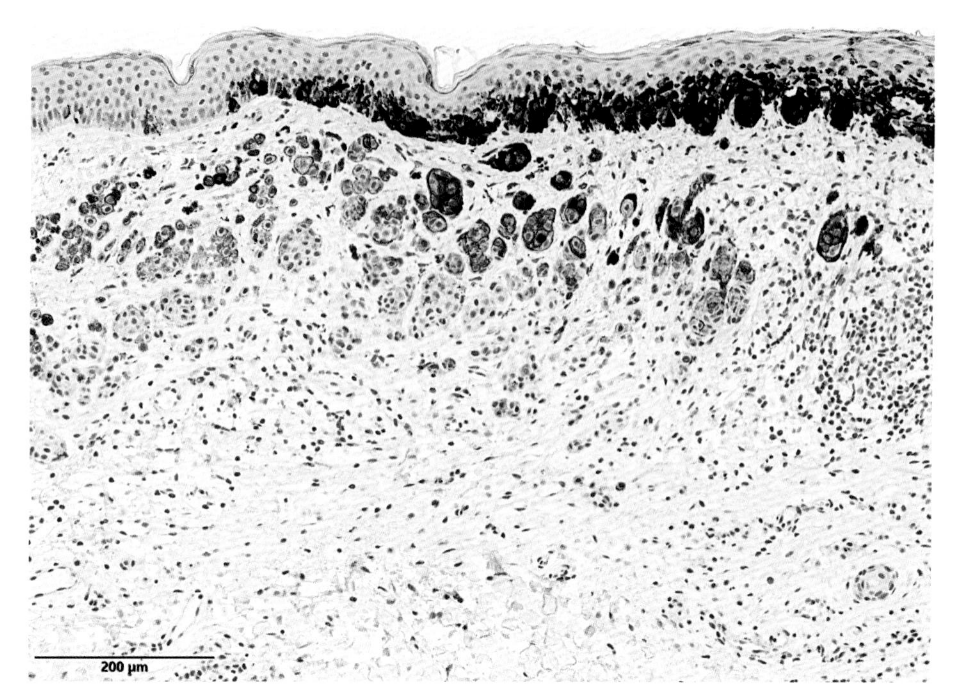

HMB45 在复合痣的表皮和真皮浅层痣细胞阳性表达，在真皮深部痣细胞不表达

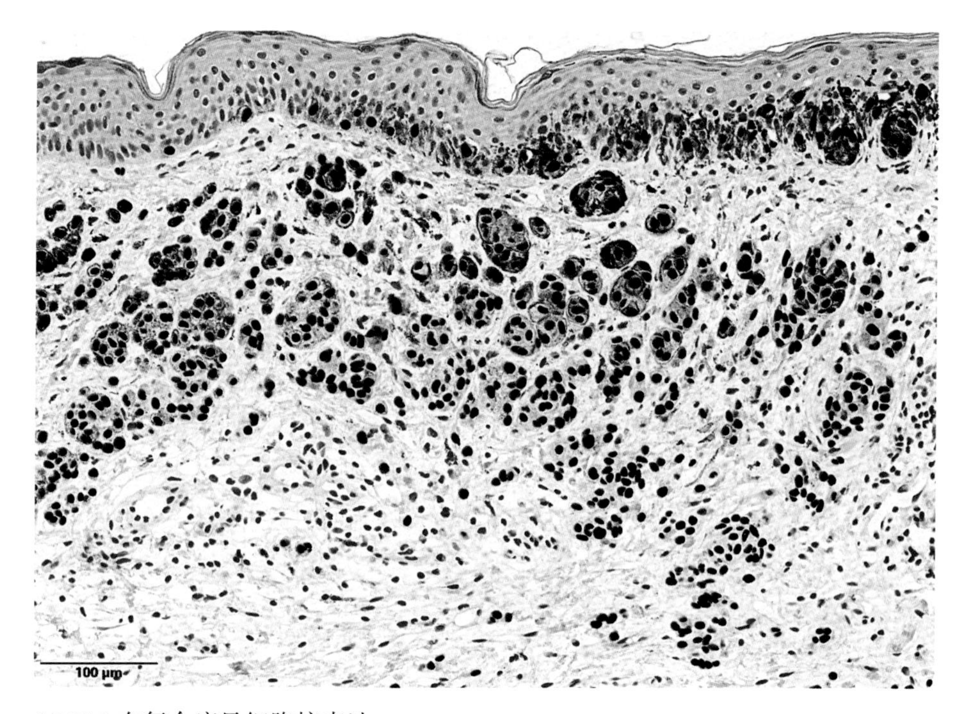

SOX10 在复合痣呈细胞核表达

7 朗格汉斯细胞标记

Langerhans cell marker

- CD207（Langerin）：是朗格汉斯细胞特异性标记。
- CD1a：朗格汉斯细胞标记。
- S100：朗格汉斯细胞呈阳性表达，但是特异性差，一般与 CD1a 同时使用。

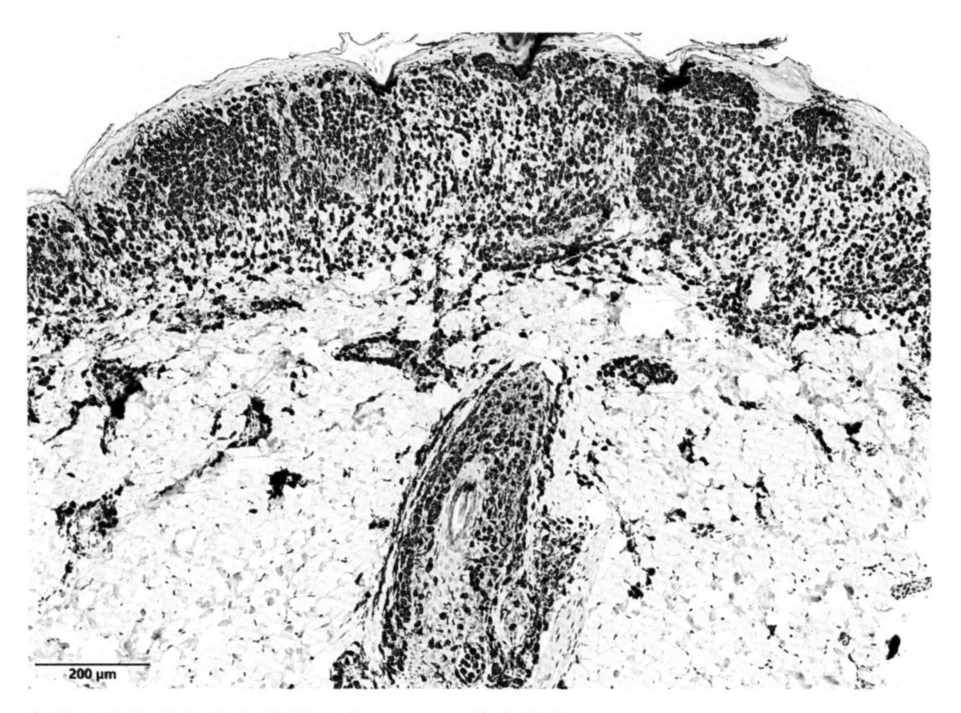

朗格汉斯细胞组织细胞增生症 Langerin 染色阳性

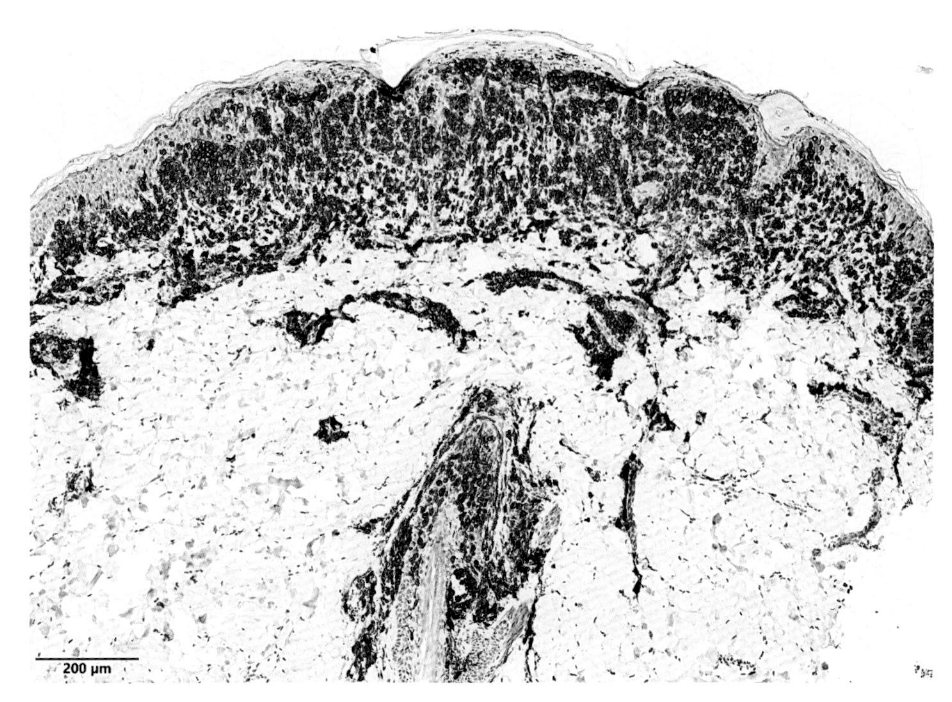

朗格汉斯细胞组织细胞增生症 CD1a 染色阳性

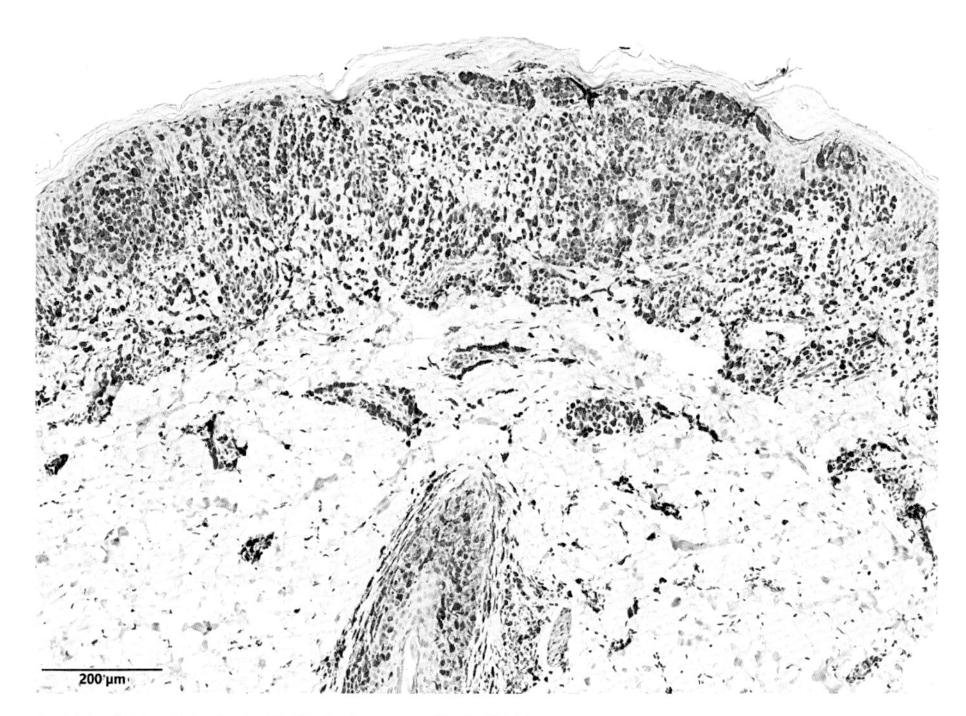

朗格汉斯细胞组织细胞增生症 S100 染色阳性

8 组织细胞标记

Histiocyte marker

- CD68：在组织细胞与巨噬细胞上表达。
- 用于组织细胞的确认和组织细胞来源肿瘤的诊断。

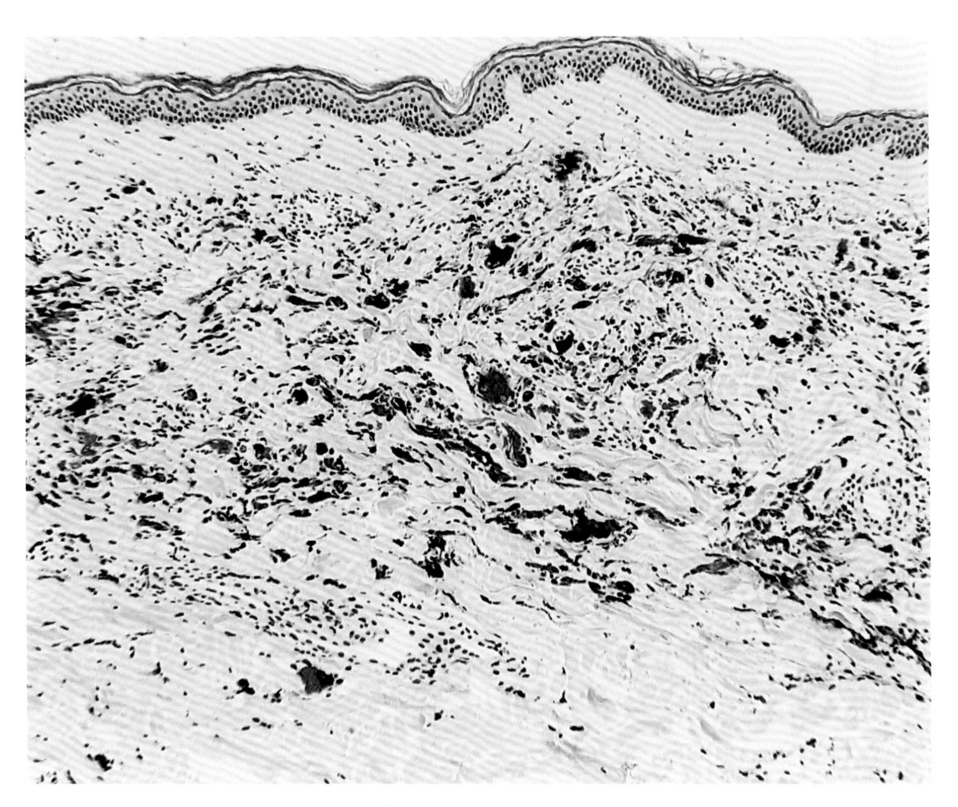

CD68 在黄色肉芽肿中组织细胞与多核巨细胞阳性表达

9 浆细胞标记

Plasma cell marker

- CD38：在浆细胞上表达，用于浆细胞的确认和浆细胞肿瘤的诊断。
- CD138：在浆细胞和上皮细胞上表达，用于浆细胞的确认和浆细胞肿瘤的诊断。
- MUM-1：在浆细胞和活化的 B 淋巴细胞上表达，可用于浆细胞来源的肿瘤的诊断。

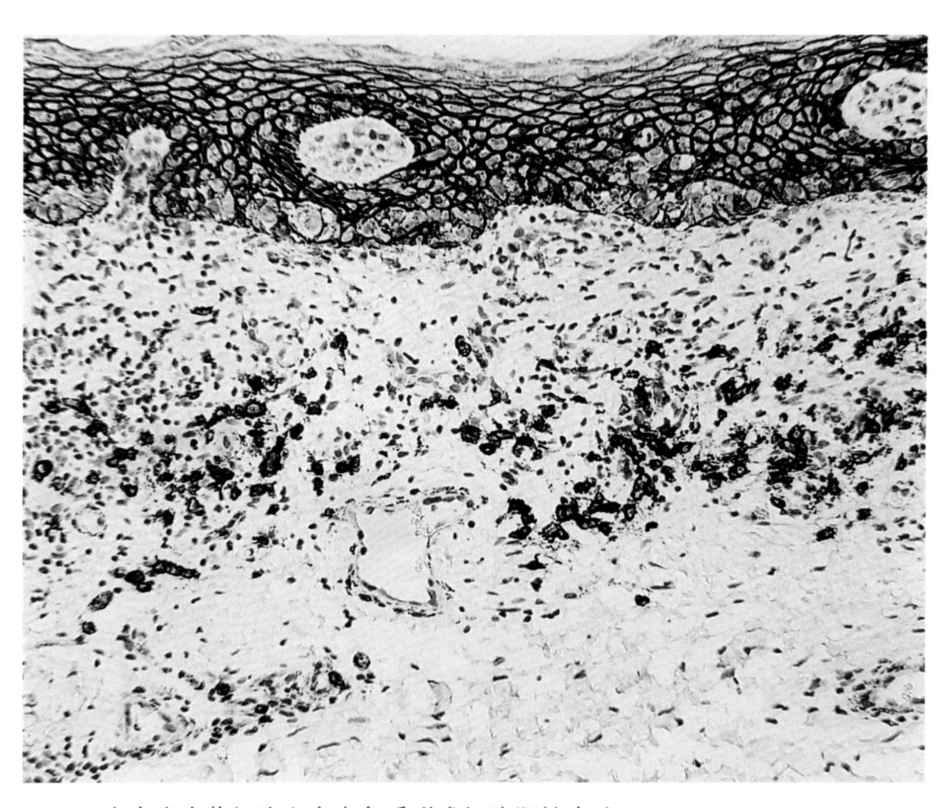

CD138 在真皮内浆细胞和表皮角质形成细胞阳性表达

10 肥大细胞标记

Mast cell marker

- CD117：是肥大细胞特异性标记。
- 主要用于肥大细胞增生症的诊断。

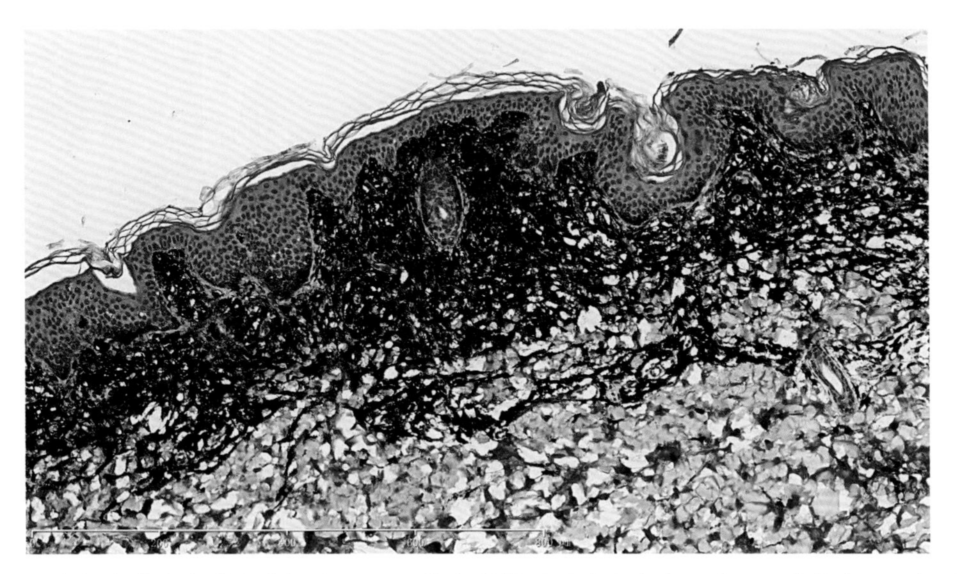

肥大细胞增生症中肥大细胞 CD117 染色阳性（图片由北京儿童医院徐教生医师提供）

11 NK 细胞标记

NK cell marker

- CD56：在 NK 细胞上表达。
- 主要用于 NK -T 细胞淋巴瘤的诊断。

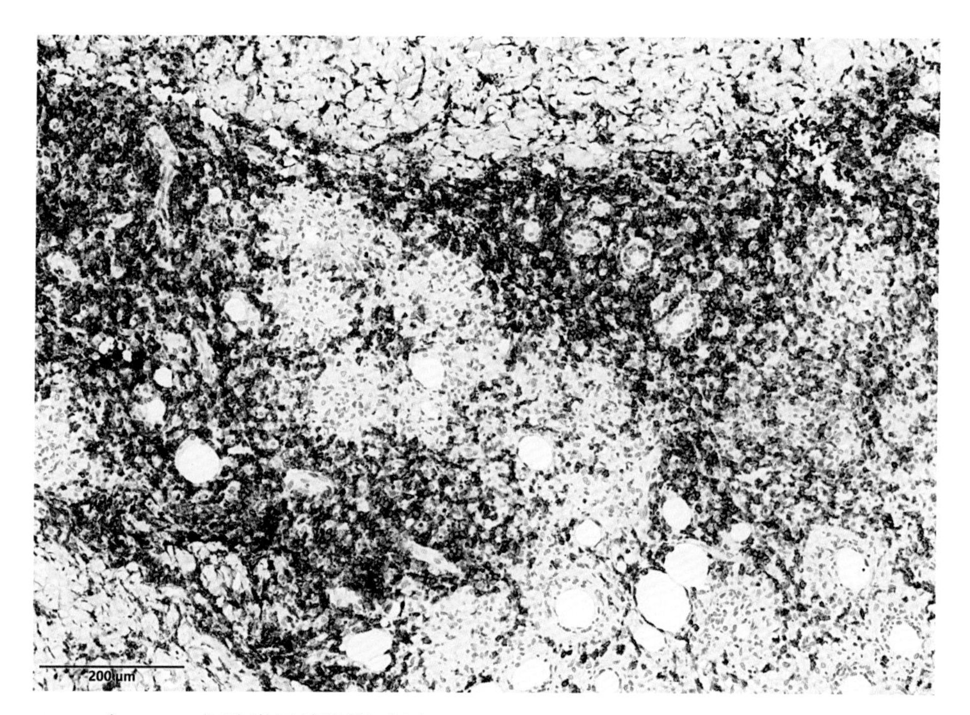

CD56 在 NK-T 细胞淋巴瘤阳性表达

12 T 淋巴细胞标记

T Lymphocyte marker

- CD45：又称为 LCA，广谱淋巴细胞的标志，表达于 T 淋巴细胞和 B 淋巴细胞。
- CD2：是 T 细胞的标志。
- CD3：是 T 细胞的标志，相对常用。
- CD5：是 T 细胞的标志。
- CD7：是 T 细胞的标志。
- CD4：辅助性 T 细胞的标志。
- CD8：杀伤性 T 细胞的标志。
- CD30：在淋巴瘤样丘疹病和间变性大细胞淋巴瘤细胞上表达。主要用于淋巴瘤样丘疹病和间变性大细胞淋巴瘤的诊断。

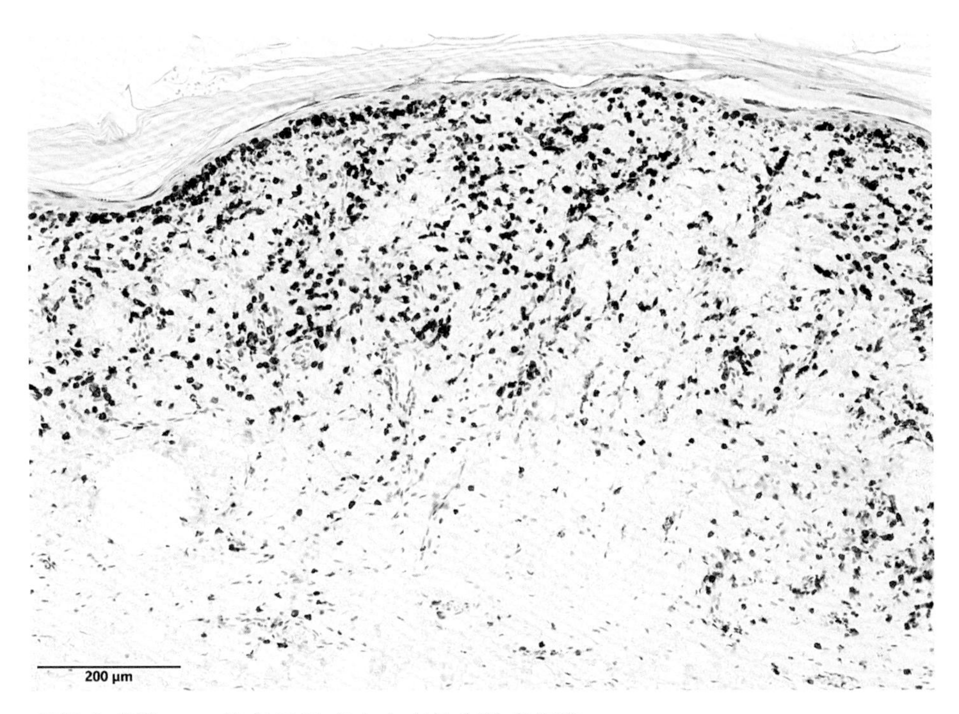

蕈样肉芽肿 CD3 染色显示表皮内有较多肿瘤细胞

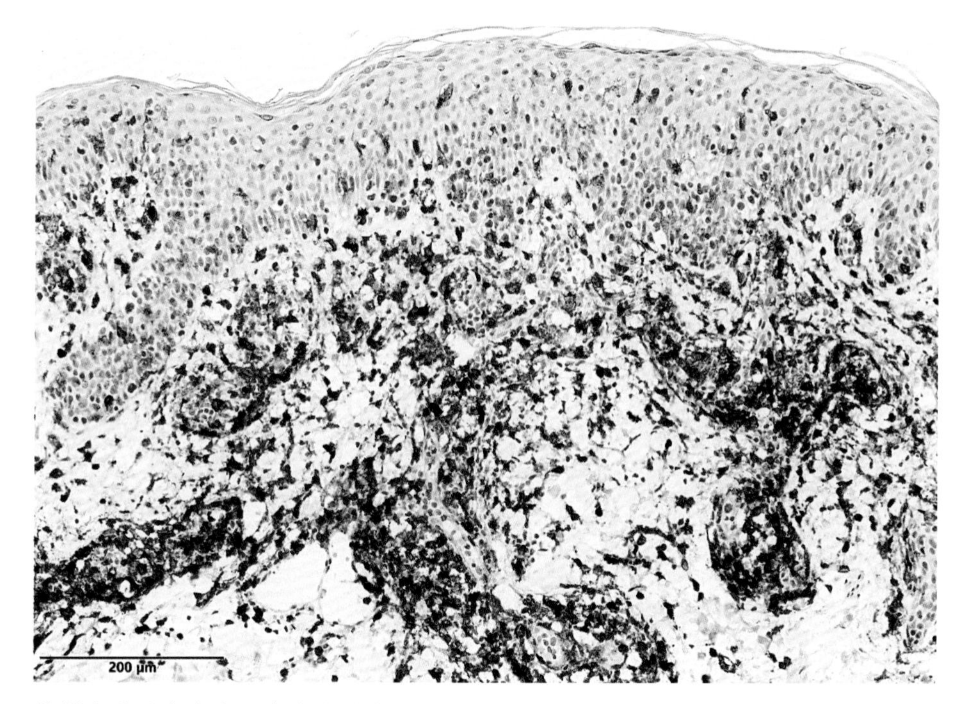

蕈样肉芽肿表皮内和真皮内肿瘤细胞 CD4 阳性

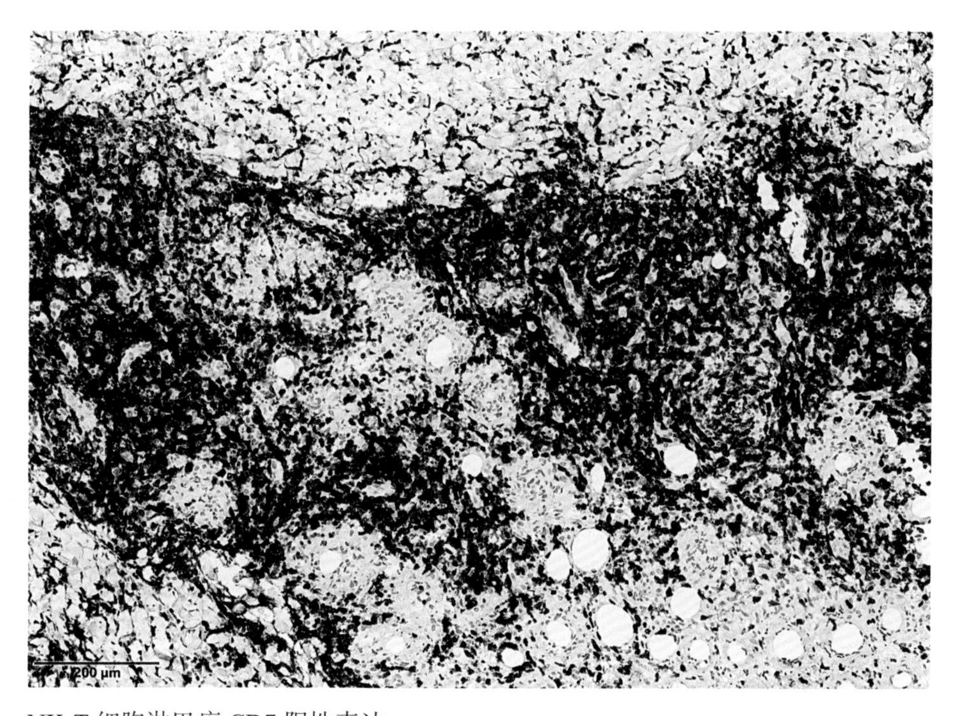

NK-T 细胞淋巴瘤 CD7 阳性表达

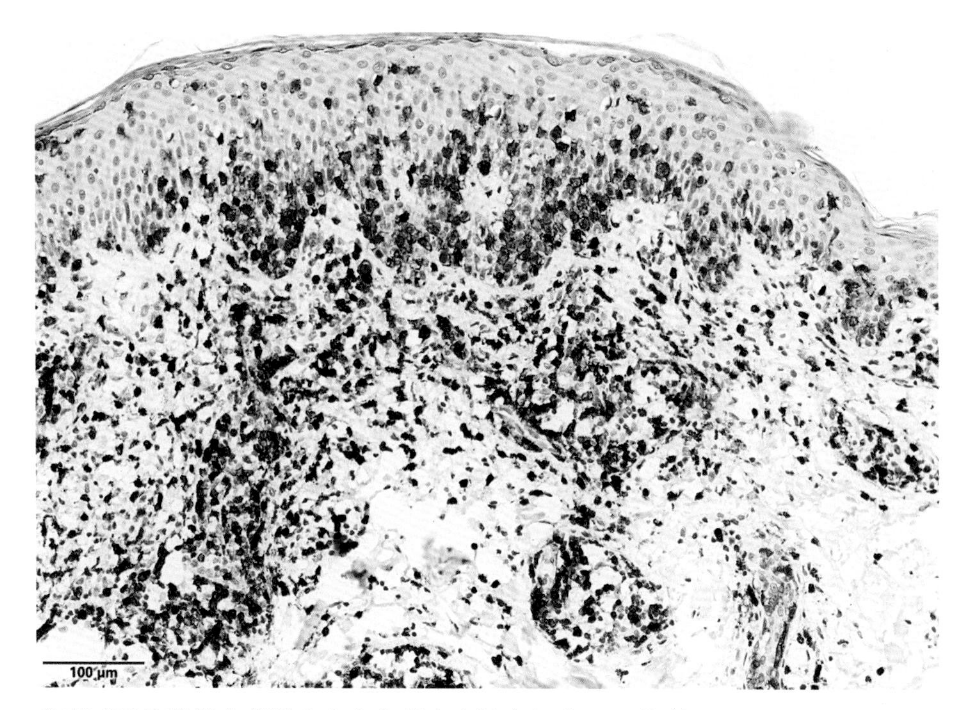

色素减退性蕈样肉芽肿表皮内和真皮内肿瘤细胞 CD8 阳性

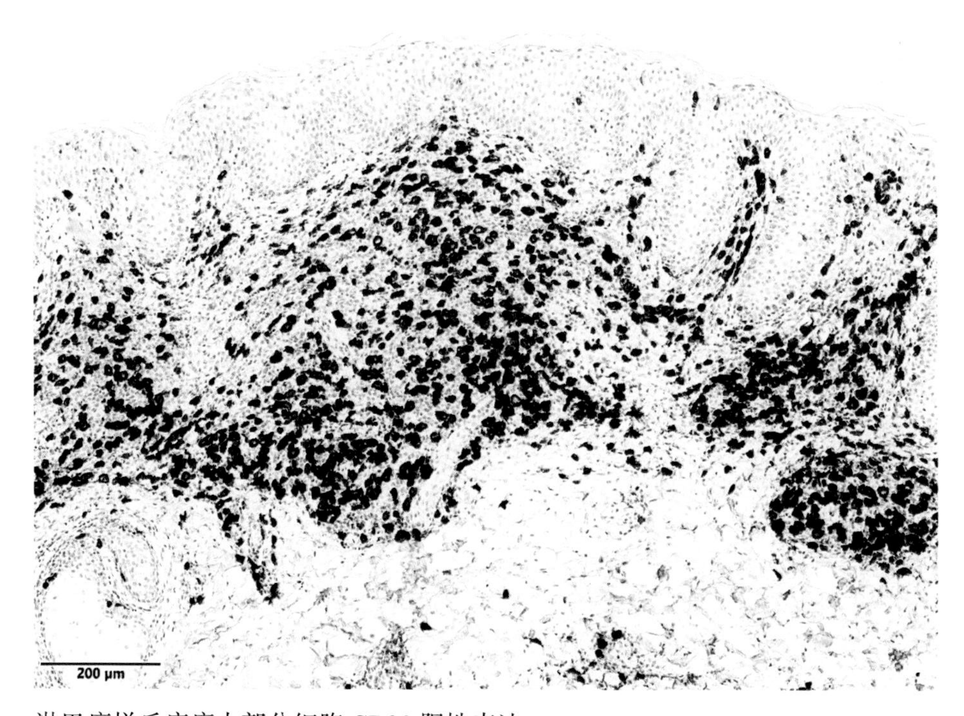

淋巴瘤样丘疹病大部分细胞 CD30 阳性表达

13 B 淋巴细胞标记

B Lymphocyte marker

- CD20：在 B 淋巴细胞膜上表达，主要用于 B 细胞淋巴瘤的诊断。
- CD79a：在 B 淋巴细胞膜上表达，主要用于 B 细胞淋巴瘤的诊断。
- PAX5：在发育早期的 B 淋巴细胞核表达。
- MUM-1：在活化的 B 淋巴细胞上表达，可用于弥漫大 B 细胞淋巴瘤的诊断。
- BCL2：在正常或反应性淋巴结中，BCL2 表达于边缘区 B 细胞。主要用于边缘区 B 细胞淋巴瘤的诊断。
- BCL6：在正常或反应性淋巴结中，BCL6 表达于滤泡 B 细胞。主要用于滤泡 B 细胞淋巴瘤的诊断。
- CD10：在正常或反应性淋巴结中，CD10 表达于滤泡 B 细胞。主要用于滤泡 B 细胞淋巴瘤的诊断。另外还可以用于非典型纤维黄瘤、细胞型神经鞘黏液瘤、毛发上皮瘤的诊断。

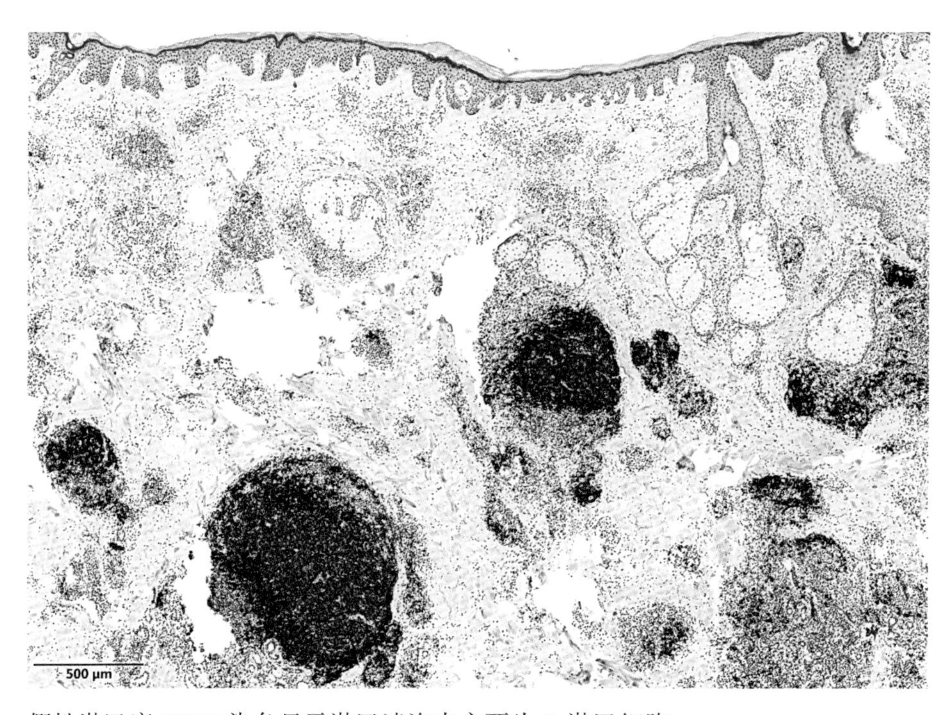

假性淋巴瘤 CD20 染色显示淋巴滤泡内主要为 B 淋巴细胞

14 细胞毒标记

Cytotoxic marker

- Perforin（穿孔素）：在一些侵袭性 T 细胞淋巴瘤细胞上表达。用于结外 NK/T 细胞淋巴瘤、原发皮肤侵袭性亲表皮 CD8 阳性 T 细胞淋巴瘤、原发皮肤 γ/δ 细胞淋巴瘤的诊断。
- Grazyme B（端粒酶 B）：同穿孔素。
- TIA-1（T 细胞胞质内抗原）：同穿孔素。

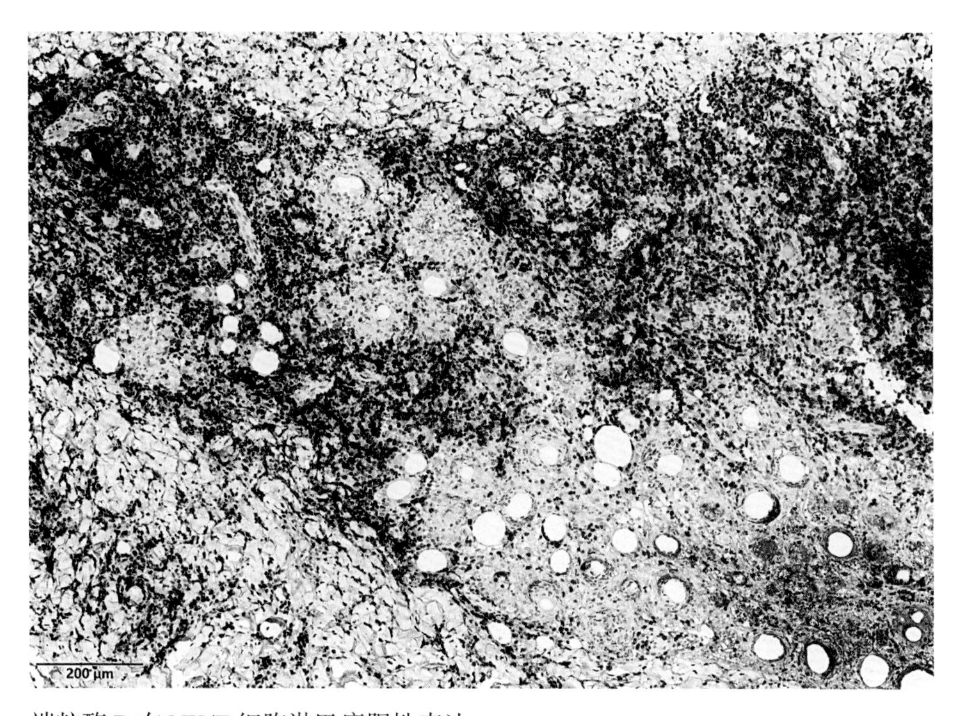

端粒酶 B 在 NK/T 细胞淋巴瘤阳性表达

15 增殖标记

Proliferation marker

- Ki67：是核抗原，进入增殖周期的细胞均表达。
- 临床上主要用于良恶性肿瘤的鉴别，恶性肿瘤阳性细胞比例增高。

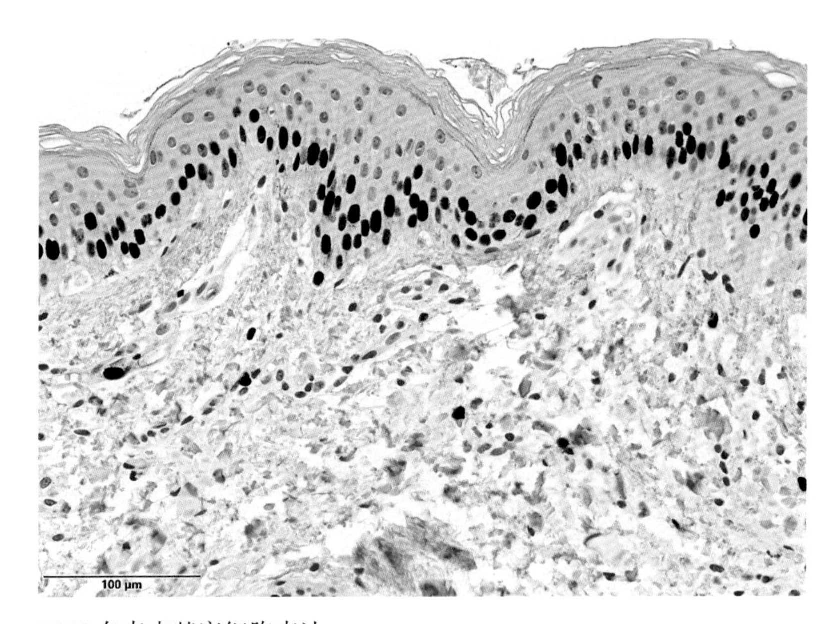

Ki67 在表皮基底细胞表达

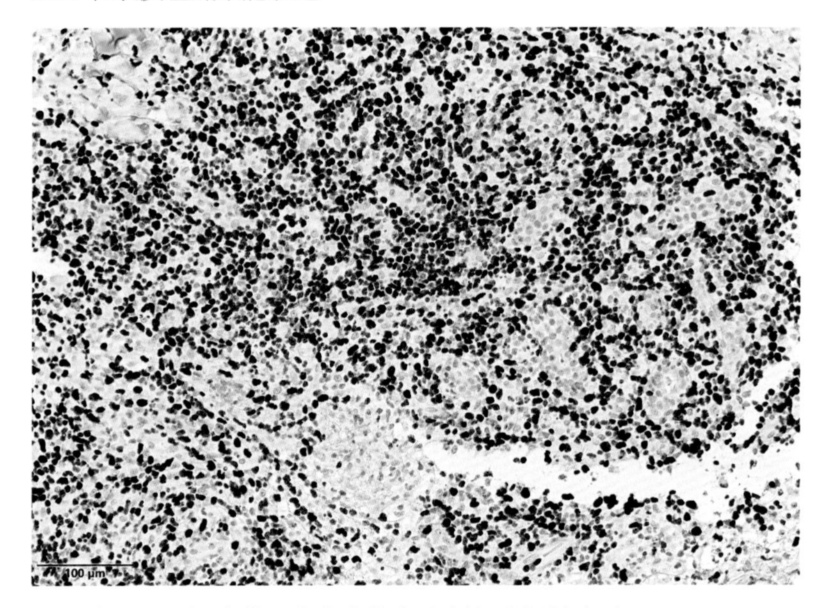

Ki67 在 NK/T 细胞淋巴瘤中有较高比例细胞阳性表达

16 EB 病毒标记

EB virus marker

- EBER 是常用检测 EBV 感染的标记。
- 在 NK/T 细胞淋巴瘤中常阳性表达。

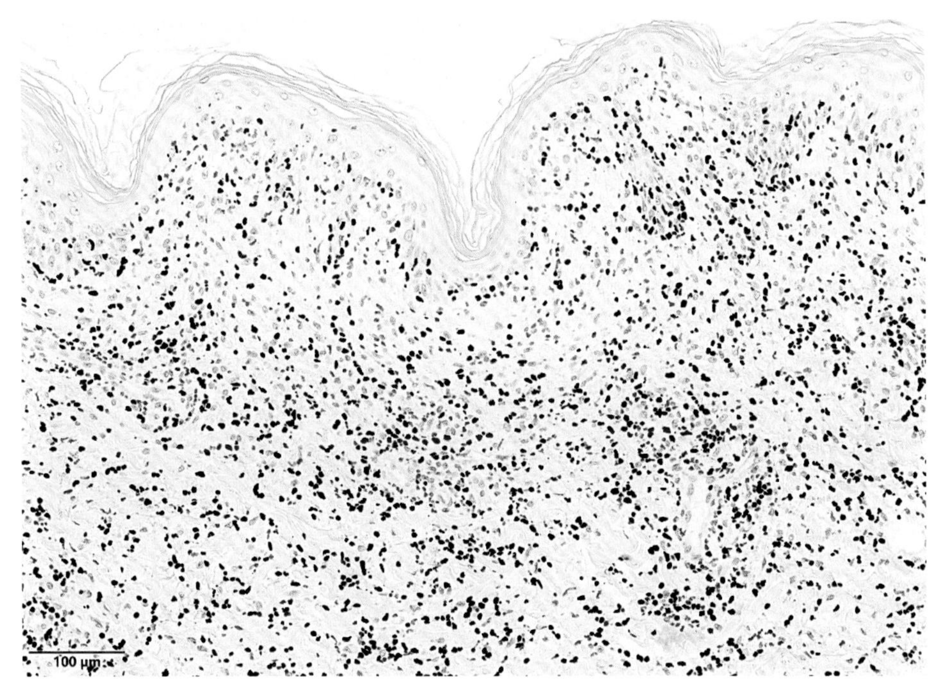

NK/T 细胞淋巴瘤中有较高比例细胞 EBER 阳性表达

第三节 直接免疫荧光 Direct immunofluorescence, DIF

- 直接免疫荧光检测免疫球蛋白在病变组织中的出现及分布，主要用于免疫性大疱性皮肤病的诊断及鉴别诊断。
- 天疱疮：IgG、IgA、IgM、C3 在表皮细胞间沉积，呈网状分布。
- 大疱性类天疱疮：主要为 IgG、C3 在基底膜带沉积，呈线状分布。偶尔出现 IgA 或 IgM。
- 线状 IgA 大疱性皮病：IgA 在基底膜带沉积，呈线状分布。
- 疱疹样皮炎：IgA 在真皮乳头沉积，呈颗粒状分布。
- 红斑狼疮：主要为 IgG、C3 在基底膜带沉积，呈线状分布，称为狼疮带。
- 血管炎：部分血管炎的血管壁出现 IgG、IgA、IgM、C3 沉积。

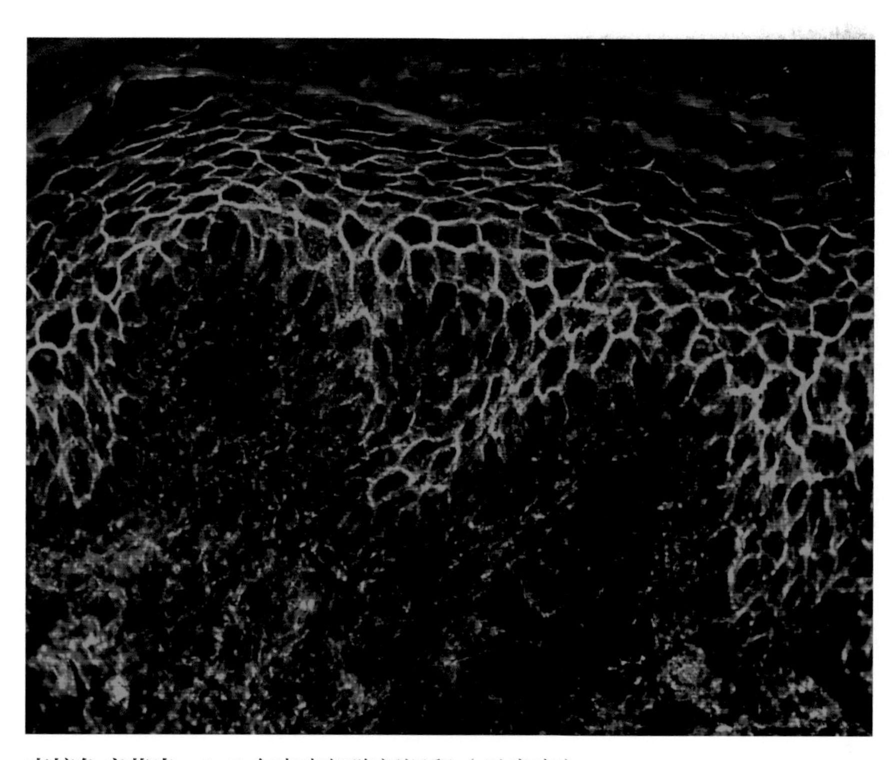

直接免疫荧光： IgG 在表皮细胞间沉积（天疱疮）

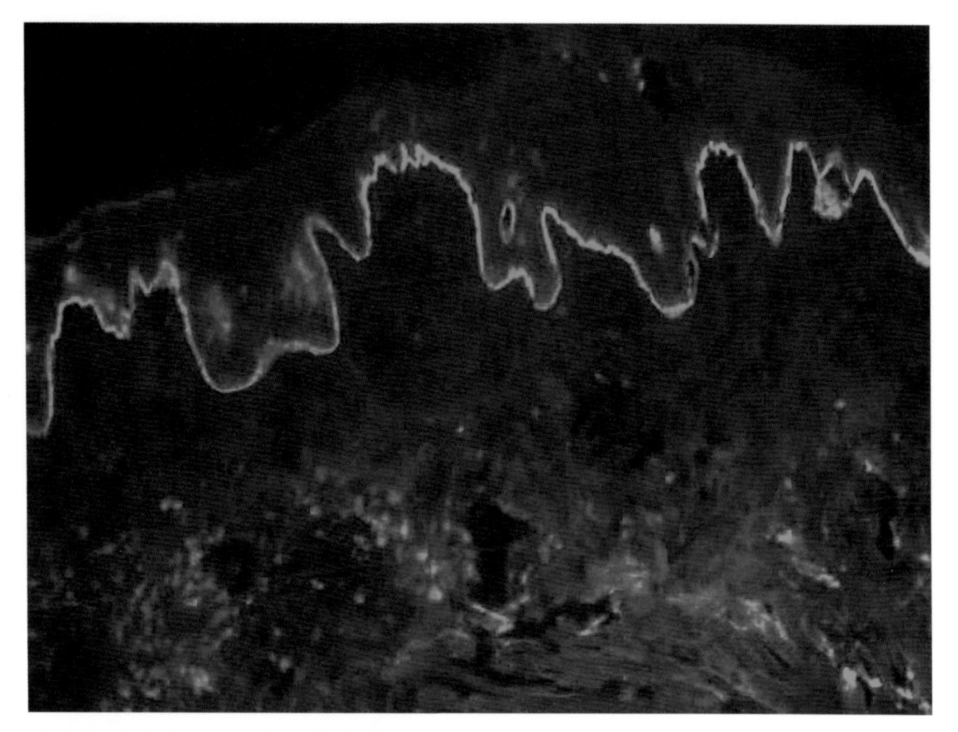

直接免疫荧光：IgG 在基底膜带沉积（大疱性类天疱疮）

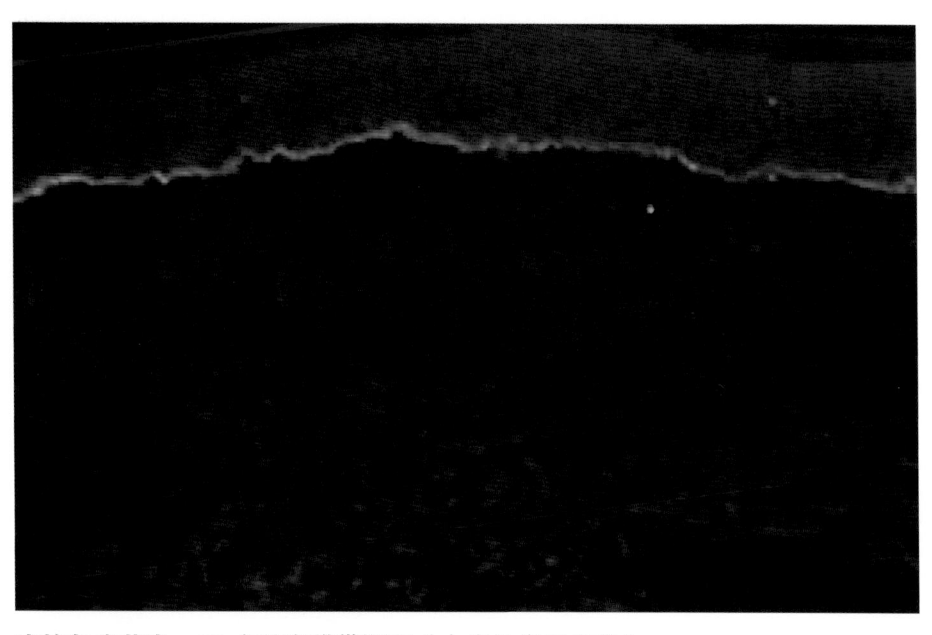

直接免疫荧光：C3 在基底膜带沉积（大疱性类天疱疮）

下篇 各　论

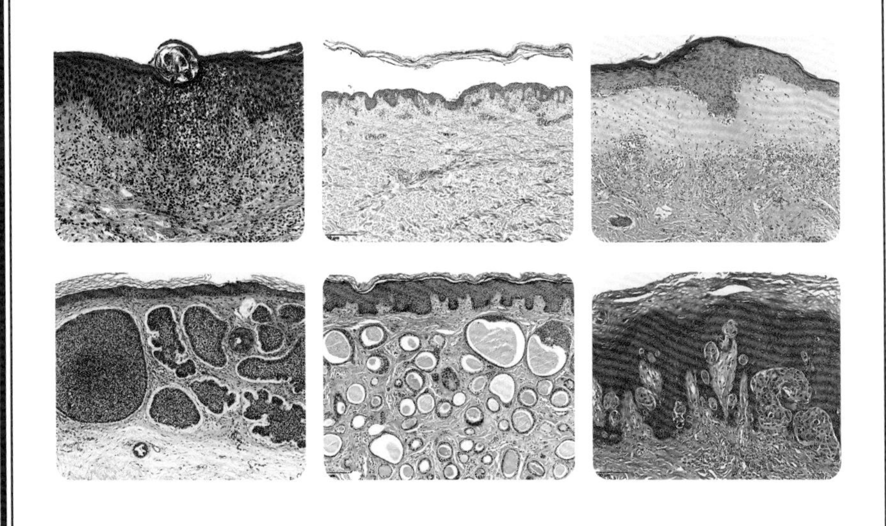

第四章 常见感染性皮肤病病理特征

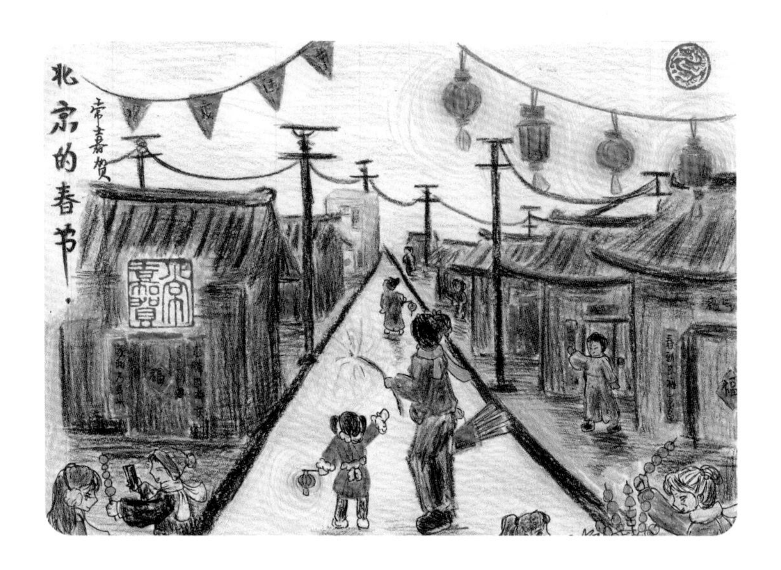

1 病毒疣

Viral warts

- 角化过度，常伴角化不全。
- 棘层肥厚，表皮突向下延长，乳头瘤样增生。
- 表皮上部细胞空泡化，称为挖空细胞或鸡眼样细胞。
- 两个乳头状嵴之间的底部细胞可见较多的透明角质颗粒。
- 真皮乳头毛细血管扩张。
- 真皮浅层淋巴细胞为主的炎症细胞浸润。
- 寻常疣、扁平疣、尖锐湿疣表皮改变略有不同。

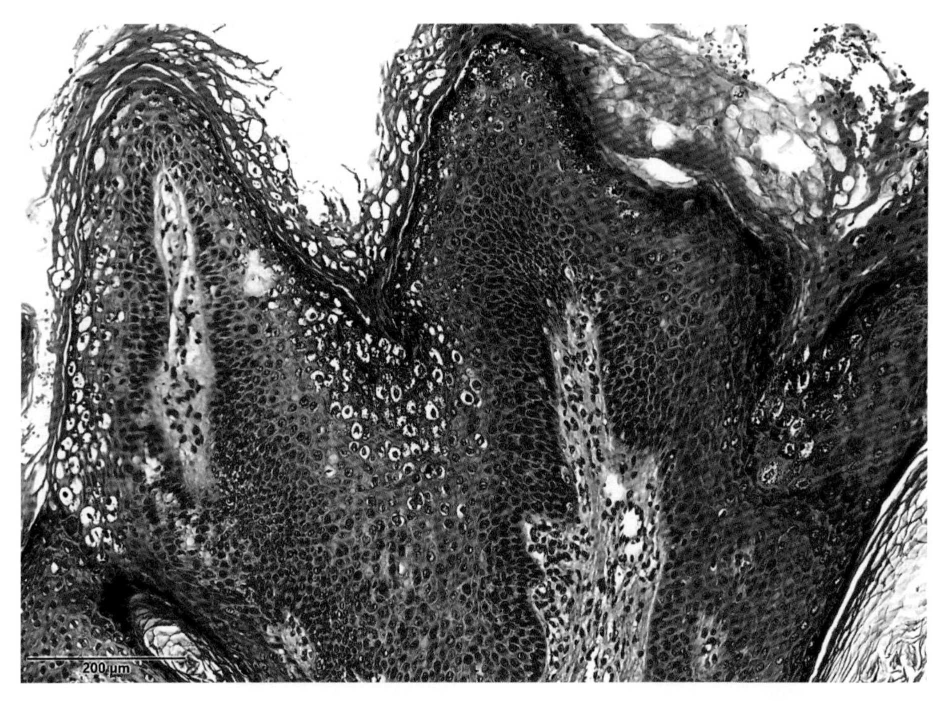

寻常疣：表皮内可见空泡化细胞，两个乳头状嵴之间有较多的空泡化细胞及透明角质颗粒

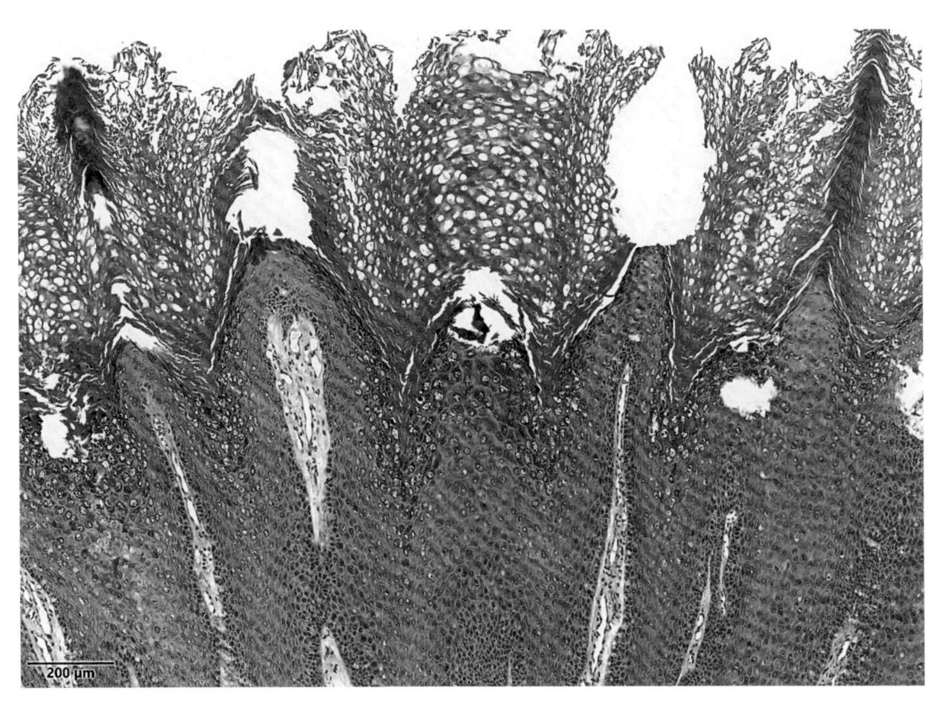

寻常疣：角化过度，棘层肥厚，表皮突向下延长，乳头瘤样增生，表皮内可见空泡化细胞

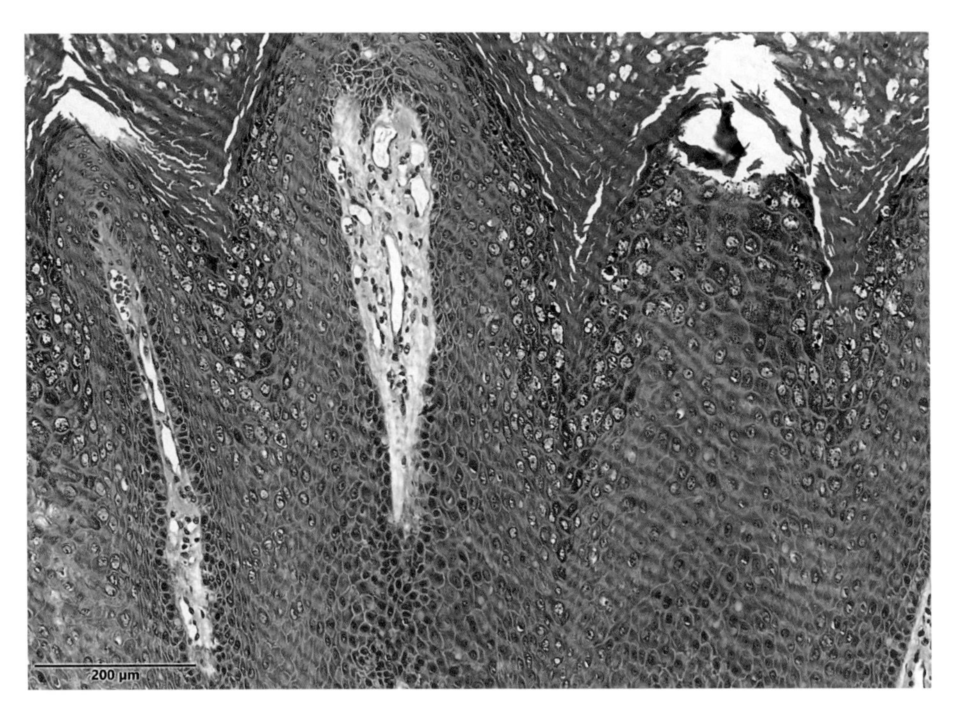

寻常疣：表皮上部可见空泡化细胞

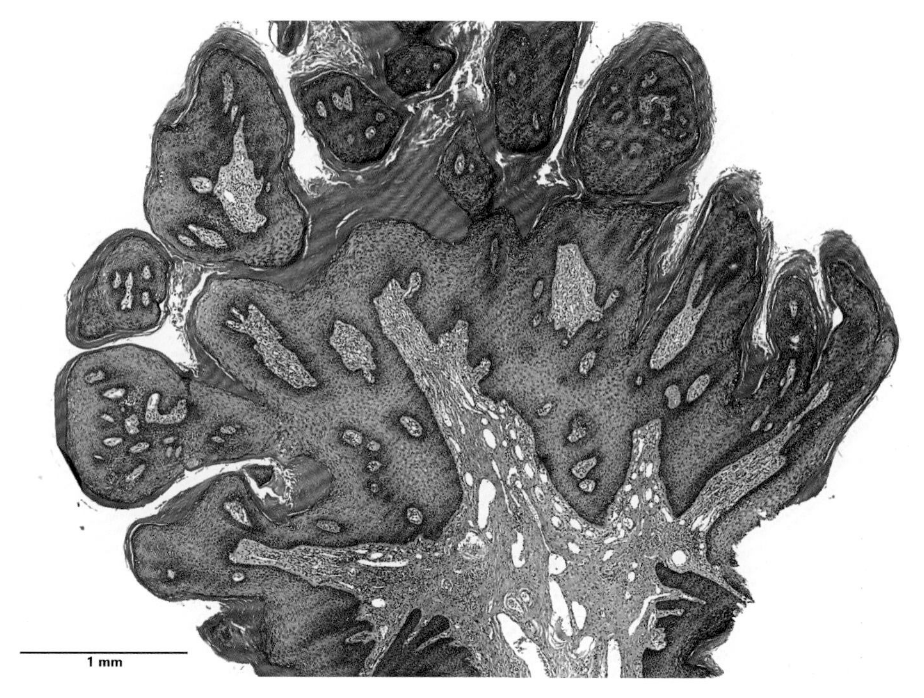

尖锐湿疣：角化过度，表皮不规则增生，真皮浅层血管扩张

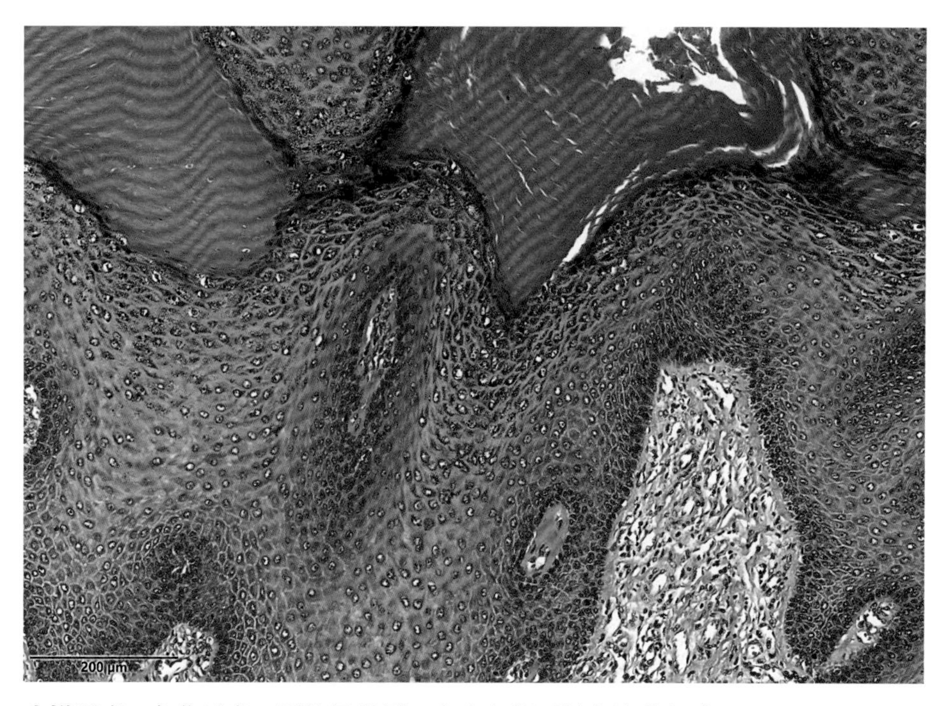

尖锐湿疣：角化过度，颗粒层增厚，表皮上部可见空泡化细胞

2 鲍恩样丘疹病

Bowenoid papulosis

- 角化过度，角化不全。
- 棘层肥厚。
- 棘细胞排列轻度紊乱。
- 可见散在不典型角质形成细胞和角化不良细胞。
- 真皮浅层毛细血管扩张，血管周围淋巴细胞、浆细胞浸润。

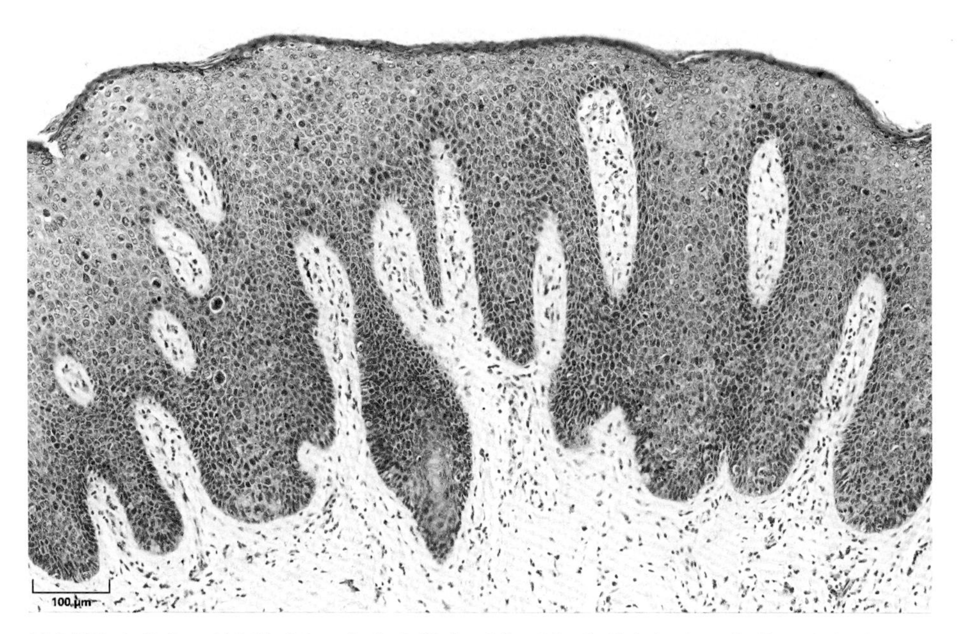

鲍恩样丘疹病：棘层肥厚，表皮内散在不典型角质形成细胞和角化不良细胞

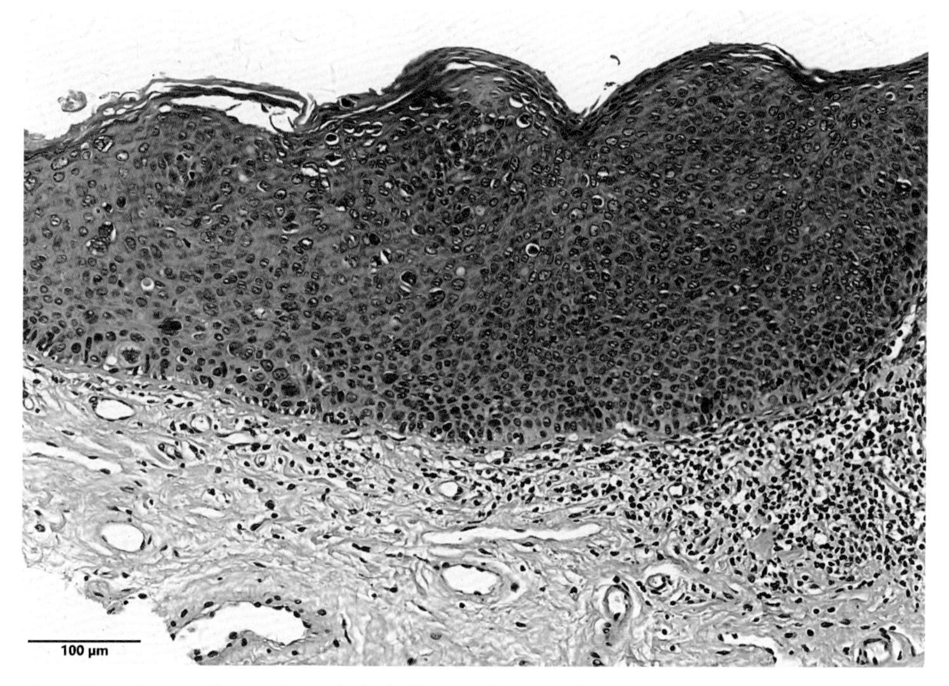

鲍恩样丘疹病：棘层肥厚，表皮内散在不典型角质形成细胞和角化不良细胞

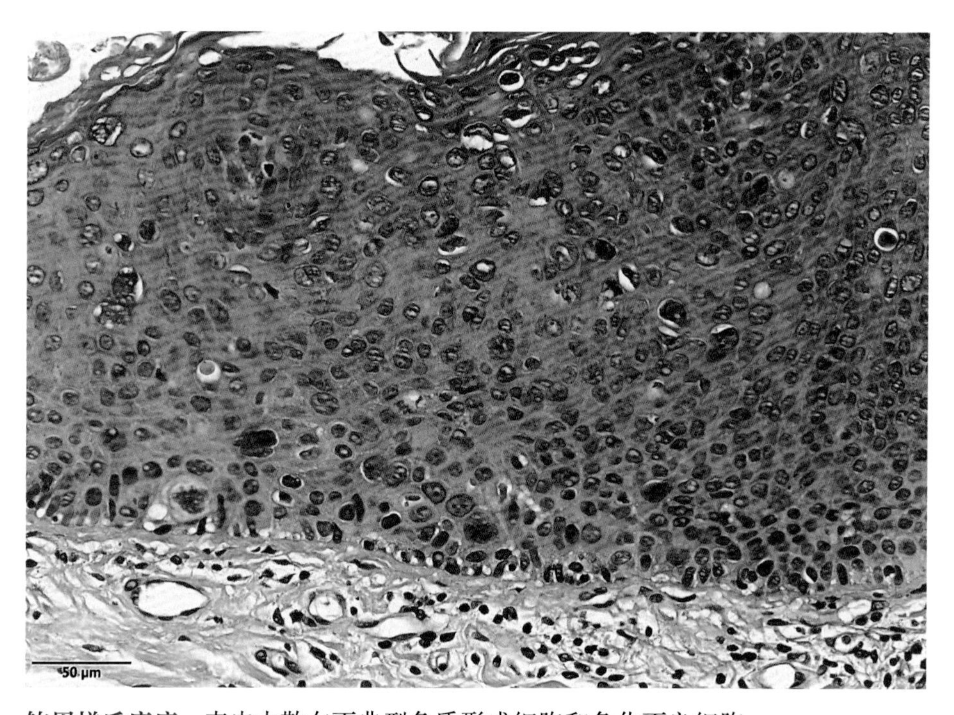

鲍恩样丘疹病：表皮内散在不典型角质形成细胞和角化不良细胞

3 传染性软疣

Molluscum contagiosum

- 表皮增生，呈梨形伸入真皮。
- 皮肤表面可呈火山口样。
- 增生的表皮团块内可见较多的软疣小体。
- 软疣小体为角质形成细胞内红染嗜酸性小体。

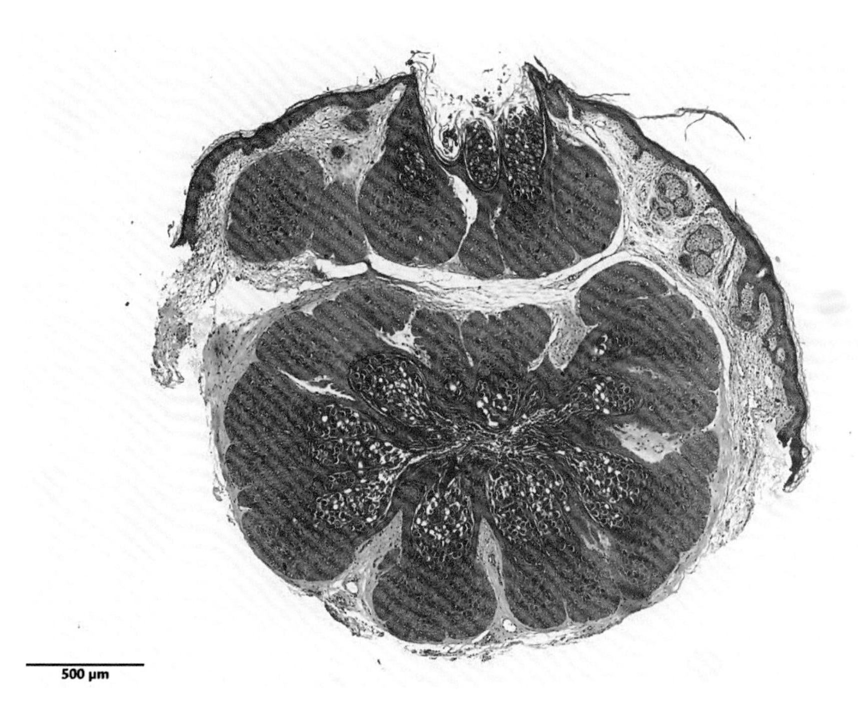

传染性软疣：表皮增生，呈梨形伸入真皮

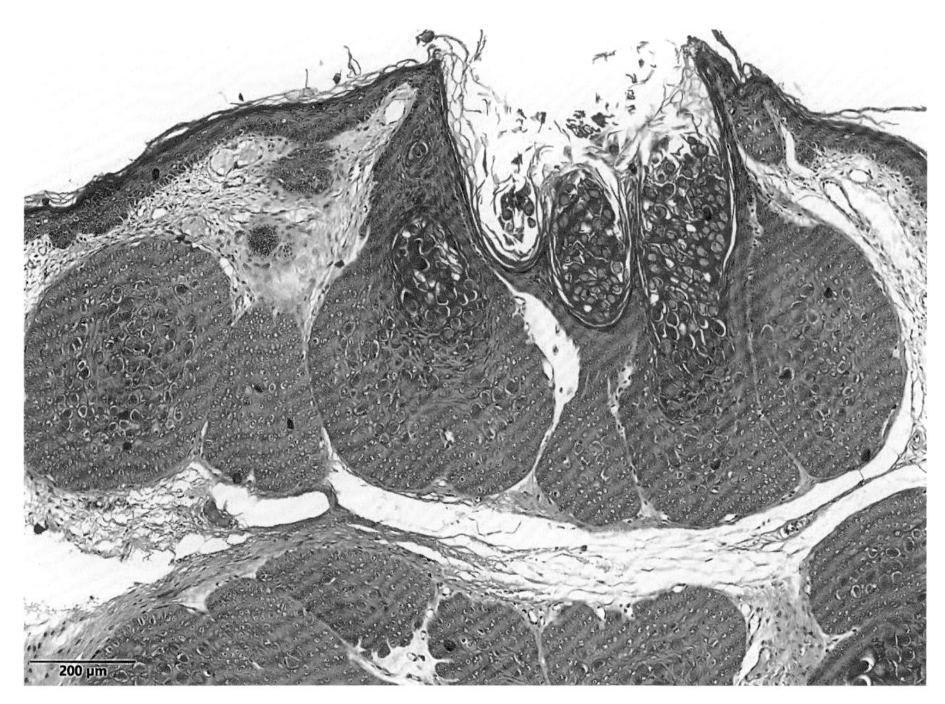

传染性软疣：表面呈火山口样，增生的表皮团块内有较多软疣小体

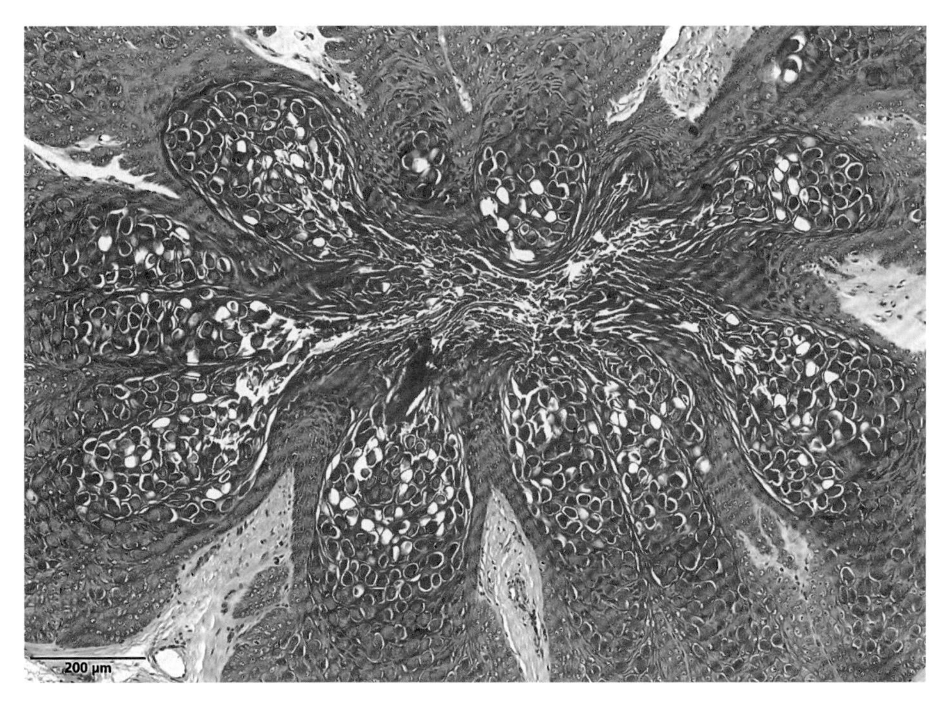

传染性软疣：增生的表皮团块内有较多软疣小体

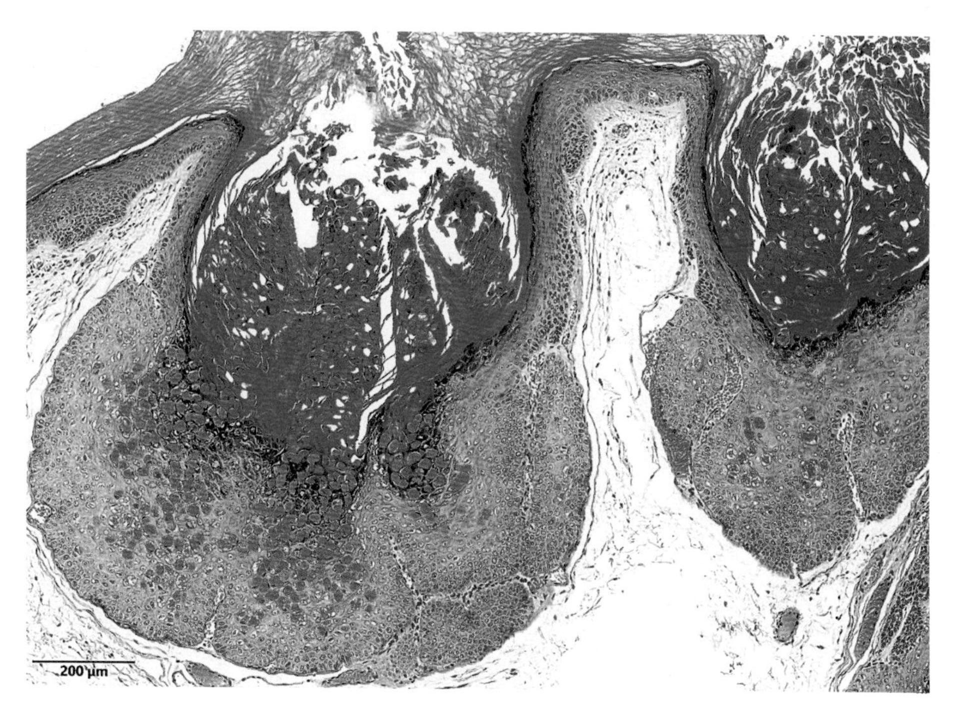

传染性软疣：表皮增生，呈梨状伸入真皮

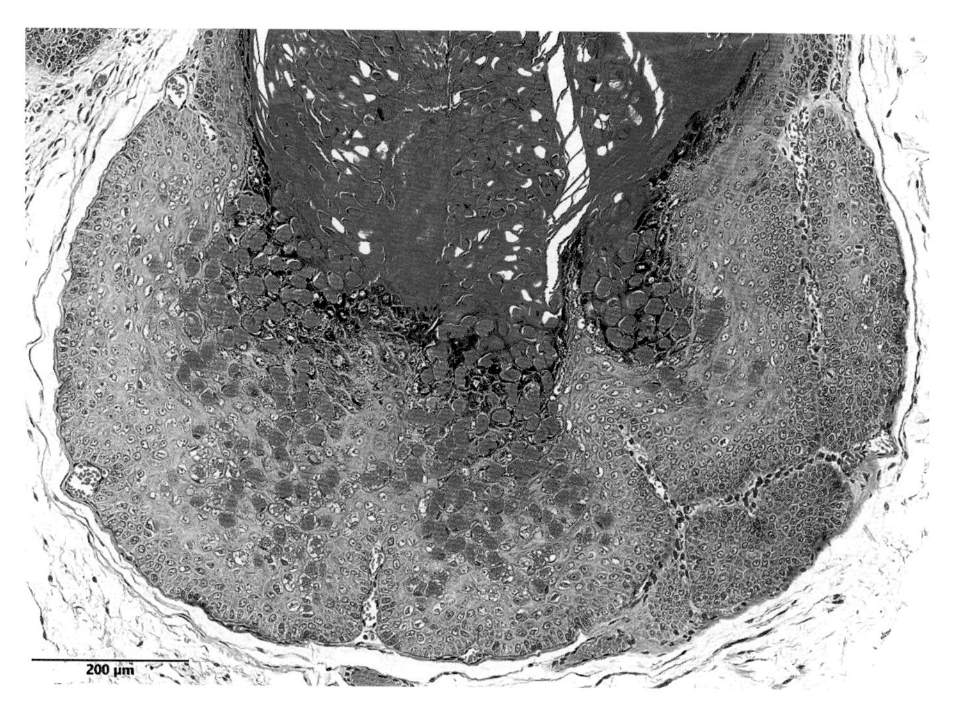

传染性软疣：增生的表皮内有较多软疣小体

4 寻常狼疮

Lupus vulgaris

- 真皮内肉芽肿。
- 真皮内结核样结节或结核结节。
- 主要由组织细胞、多核巨细胞组成，外周为致密的淋巴细胞。
- 结节中央可出现干酪样坏死，称为结核结节。
- 不出现干酪样坏死，称为结核样结节。
- 干酪样坏死表现为淡红染的颗粒状外观，可见核碎裂。
- 抗酸染色有时可见结核杆菌。

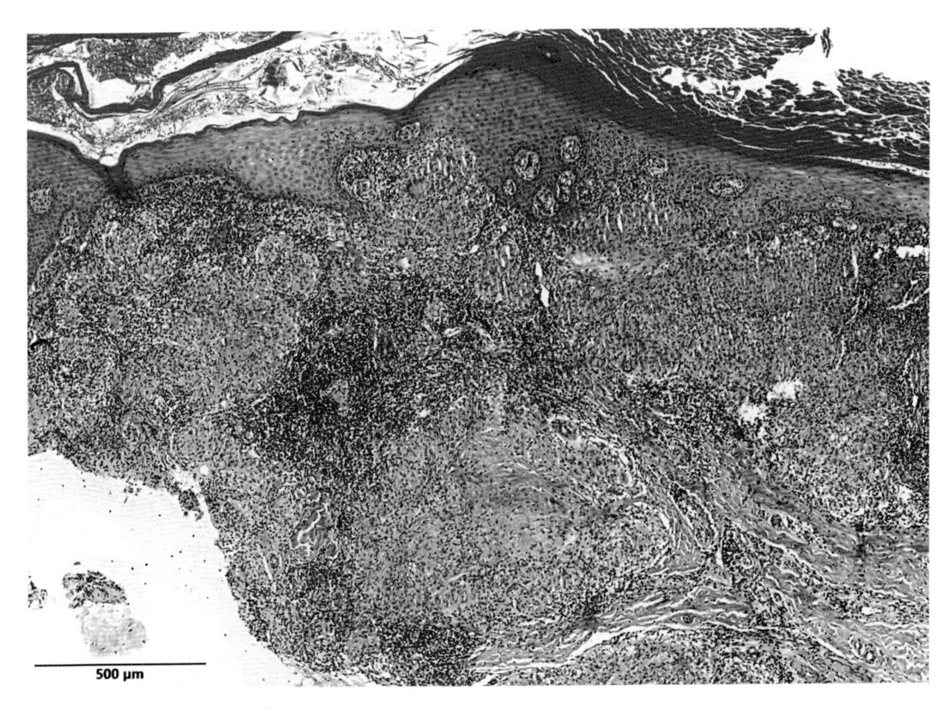

寻常狼疮：真皮内肉芽肿

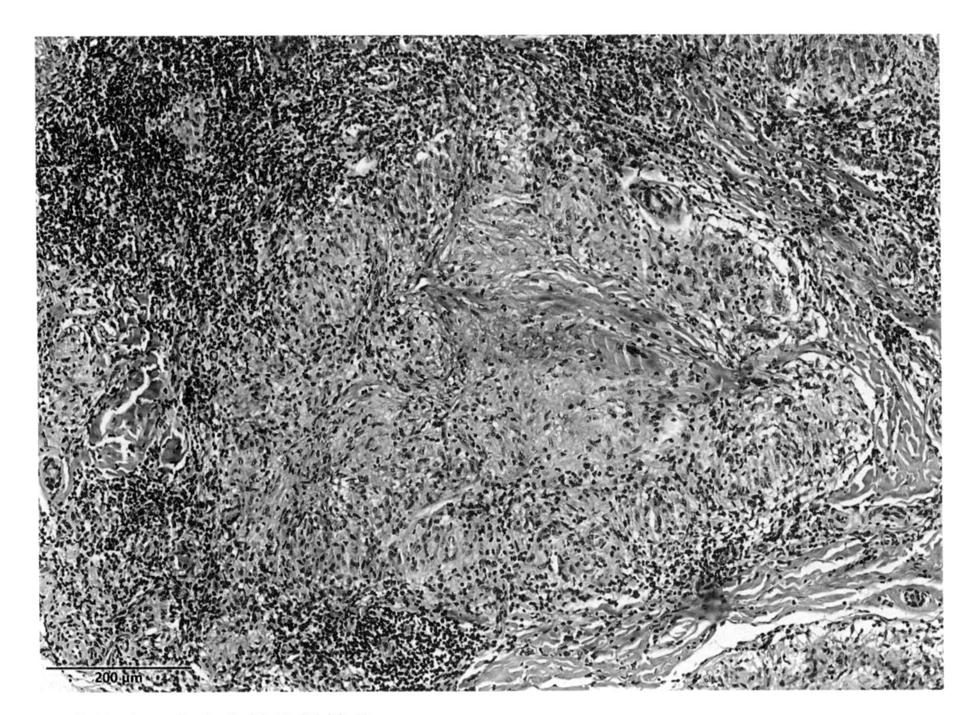

寻常狼疮：真皮内结核样结节

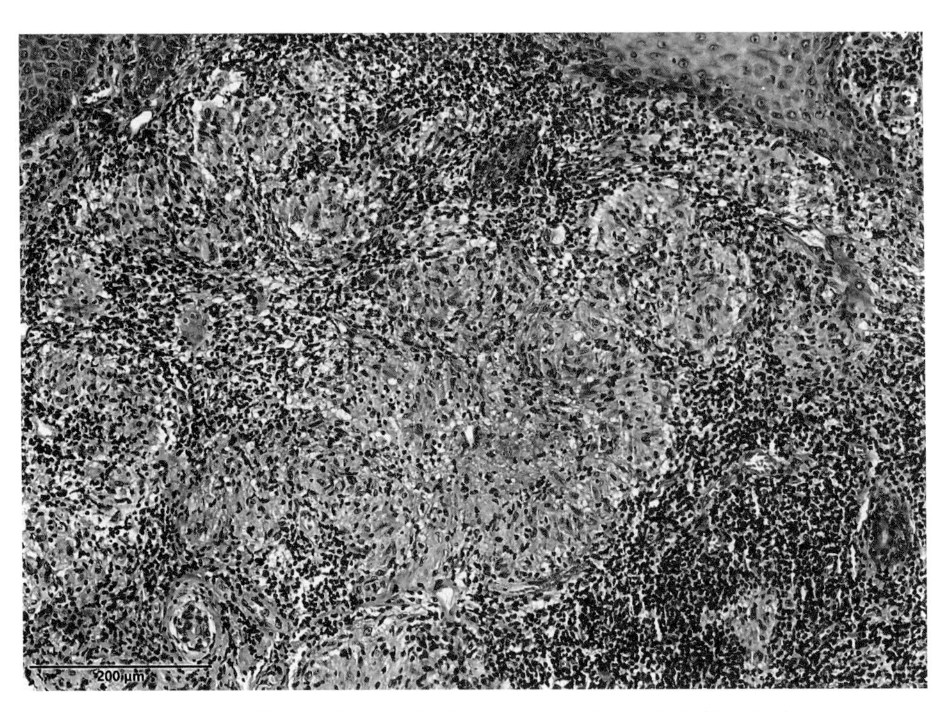

寻常狼疮：真皮内结核样结节，结节状组织细胞周围有较多淋巴细胞

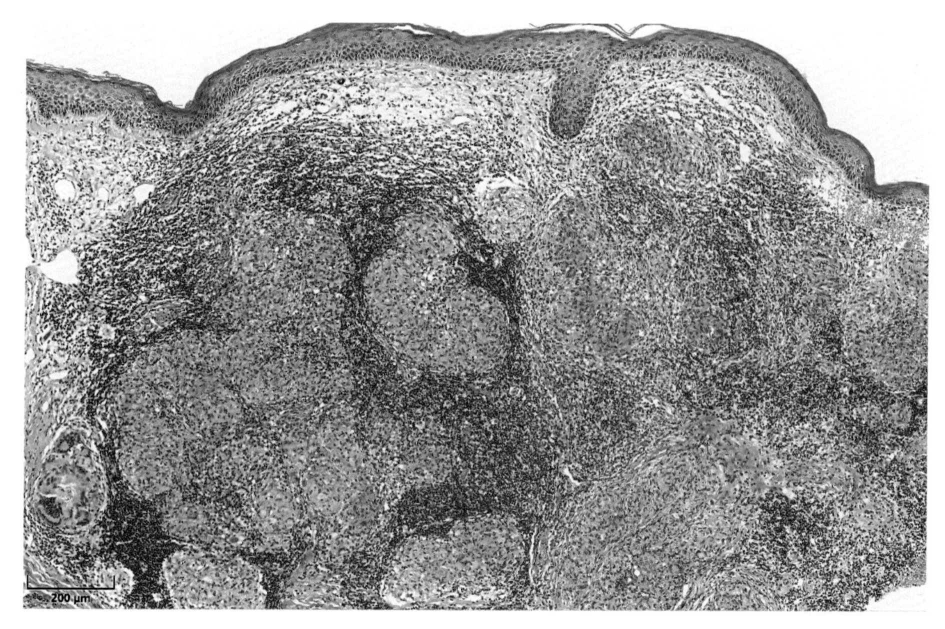

寻常狼疮：真皮内肉芽肿，呈结节状

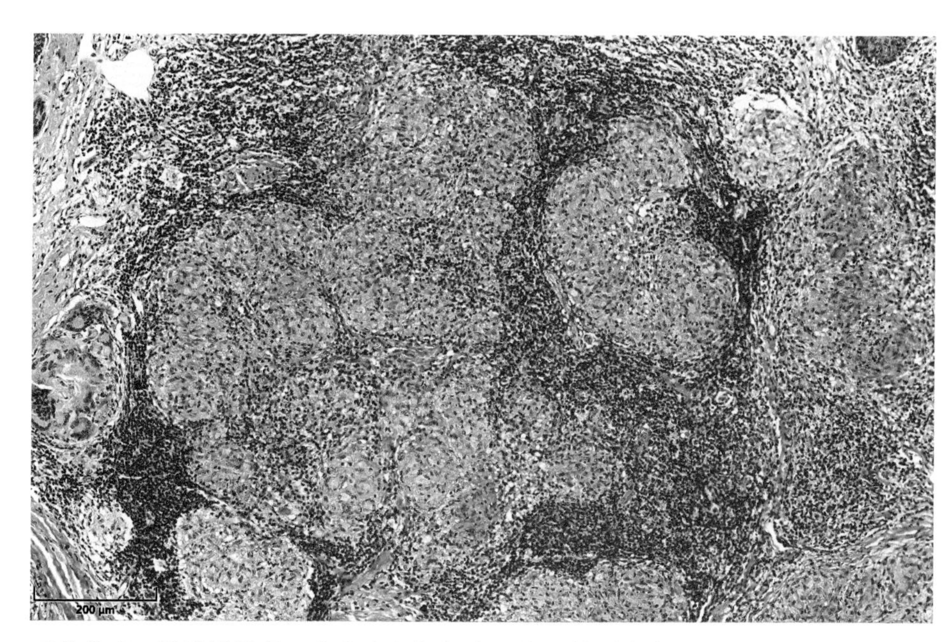

寻常狼疮：结核样结节，中央为组织细胞团块，外周为淋巴细胞

5 结核样型麻风

Tuberculoid leprosy

- 真皮内结核样肉芽肿。
- 多沿血管或附属器走行分布。
- 呈分枝状、条索状或结节状。
- 皮肤附属器及神经周围常有组织细胞和淋巴细胞浸润。
- 抗酸染色一般不易见到麻风杆菌。

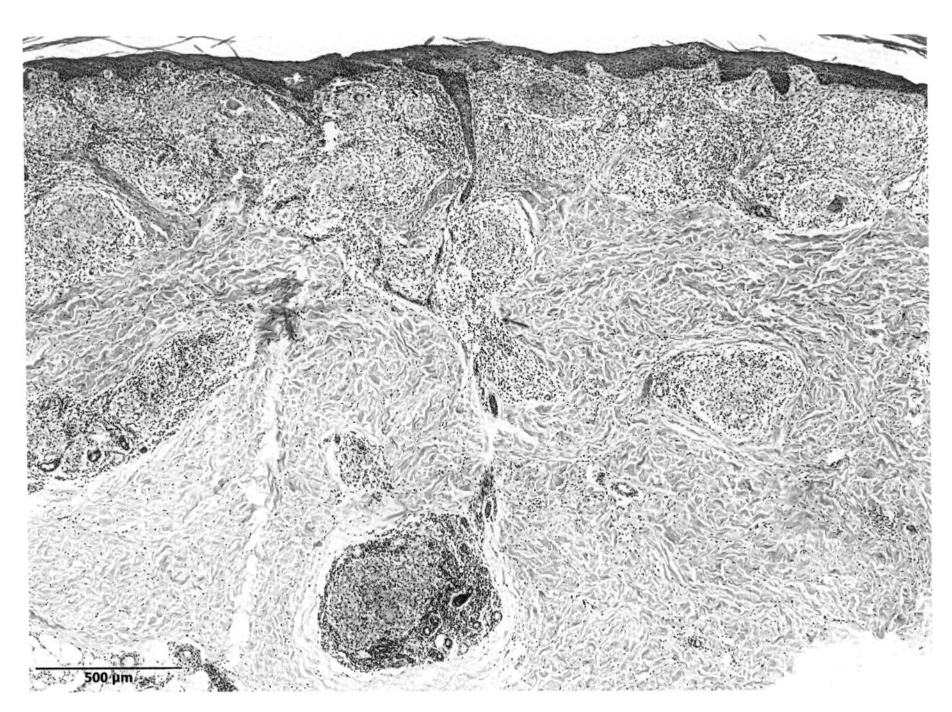

结核样型麻风： 真皮内肉芽肿，呈结节状，组织细胞和淋巴细胞沿血管及皮肤附属器结节状浸润

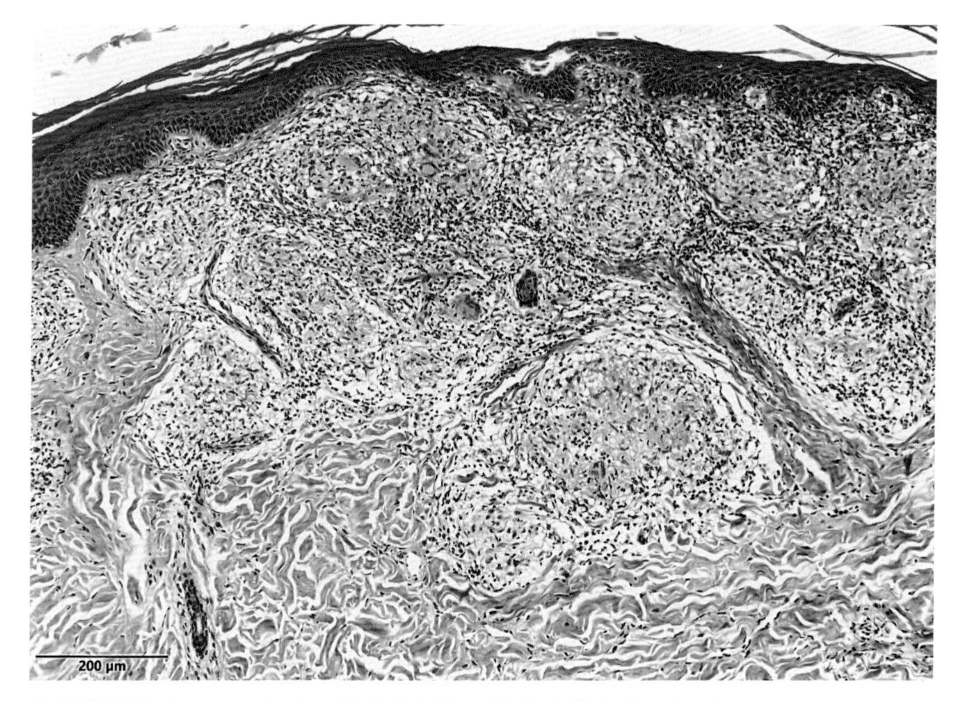

结核样型麻风：组织细胞呈结节状浸润，结节内散在淋巴细胞

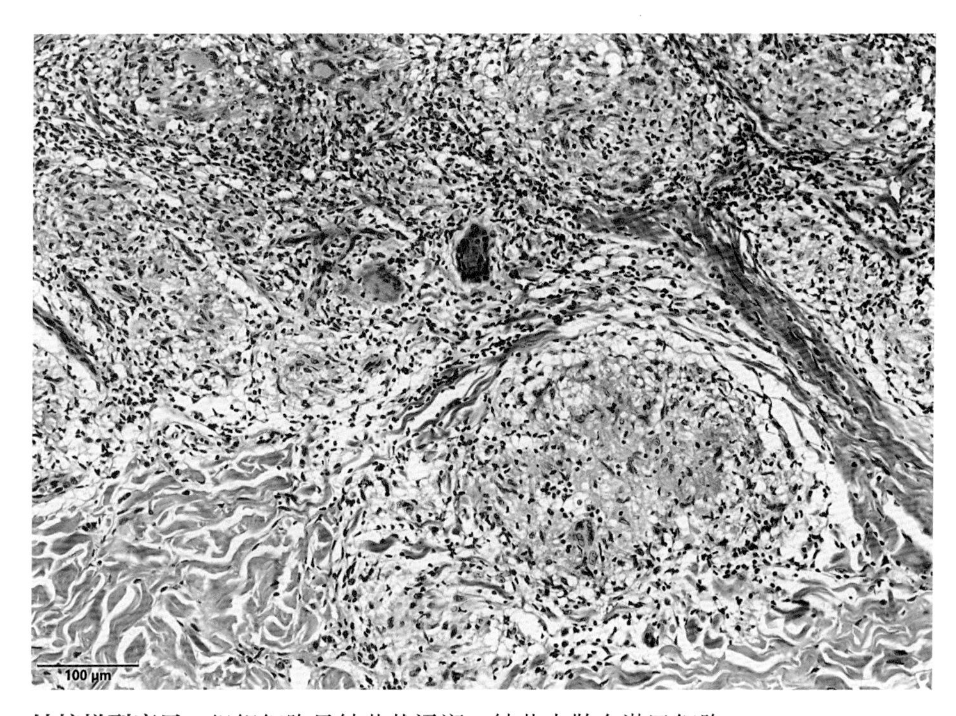

结核样型麻风：组织细胞呈结节状浸润，结节内散在淋巴细胞

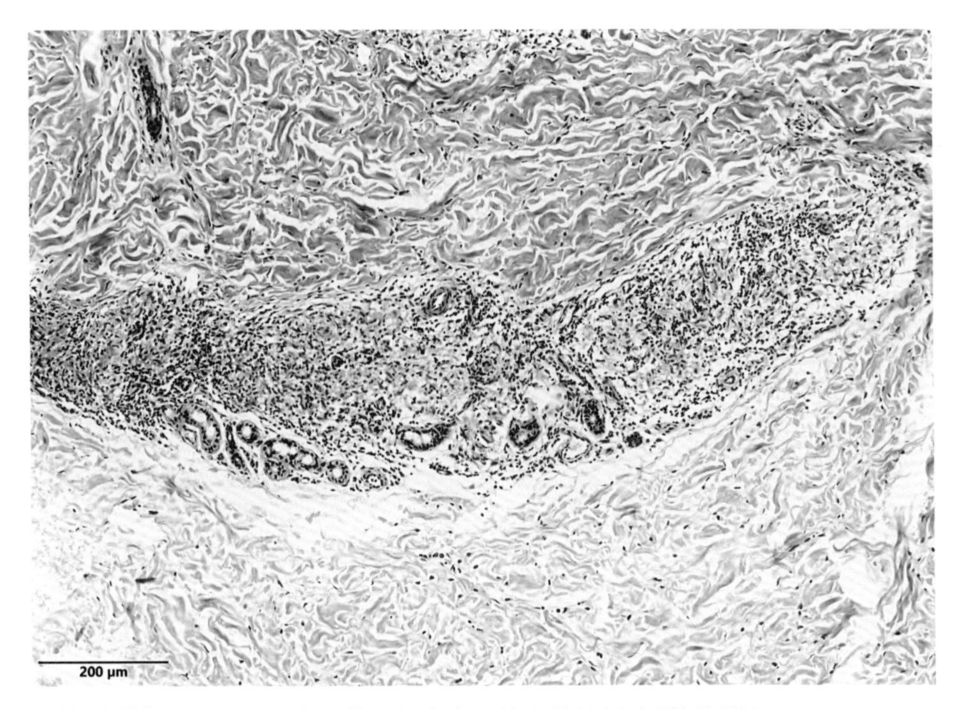

结核样型麻风：组织细胞及淋巴细胞在血管和外泌汗腺周围浸润

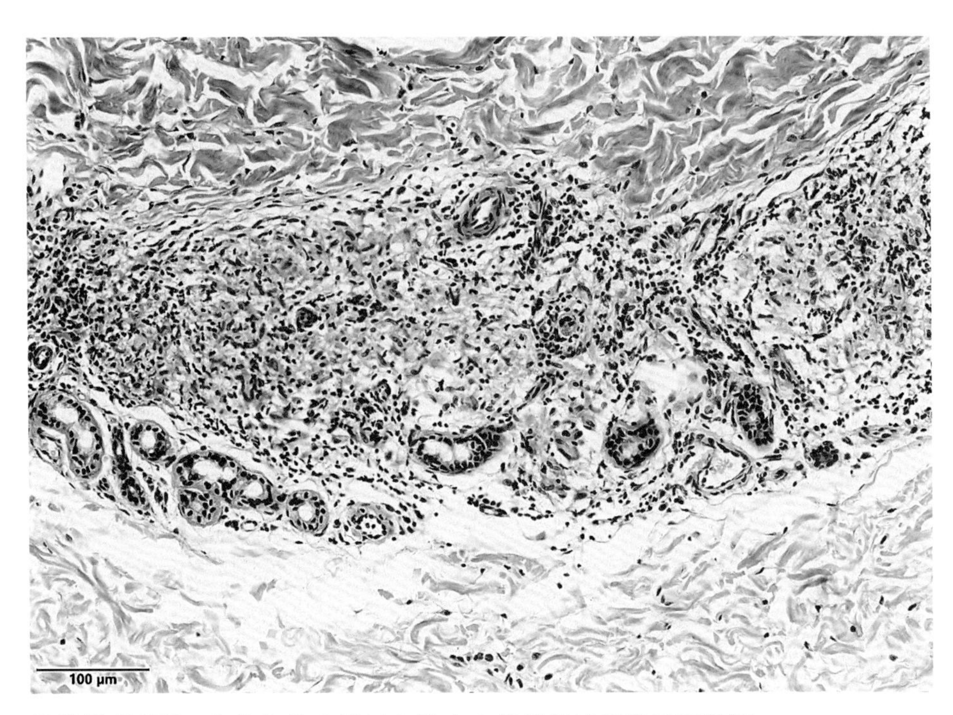

结核样型麻风：组织细胞和淋巴细胞在血管及外泌汗腺周围浸润

6 瘤型麻风

Lepromatous leprosy

- 表皮萎缩变平。
- 表皮下方有无浸润带。
- 真皮内甚至皮下组织有大量泡沫细胞浸润。
- 真皮内淋巴细胞浸润相对较少或炎症反应较轻。
- 可伴有附属器破坏。
- 抗酸染色可见麻风杆菌。

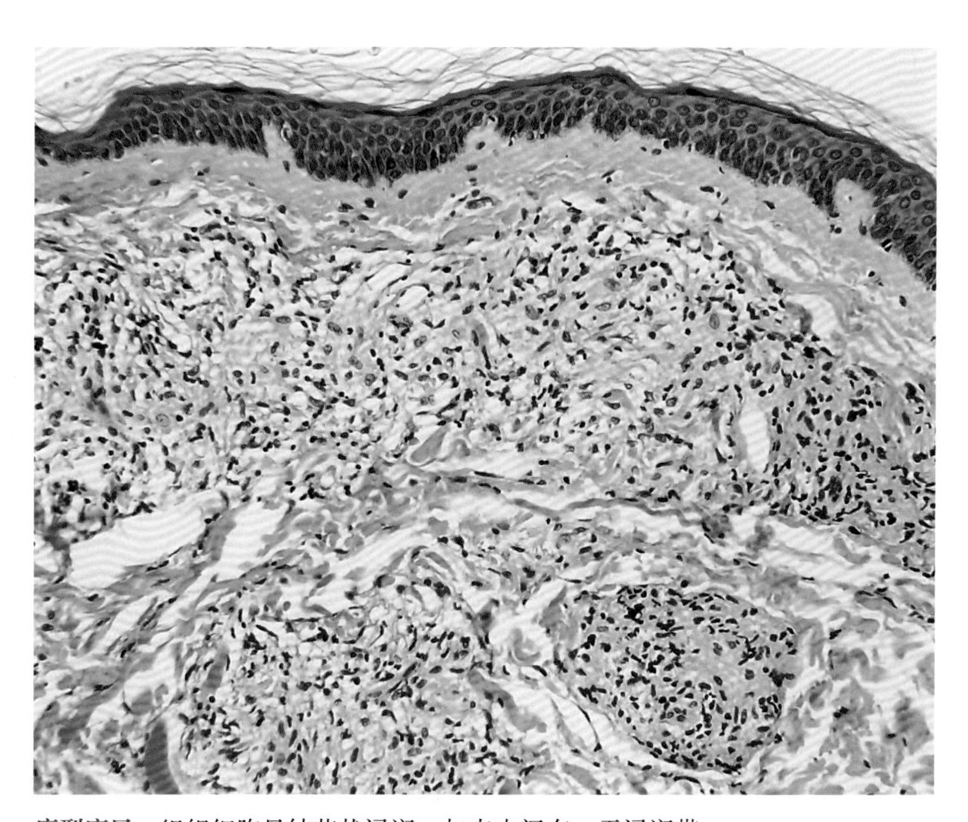

瘤型麻风：组织细胞呈结节状浸润，与表皮间有一无浸润带

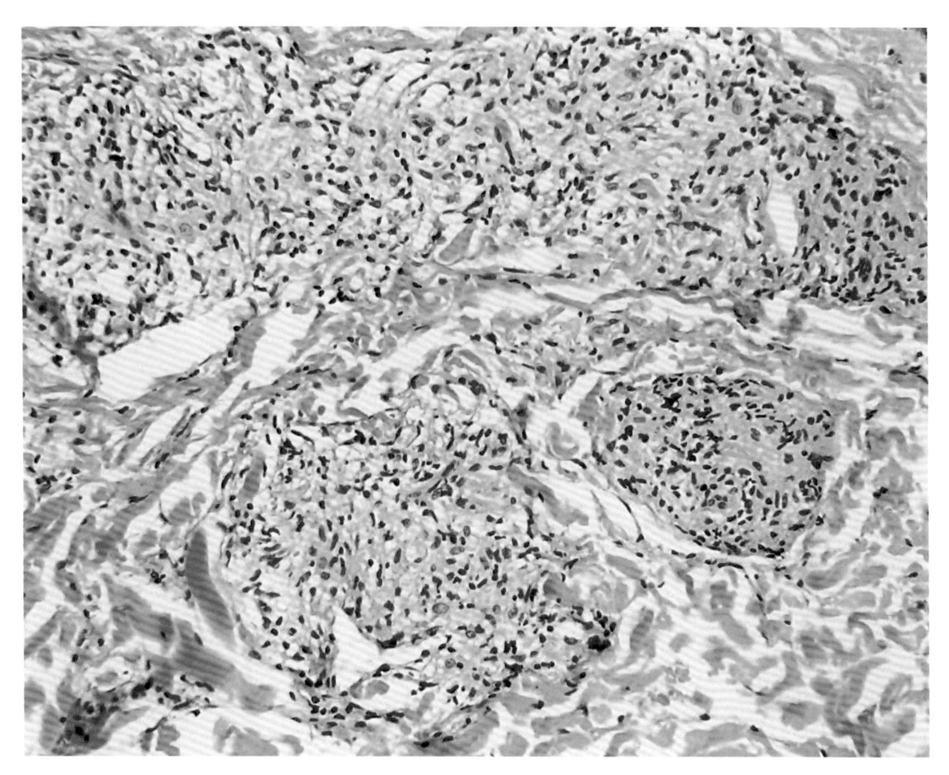

瘤型麻风：组织细胞呈结节状浸润，炎症细胞少

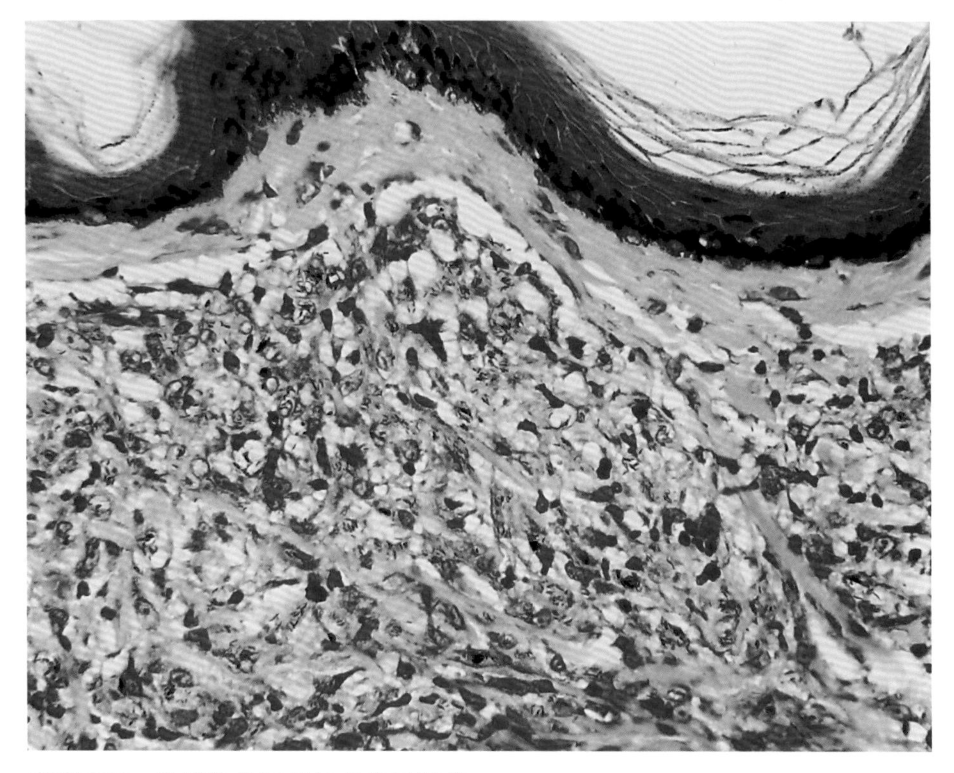

瘤型麻风：抗酸染色可见较多麻风杆菌

7 二期梅毒

Secondary syphilis

- 表皮角化不全。
- 表皮内可出现中性粒细胞。
- 表皮常出现银屑病样增生。
- 真皮中上部混合炎症细胞浸润，主要是淋巴细胞及浆细胞。
- 炎症细胞可呈苔藓样浸润。
- 可有血管壁增厚、内皮细胞肿胀。
- 早期皮损可表现为血管周围中性粒细胞浸润。

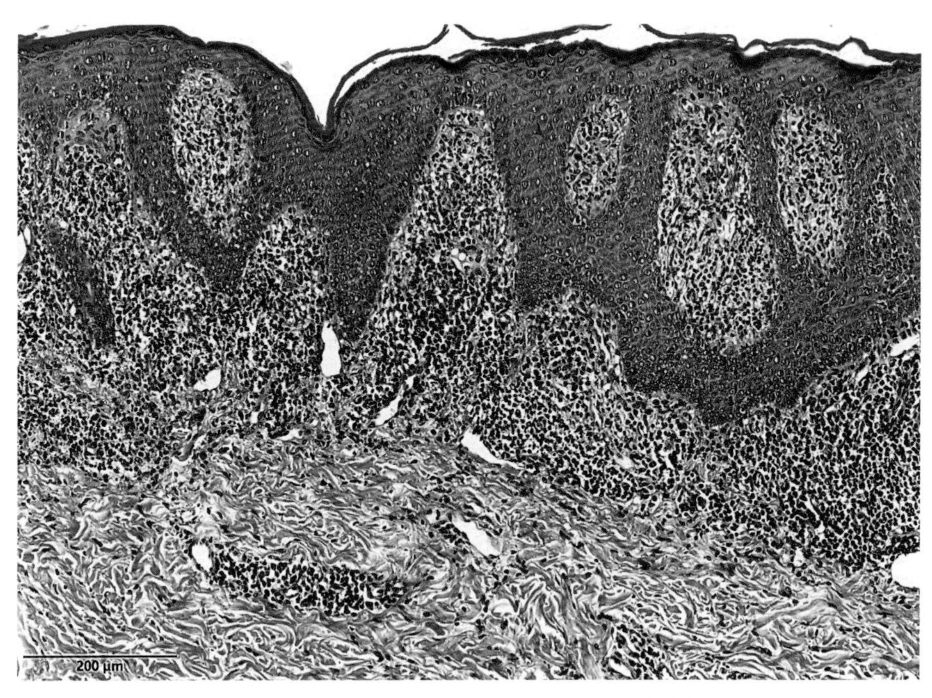

二期梅毒：表皮银屑病样增生，真皮中上部炎症细胞呈苔藓样浸润

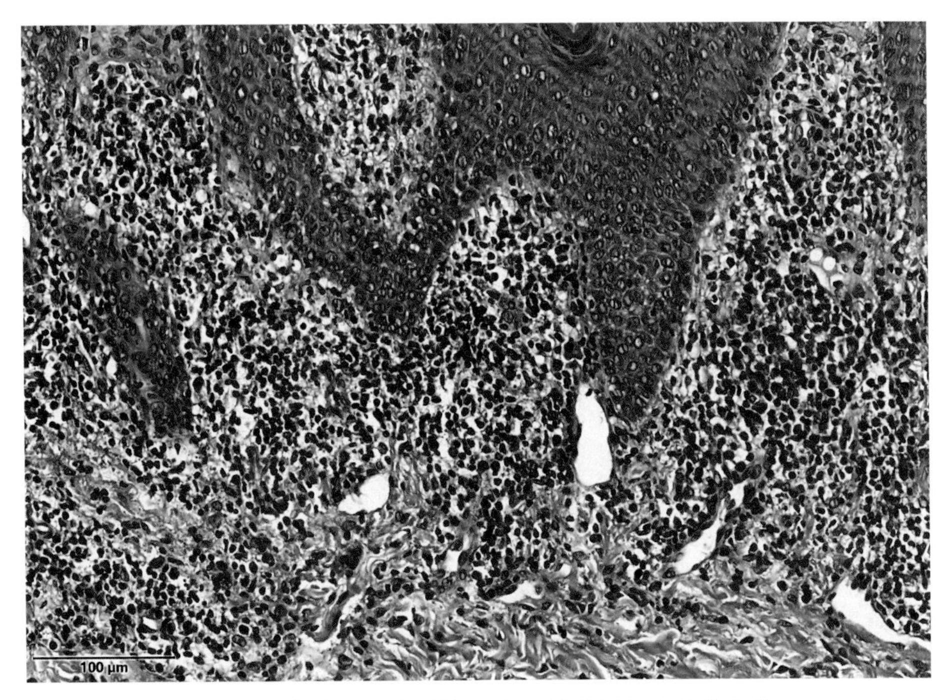

二期梅毒：真皮上部混合炎症细胞浸润，主要是淋巴细胞和浆细胞

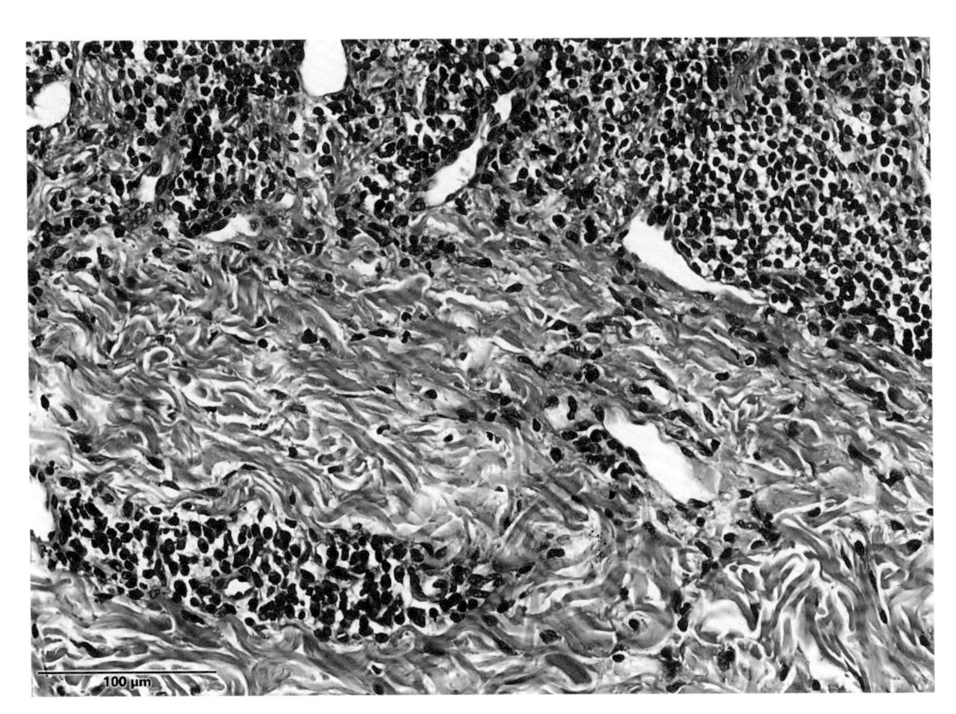

二期梅毒：浸润细胞主要为淋巴细胞和浆细胞，可见血管扩张

8 疥疮

Scabies

- 角质层内可见疥虫虫体。
- 表皮海绵水肿，严重时可出现水疱。
- 真皮上部可见淋巴细胞和嗜酸性粒细胞等混合炎症细胞浸润。

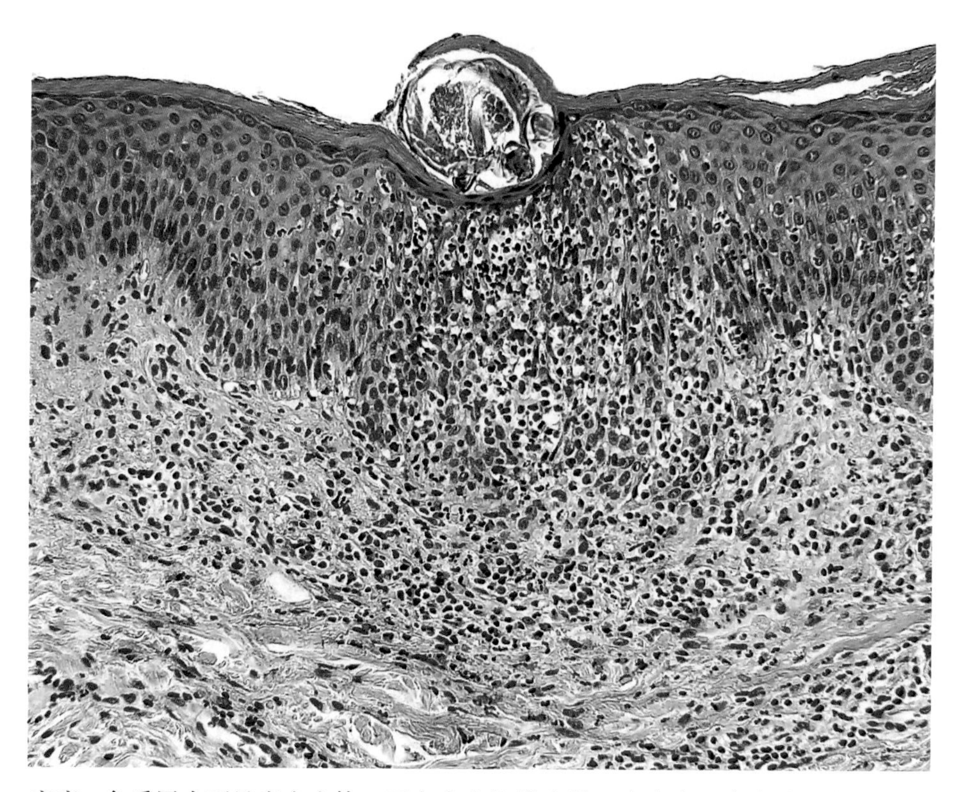

疥疮：角质层内可见疥虫虫体，下方表皮海绵水肿，表皮内及真皮浅层淋巴细胞和嗜酸性粒细胞浸润

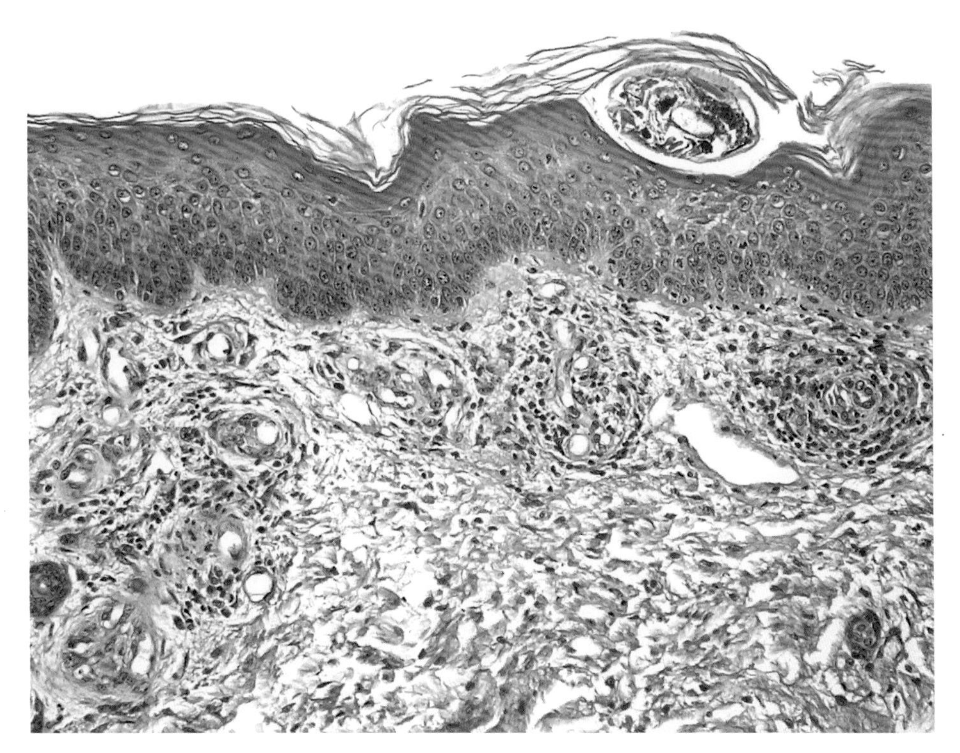

疥疮：角质层内可见疥虫虫体

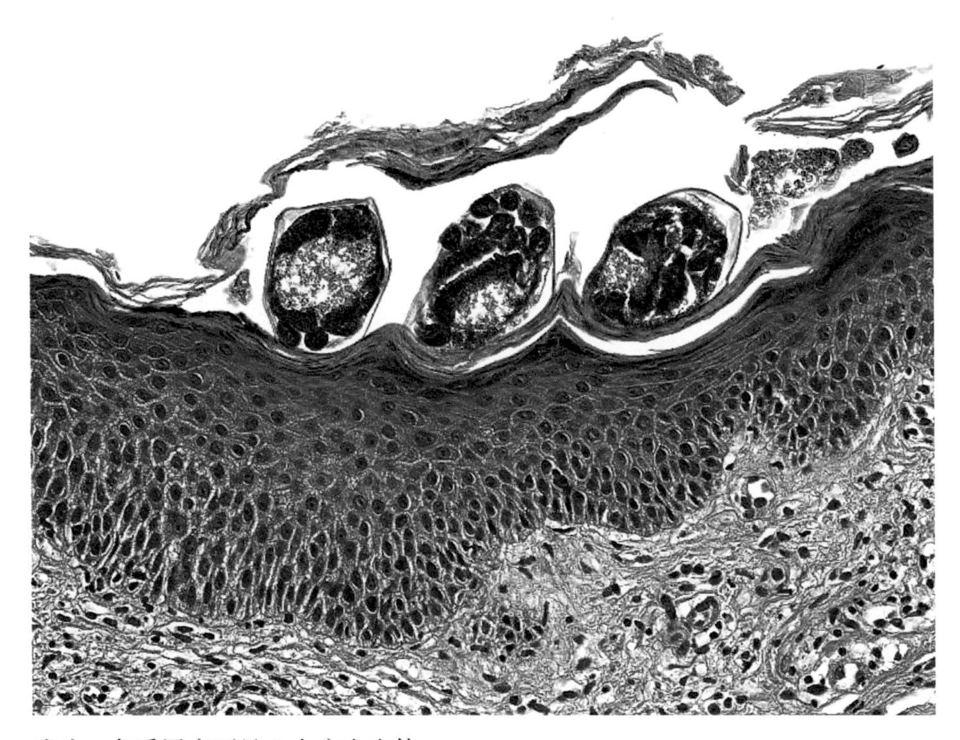

疥疮：角质层内可见 3 个疥虫虫体

第五章 常见炎症性皮肤病病理特征

1 湿疹、皮炎

Eczema and dermatitis

- 湿疹、皮炎的主要特征是表皮内出现海绵水肿。
- 急性湿疹和急性皮炎海绵水肿较重，慢性湿疹和慢性皮炎相对较轻。
- 海绵水肿较重时可出现表皮内水疱。
- 常出现角化不全。
- 真皮浅层血管周围淋巴细胞以及嗜酸性粒细胞浸润。
- 慢性湿疹、皮炎可出现角化过度、棘层肥厚。
- 急性以及亚急性湿疹、皮炎角质层内可出现浆痂。

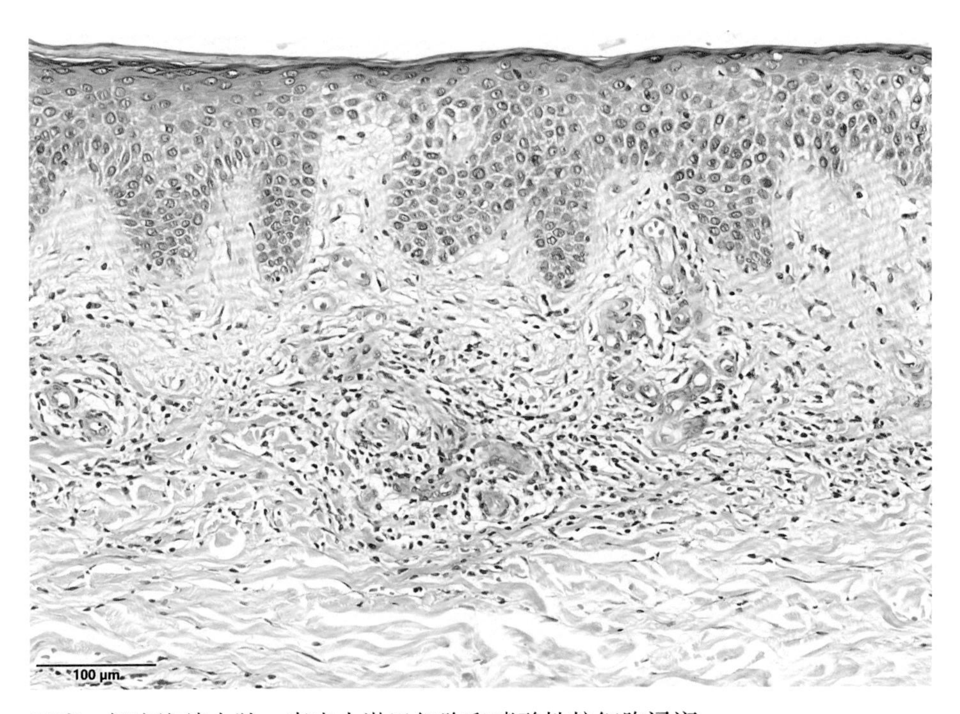

湿疹：轻度海绵水肿，真皮内淋巴细胞和嗜酸性粒细胞浸润

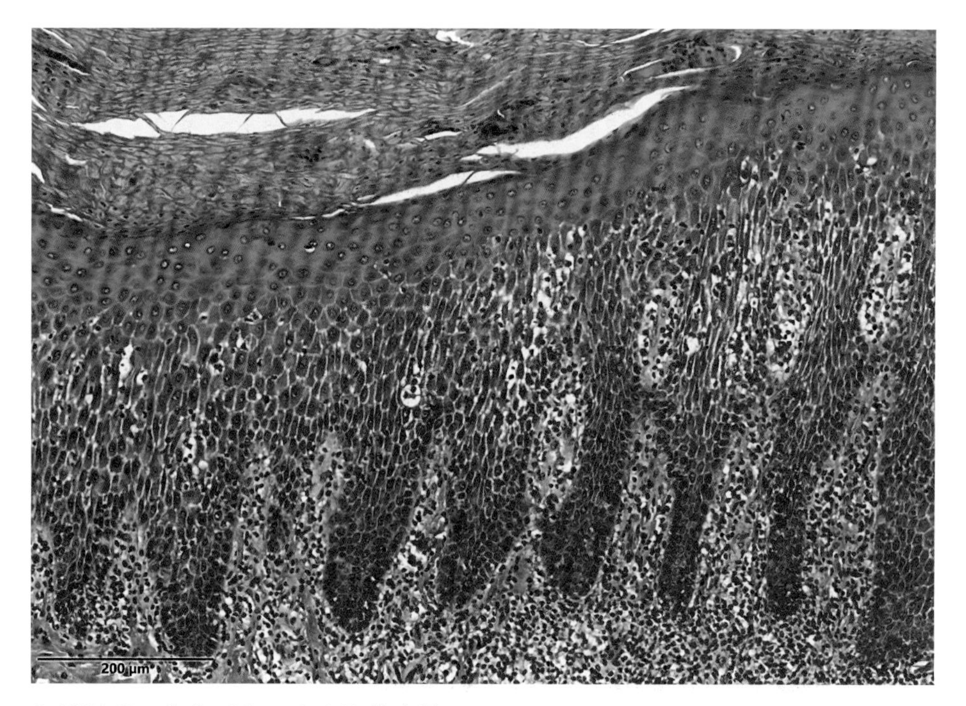

急性湿疹：角化不全，表皮海绵水肿

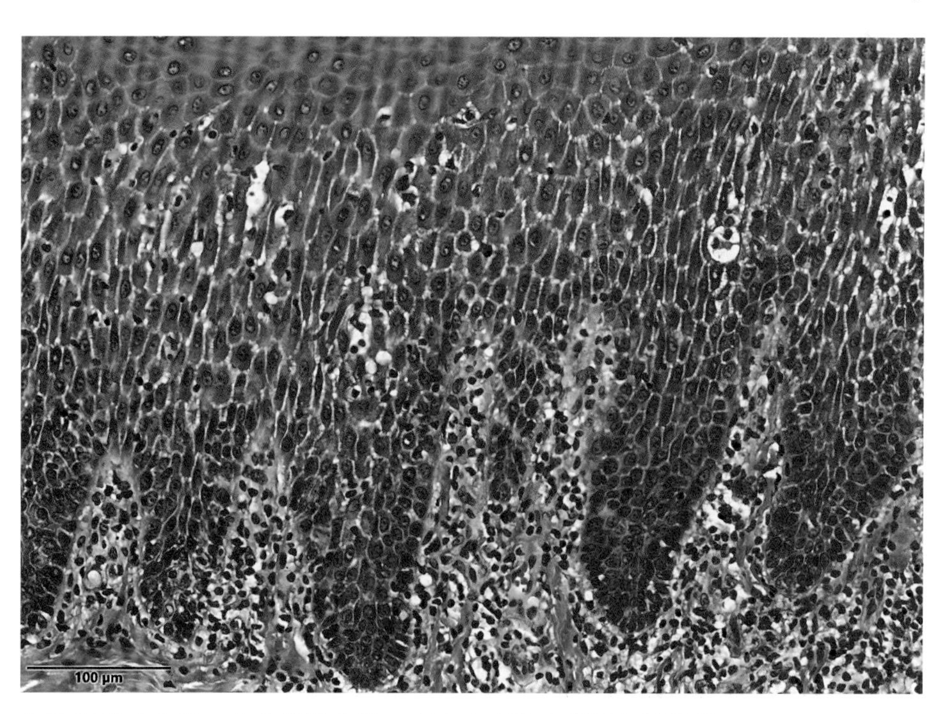

急性湿疹 / 皮炎：表皮海绵水肿，表皮内有散在淋巴细胞浸润

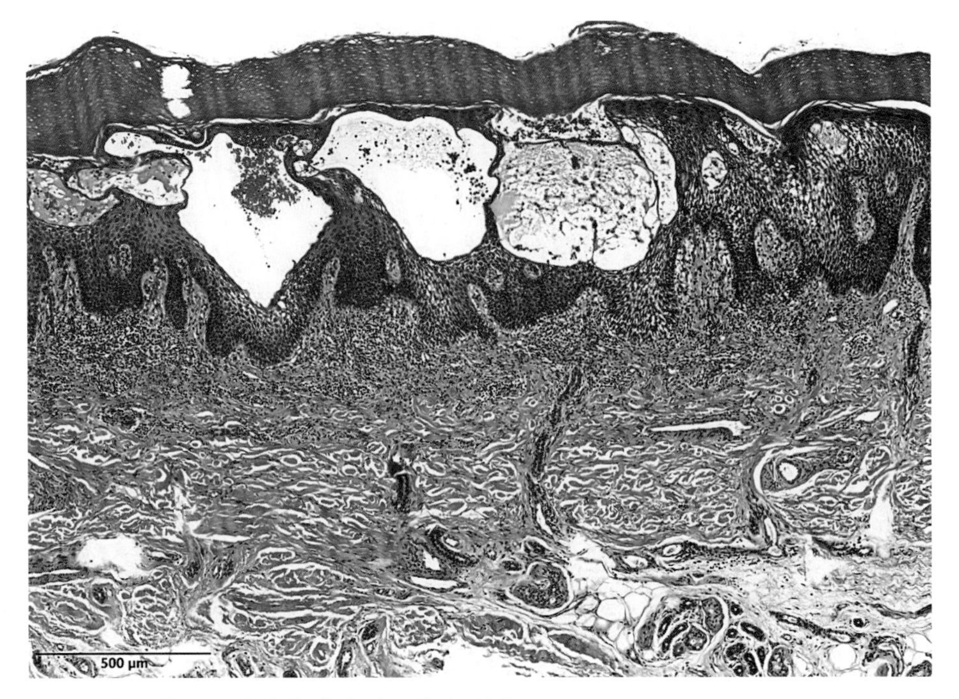

急性湿疹 / 皮炎：表皮海绵水肿，水疱形成

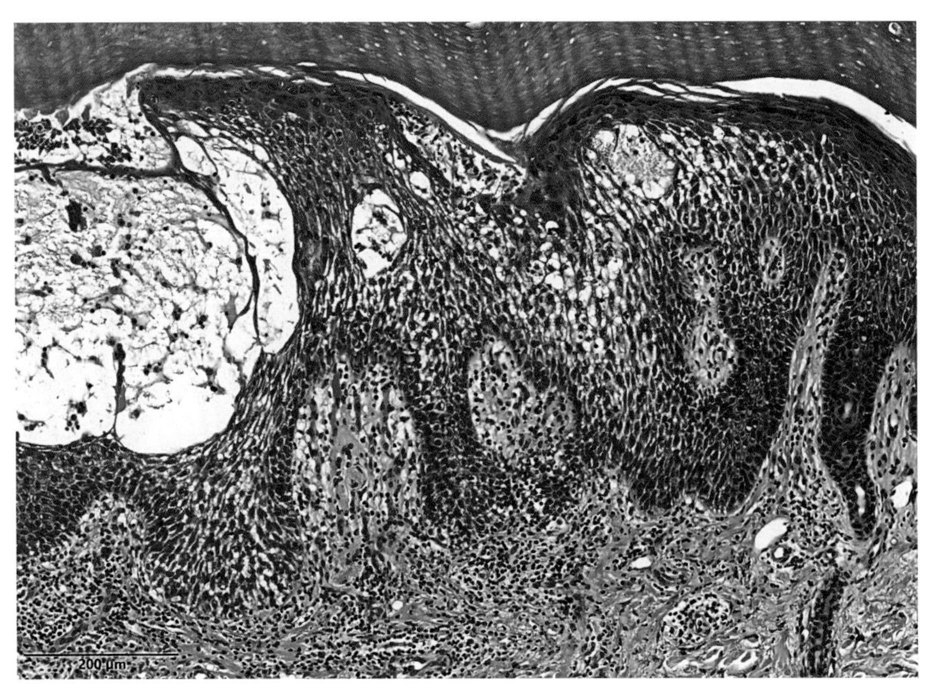

急性湿疹 / 皮炎：表皮海绵水肿，水疱形成

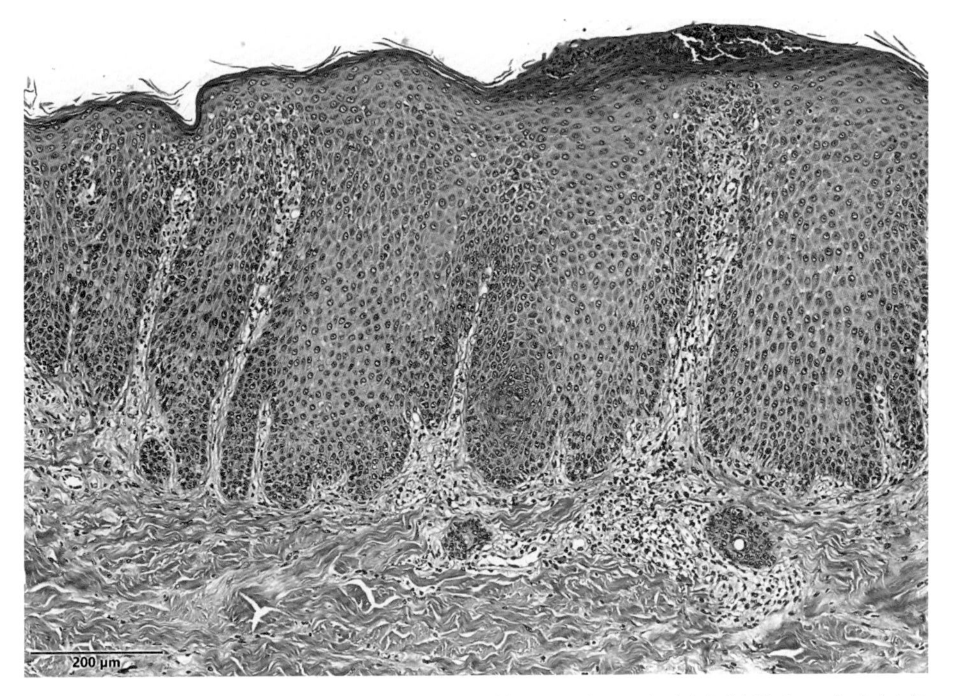

慢性湿疹 / 皮炎：角化过度，角化不全，棘层肥厚，呈银屑病样增生，表皮轻度海绵水肿

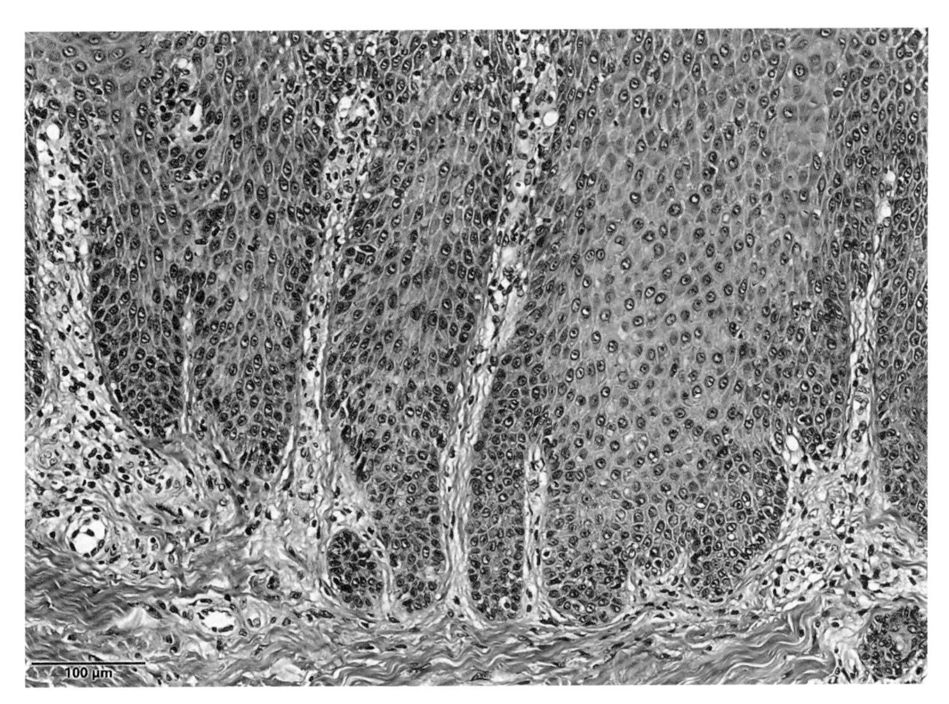

慢性湿疹 / 皮炎：棘层肥厚，真皮乳头层垂直的胶原纤维增生明显

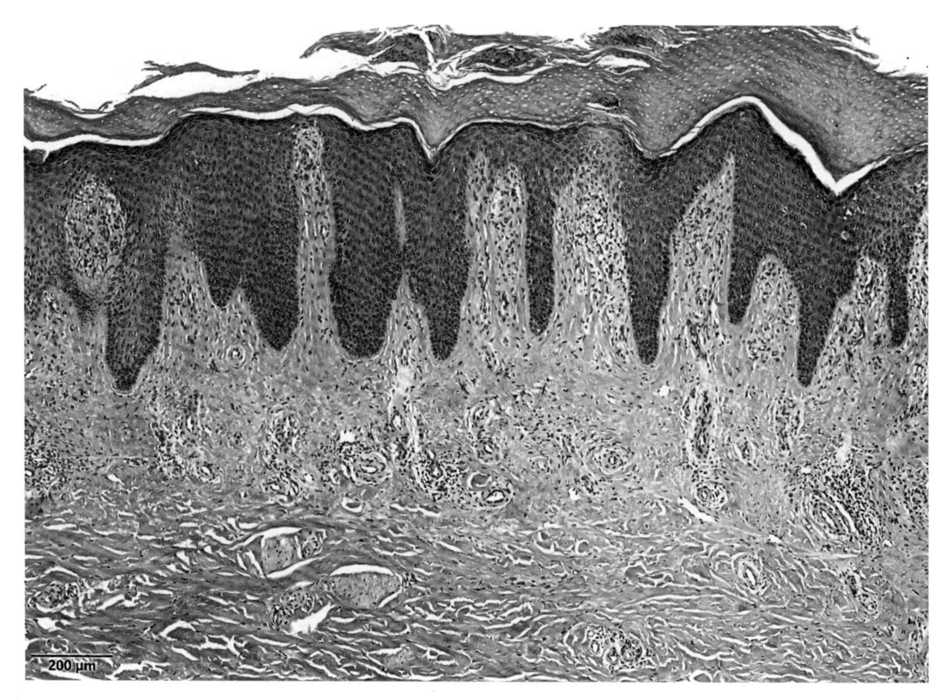

慢性湿疹 / 皮炎：角化过度，角化不全，棘层肥厚

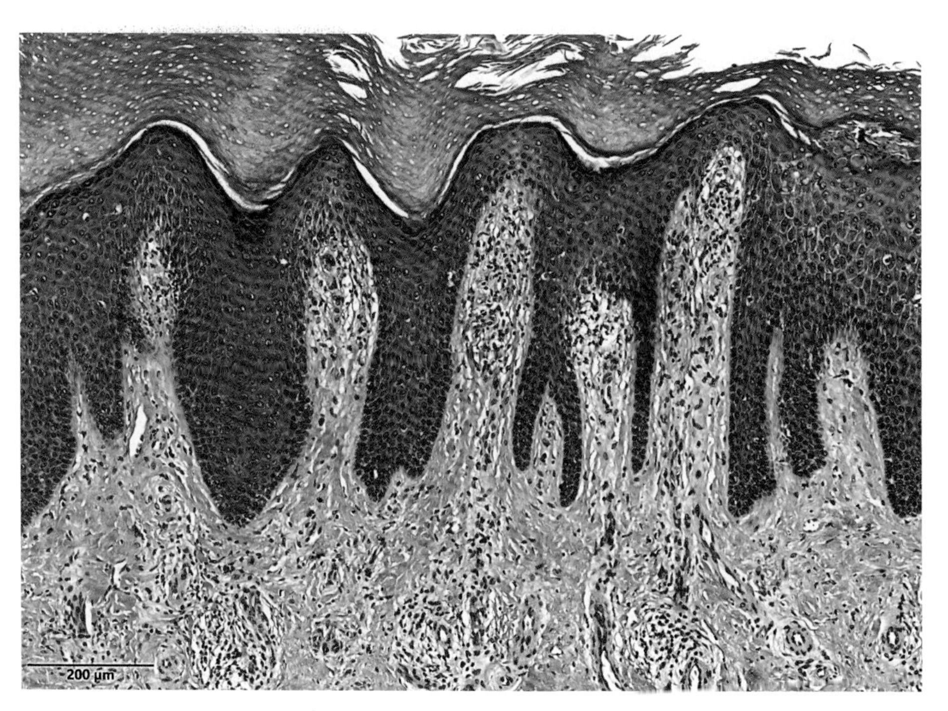

慢性湿疹 / 皮炎：角化过度，棘层肥厚，呈银屑病样增生，表皮轻度海绵水肿

2 寻常型银屑病

Psoriasis vulgaris

- 表皮角化过度。
- 表皮角化不全，多为融合性，也可为灶状。
- 角质层内可见 Munro 微脓肿。
- 颗粒层减少或消失。
- 棘层肥厚，呈杵状。
- 真皮乳头上延，乳头上方表皮变薄。
- 真皮乳头毛细血管扩张充血。
- 真皮上部血管周围淋巴细胞为主的炎症细胞浸润。

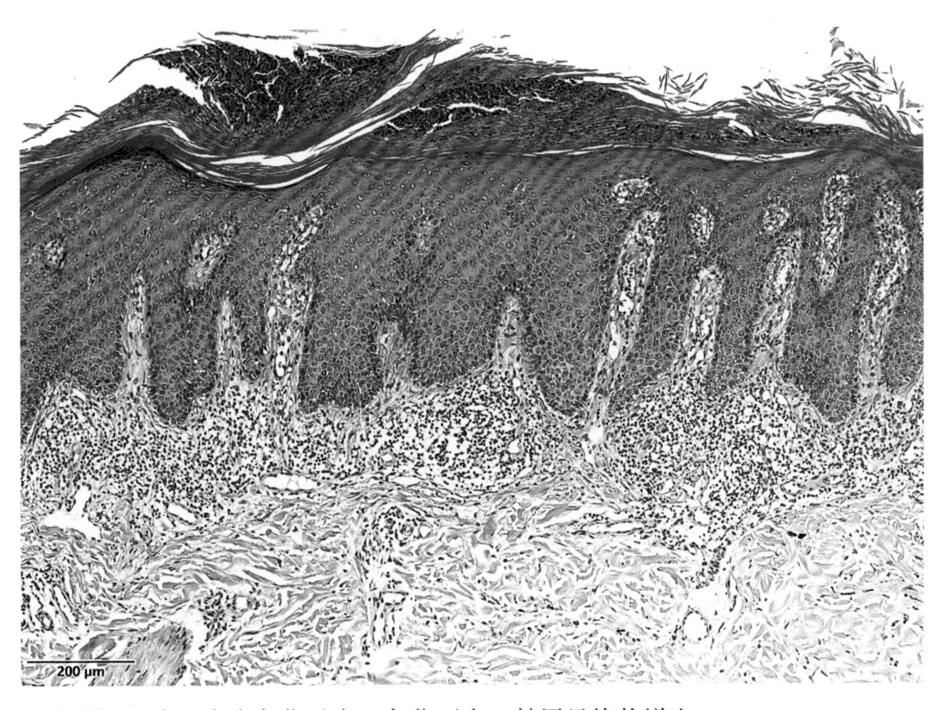

寻常型银屑病：表皮角化过度，角化不全，棘层呈杵状增生

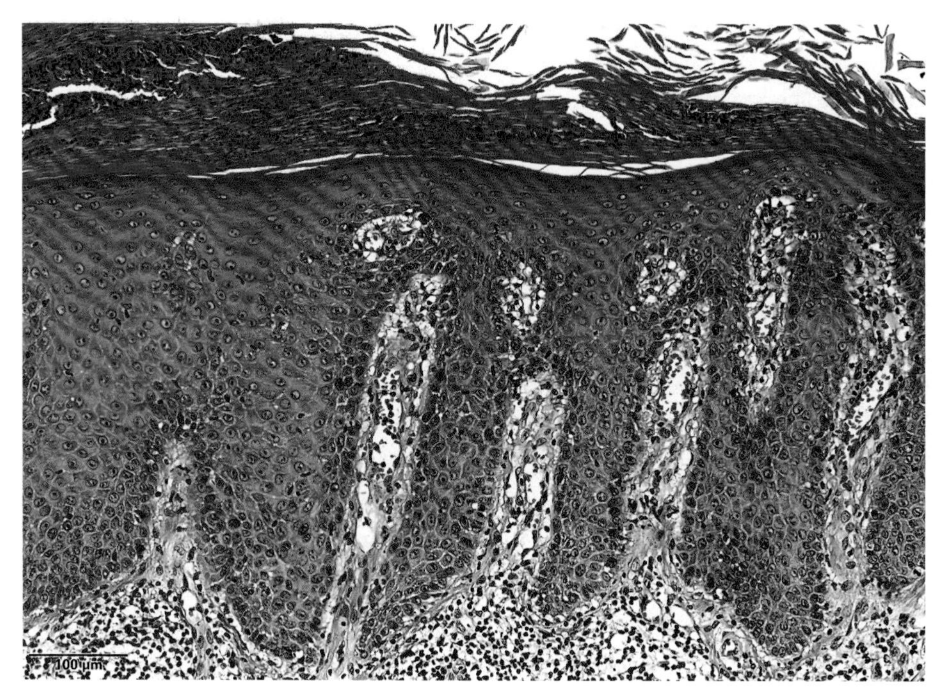

寻常型银屑病：真皮乳头上延，毛细血管扩张，其上表皮变薄，颗粒层减少或消失，角质层内可见 Munro 微脓疡

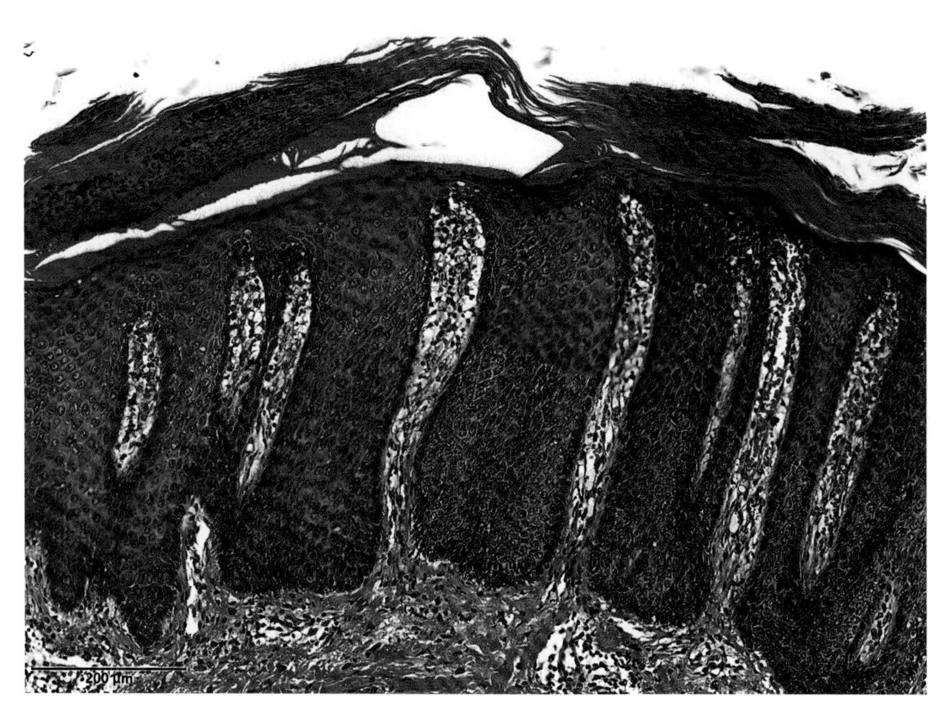

寻常型银屑病：真皮乳头上延，毛细血管扩张，其上表皮变薄，角质层内可见 Munro 微脓疡

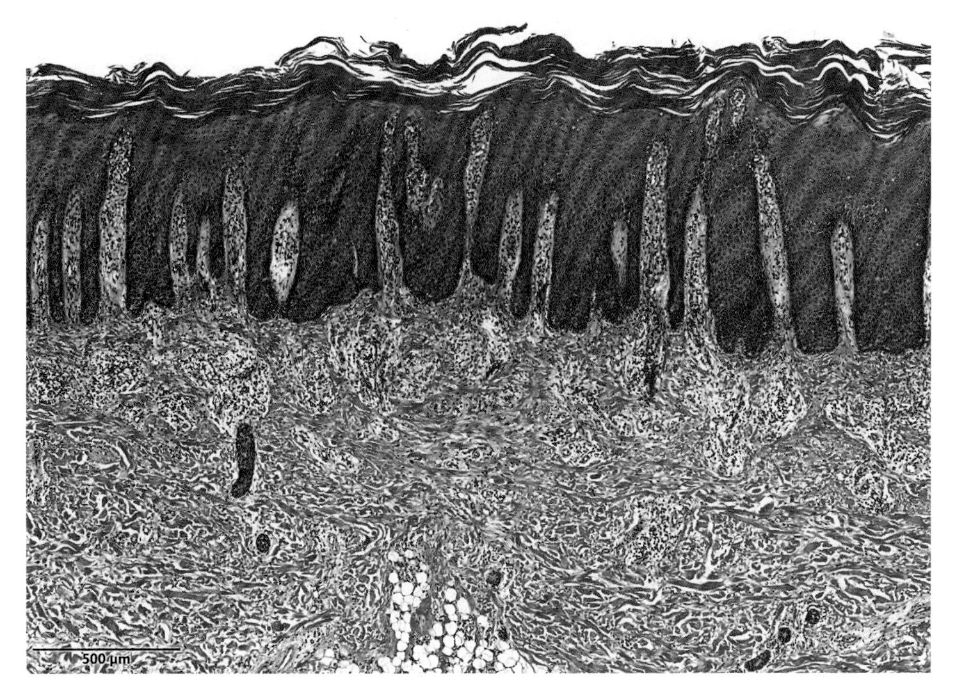

寻常型银屑病：表皮角化过度，角化不全，棘层呈杵状增生

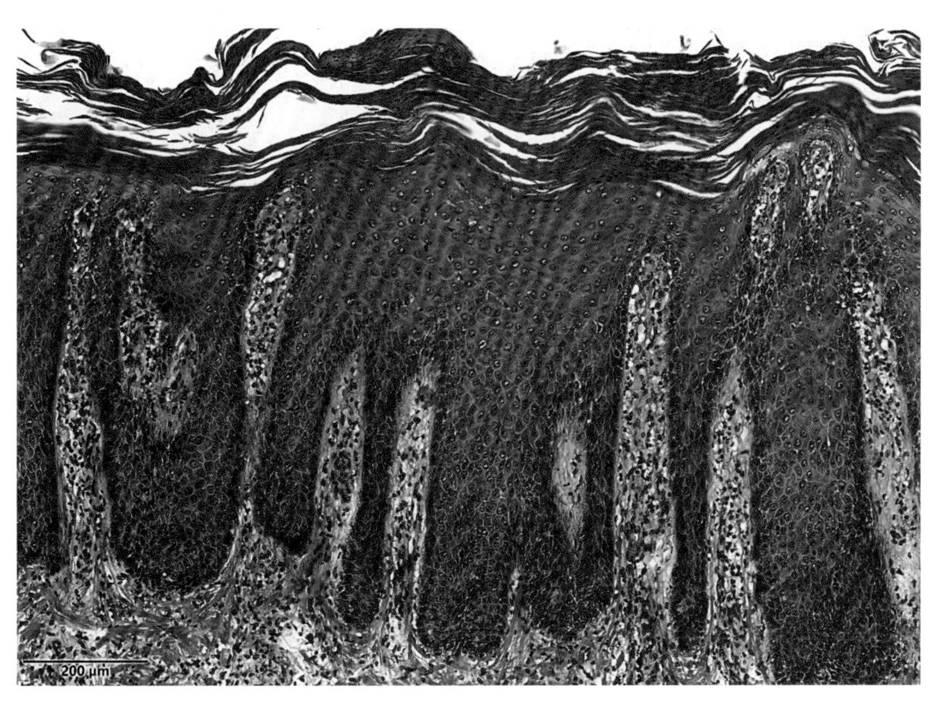

寻常型银屑病：真皮乳头上延，毛细血管扩张，其上表皮变薄，颗粒层减少或消失，角质层内可见 Munro 微脓疡

3 脓疱型银屑病

Pustular psoriasis

- 在表皮上部可见中性粒细胞聚集形成脓疱。
- 多位于角质层内或角质层下方。
- 也可位于棘细胞层内。
- 其他表现类似寻常型银屑病。

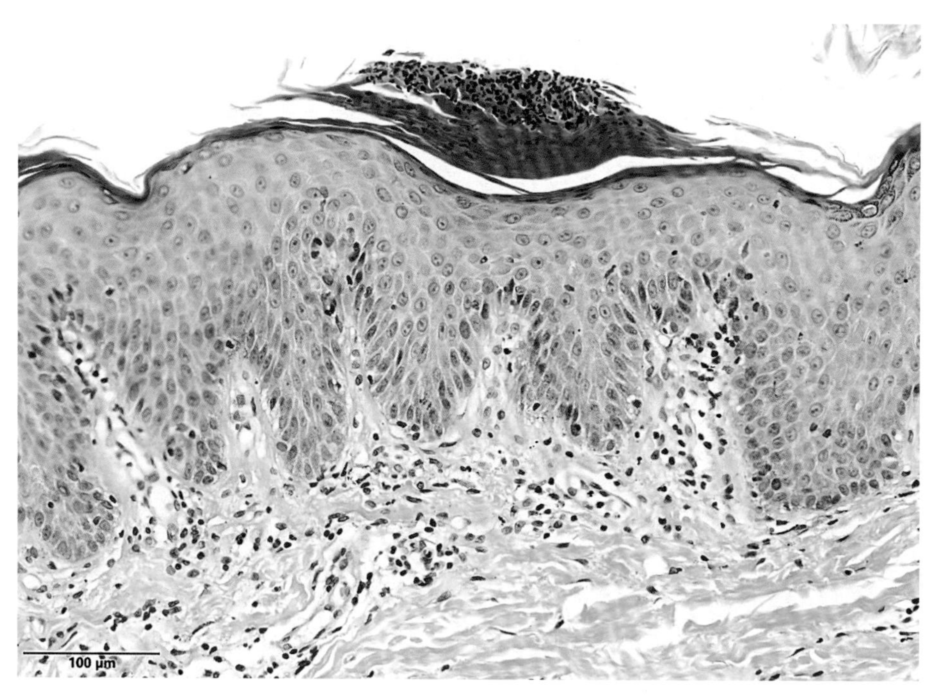

脓疱型银屑病：角层内脓疱

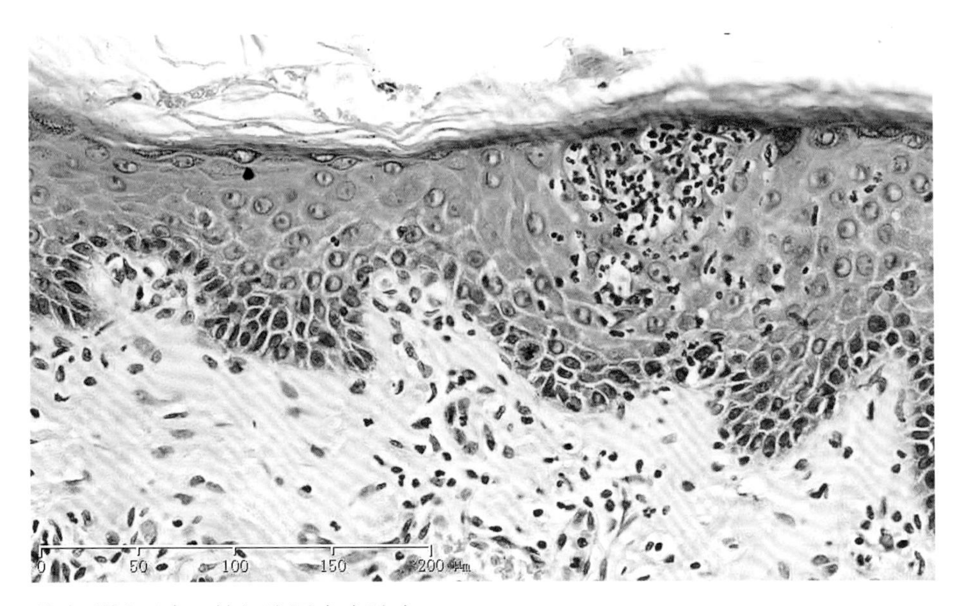

脓疱型银屑病：棘细胞层内小脓疱

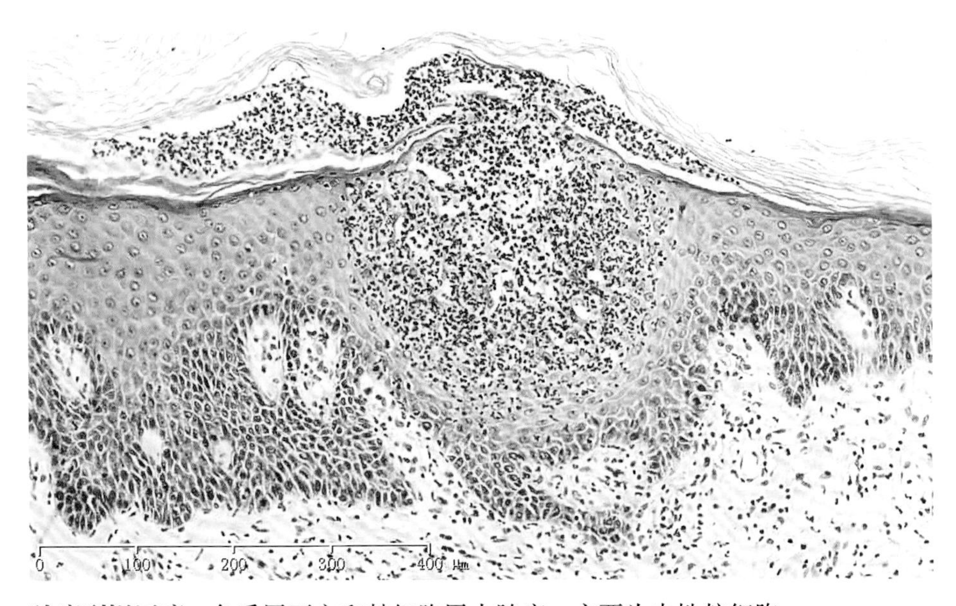

脓疱型银屑病：角质层下方和棘细胞层内脓疱，主要为中性粒细胞

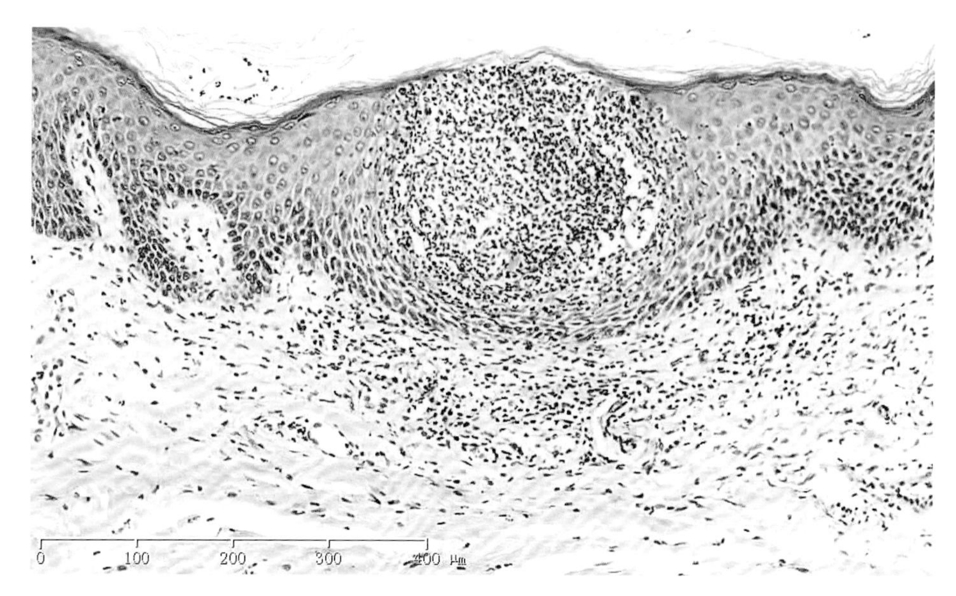

脓疱型银屑病：棘层肥厚，角质层下方和棘细胞层内脓疱

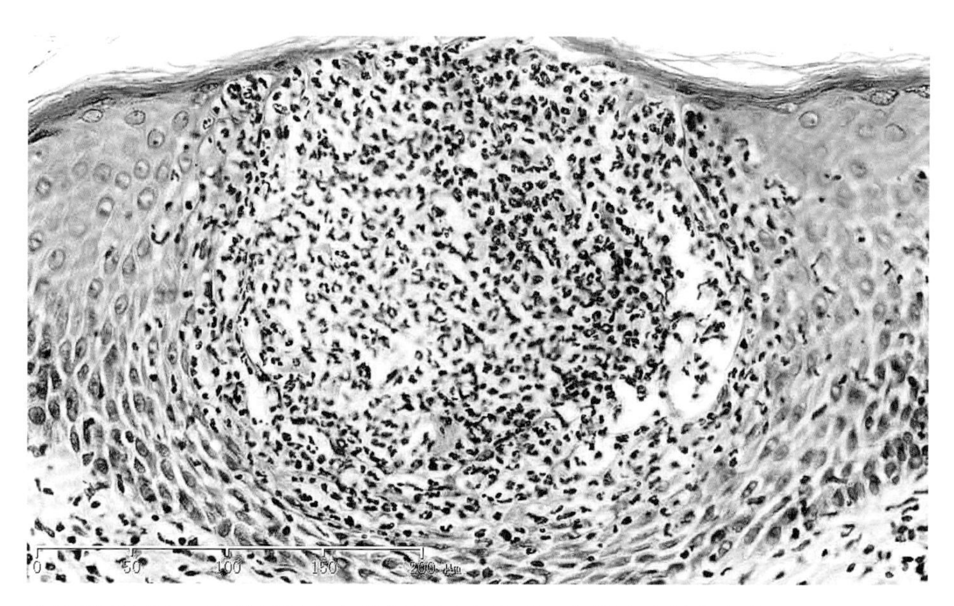

脓疱型银屑病：角质层下方和棘细胞层内脓疱，主要为中性粒细胞

4 扁平苔藓

Lichen planus

- 表皮角化过度。
- 一般不出现角化不全。
- 颗粒层楔形增厚。
- 基底细胞液化变性。
- 真皮上部淋巴细胞为主的炎症细胞呈苔藓样浸润。
- 真皮浅层可见噬黑素细胞。
- 表皮内及真皮浅层可见胶样小体。
- 表皮基底层下方可出现裂隙。
- 肥厚性扁平苔藓出现棘层肥厚。
- 萎缩性扁平苔藓出现表皮萎缩。

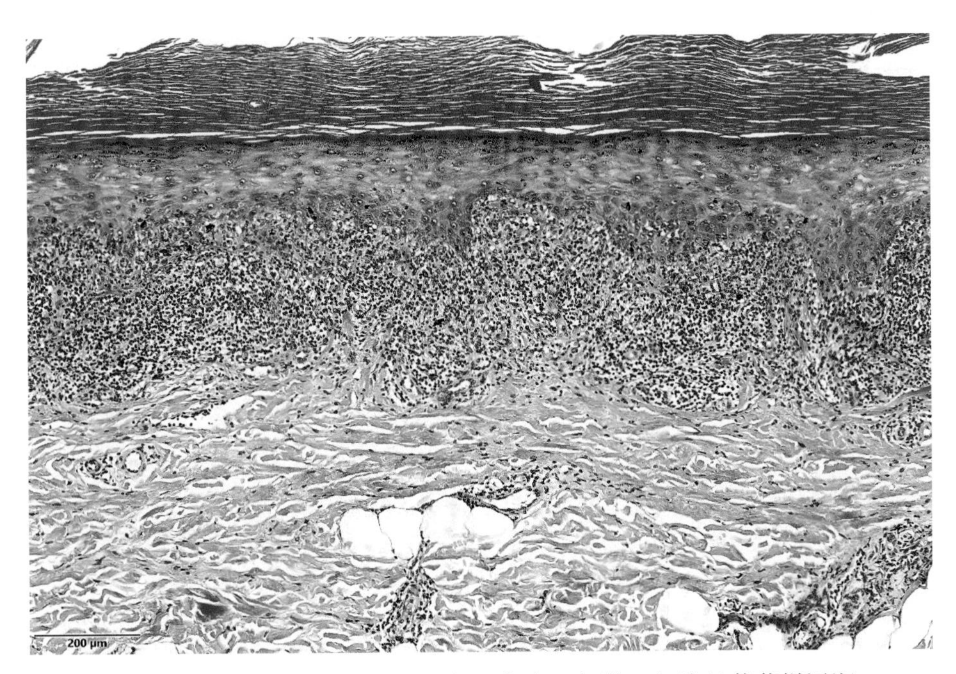

扁平苔藓：表皮角化过度，无角化不全，真皮上部淋巴细胞呈苔藓样浸润

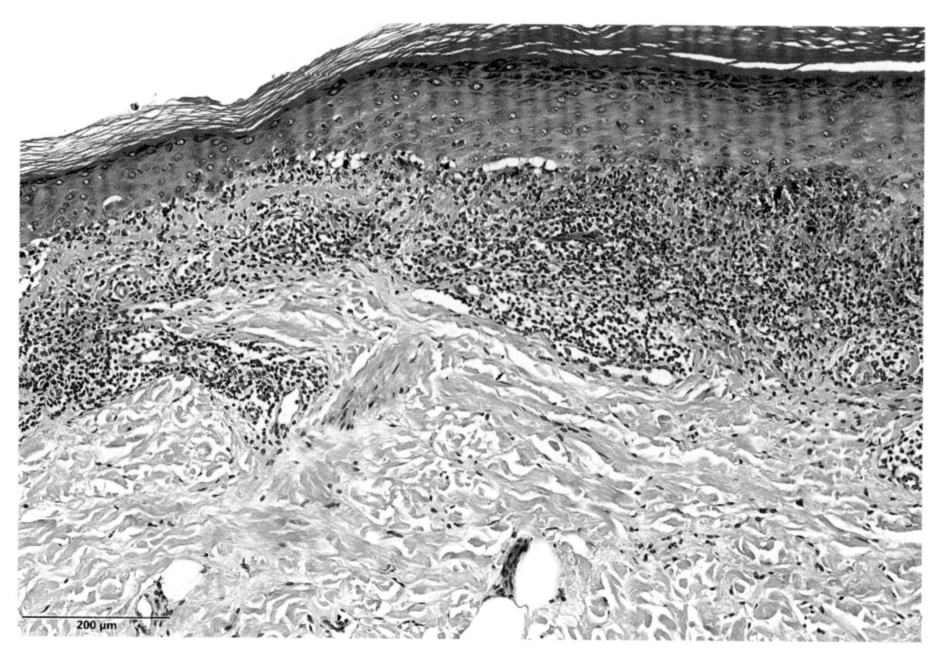

扁平苔藓：表皮角化过度，颗粒层增厚，真皮上部淋巴细胞呈苔藓样浸润，基底细胞液化变性

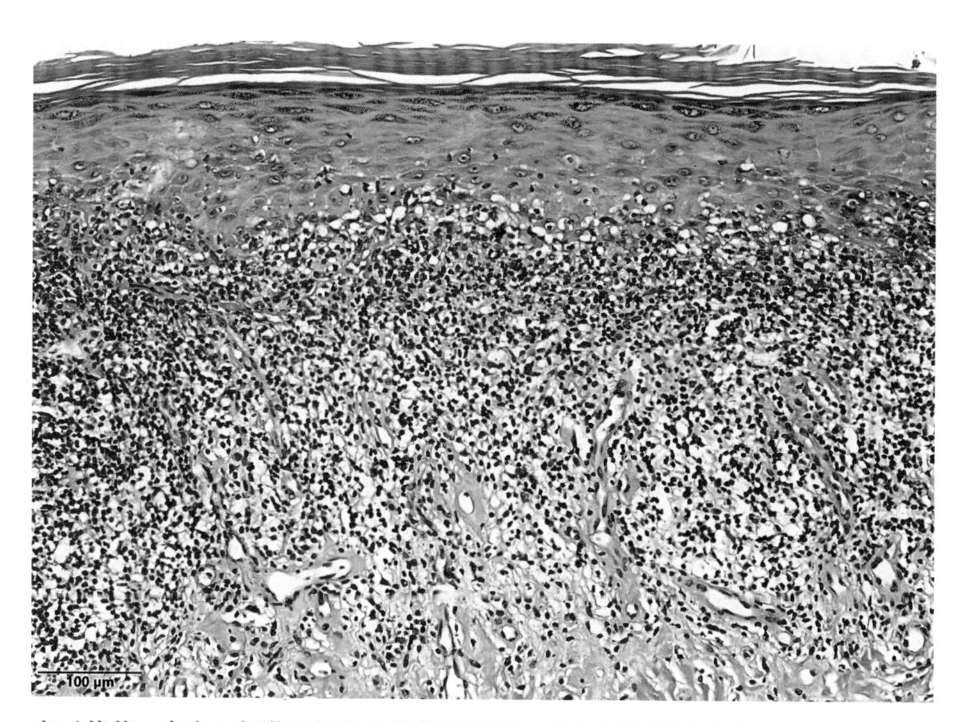

扁平苔藓：真皮上部淋巴细胞呈苔藓样浸润，基底细胞液化变性

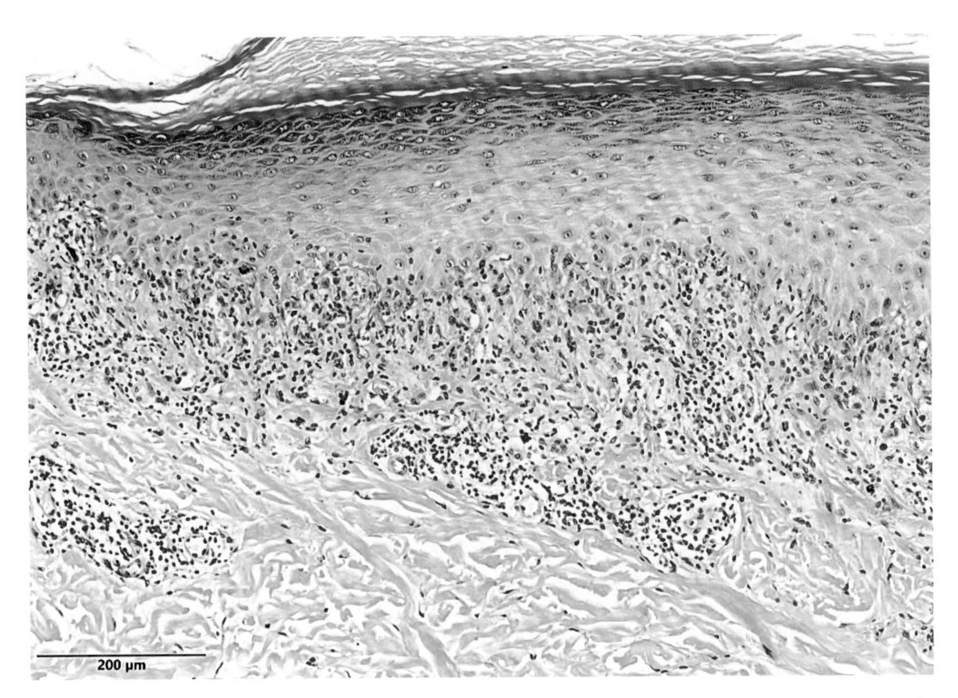

扁平苔藓：颗粒层增厚，基底细胞液化变性，真皮浅层可见噬黑素细胞

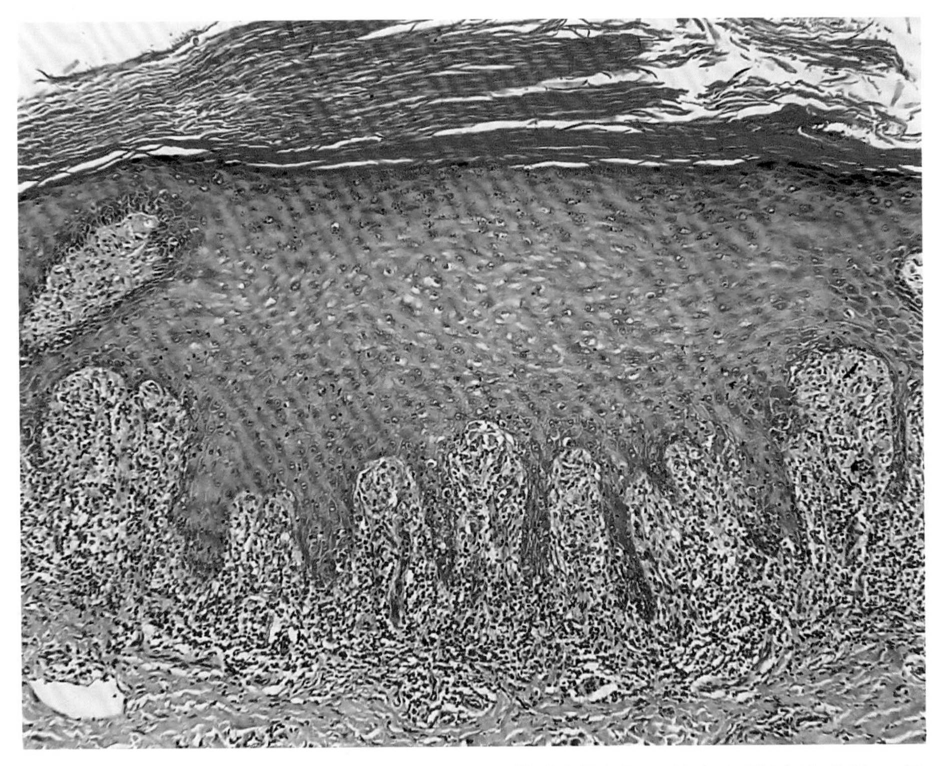

扁平苔藓（肥厚型）：真皮上部淋巴细胞呈苔藓样浸润，基底细胞液化变性，棘层肥厚，皮突延长，呈锯齿状

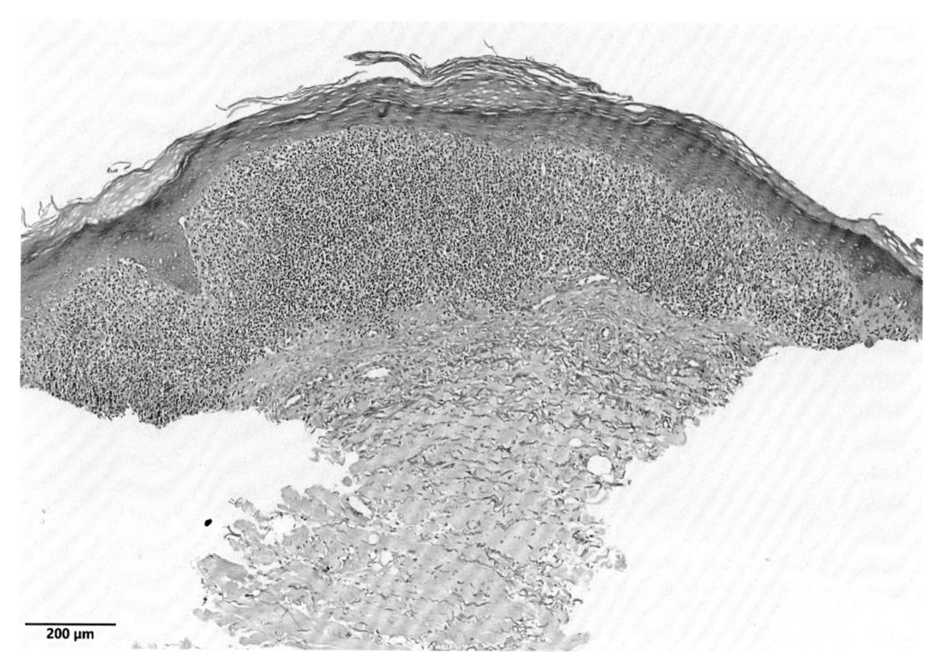

扁平苔藓（萎缩型）：表皮萎缩，角化过度，真皮上部淋巴细胞呈苔藓样浸润

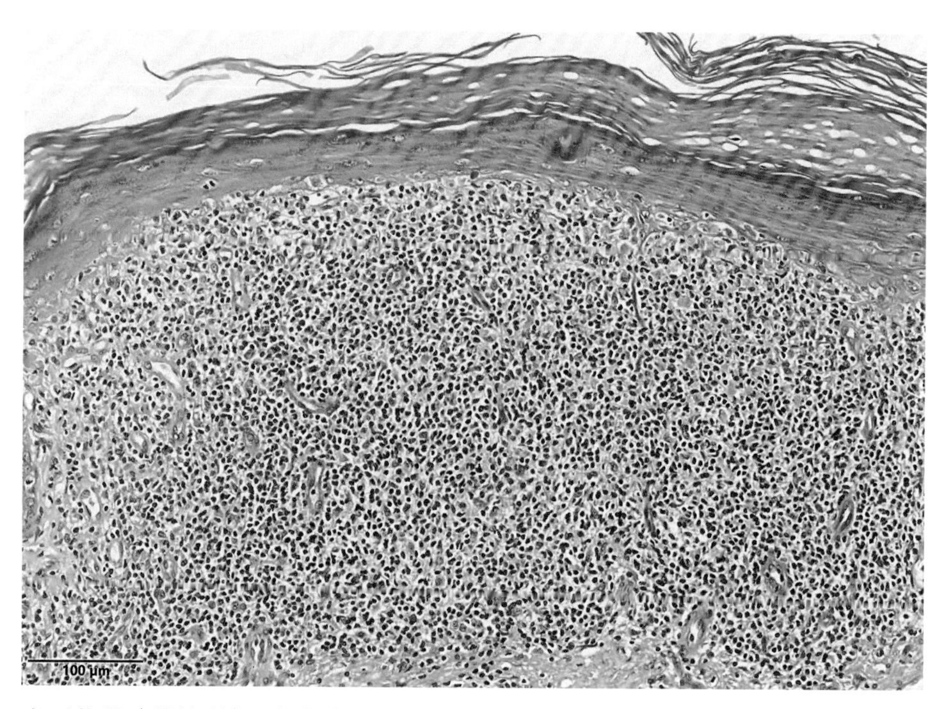

扁平苔藓（萎缩型）：表皮萎缩，表皮角化过度，真皮上部淋巴细胞呈苔藓样浸润，基底细胞液化变性

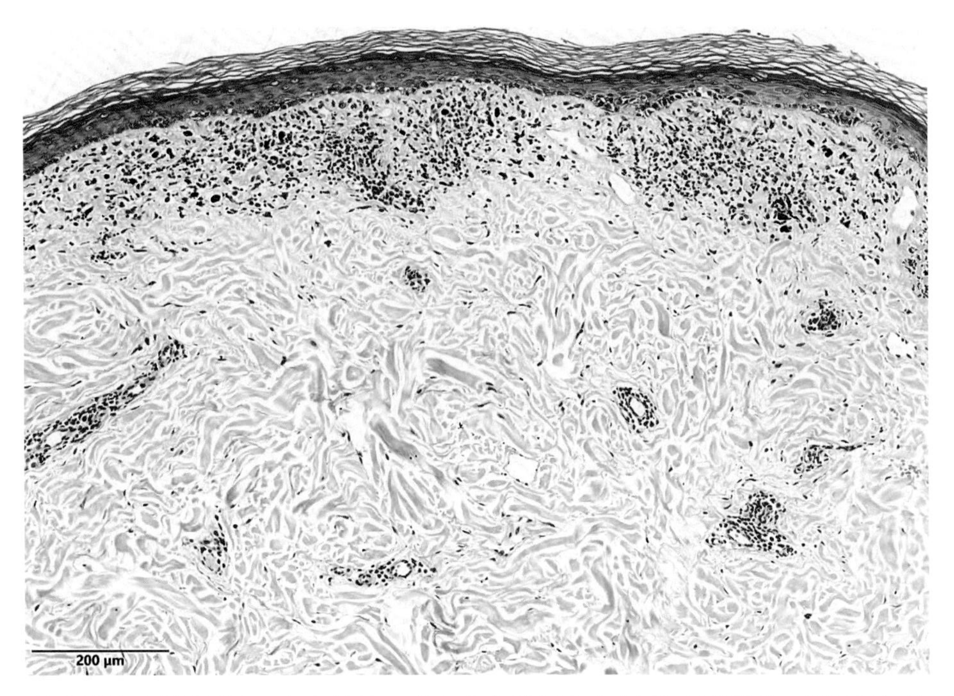

扁平苔藓（萎缩型）：表皮萎缩，真皮上部淋巴细胞呈苔藓样浸润，基底细胞液化变性，真皮浅层有较多噬黑素细胞

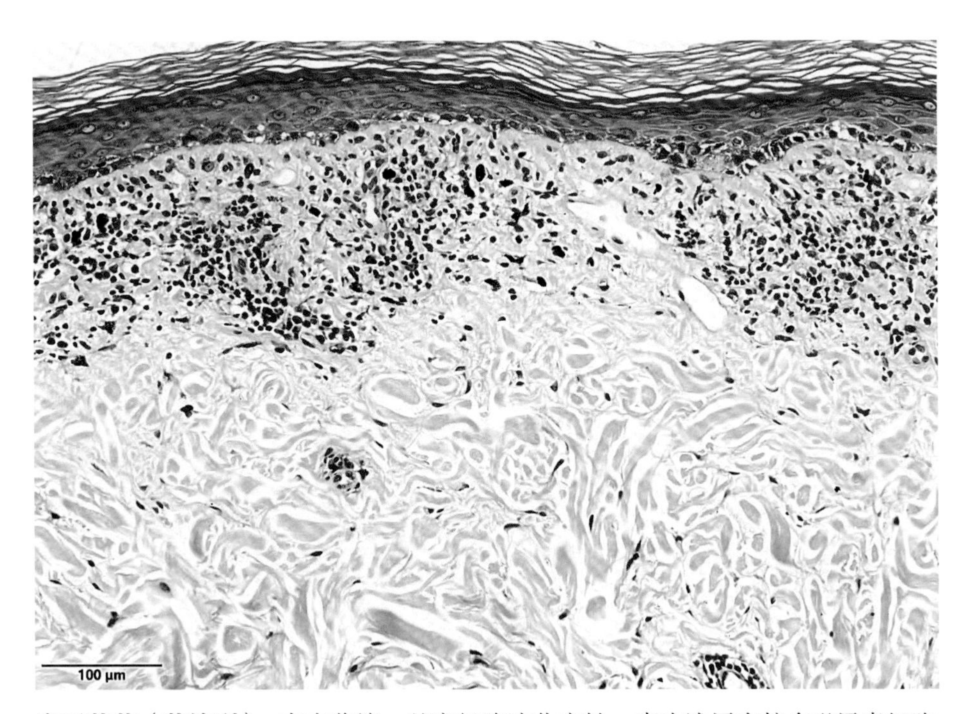

扁平苔藓（萎缩型）：表皮萎缩，基底细胞液化变性，真皮浅层有较多噬黑素细胞

5 毛囊扁平苔藓

Lichen planus follicularis

- 又称毛发扁平苔藓（lichen planopilaris）。
- 毛囊口扩大，常有毛囊角栓。
- 毛囊周围淋巴细胞为主的炎症细胞呈苔藓样浸润。
- 毛囊上皮基底细胞液化变性。

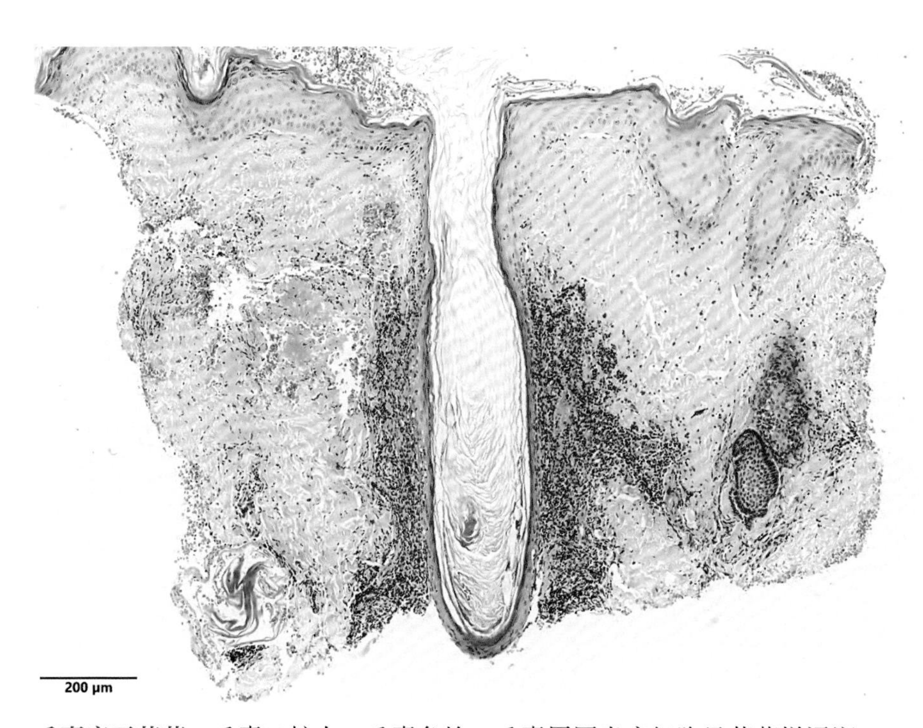

毛囊扁平苔藓：毛囊口扩大，毛囊角栓，毛囊周围炎症细胞呈苔藓样浸润

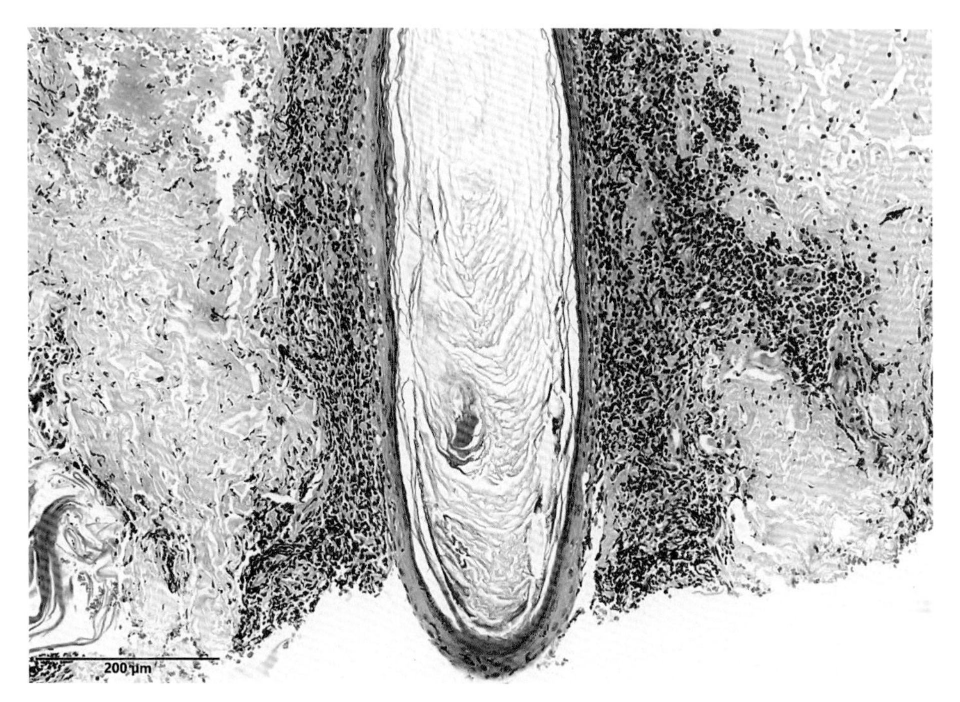

毛囊扁平苔藓：毛囊口扩大，毛囊角栓，毛囊周围淋巴细胞呈苔藓样浸润，毛囊上皮基底细胞液化变性

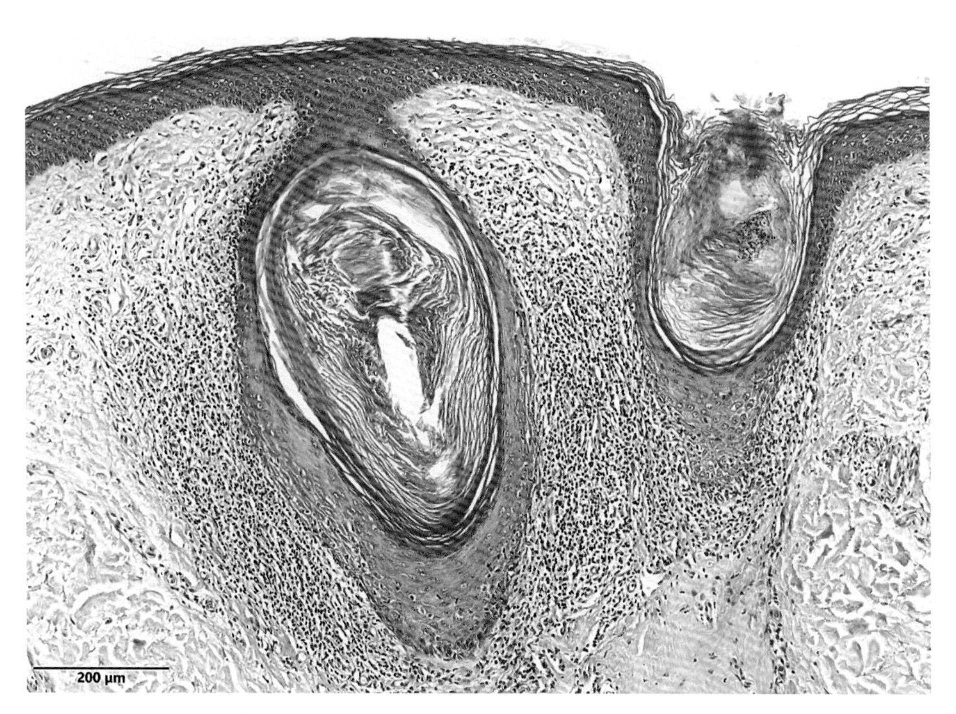

毛囊扁平苔藓：毛囊角栓，毛囊周围淋巴细胞呈苔藓样浸润，毛囊上皮基底细胞液化变性

6 光泽苔藓

Lichen nitidus

- 病变位于一个或多个真皮乳头内。
- 乳头两侧的表皮呈抱球样。
- 真皮乳头内致密的淋巴细胞以及组织细胞为主的炎症细胞浸润。
- 炎症细胞上方表皮基底细胞液化变性，表皮变薄。
- 真皮浅层可见噬黑素细胞。

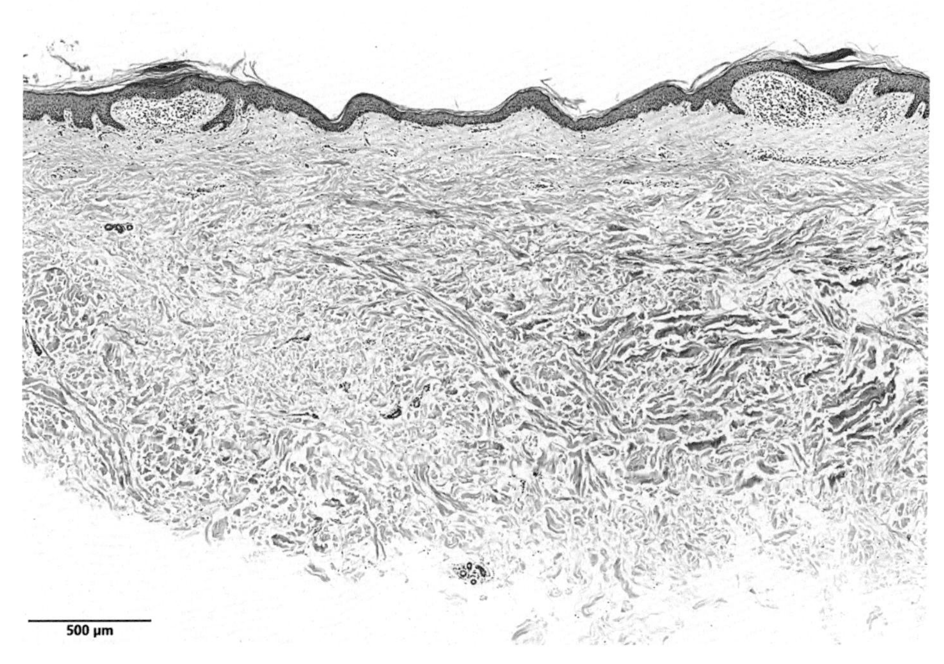

光泽苔藓：病变位于两个真皮乳头内

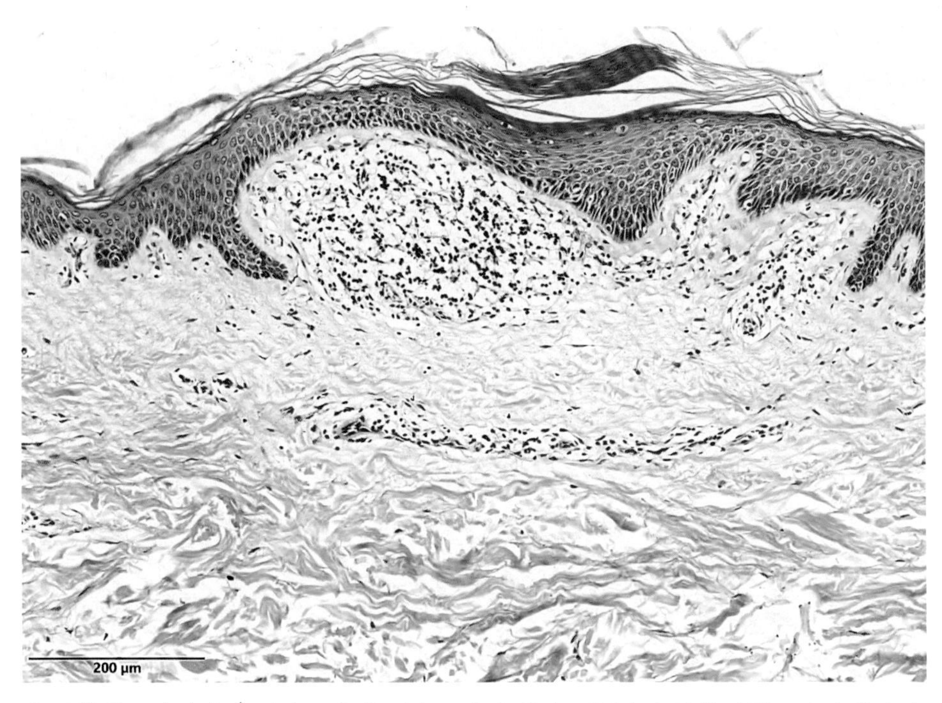

光泽苔藓：表皮角化过度，角化不全，真皮乳头两侧表皮呈抱球样，真皮乳头内可见炎症细胞浸润

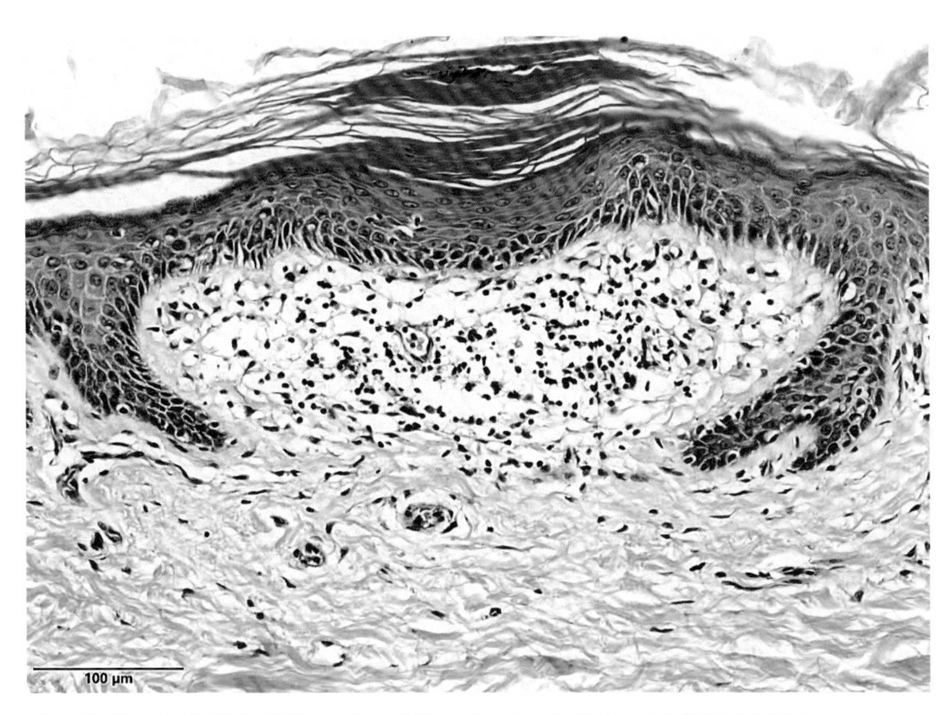

光泽苔藓：表皮呈抱球样，真皮乳头内淋巴细胞为主的炎症细胞浸润

7 硬化性苔藓

Lichen sclerosus

- 表皮角化过度，可有毛囊角栓。
- 表皮萎缩。
- 基底细胞液化变性。
- 真皮浅层水肿，胶原纤维均质化。
- 下方可见淋巴细胞为主的炎症细胞呈带状浸润。
- 真皮浅层可见噬黑素细胞。
- 有时可见真皮浅层出血。

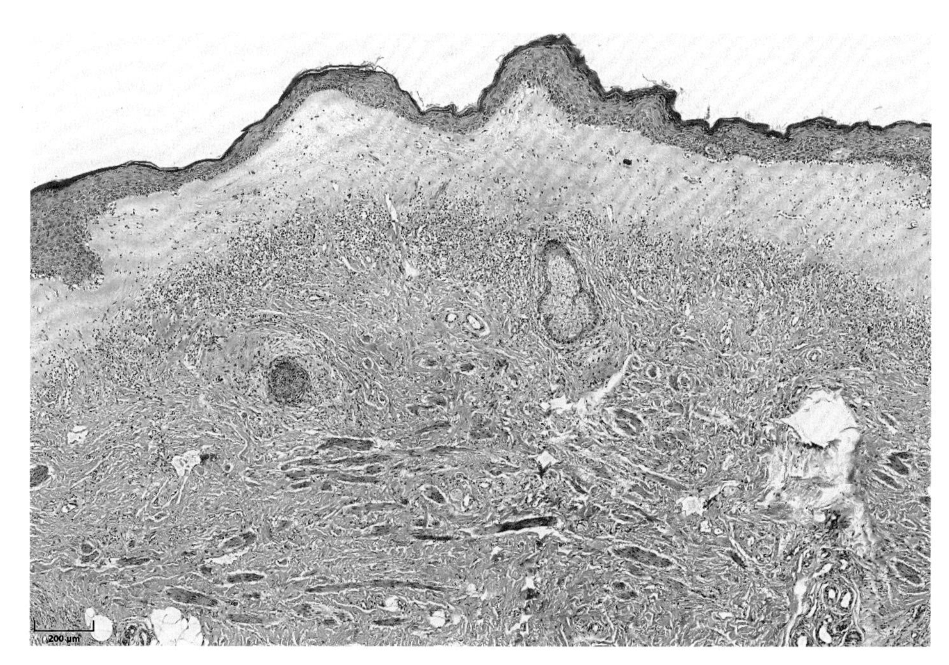

硬化性苔藓：表皮萎缩，真皮浅层水肿，下方炎症细胞带状浸润

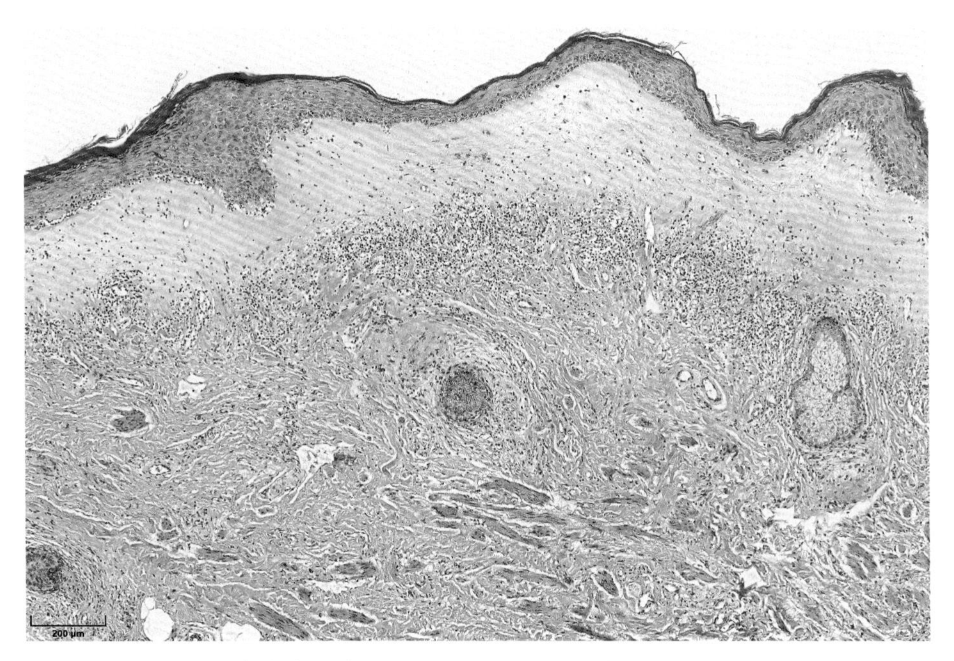

硬化萎缩性苔藓：真皮浅层水肿，下方炎症细胞呈带状浸润

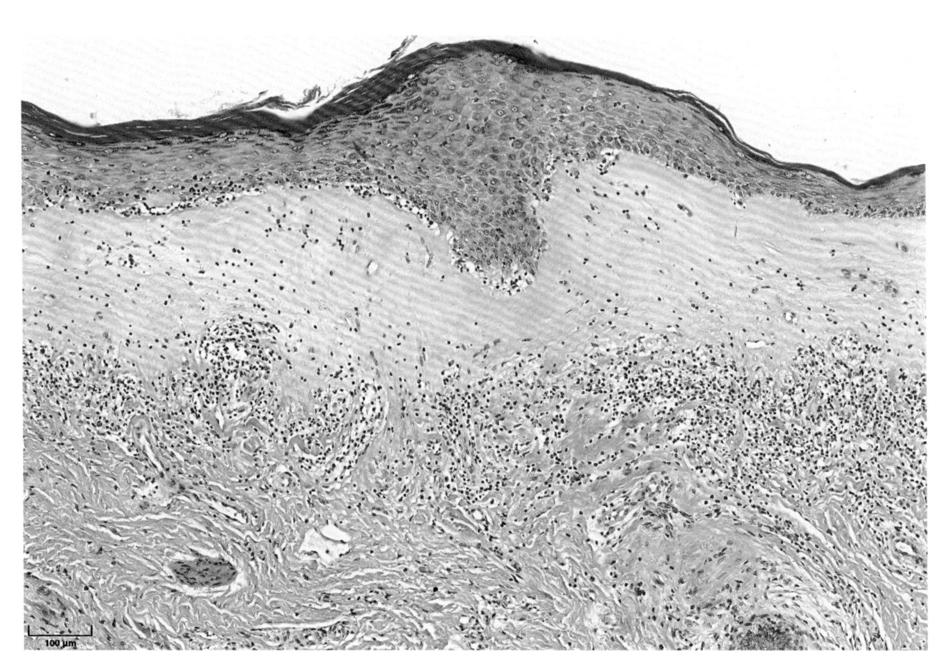

硬化萎缩性苔藓：基底细胞液化变性，真皮浅层水肿，下方可见淋巴细胞为主的炎症细胞呈带状浸润

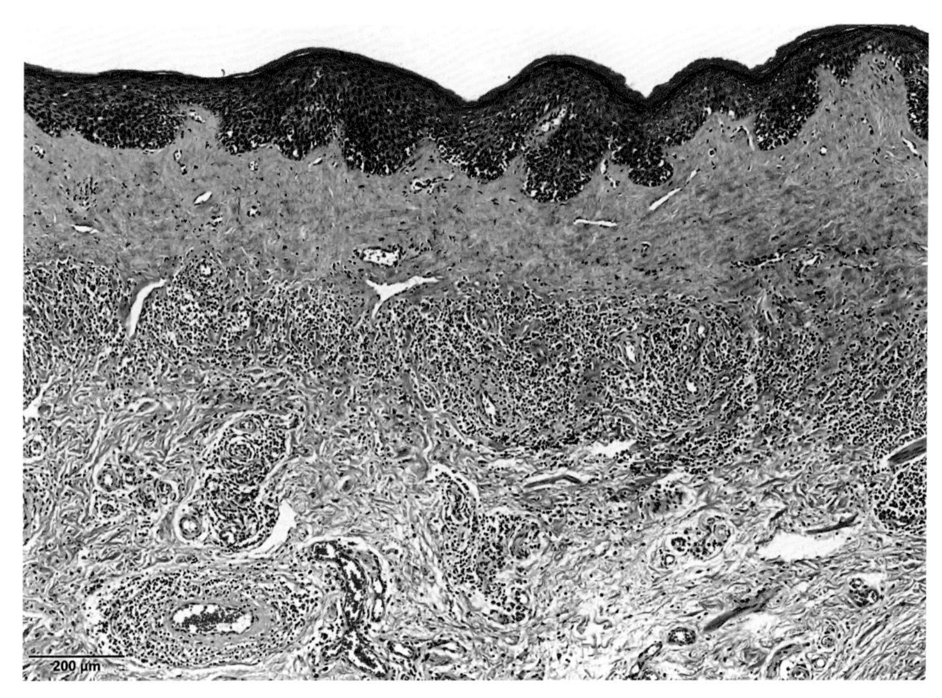

硬化性苔藓：真皮浅层胶原纤维均质化，下方可见淋巴细胞为主的炎症细胞呈带状浸润

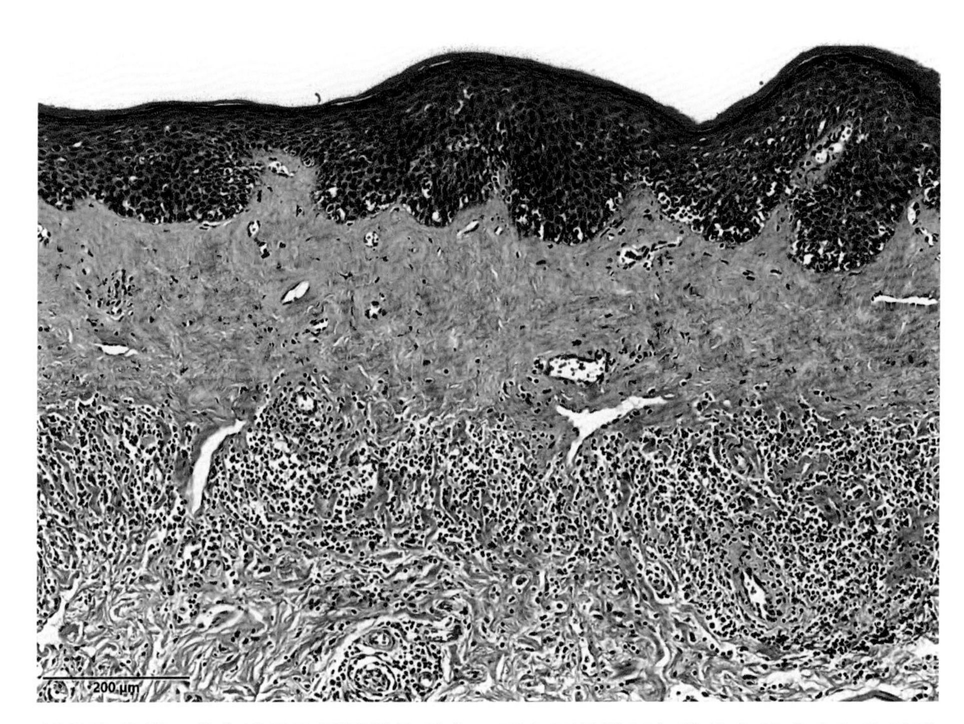

硬化性苔藓：真皮浅层胶原纤维均质化，下方可见淋巴细胞为主的炎症细胞呈带状浸润

8 多形红斑

Erythema multiforme

- 表皮内可见坏死的角质形成细胞。
- 可出现表皮内海绵水肿，严重时可出现表皮内水疱。
- 基底细胞液化变性。
- 严重时可出现表皮下水疱。
- 真皮浅层水肿。
- 真皮浅层血管周围炎症细胞浸润，以淋巴细胞为主。

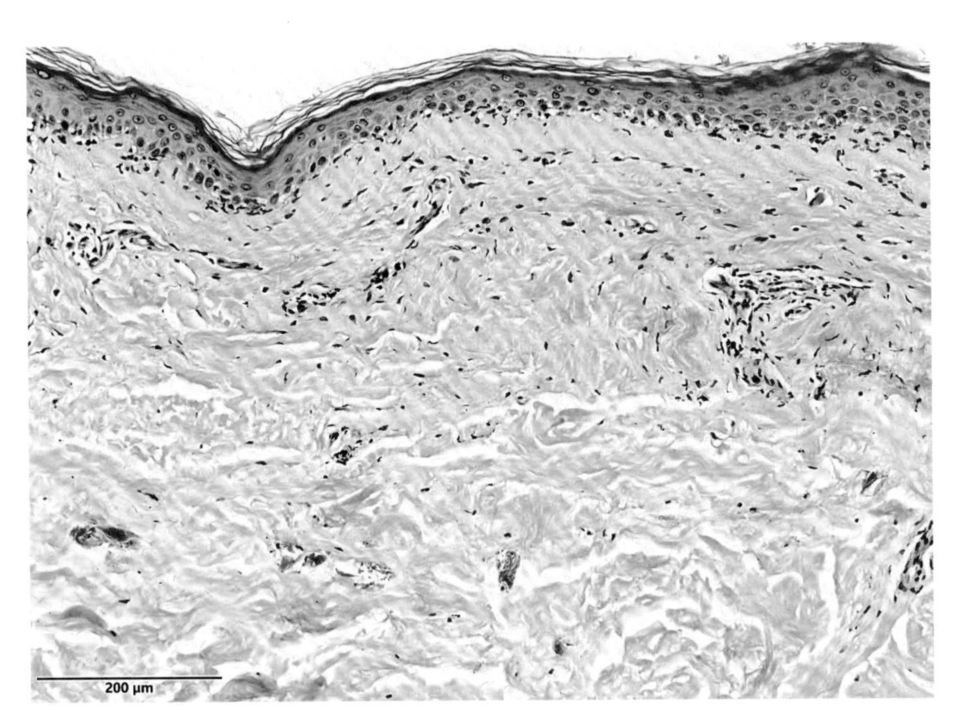

多形红斑：早期皮损，主要表现为基底细胞液化变性

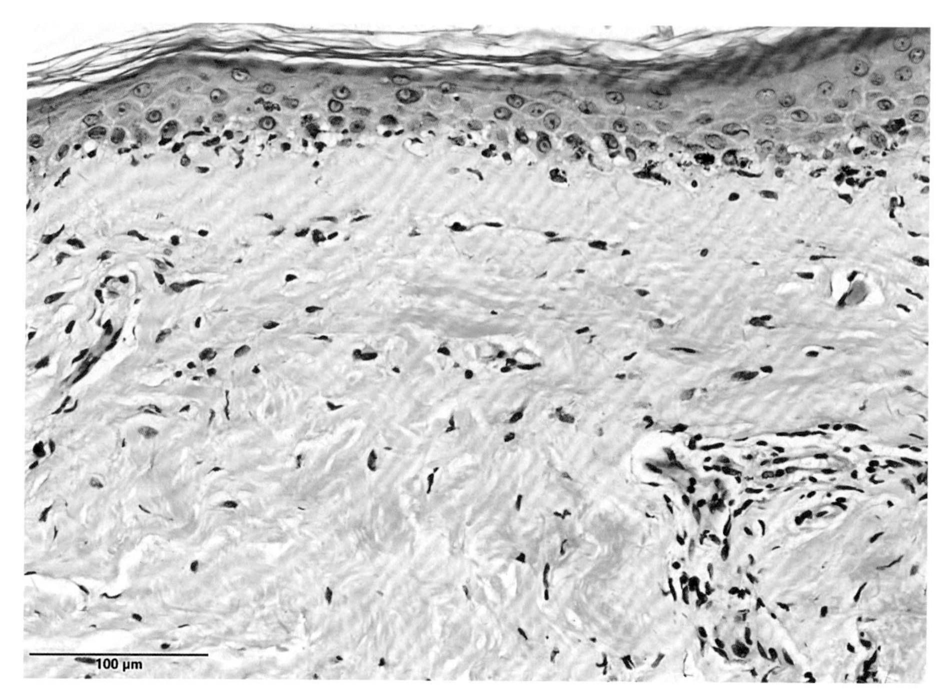

多形红斑：早期皮损，基底细胞液化变性

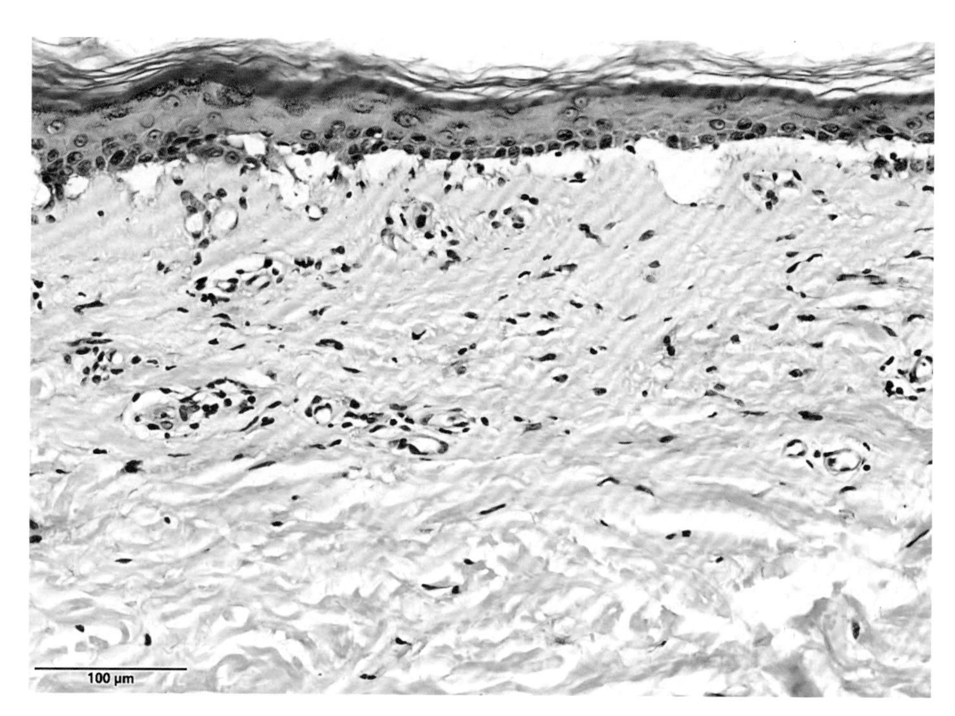

多形红斑：基底细胞液化变性明显，出现表皮下小的水疱或裂隙

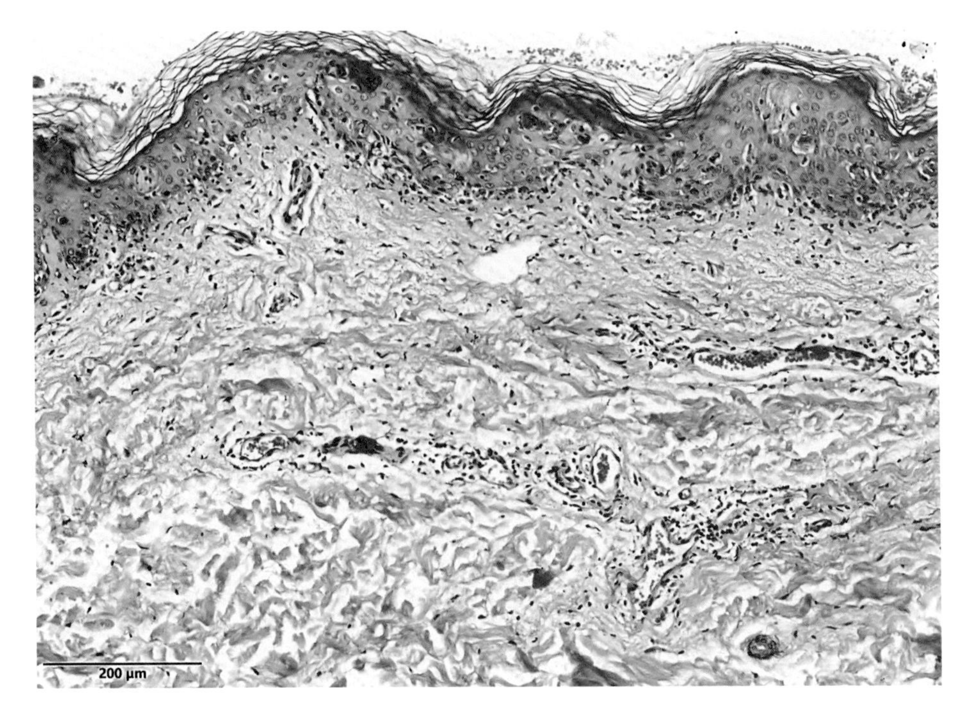

多形红斑：基底细胞液化变性，表皮内较多坏死的角质形成细胞

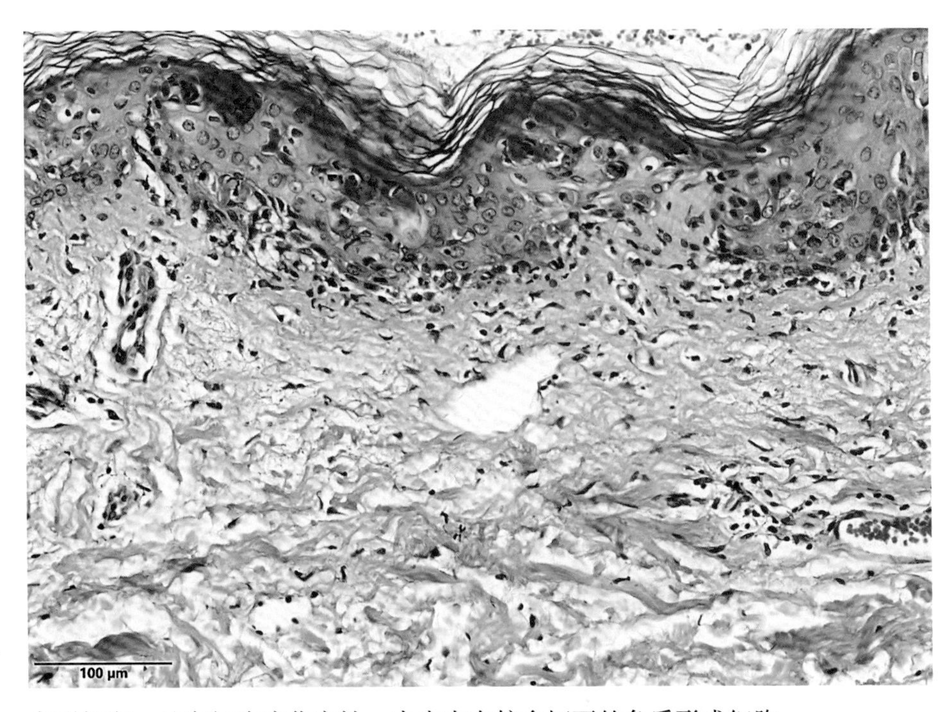

多形红斑：基底细胞液化变性，表皮内有较多坏死的角质形成细胞

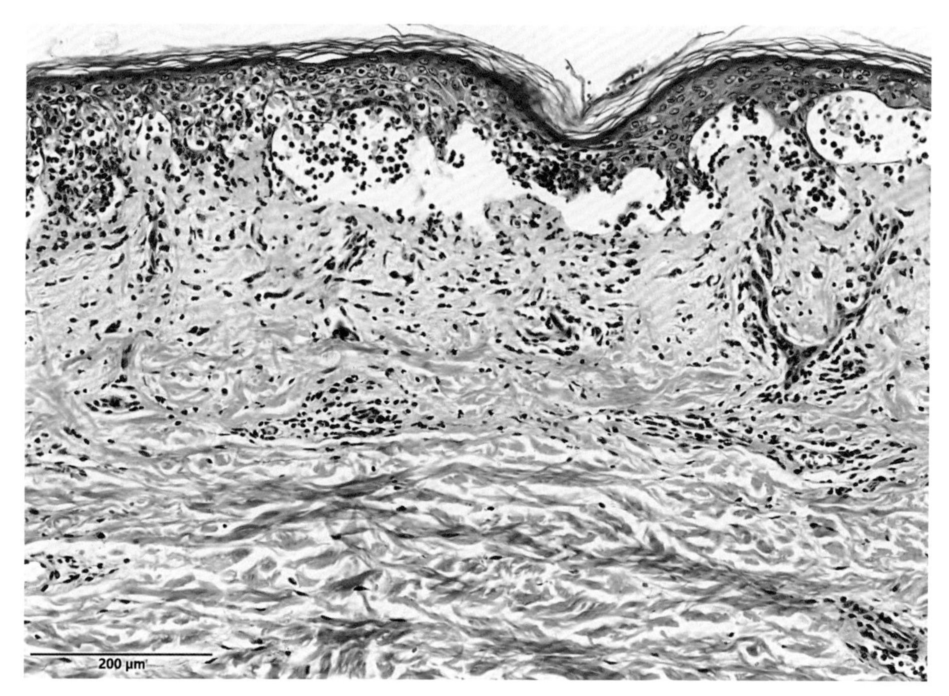

多形红斑（重症型）：表皮水肿和小的水疱形成，基底细胞液化变性，出现表皮下水疱

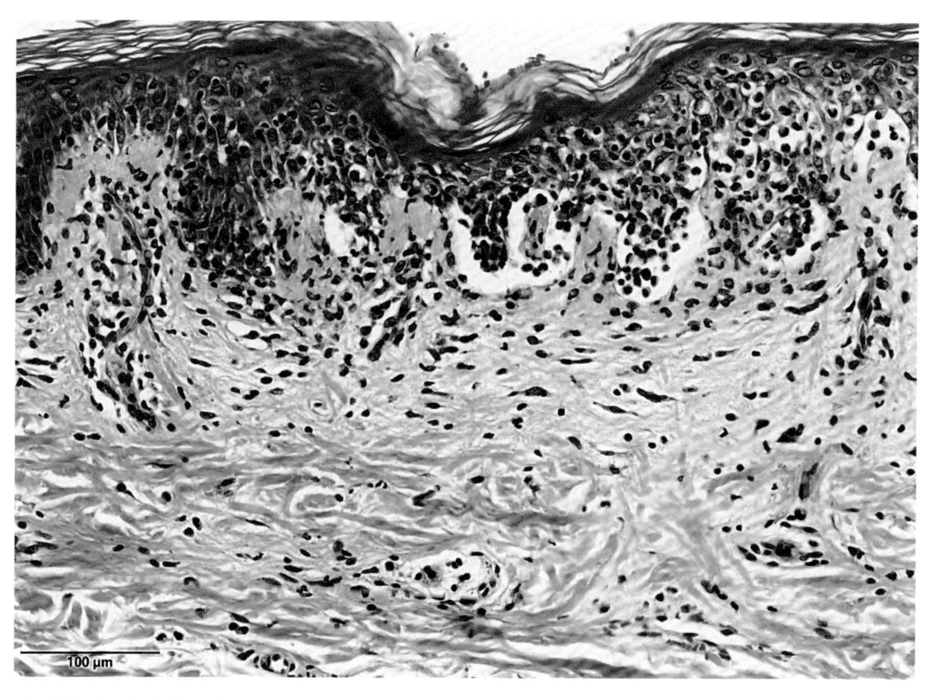

多形红斑（重症型）：基底细胞液化变性，出现表皮下水疱，表皮内可见坏死角质形成细胞

9 盘状红斑狼疮

Discoid lupus erythematosus

- 表皮角化过度。
- 毛囊角栓形成。
- 表皮萎缩，皮突消失。
- 基底细胞液化变性。
- 毛囊上皮也可出现液化变性。
- 真皮浅层可见噬黑素细胞。
- 真皮血管以及附属器周围致密的淋巴细胞浸润。
- 常累及真皮全层。

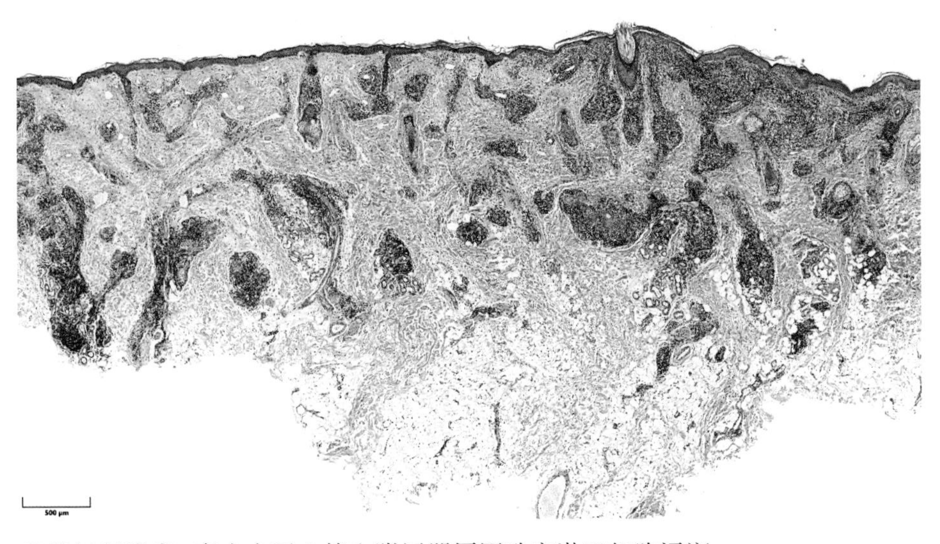

盘状红斑狼疮： 真皮全层血管和附属器周围致密淋巴细胞浸润

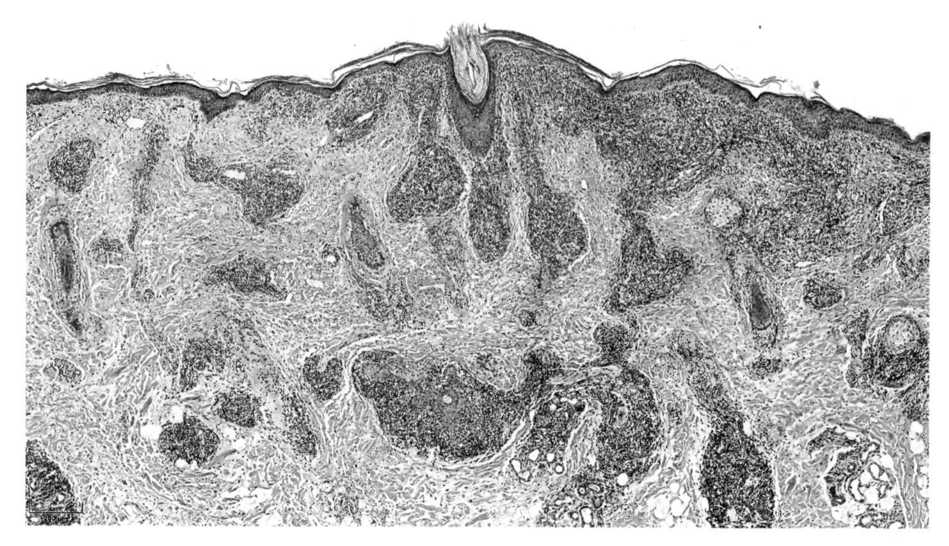

盘状红斑狼疮：毛囊角栓，真皮全层血管和附属器周围致密淋巴细胞浸润

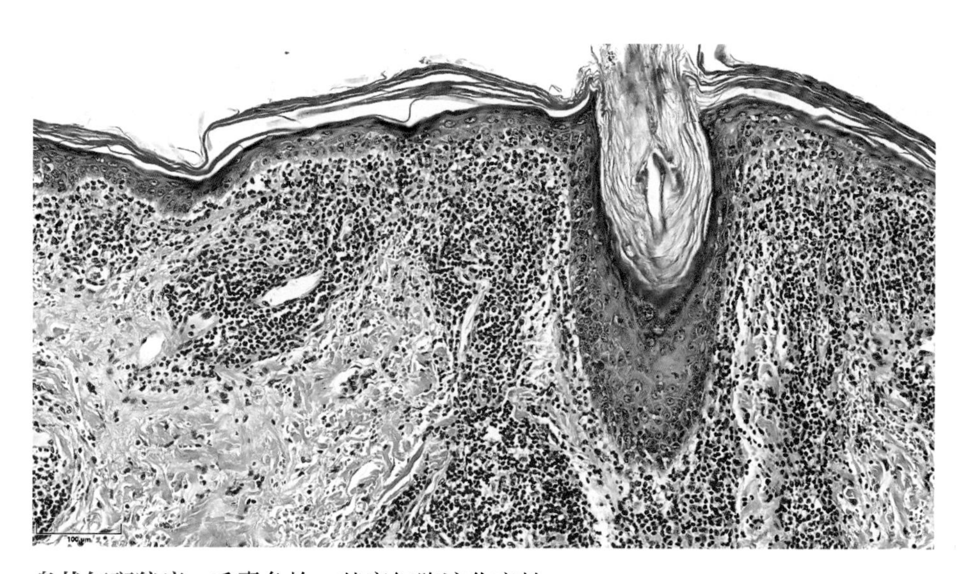

盘状红斑狼疮：毛囊角栓，基底细胞液化变性

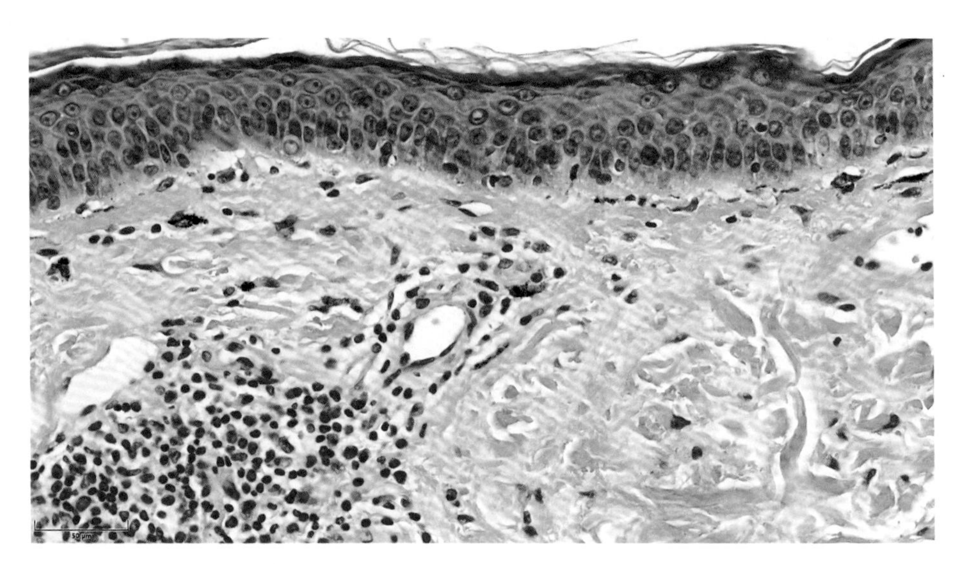

盘状红斑狼疮：表皮萎缩，真皮浅层可见噬黑素细胞

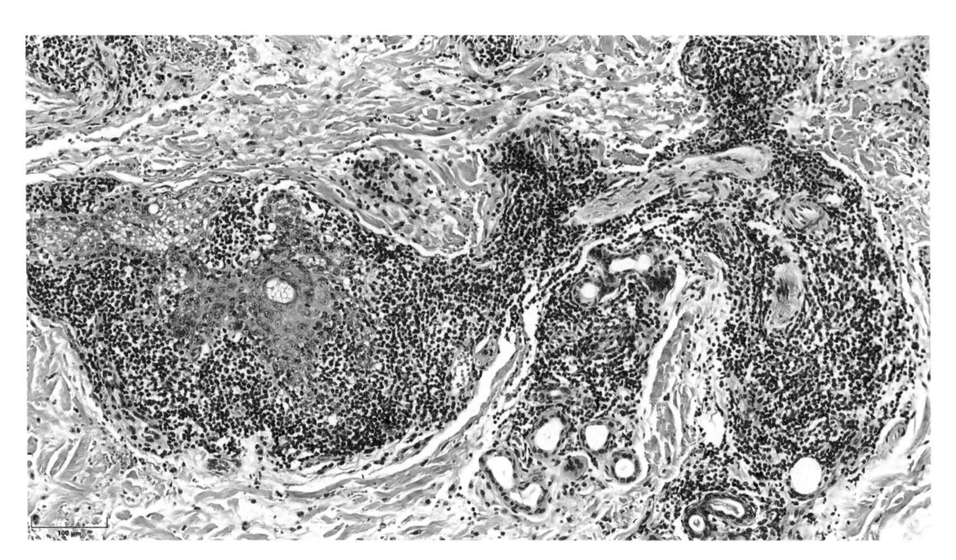

盘状红斑狼疮：毛囊、皮脂腺和小汗腺周围致密淋巴细胞浸润

10 亚急性皮肤型红斑狼疮

Subacute cutaneous lupus erythematosus

- 病理表现与盘状红斑狼疮类似。
- 表现为真皮血管和附属器周围淋巴细胞为主的炎症细胞浸润。
- 与盘状红斑狼疮相比，淋巴细胞浸润稀疏，且常位于真皮中上部。
- 与盘状红斑狼疮相比，一般不出现角化过度和毛囊角栓。
- 与盘状红斑狼疮相比，真皮胶原纤维间更常出现黏蛋白沉积。
- 常出现真皮浅层水肿。

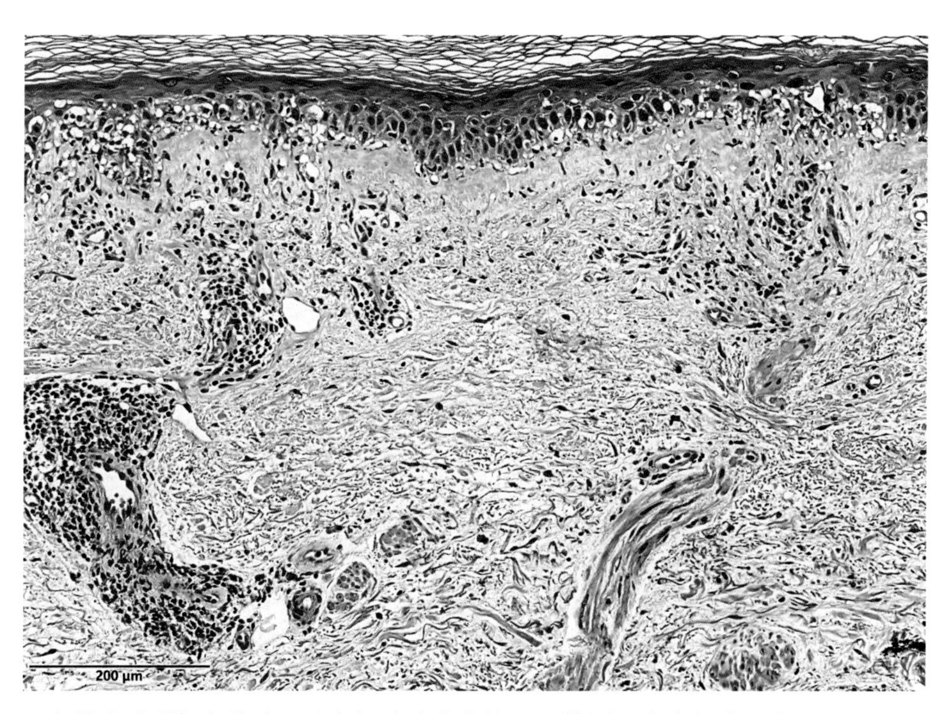

亚急性皮肤型红斑狼疮：基底细胞液化变性，血管周围炎症细胞浸润

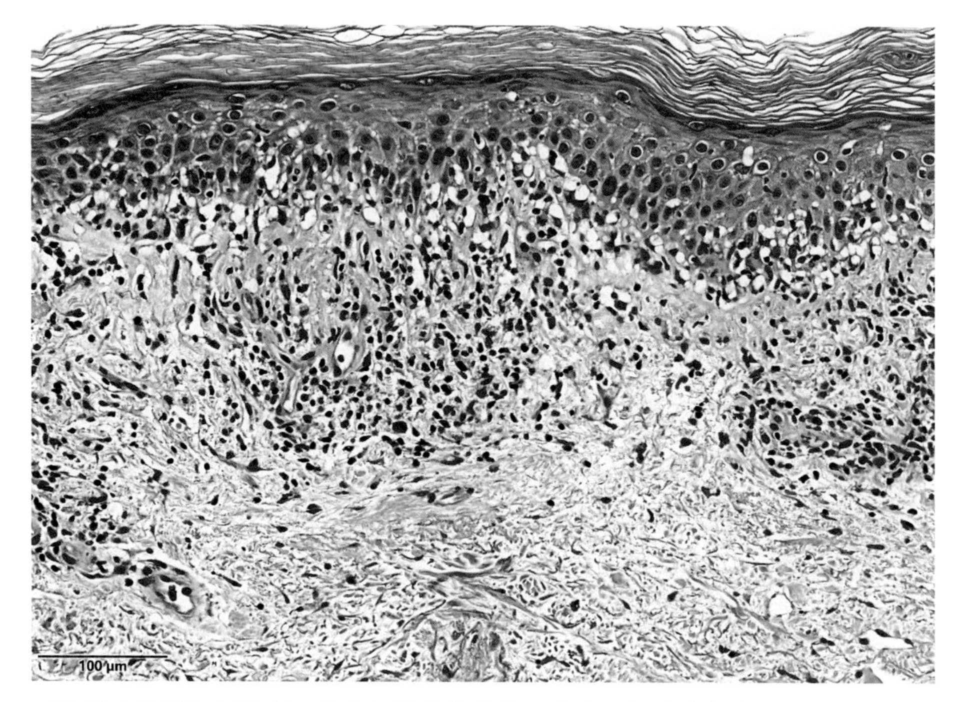

亚急性皮肤型红斑狼疮：基底细胞液化变性，真皮上部炎症细胞浸润

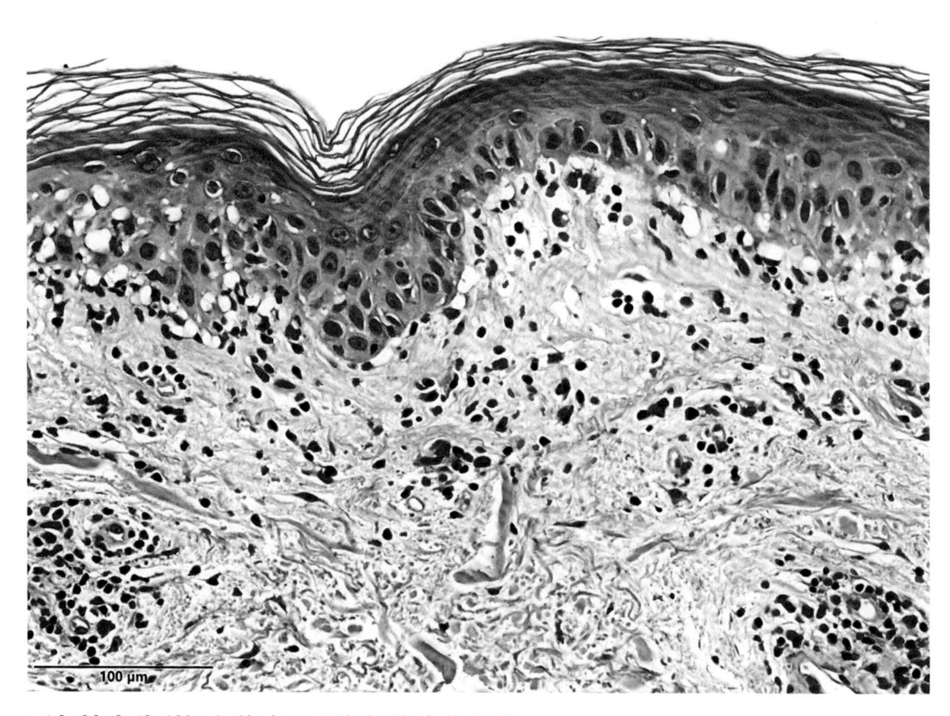

亚急性皮肤型红斑狼疮：基底细胞液化变性

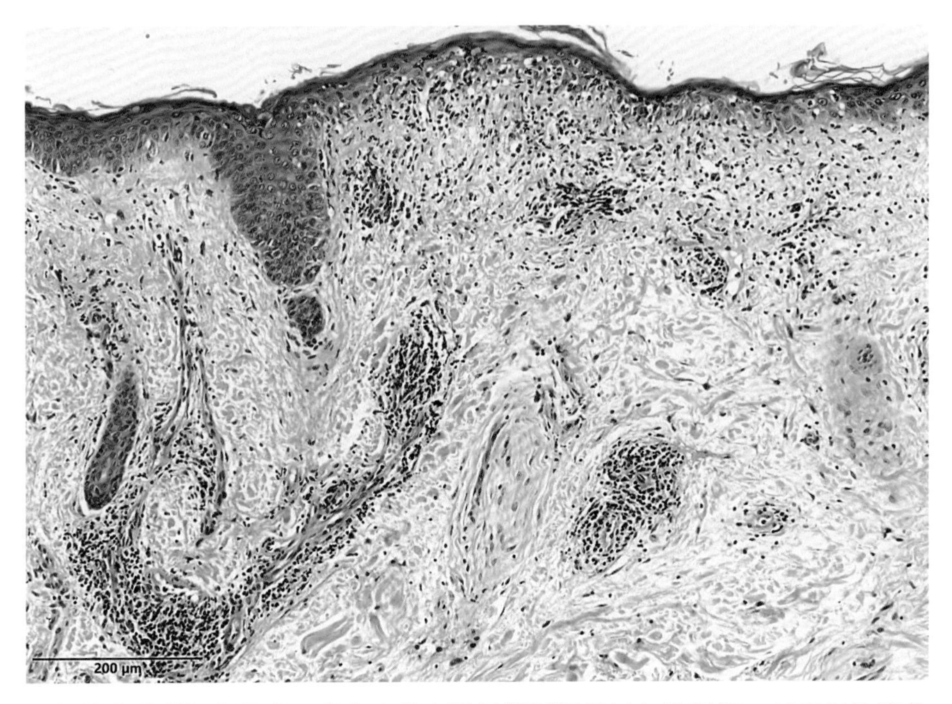

亚急性皮肤型红斑狼疮：真皮血管和附属器周围淋巴细胞浸润，基底细胞液化变性

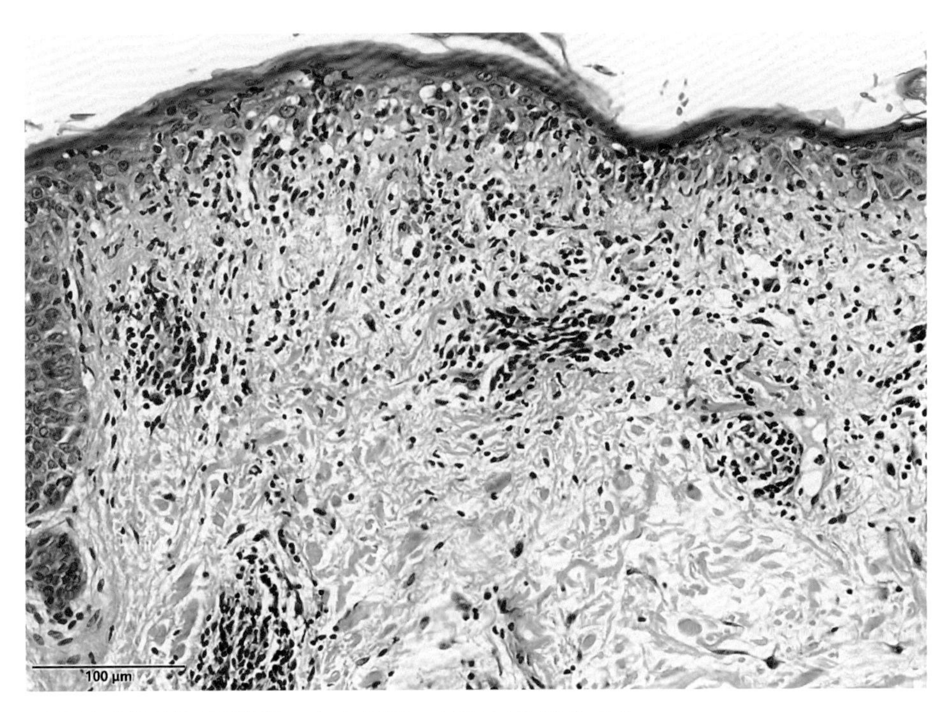

亚急性皮肤型红斑狼疮：表皮萎缩，基底细胞液化变性

11 皮肌炎

Dermatomyositis

- 表皮萎缩。
- 基底细胞液化变性。
- 真皮浅层可出现水肿。
- 真皮内可出现黏蛋白沉积。
- 真皮上部血管周围炎症细胞浸润。
- 病理特征有时与亚急性皮肤型红斑狼疮不易鉴别。
- 肌肉活检可见肌纤维变性改变。

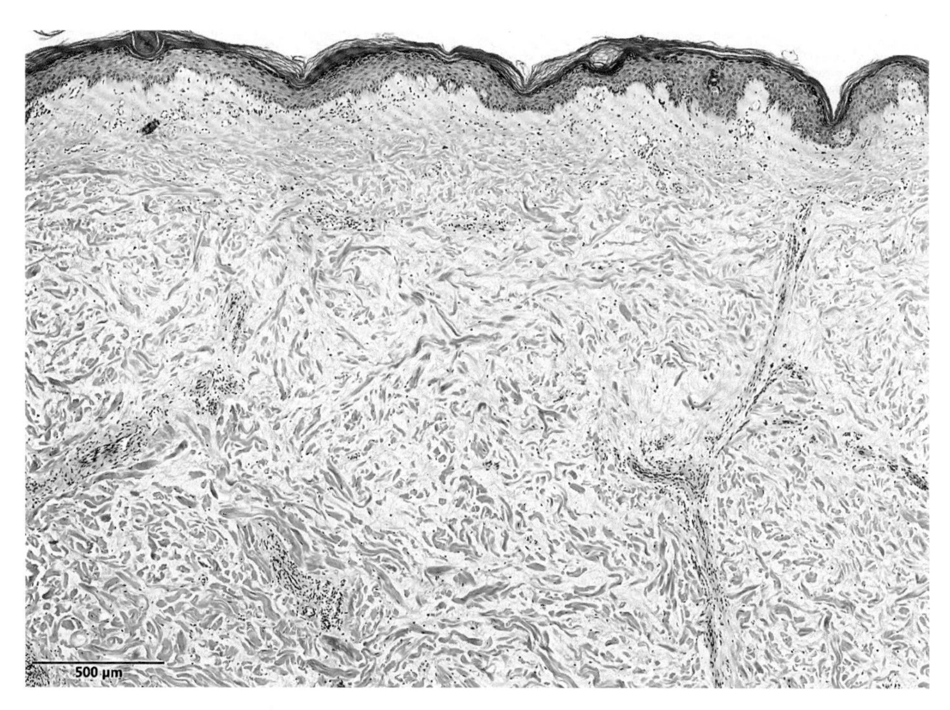

皮肌炎：表皮萎缩，真皮血管周围稀疏炎症细胞浸润，真皮中上部黏蛋白沉积

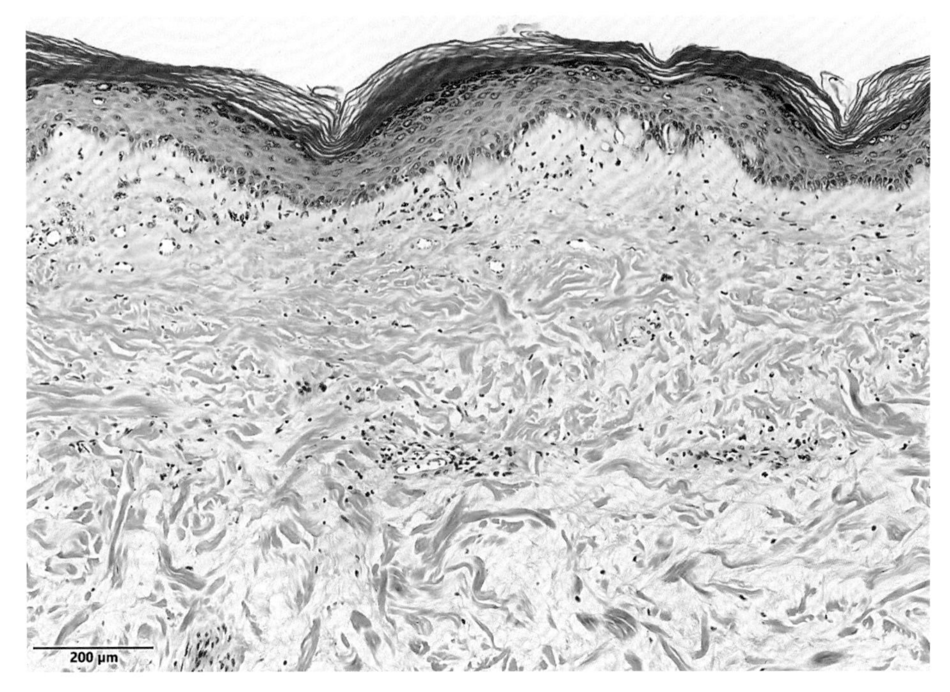

皮肌炎：表皮萎缩，基底细胞液化变性，真皮浅层有较多噬黑素细胞

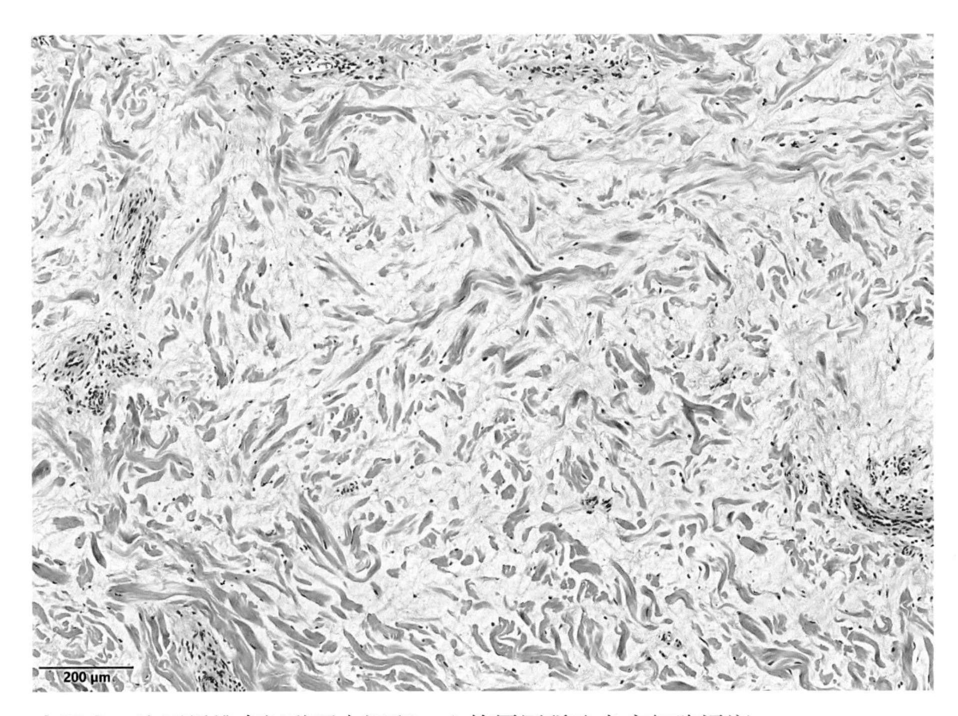

皮肌炎：胶原纤维束间黏蛋白沉积，血管周围稀疏炎症细胞浸润

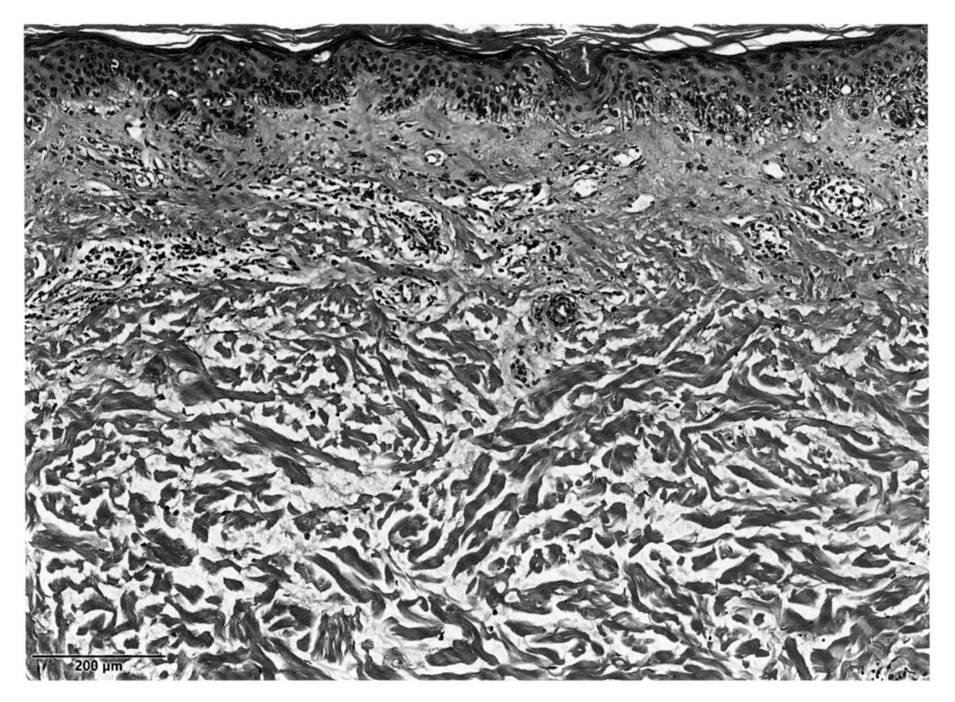

皮肌炎：表皮轻度萎缩，真皮血管周围稀疏炎症细胞浸润，胶原纤维间黏蛋白沉积

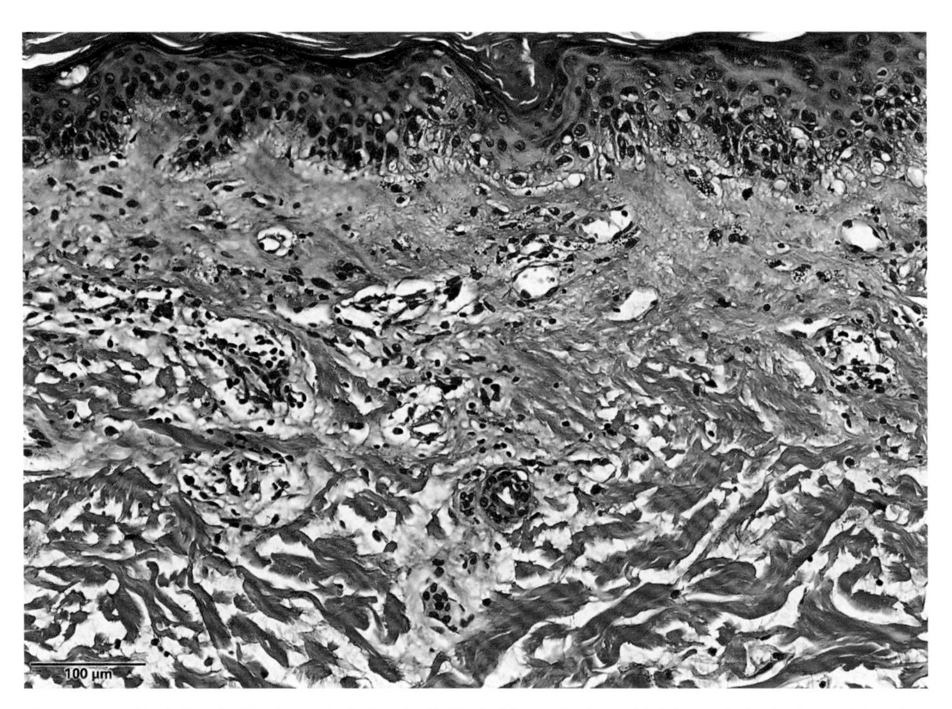

皮肌炎：表皮轻度萎缩，基底细胞液化变性，真皮血管周围稀疏炎症细胞浸润，胶原纤维间黏蛋白沉积

12 硬皮病

Scleroderma

- 表皮正常或萎缩。
- 基底层色素增加。
- 真皮血管周围和胶原纤维间灶状淋巴细胞浸润。
- 可见浆细胞及嗜酸性粒细胞。
- 真皮网状层与皮下组织交界处可见小灶状淋巴细胞和浆细胞浸润。
- 真皮网状层胶原增生硬化。
- 皮肤附属器减少或消失。

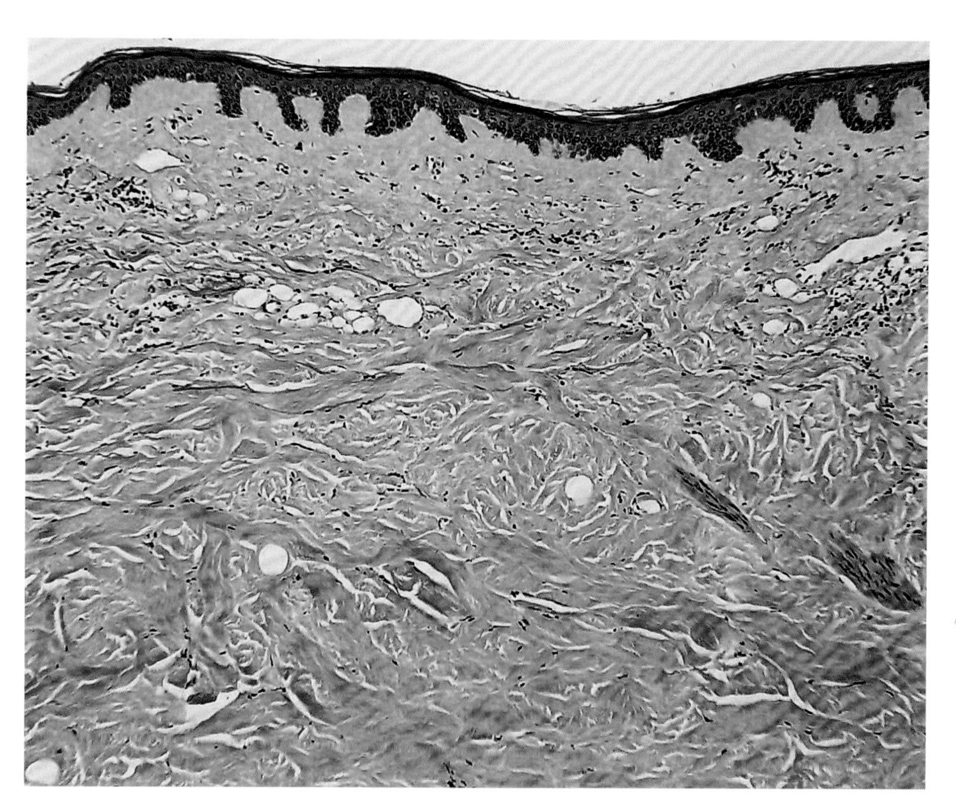

硬皮病：基底层色素增加，真皮网状层胶原增生硬化

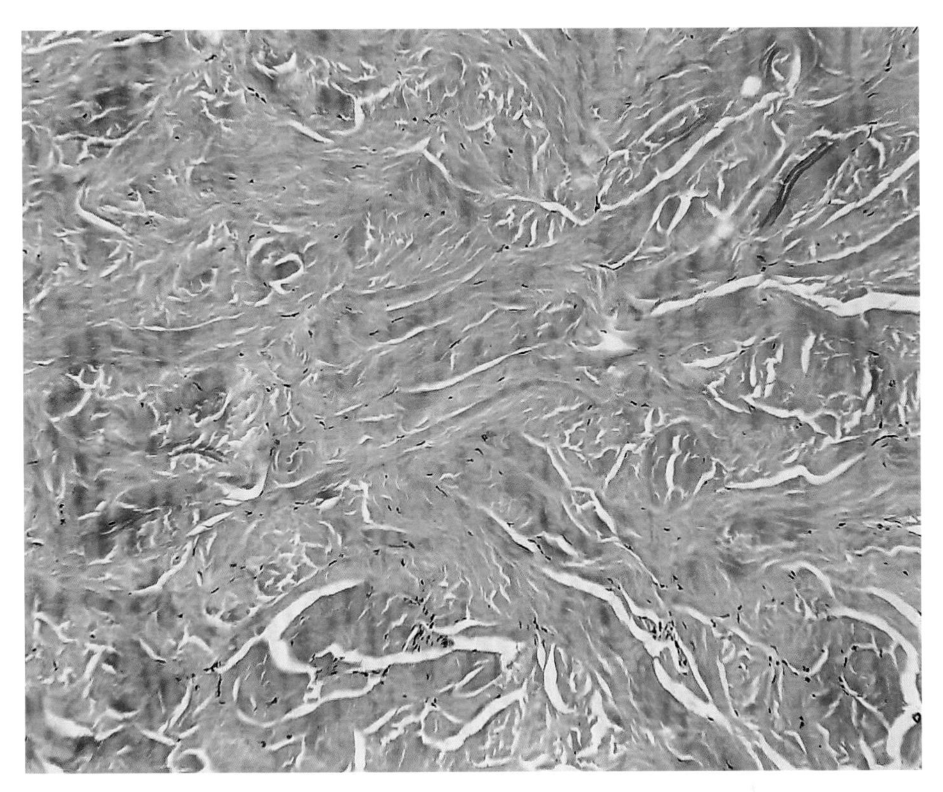

硬皮病：真皮网状层胶原增生硬化

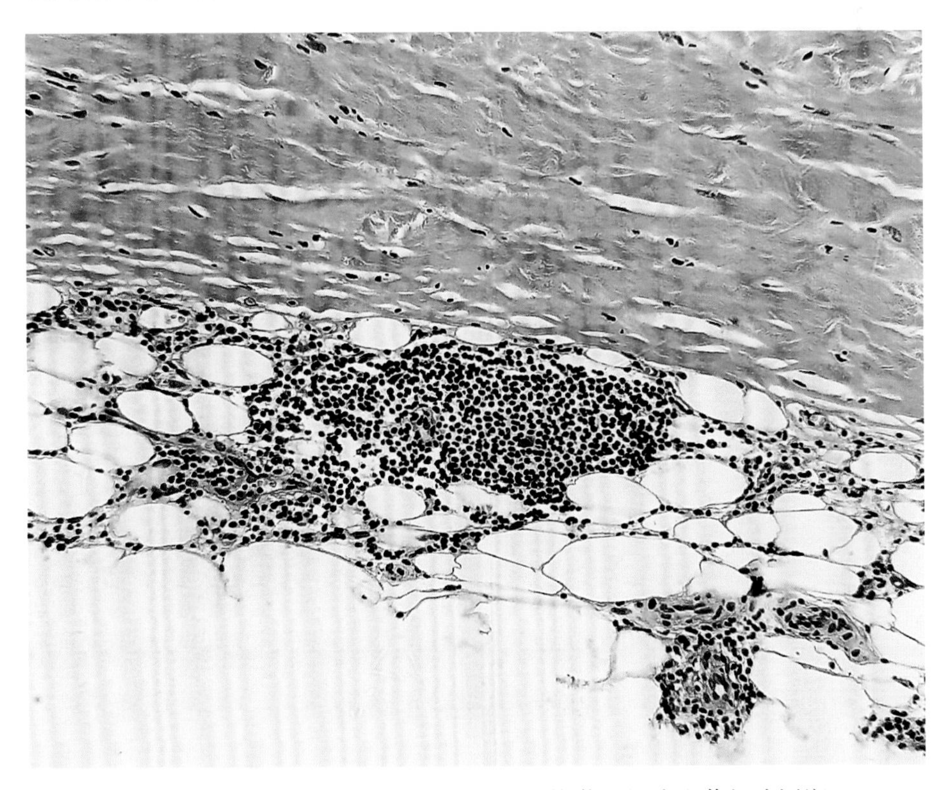

硬皮病：真皮网状层与皮下脂肪交界处可见灶状淋巴细胞和浆细胞浸润

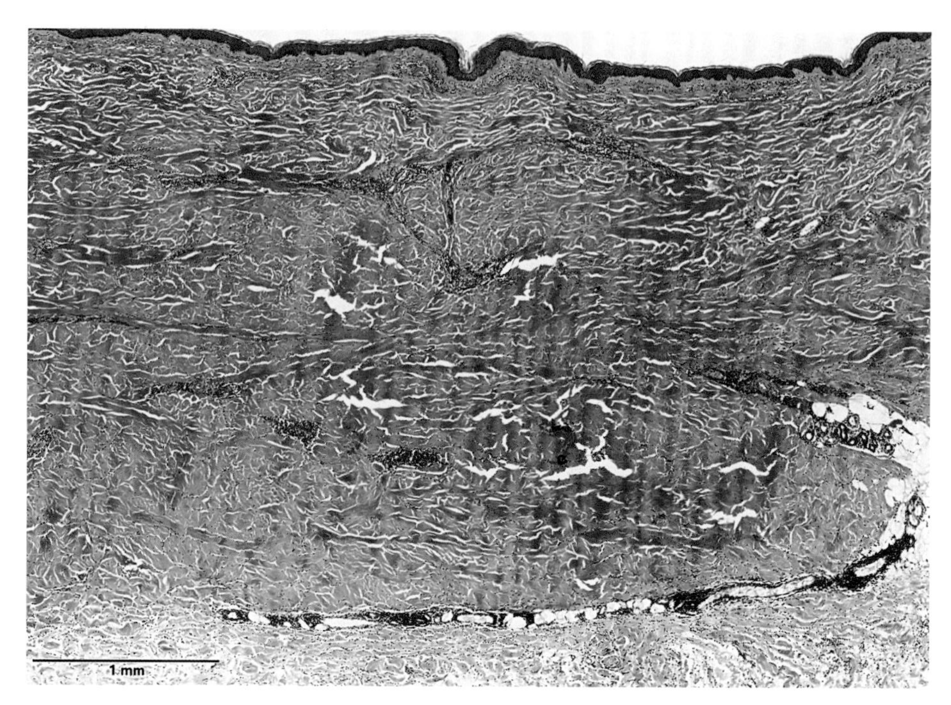

硬皮病：表皮萎缩，真皮血管周围和胶原纤维间炎症细胞浸润，真皮网状层胶原增生硬化

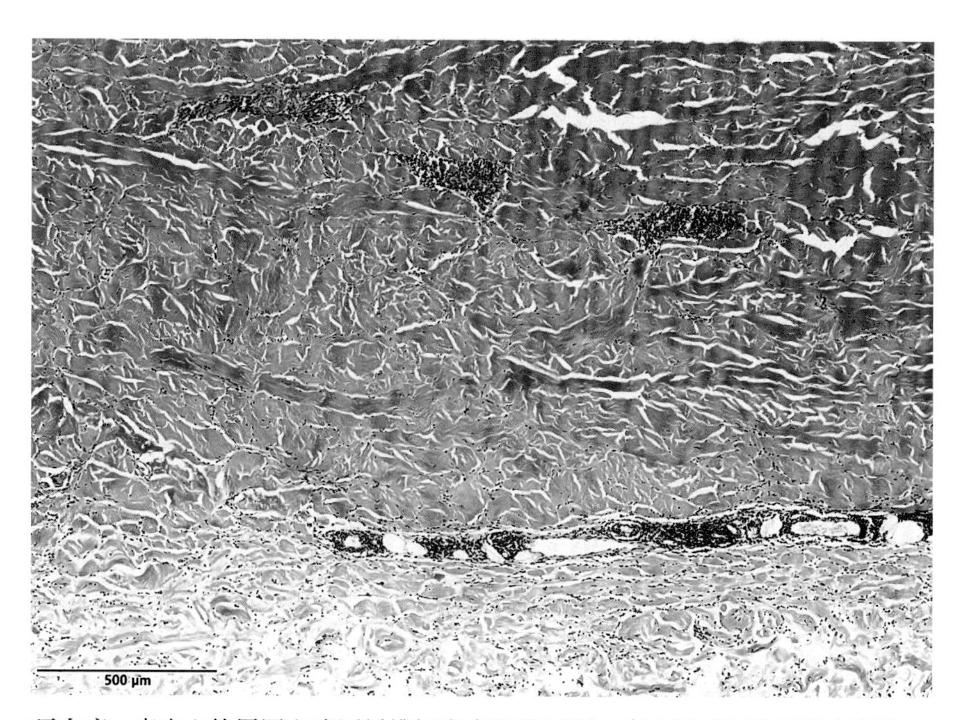

硬皮病：真皮血管周围和胶原纤维间炎症细胞浸润，真皮网状层胶原增生硬化

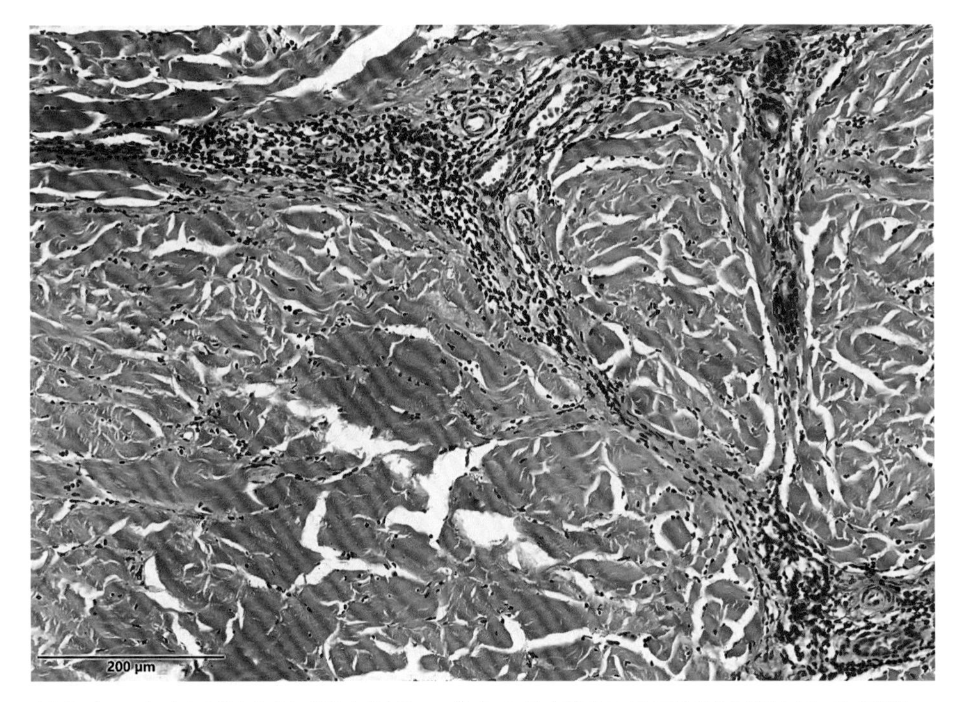

硬皮病：真皮网状层胶原增生硬化，真皮血管周围和胶原纤维间淋巴细胞浸润

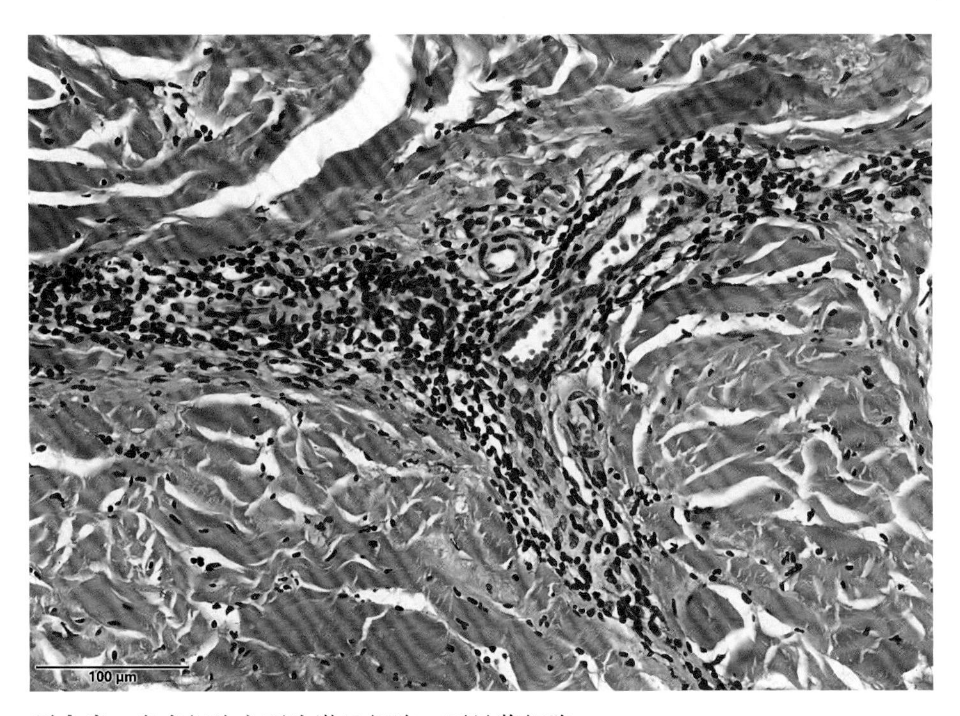

硬皮病：炎症细胞主要为淋巴细胞，可见浆细胞

13 黑变病

Melanosis

- 表皮萎缩。
- 灶状基底细胞液化变性。
- 真皮上部可见噬黑素细胞及黑素颗粒。
- 真皮上部血管周围淋巴细胞为主的炎症细胞浸润。

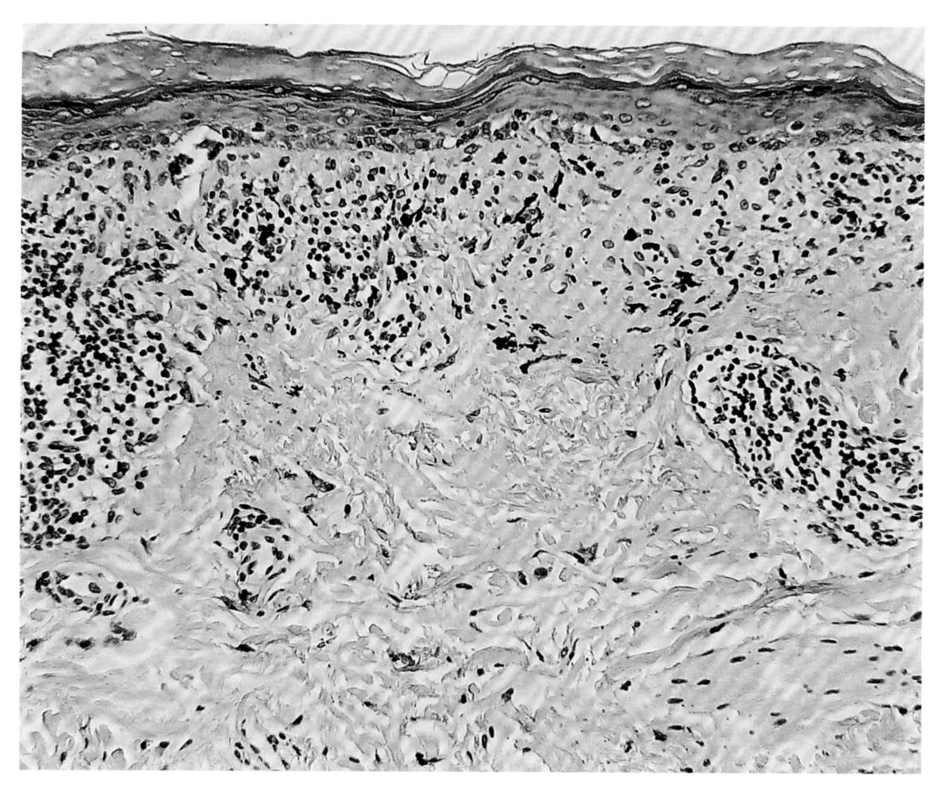

黑变病：表皮萎缩，灶状基底细胞液化变性，血管周围淋巴细胞为主的炎症细胞浸润，可见噬黑素细胞及黑素颗粒

14 寻常型天疱疮

Pemphigus vulgaris

- 表皮内水疱。
- 水疱位于基底层上方，疱底多为一层基底细胞。
- 水疱上方的表皮一般完整。
- 毛囊及外泌汗腺导管上皮可出现松解。
- 真皮浅层稀疏的淋巴细胞、嗜酸性粒细胞和嗜中性粒细胞浸润。
- 直接免疫荧光检查表皮细胞间 IgG 及补体 C3 沉积。

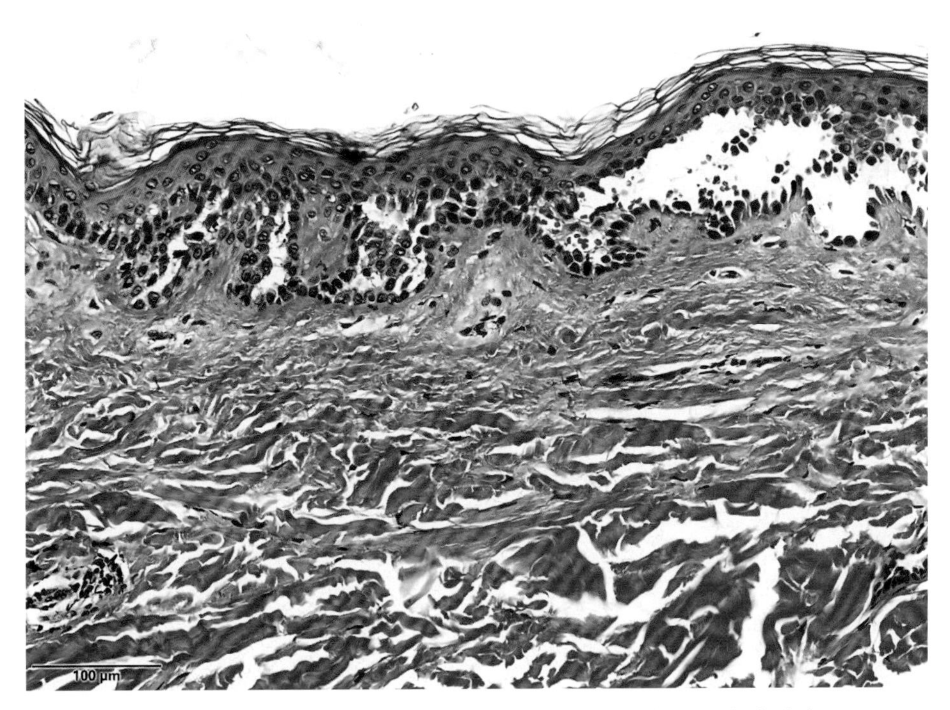

寻常型天疱疮：表皮内水疱或裂隙，位于基底层上方，水疱上方表皮完整

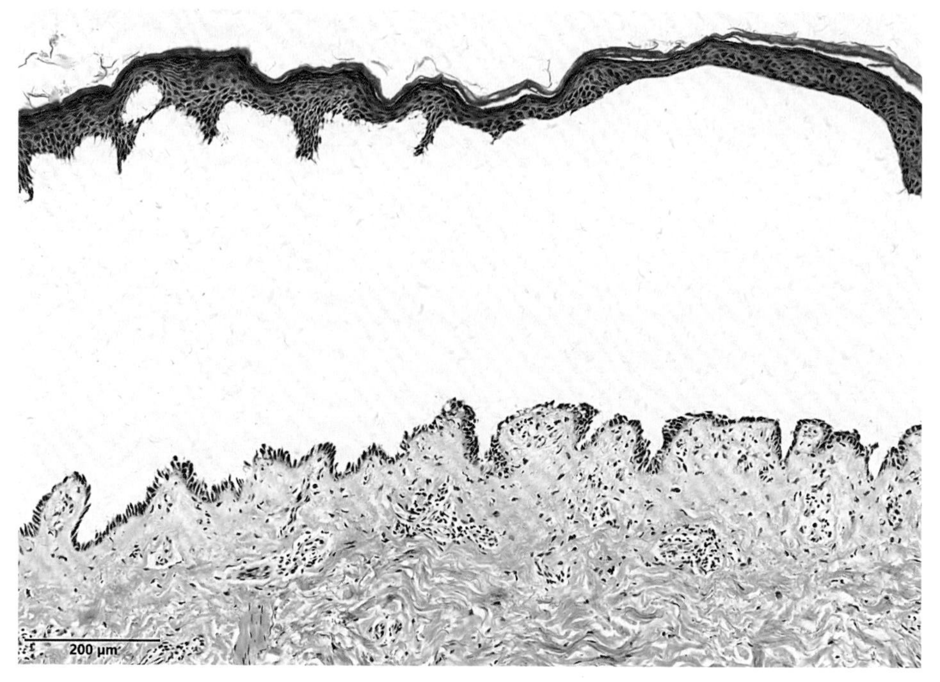

寻常型天疱疮：表皮内水疱，位于基底层上方，水疱上方表皮完整

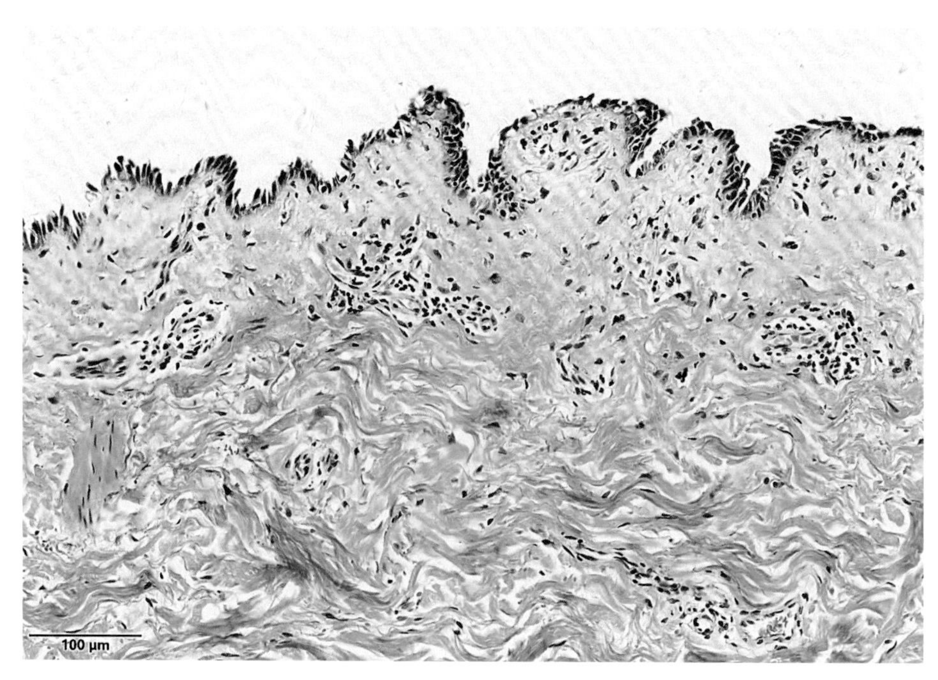

寻常型天疱疮：疱底为一层基底细胞，真皮浅层和血管周围稀疏淋巴细胞、嗜酸性粒细胞和嗜中性粒细胞浸润

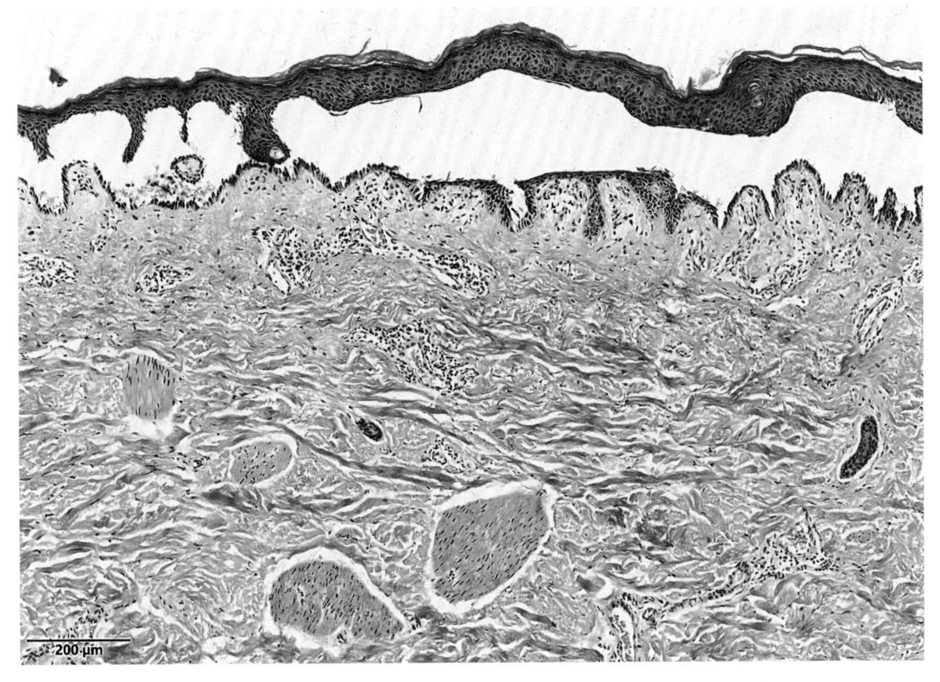

寻常型天疱疮：表皮内水疱，位于基底层上方，水疱上方表皮完整

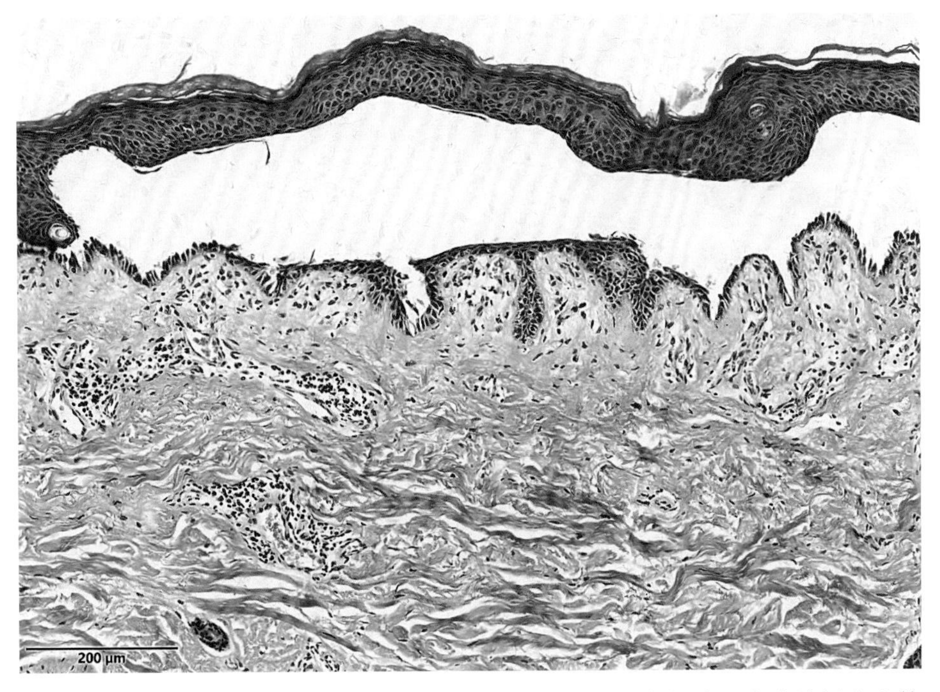

寻常型天疱疮：水疱上方的表皮完整，疱底多为一层基底细胞，真皮浅层和血管周围淋巴细胞、嗜酸性粒细胞浸润

15 红斑型天疱疮及落叶型天疱疮

Pemphigus erythematosus and pemphigus foliaceus

- 红斑型天疱疮及落叶型天疱疮病理改变基本相同。
- 水疱位于角质层下方或颗粒层。
- 常出现颗粒层松解。
- 水疱中可有中性粒细胞。
- 真皮浅层血管周围淋巴细胞、嗜酸性粒细胞和中性粒细胞浸润。
- 制片中疱顶可能脱失，最上方可仅见少许松解的颗粒层。

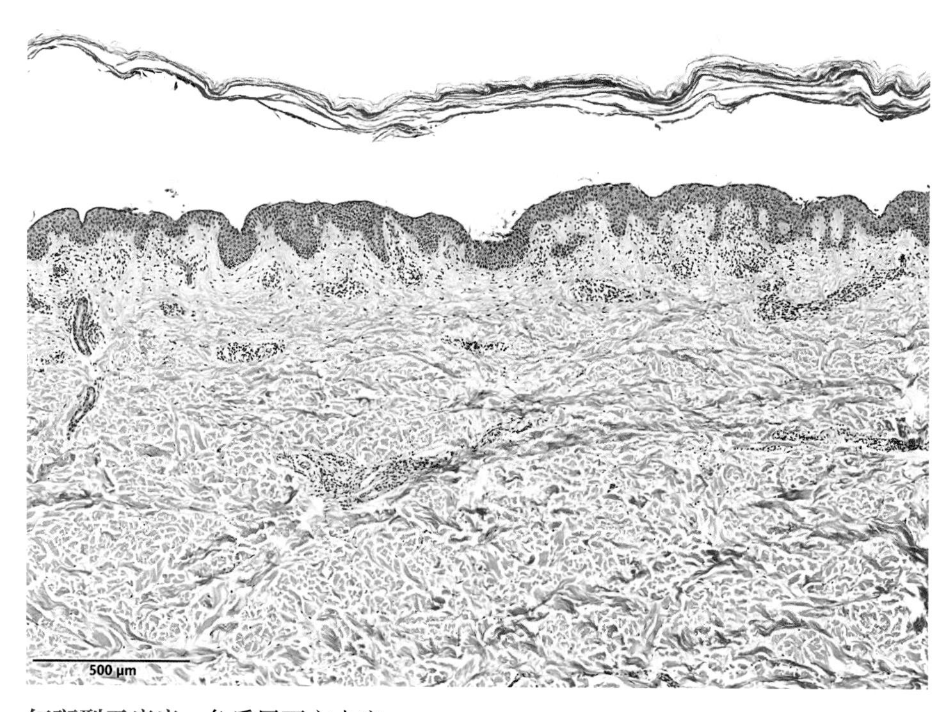

红斑型天疱疮：角质层下方水疱

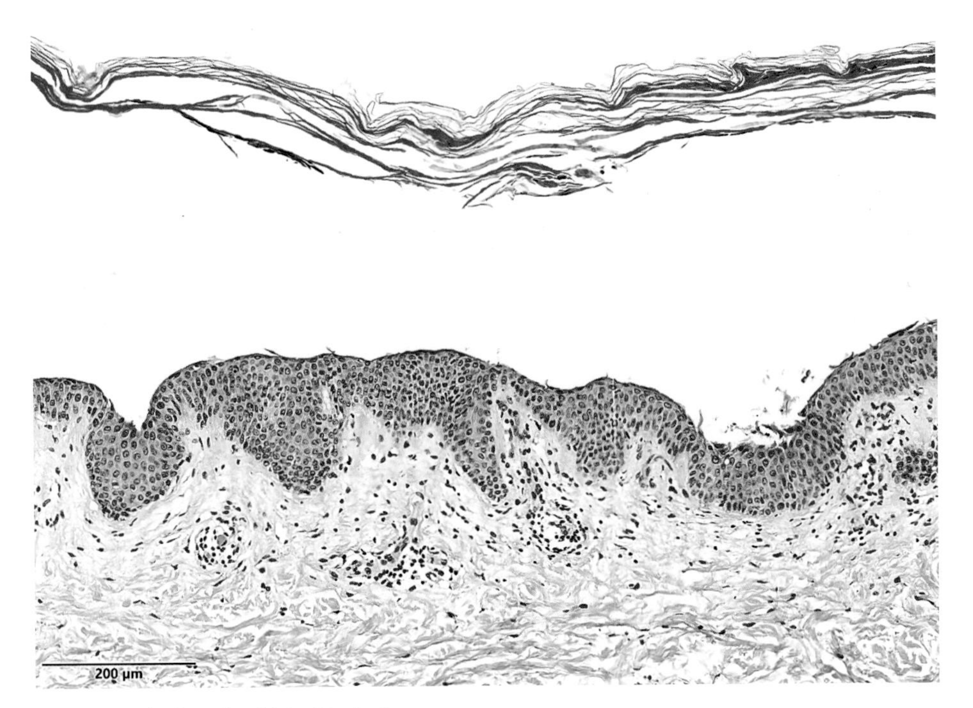

红斑型天疱疮：角质层下方水疱

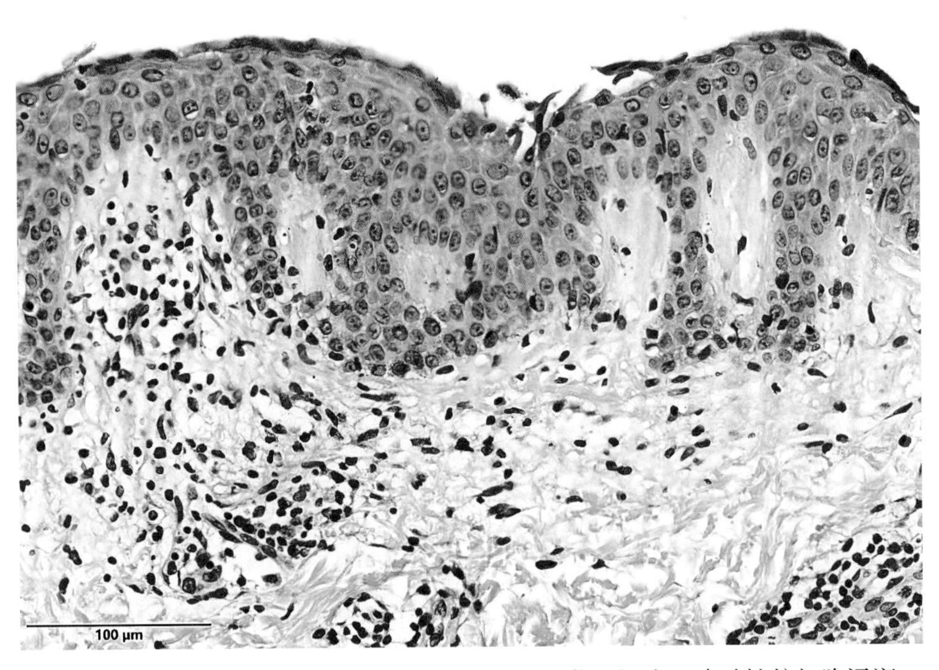

红斑型天疱疮：颗粒层可见松解细胞，真皮浅层淋巴细胞、嗜酸性粒细胞浸润

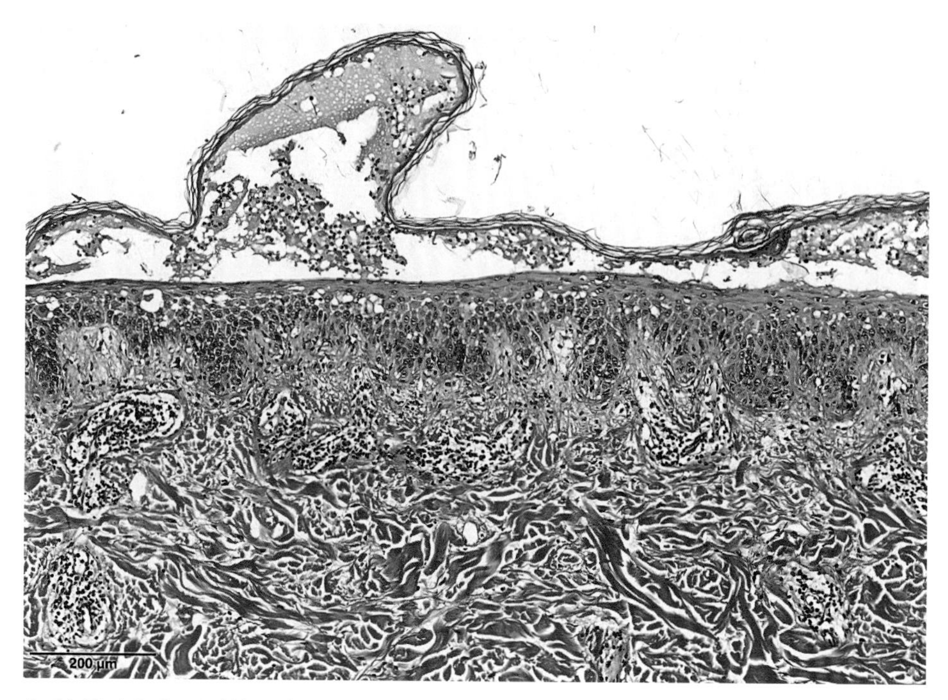

红斑型天疱疮：颗粒层水疱

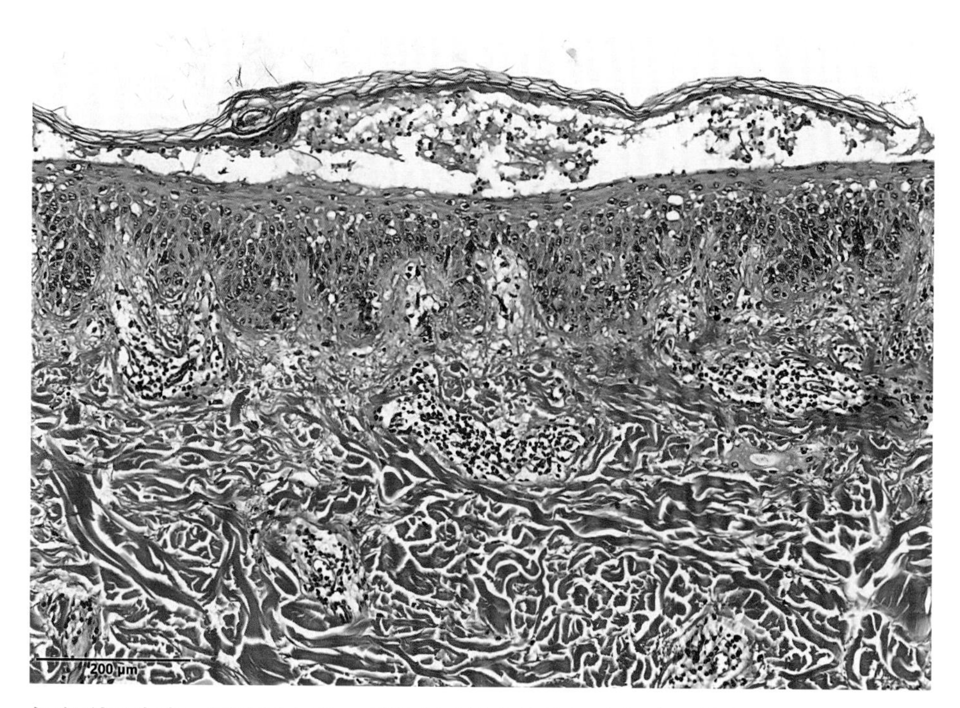

红斑型天疱疮：颗粒层水疱，疱液内可见中性粒细胞与嗜酸性粒细胞

16 疱疹样天疱疮

Pemphigus herpetiformis

- 表皮内水疱。
- 水疱多位于表皮中上部。
- 疱内可见较多嗜酸性粒细胞和中性粒细胞。
- 一般嗜酸性粒细胞数量多于中性粒细胞。
- 常伴表皮海绵水肿。
- 表皮内可有嗜酸性粒细胞侵入，形成嗜酸性海绵水肿。
- 直接免疫荧光检查可见表皮细胞间有 IgG 和 C3 的沉积。

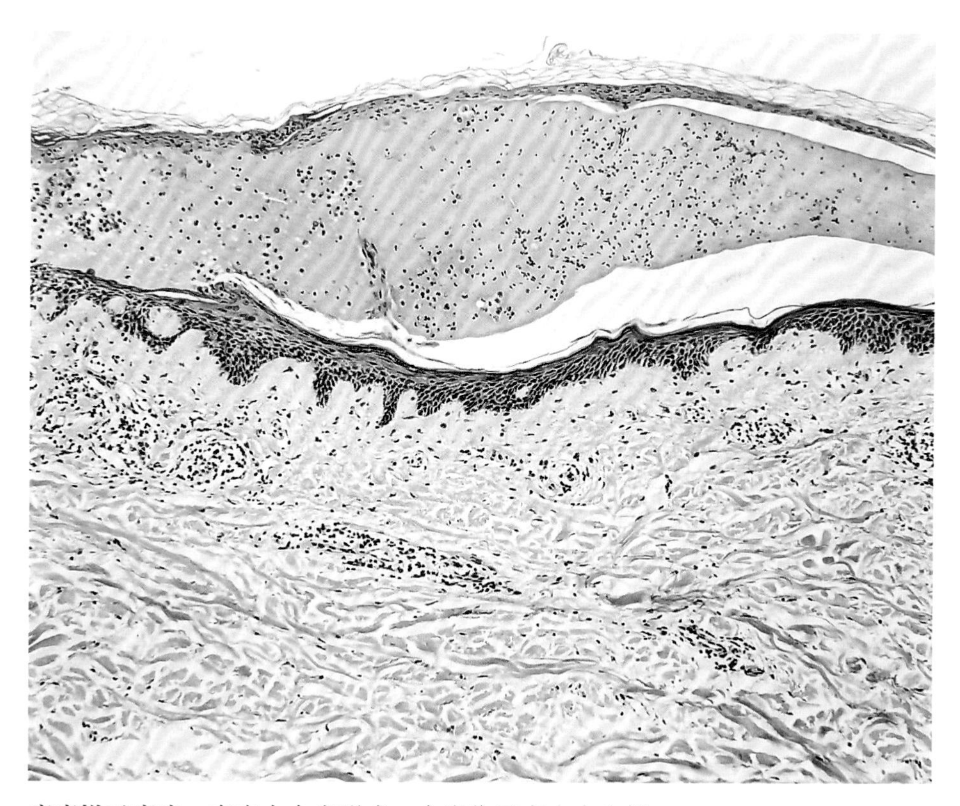

疱疹样天疱疮：表皮内水疱形成，水疱位于表皮中上部

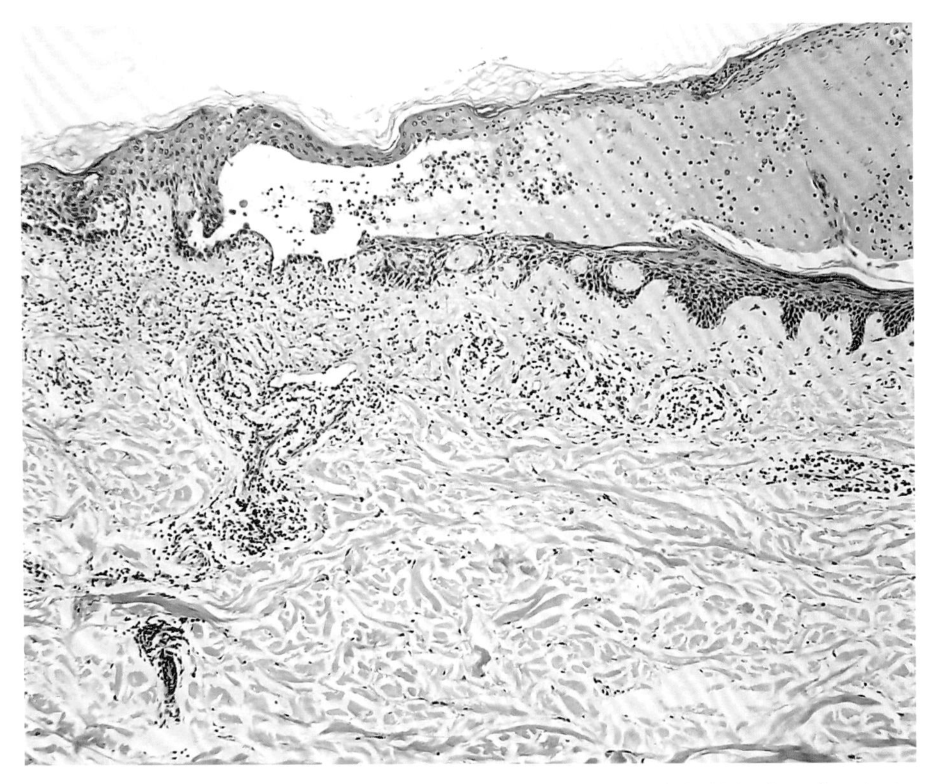

疱疹样天疱疮：表皮内水疱，疱内有较多嗜酸性粒细胞、中性粒细胞和淋巴细胞

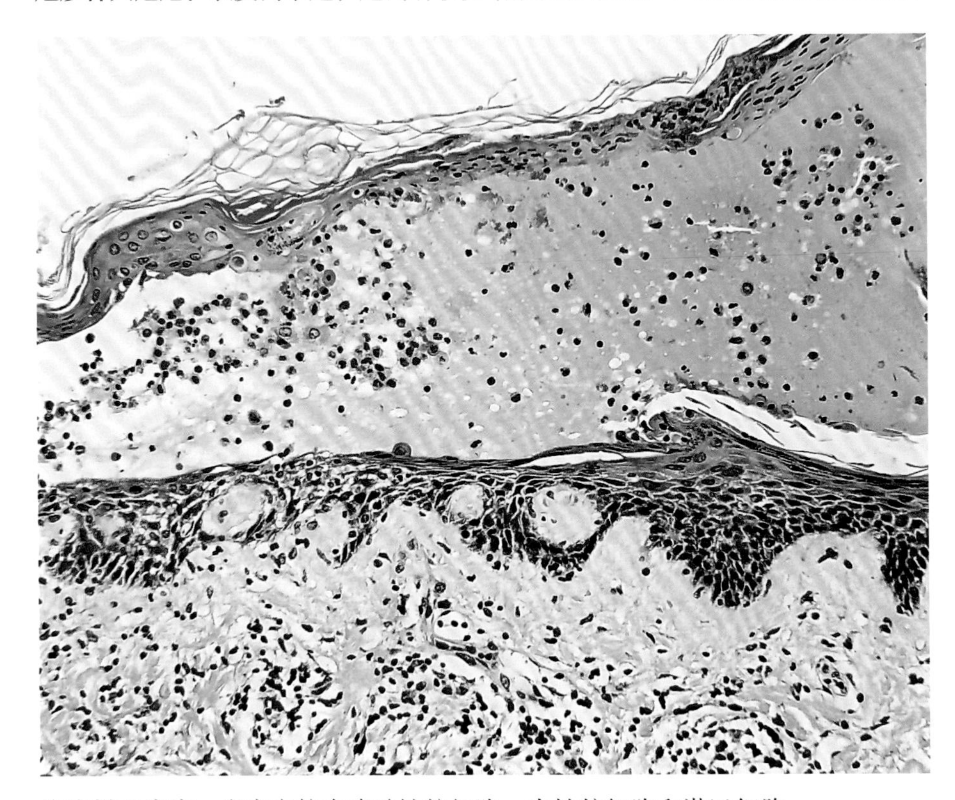

疱疹样天疱疮：疱内有较多嗜酸性粒细胞、中性粒细胞和淋巴细胞

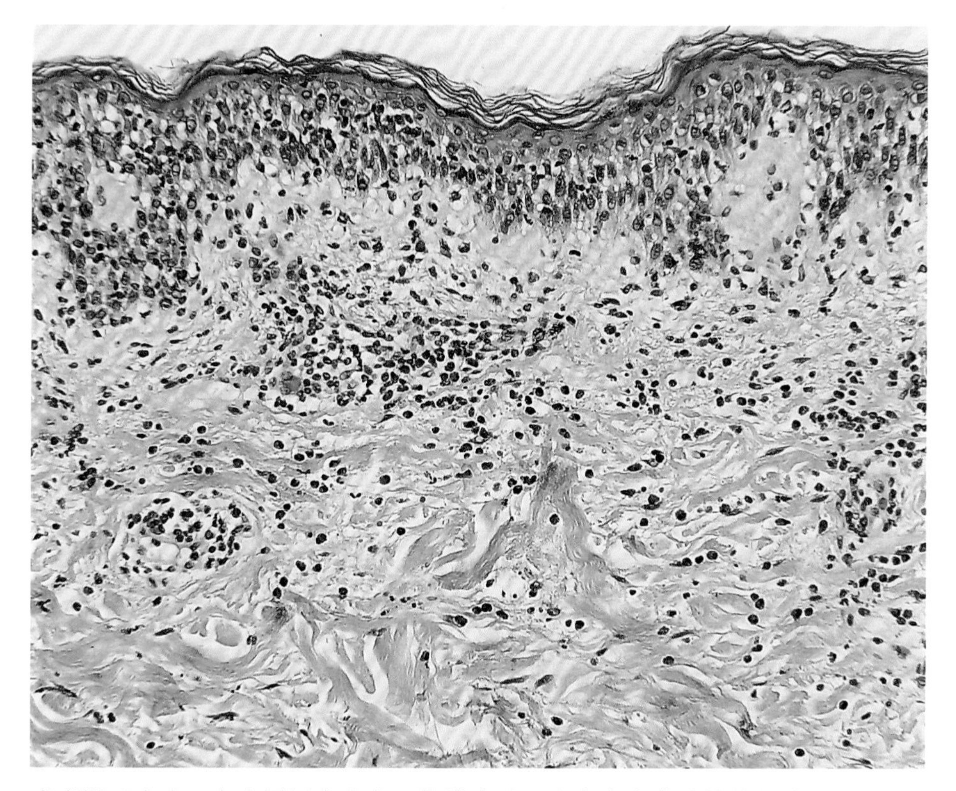

疱疹样天疱疮：水疱周围表皮出现海绵水肿，表皮内有嗜酸性粒细胞

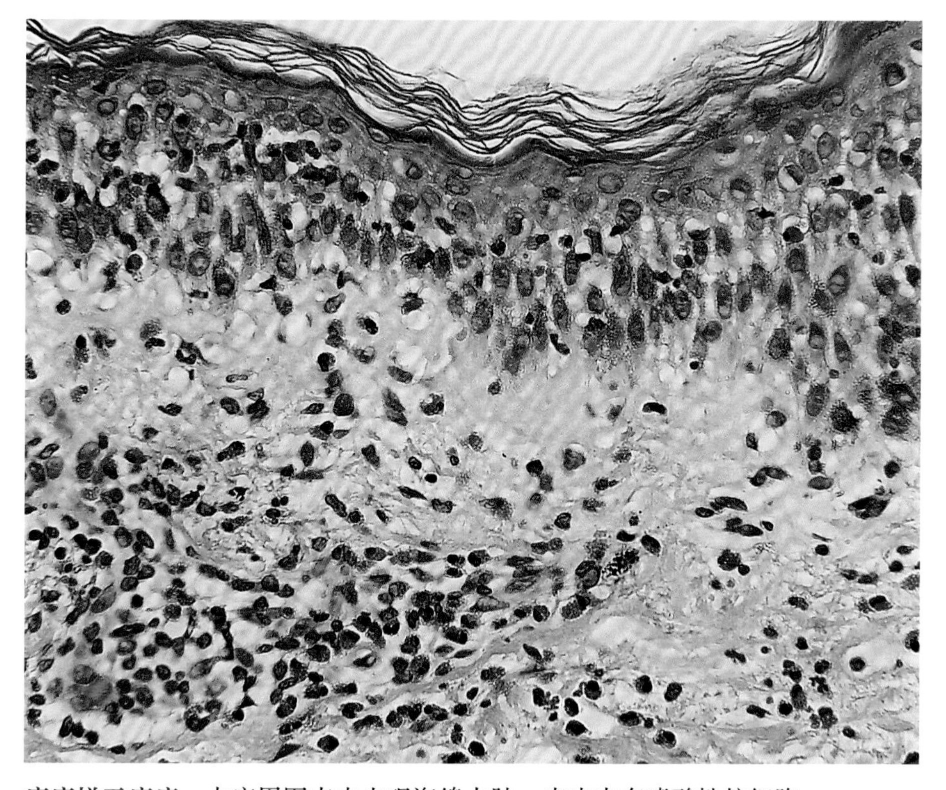

疱疹样天疱疮：水疱周围表皮出现海绵水肿，表皮内有嗜酸性粒细胞

17 大疱性类天疱疮

Bullous pemphigoid

- 表皮下水疱。
- 水疱内多有一定数量的嗜酸性粒细胞。
- 真皮中上部可见嗜酸性粒细胞浸润，常伴有少量中性粒细胞。
- 红斑期皮损可仅有嗜酸性粒细胞浸润和真皮乳头水肿。
- 直接免疫荧光检查基底膜带 IgG 和补体 C3 呈线状沉积。

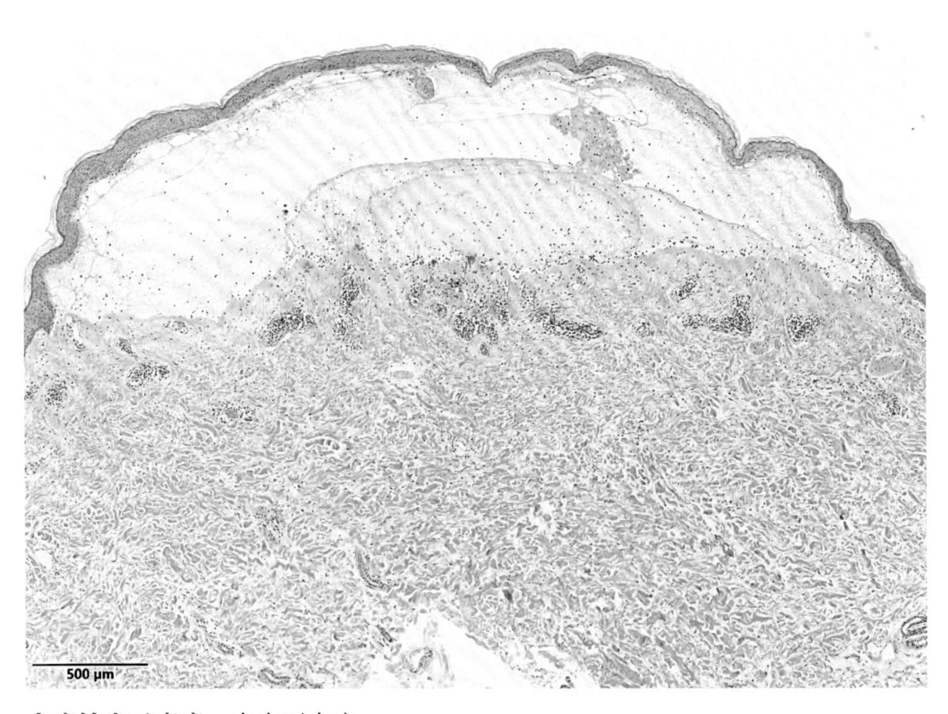

大疱性类天疱疮：表皮下水疱

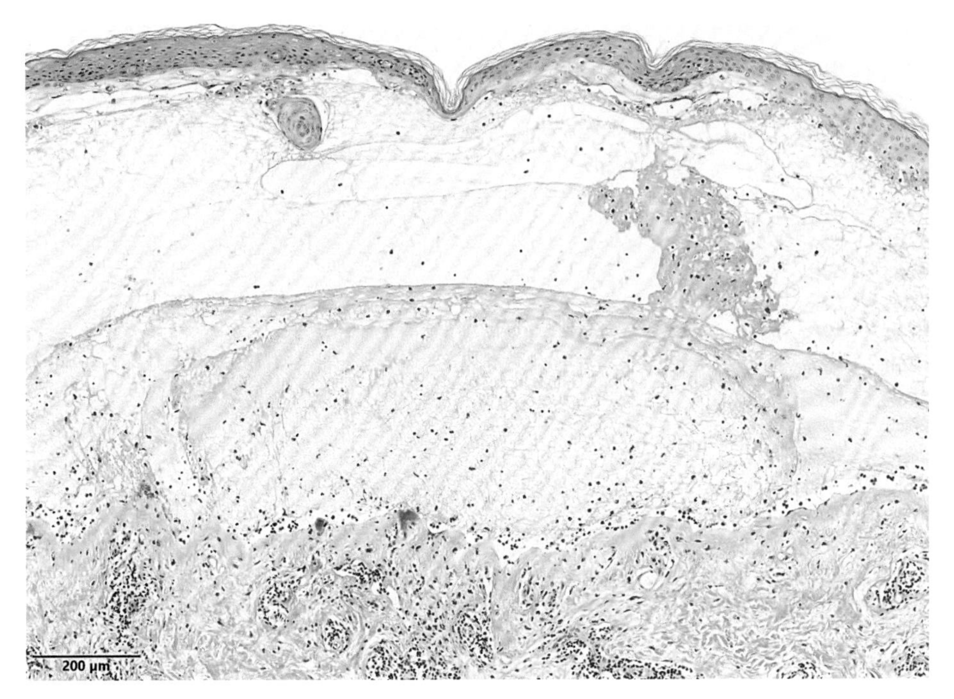

大疱性类天疱疮：表皮下水疱，水疱中和真皮上部可见嗜酸性粒细胞

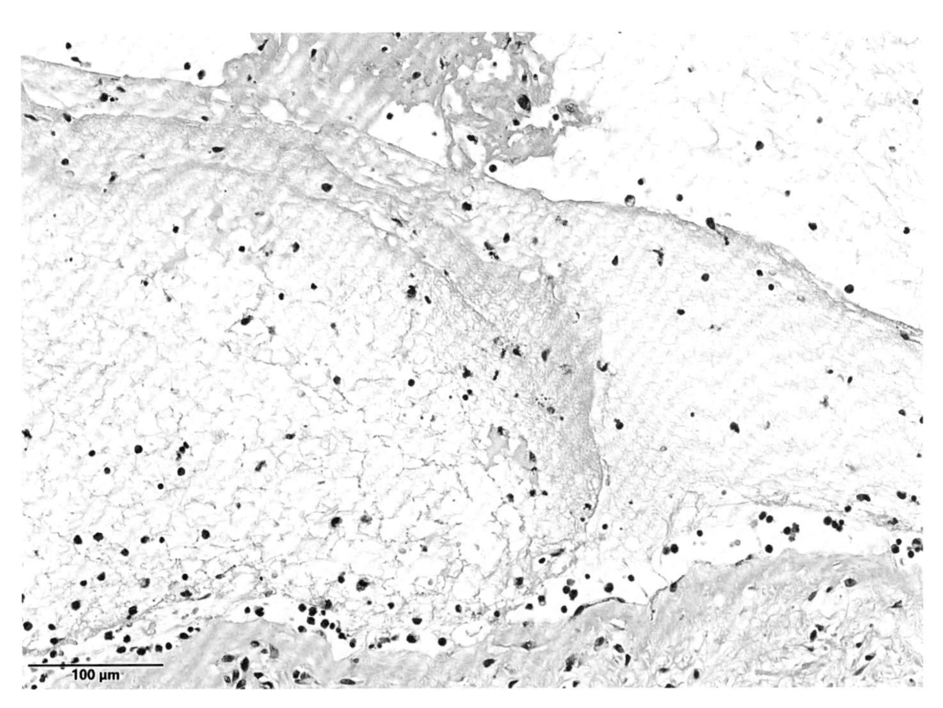

大疱性类天疱疮：表皮下水疱，水疱中可见嗜酸性粒细胞

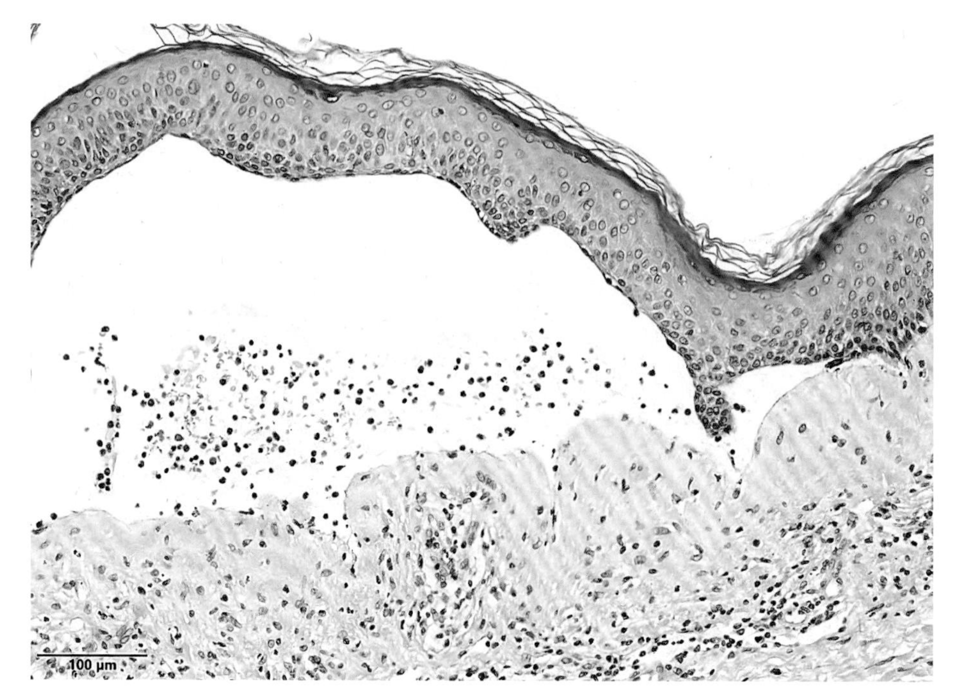

大疱性类天疱疮：表皮下水疱，疱液中有较多的嗜酸性粒细胞

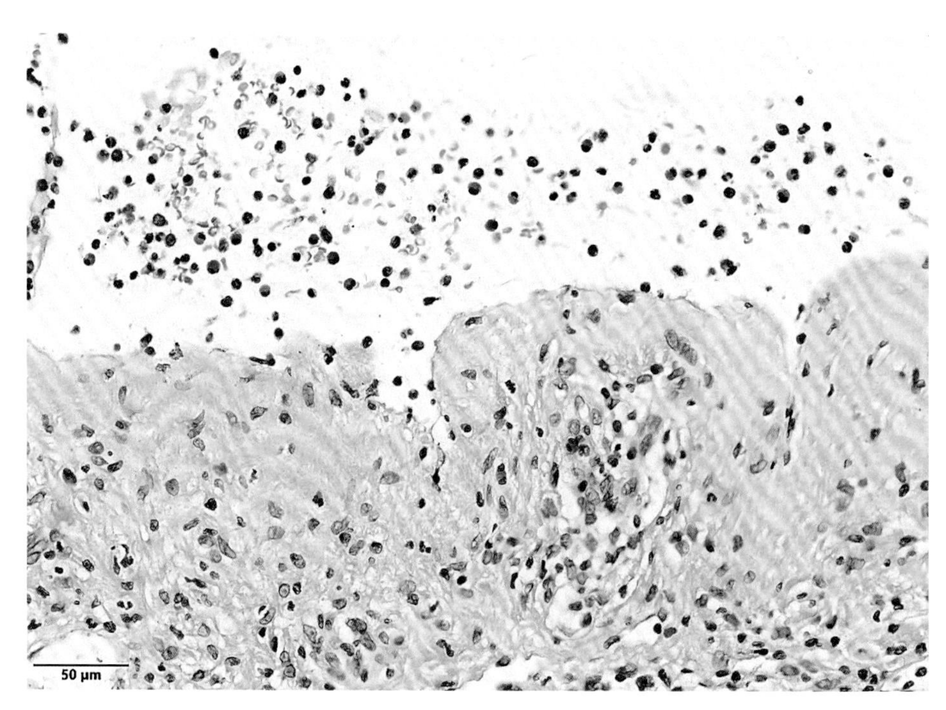

大疱性类天疱疮：疱液中有较多的嗜酸性粒细胞，散在中性粒细胞

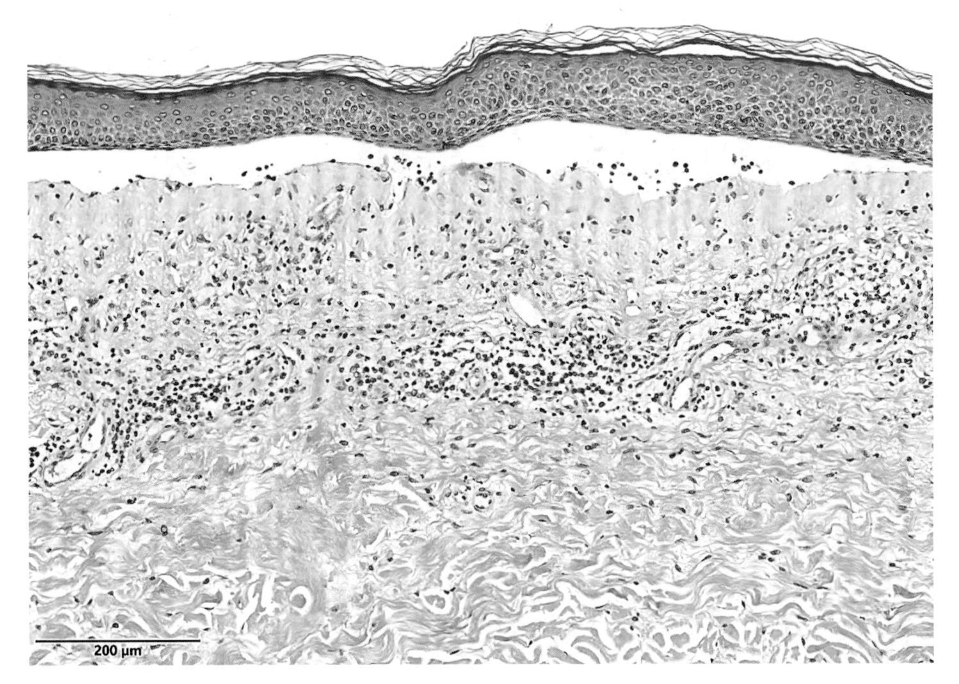

大疱性类天疱疮：表皮下水疱，水疱中和真皮上部可见嗜酸性粒细胞

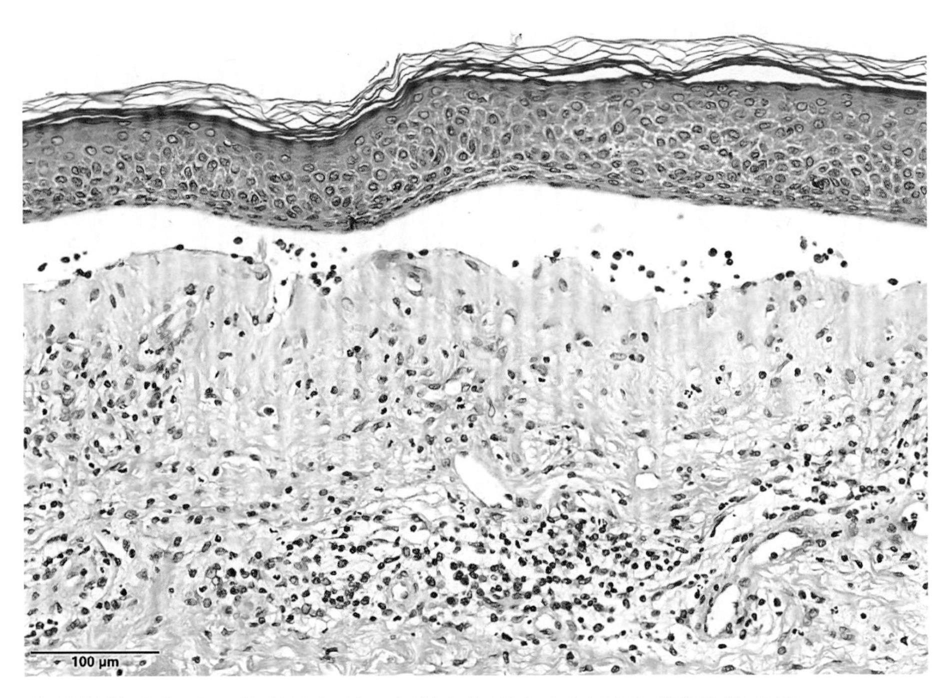

大疱性类天疱疮：表皮下水疱，水疱中和真皮上部可见嗜酸性粒细胞

18 疱疹样皮炎

Dermatitis herpetiformis

- 表皮下水疱，多在真皮乳头处。
- 真皮乳头中性粒细胞形成微脓疡。
- 常伴有嗜酸性粒细胞浸润。
- 早期皮损可仅表现为真皮乳头水肿和中性粒细胞聚集。
- 水疱顶部可见坏死的角质形成细胞。
- 直接免疫荧光检查真皮乳头 IgA 颗粒状沉积。

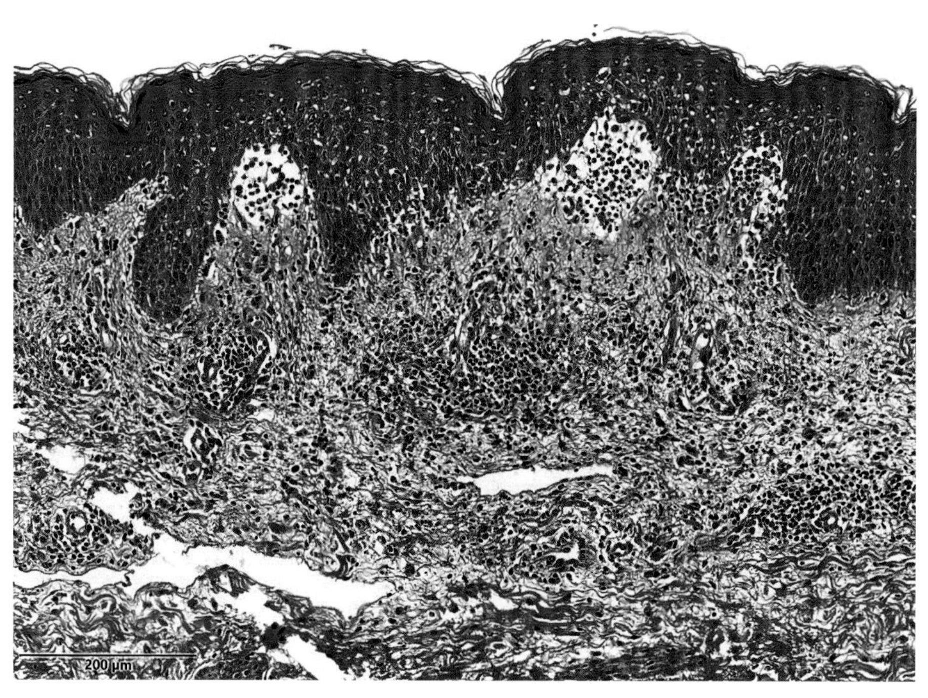

疱疹样皮炎：真皮乳头处表皮下水疱

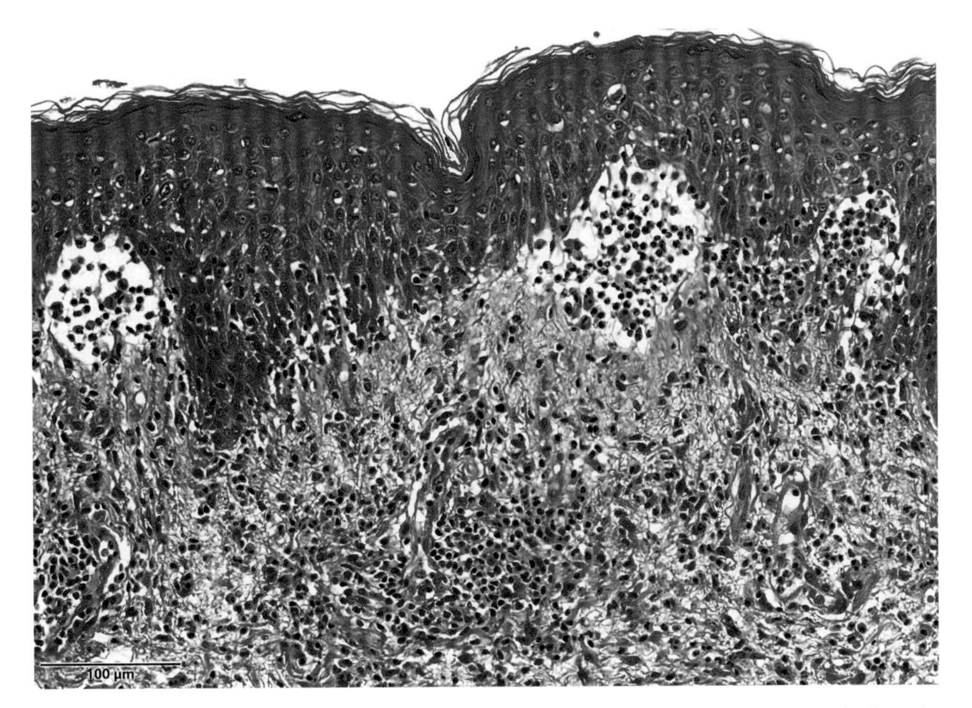

疱疹样皮炎：表皮下水疱，真皮乳头中性粒细胞微脓疡，上方表皮可见角化不良细胞，真皮浅层淋巴细胞和嗜酸性粒细胞浸润

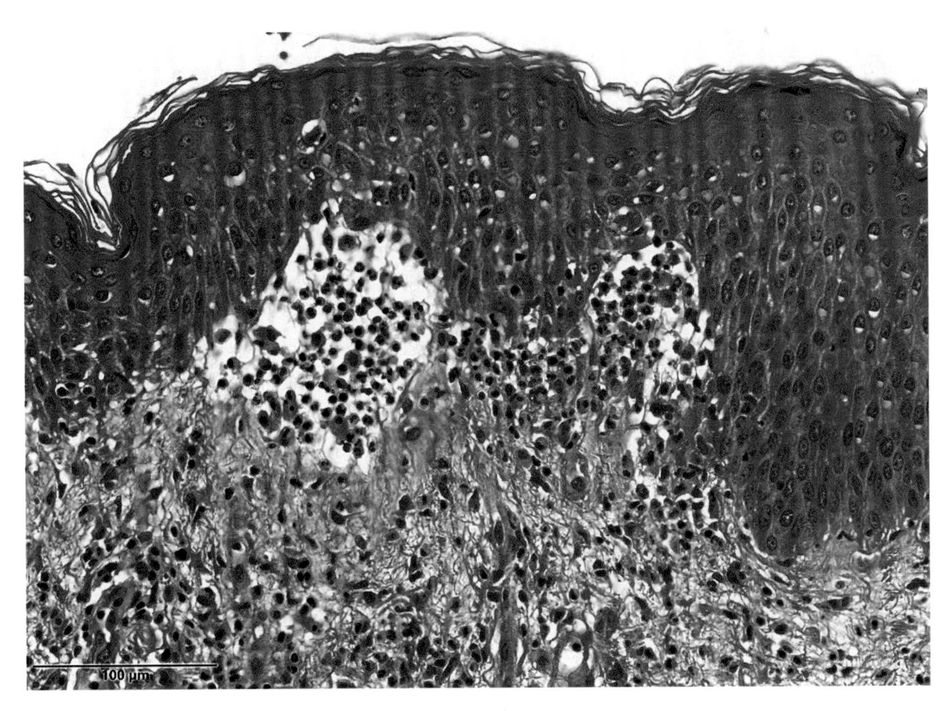

疱疹样皮炎：真皮乳头内中性粒细胞微脓疡

19 白细胞碎裂性血管炎

Leukocytoclastic vasculitis

- 病变主要位于真皮中上部。
- 血管周围淋巴细胞和中性粒细胞浸润。
- 常有细胞核碎裂，形成核尘。
- 可出现嗜酸性粒细胞。
- 血管壁纤维素样变性，呈粉红色。
- 可出现红细胞外溢，可见含铁血黄素沉积。
- 可出现表皮下水疱或血疱。
- 有时可累及皮下组织小血管。

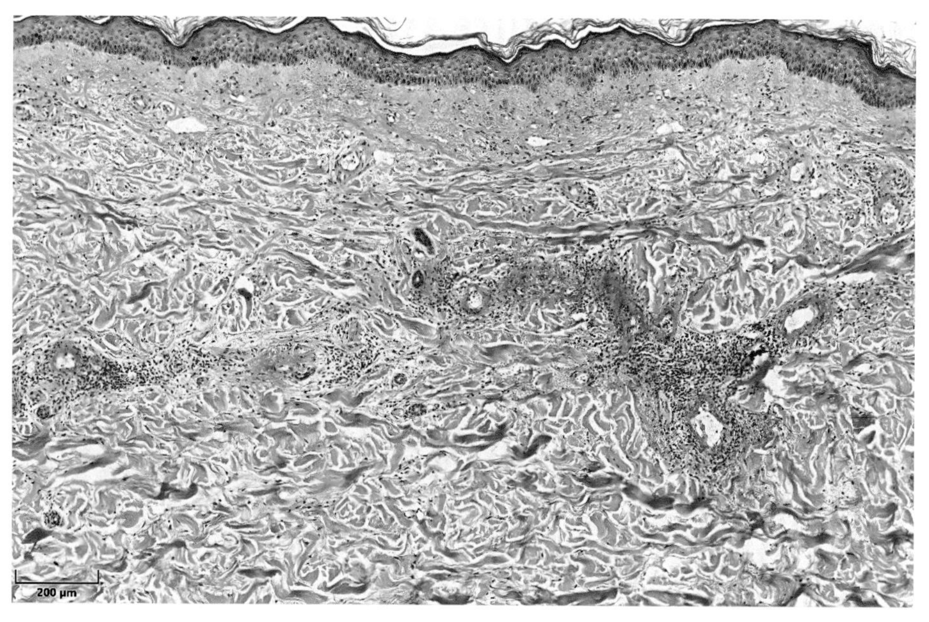

白细胞碎裂性血管炎：真皮血管周围炎症细胞浸润，血管壁纤维素样变性，呈粉红色

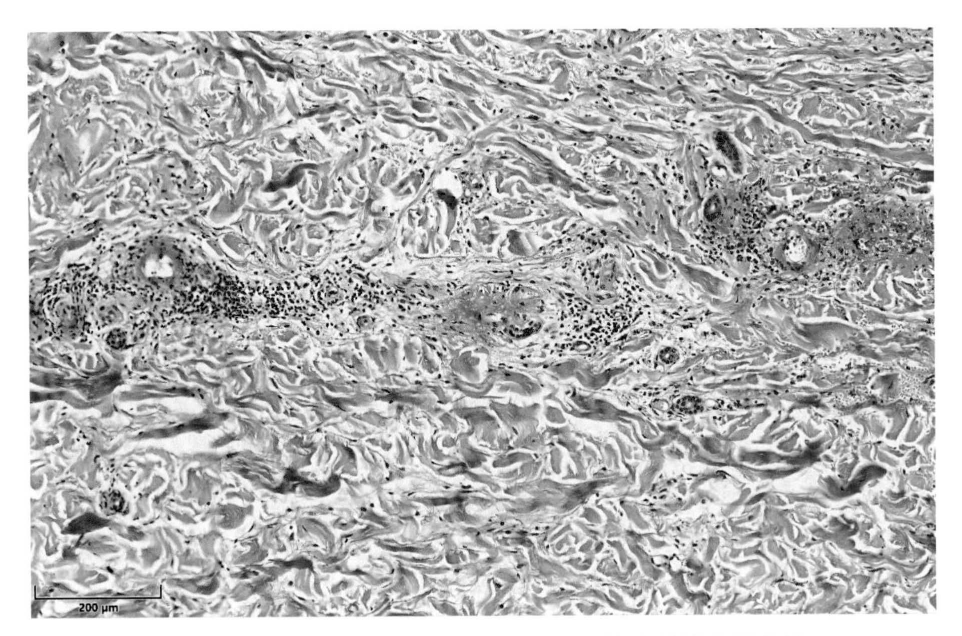

白细胞碎裂性血管炎：血管周围炎症细胞浸润，血管壁纤维素样变性

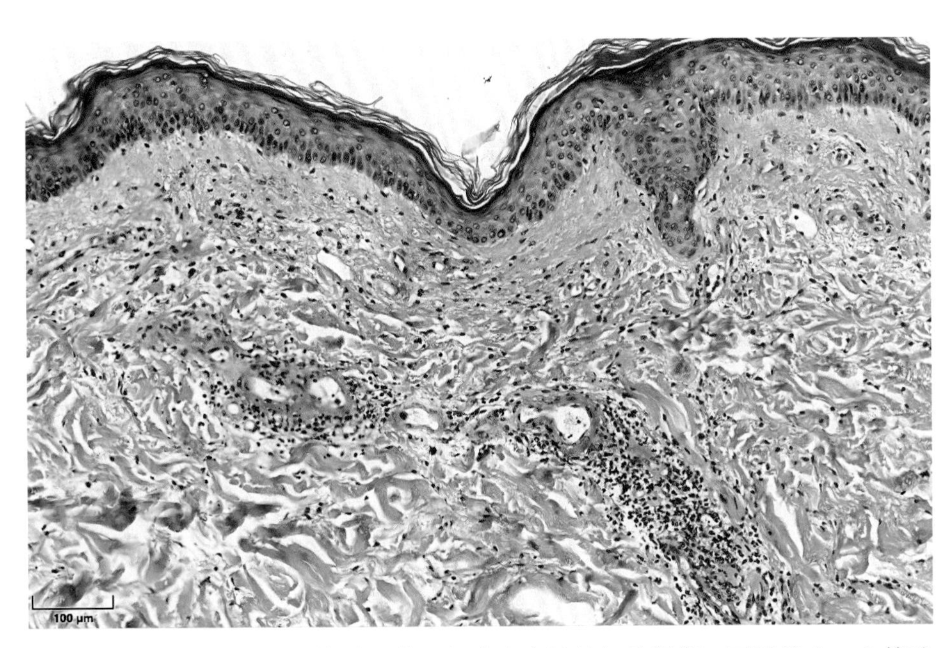

白细胞碎裂性血管炎：血管周围淋巴细胞和中性粒细胞浸润，可见核尘，血管壁纤维素样变性

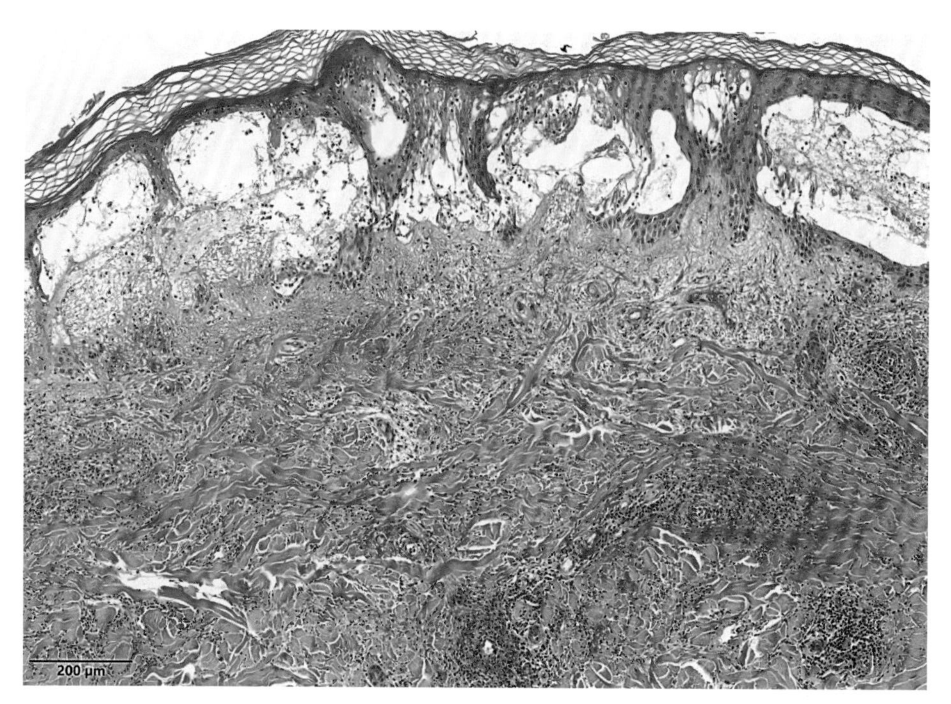

白细胞碎裂性血管炎：表皮内和表皮下水疱，真皮血管周围炎症细胞浸润，血管壁纤维素样变性

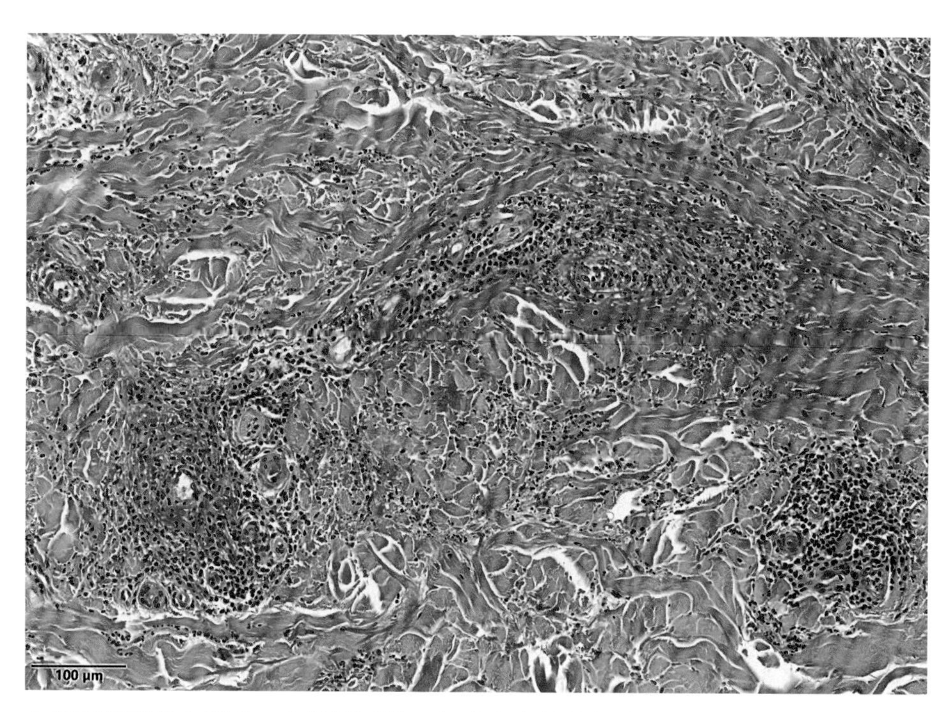

白细胞碎裂性血管炎：血管周围淋巴细胞和中性粒细胞浸润，可见核尘，血管壁纤维素样变性

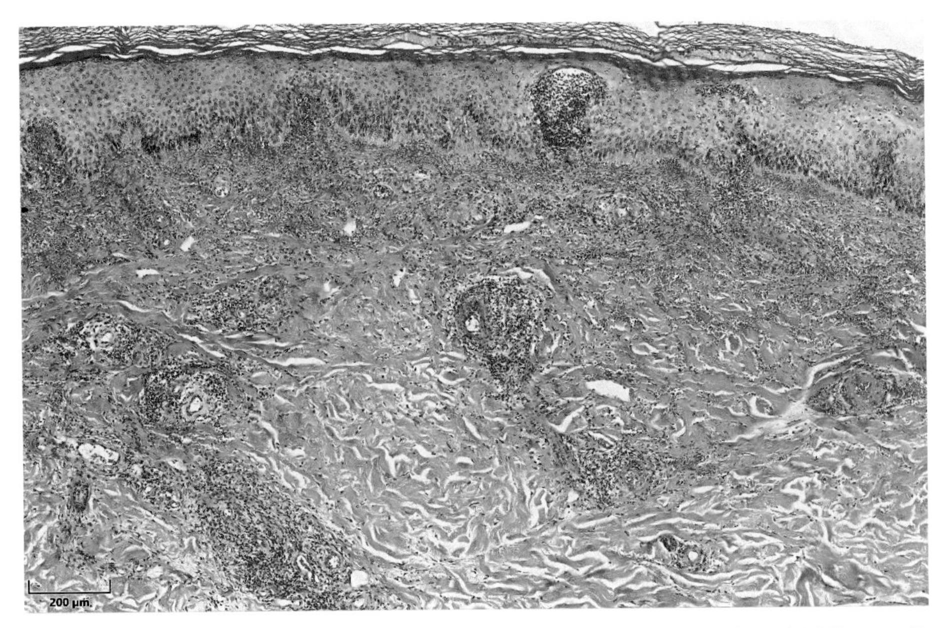

白细胞碎裂性血管炎：真皮浅层大量红细胞外溢，血管周围炎症细胞浸润，血管壁纤维素样变性

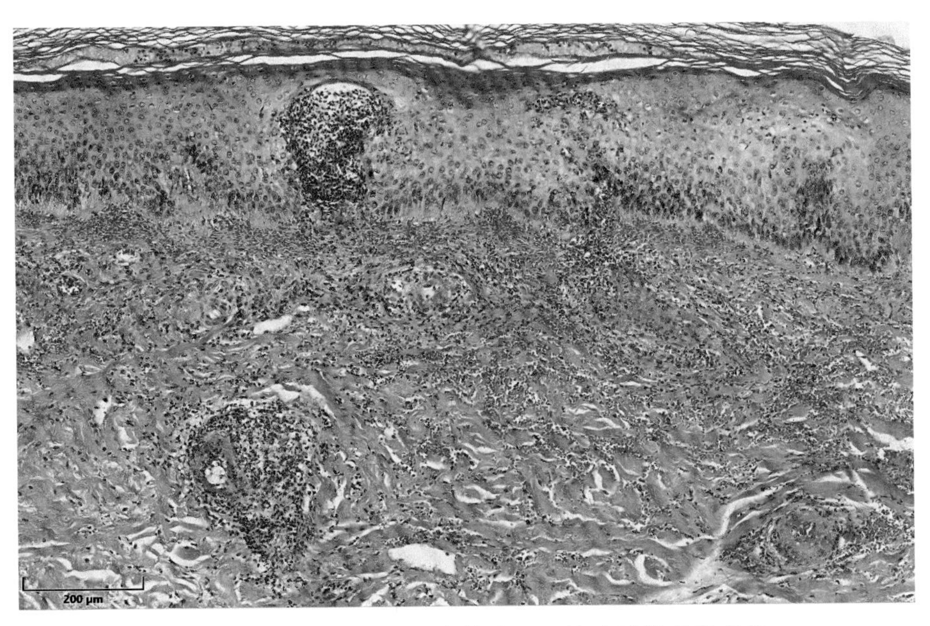

白细胞碎裂性血管炎：真皮浅层红细胞外溢，血管壁纤维素样变性

20 急性发热性嗜中性皮病

Acute febrile neutrophilic dermatoses

- 又称为 Sweet 病。
- 真皮乳头显著水肿，严重时可形成表皮下水疱。
- 真皮内有致密的中性粒细胞浸润。
- 可出现核碎裂，形成核尘。
- 多有数量不等的嗜酸性粒细胞、淋巴细胞和组织细胞。
- 一般无血管壁纤维素样坏死。

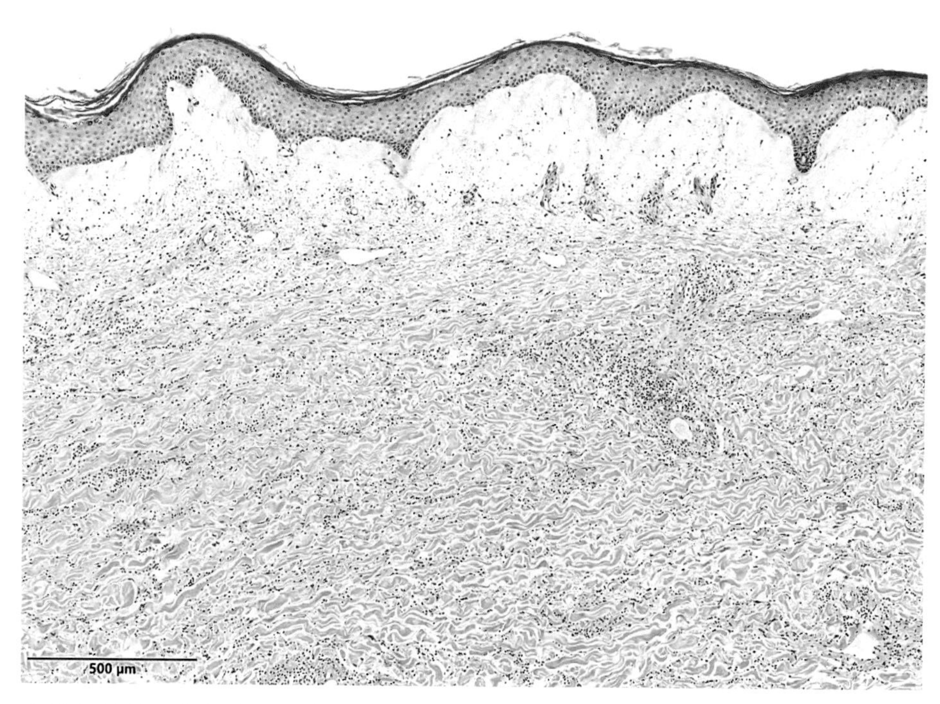

急性发热性嗜中性皮病：真皮乳头水肿，血管扩张，真皮内中性粒细胞浸润

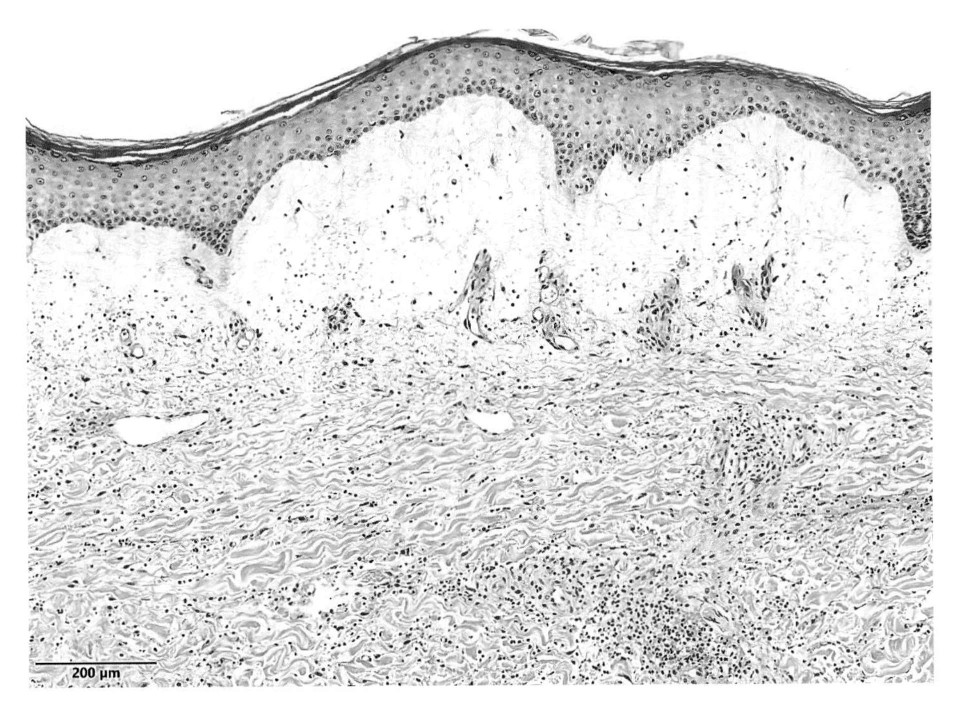

急性发热性嗜中性皮病：真皮乳头水肿，血管扩张，较多中性粒细胞浸润

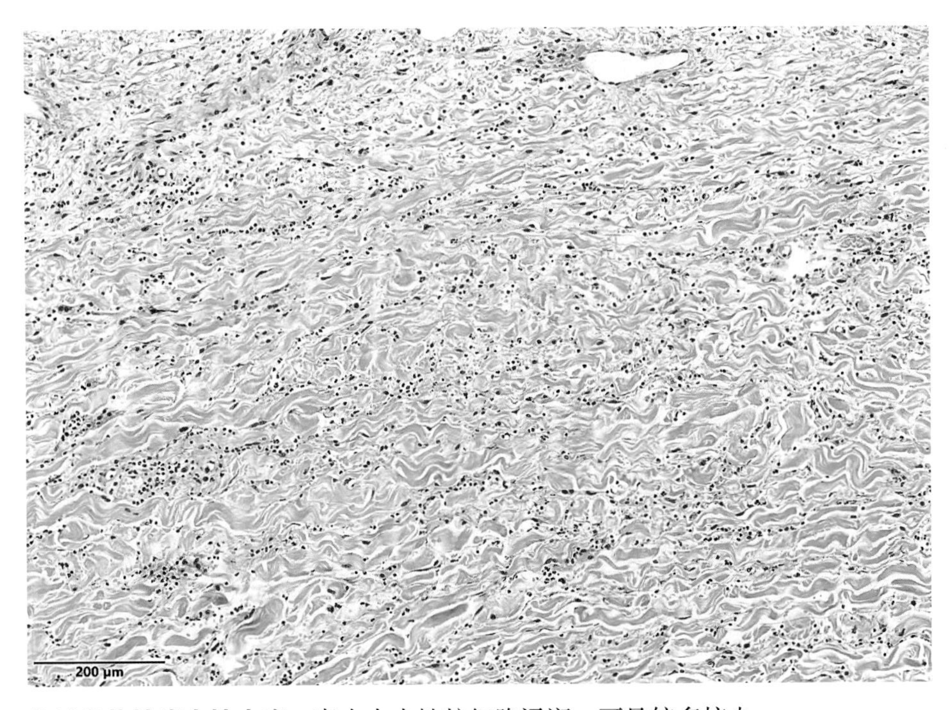

急性发热性嗜中性皮病：真皮内中性粒细胞浸润，可见较多核尘

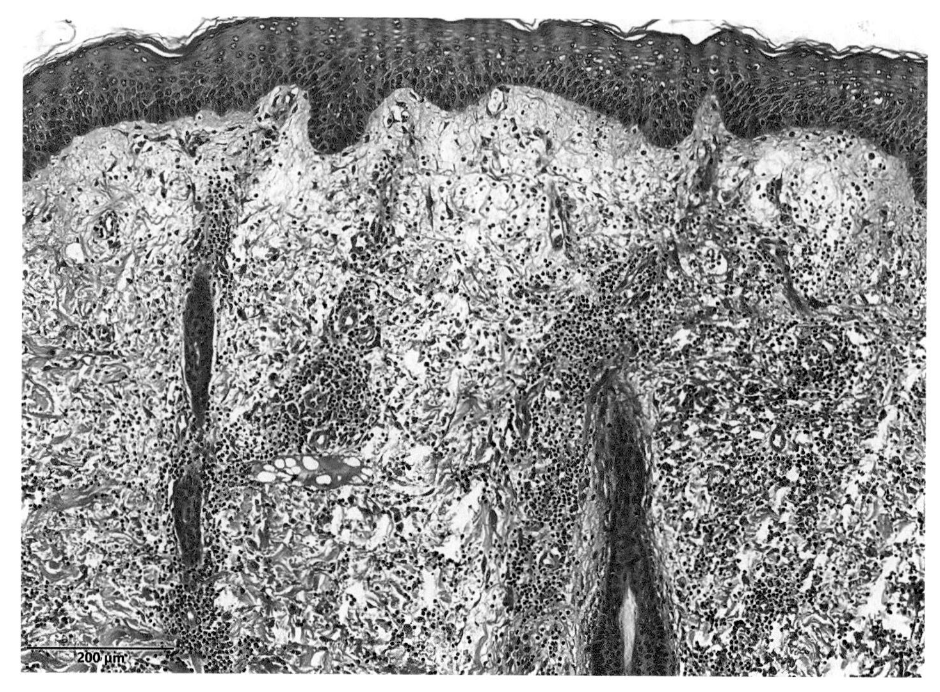

急性发热性嗜中性皮病：真皮乳头水肿，真皮内中性粒细胞浸润

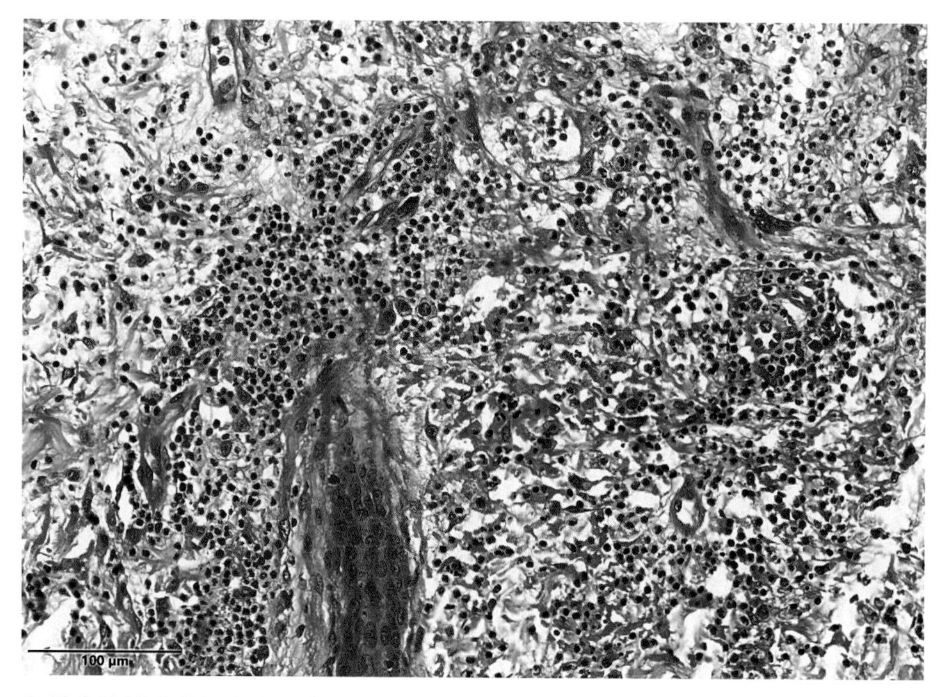

急性发热性嗜中性皮病：真皮内中性粒细胞浸润

21 结节性红斑

Erythema nodosum

- 主要为小叶间隔性脂膜炎。
- 在脂肪小叶间隔淋巴细胞为主的炎症细胞浸润。
- 可伴有中性粒细胞、嗜酸性粒细胞、组织细胞和浆细胞。
- 可出现多核巨细胞。
- 炎症反应可侵及脂肪小叶，可出现脂肪坏死。
- 可有血管炎改变，表现为血管壁纤维素样坏死，血栓形成。
- 病程较长者小叶间隔可出现纤维化。

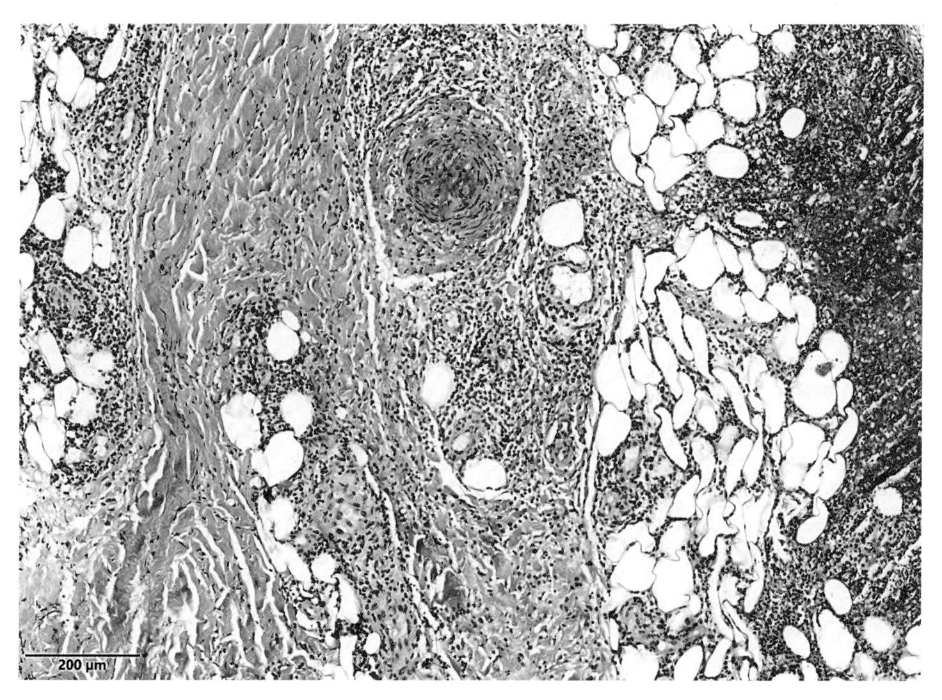

结节性红斑：脂肪小叶间隔以及脂肪小叶淋巴细胞为主的炎症细胞浸润，可见脂肪坏死

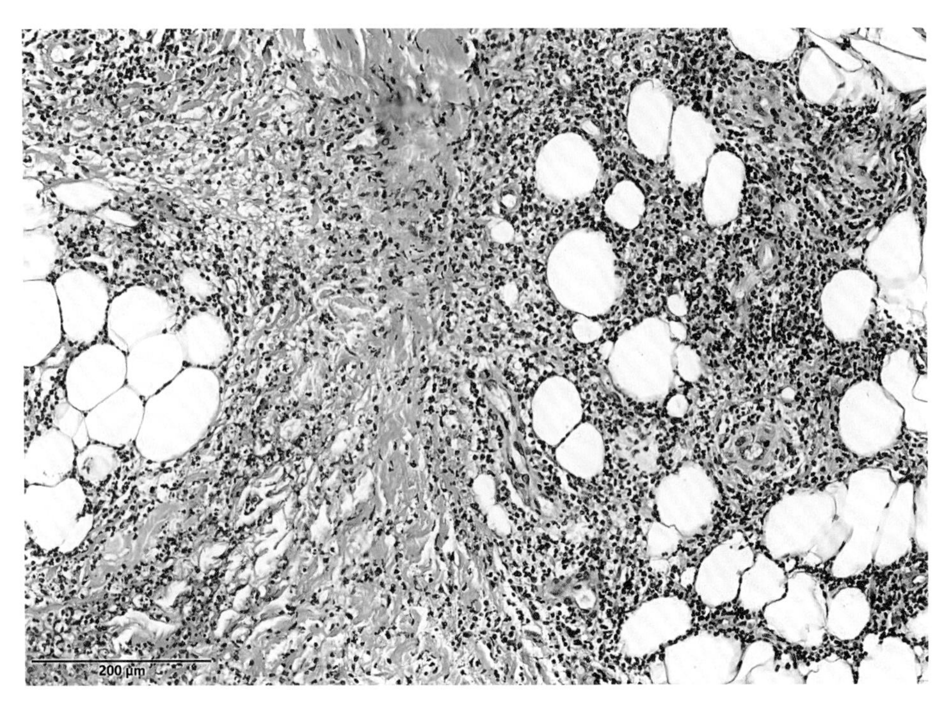

结节性红斑：脂肪小叶间隔以及脂肪小叶淋巴细胞为主的炎症细胞浸润

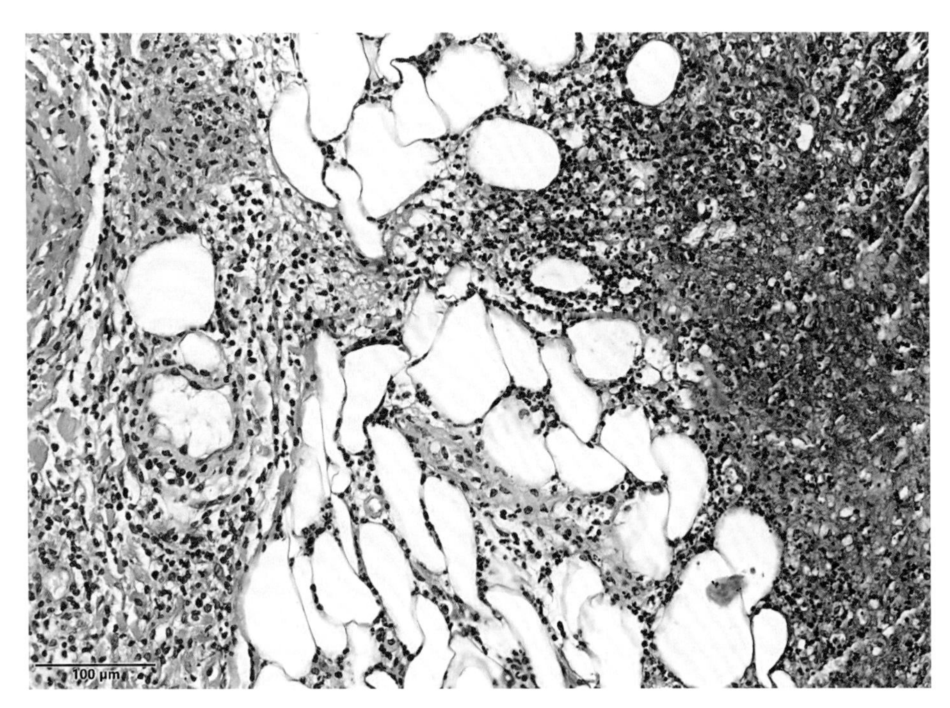

结节性红斑：脂肪小叶间隔以及脂肪小叶淋巴细胞、中性粒细胞、组织细胞混合浸润，伴有脂肪坏死

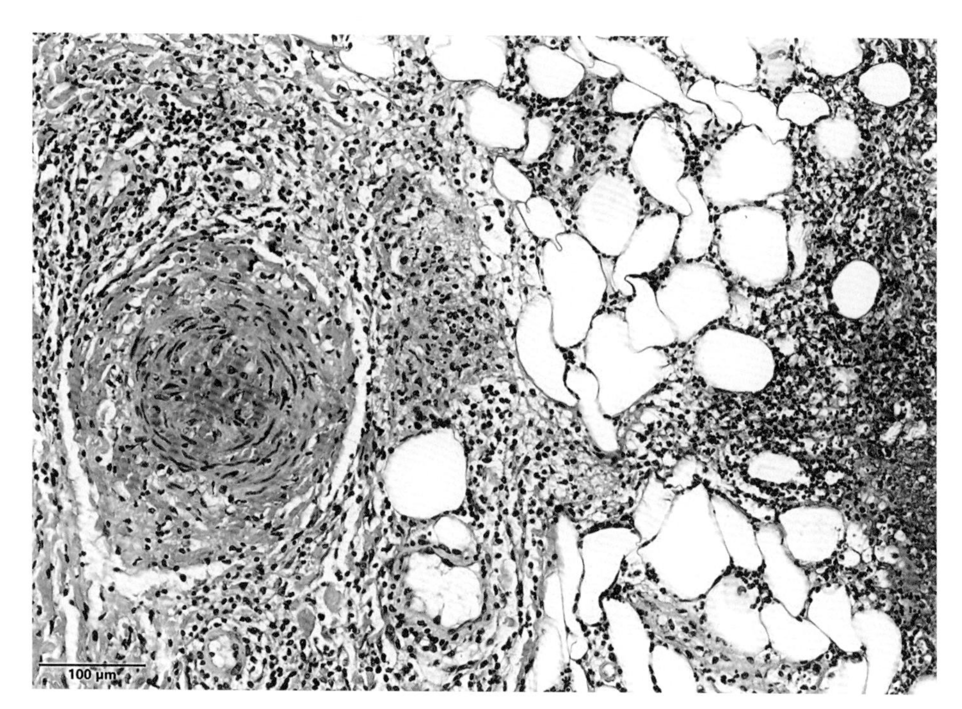

结节性红斑：可见血管炎改变

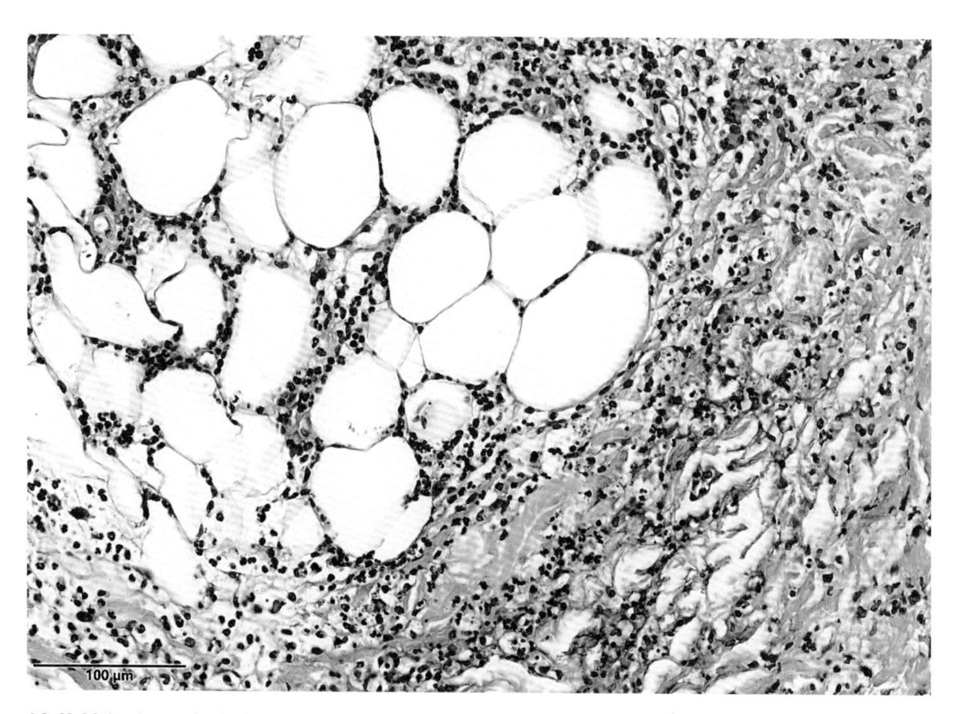

结节性红斑：脂肪小叶及间隔淋巴细胞、中性粒细胞、嗜酸性粒细胞、组织细胞浸润

22 结节病

Sarcoidosis

- 表皮一般正常，也可出现萎缩。
- 真皮或皮下组织出现上皮样肉芽肿。
- 多呈结节状分布。
- 组织细胞组成的结节，周围淋巴细胞数量较少，称为“裸结节”。
- 有数量不等的多核巨细胞。
- 结节中可出现星状体。
- 无干酪样坏死。
- 组织细胞也可在胶原纤维间片状分布。

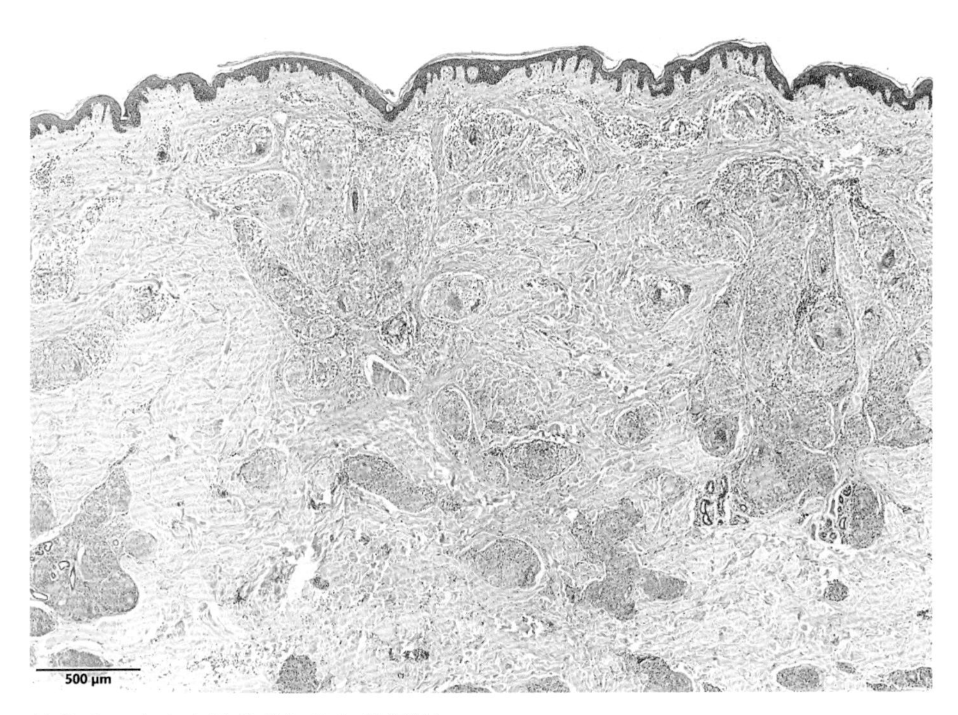

结节病： 真皮内结节状组织细胞浸润

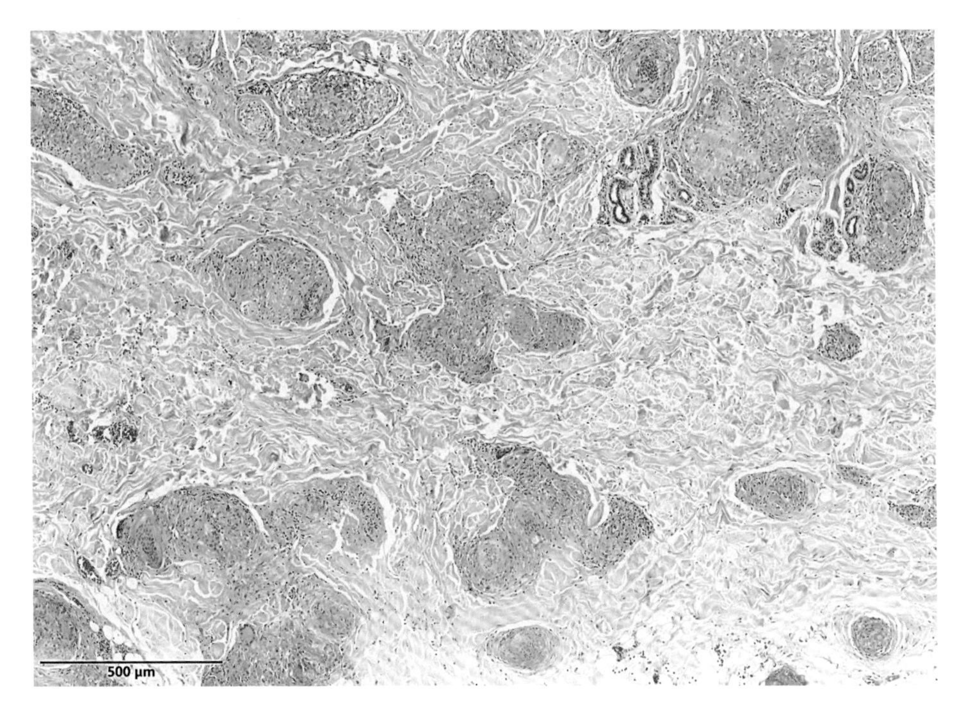

结节病：真皮内结节状组织细胞浸润

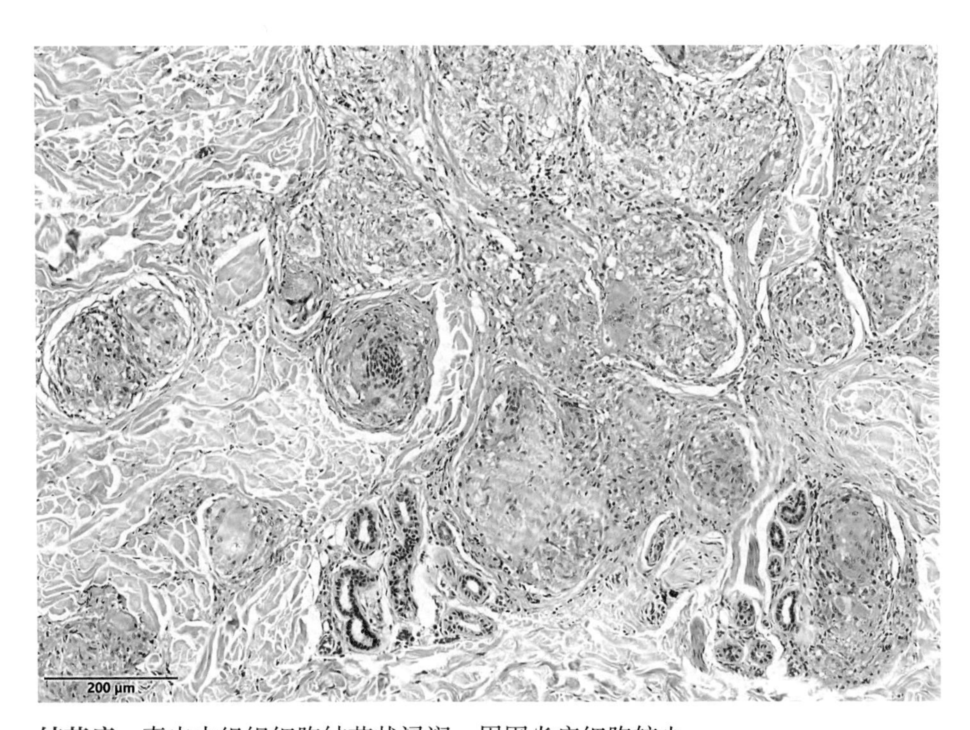

结节病：真皮内组织细胞结节状浸润，周围炎症细胞较少

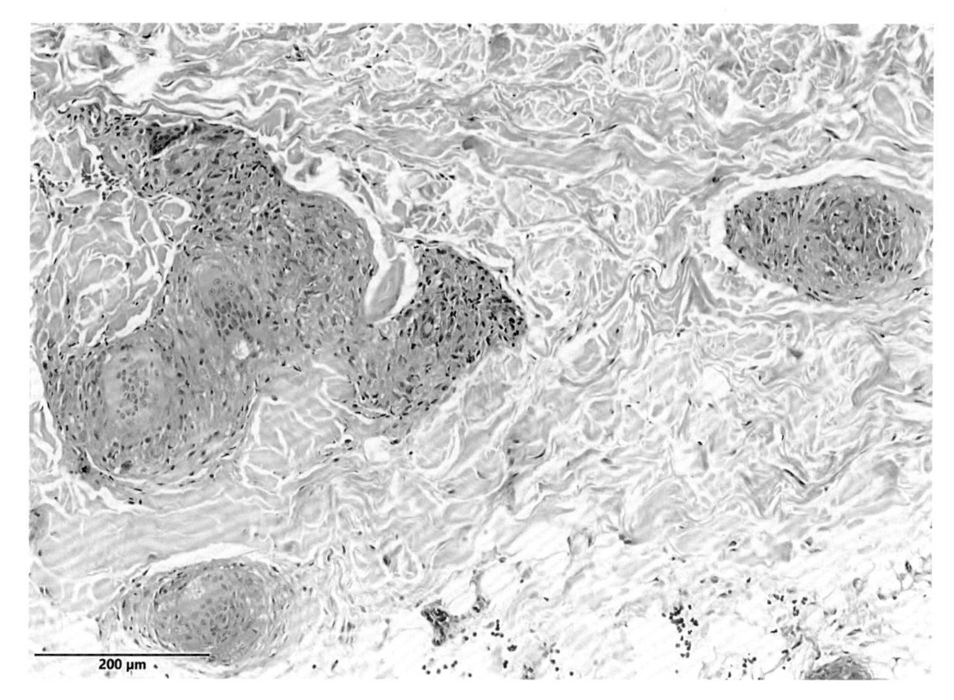

结节病：真皮内组织细胞呈结节状，周围几乎没有炎症细胞浸润

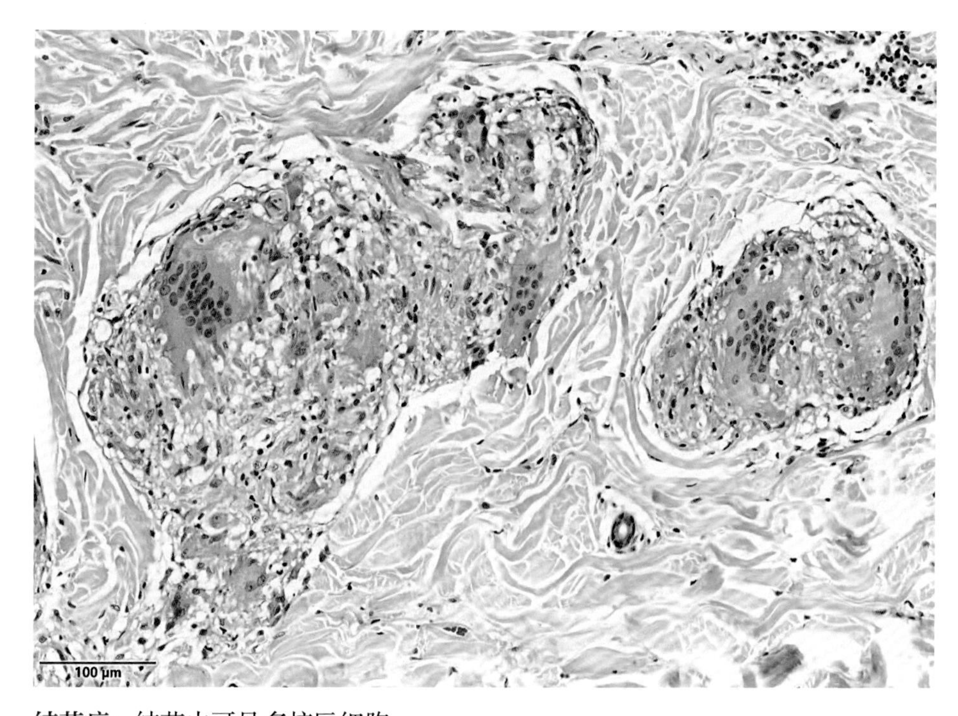

结节病：结节内可见多核巨细胞

23 环状肉芽肿

Granuloma annulare

- 表皮一般正常。
- 真皮内出现栅栏状肉芽肿。
- 栅栏状肉芽肿的边缘由组织细胞组成，可见多核巨细胞。
- 栅栏状肉芽肿的中心是变性的胶原纤维，呈颗粒状，可见黏蛋白沉积。
- 组织细胞也可不呈栅栏状排列，而是在胶原纤维间片状或散在分布。

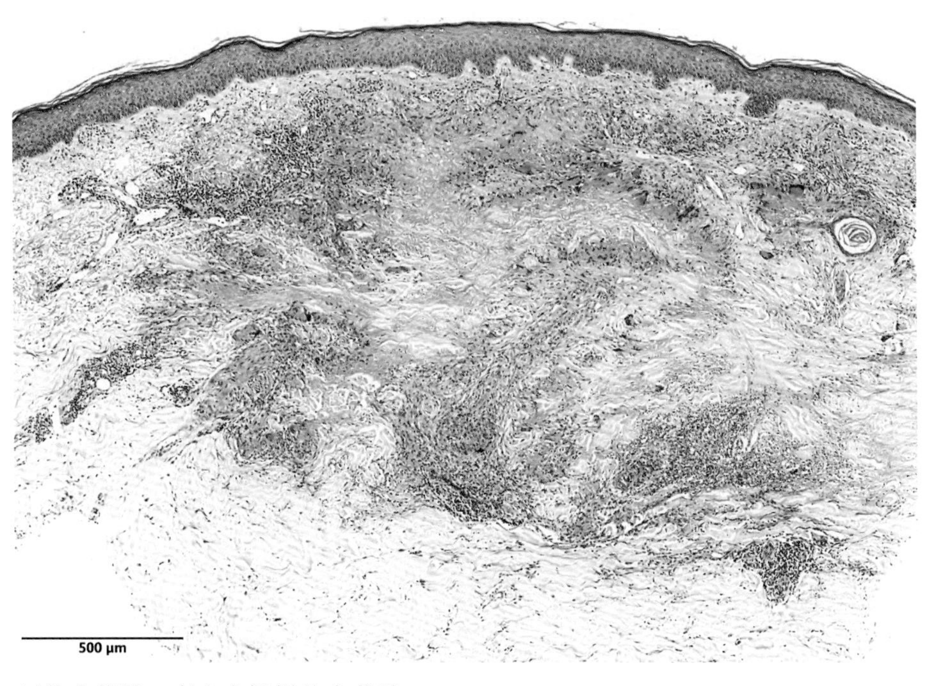

环状肉芽肿：真皮内栅栏状肉芽肿

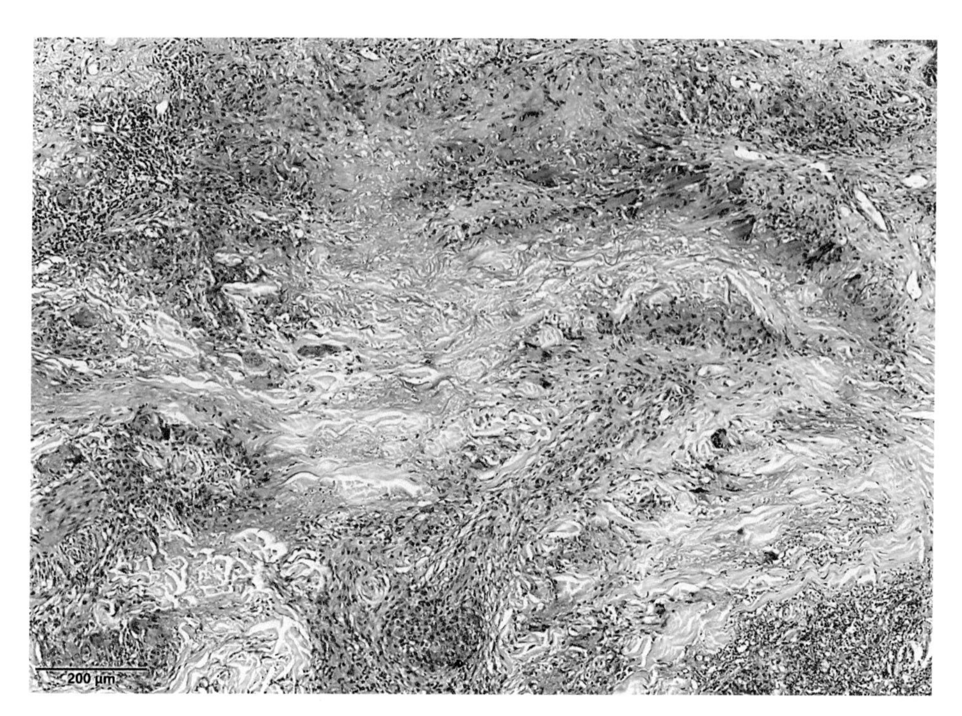

环状肉芽肿： 真皮内栅栏状肉芽肿

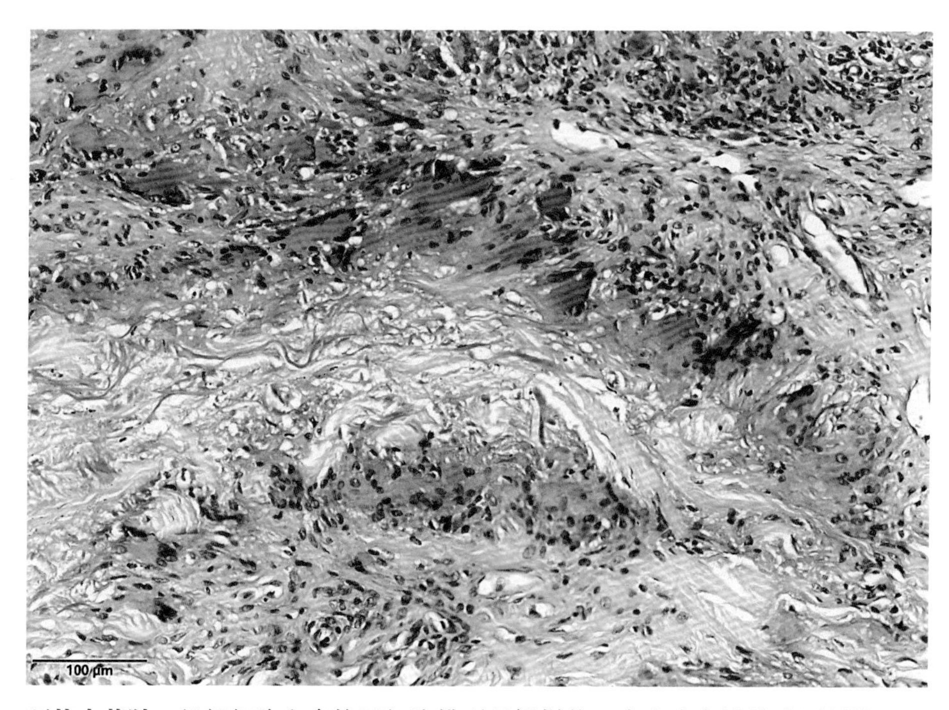

环状肉芽肿： 组织细胞和多核巨细胞排列呈栅栏状，中央为变性的胶原纤维

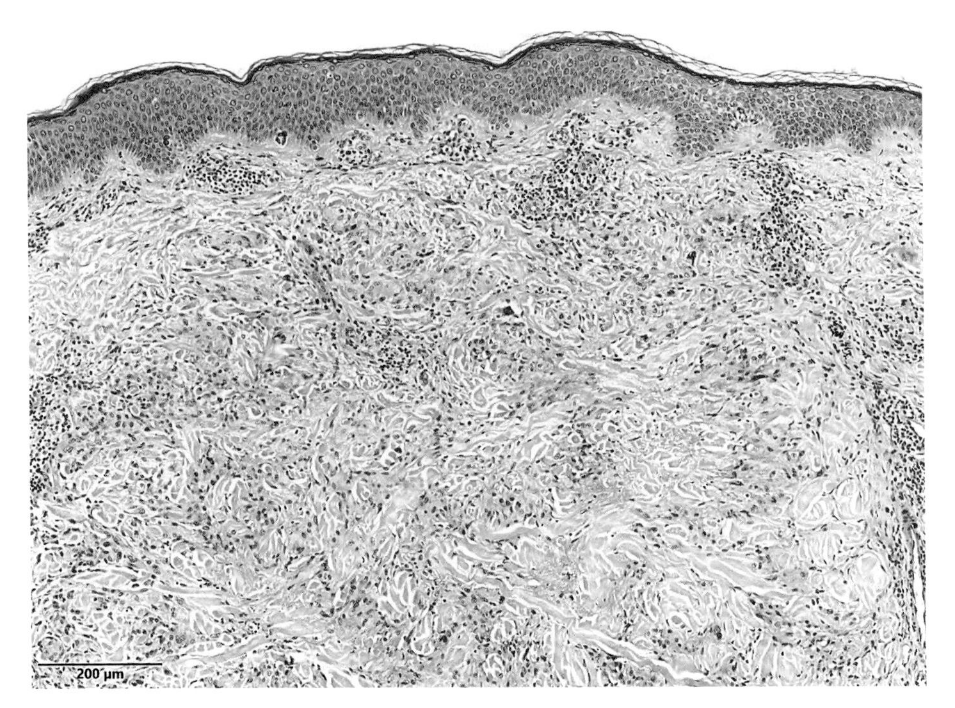

环状肉芽肿：栅栏状肉芽肿，部分组织细胞呈片状在胶原纤维间浸润

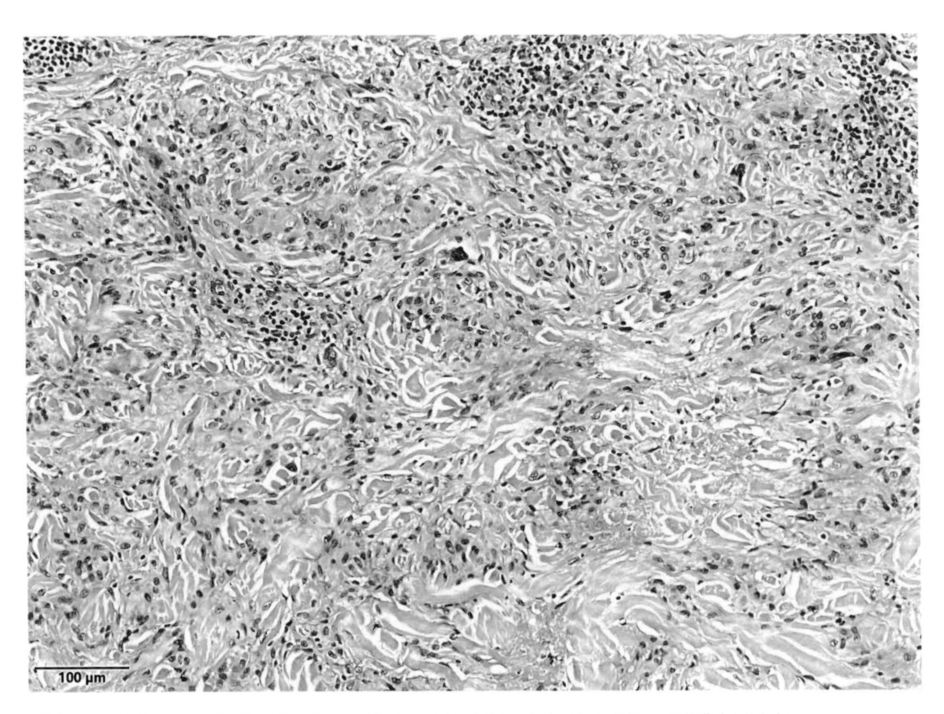

环状肉芽肿：栅栏状肉芽肿，部分组织细胞呈片状在胶原纤维间浸润

24 黄色肉芽肿

Xanthogranuloma

- 表皮大致正常或萎缩。
- 真皮和（或）皮下组织出现以组织细胞为主的混合细胞浸润。
- 可见泡沫细胞及 Touton 多核巨细胞。
- 泡沫细胞较大，胞质淡染，呈气球状。
- Touton 巨细胞核呈花环状排列，周围是泡沫样胞质，中央为嗜酸性胞质。
- 有较多淋巴细胞，伴中性粒细胞、浆细胞和嗜酸性粒细胞浸润。
- 后期可出现纤维化。

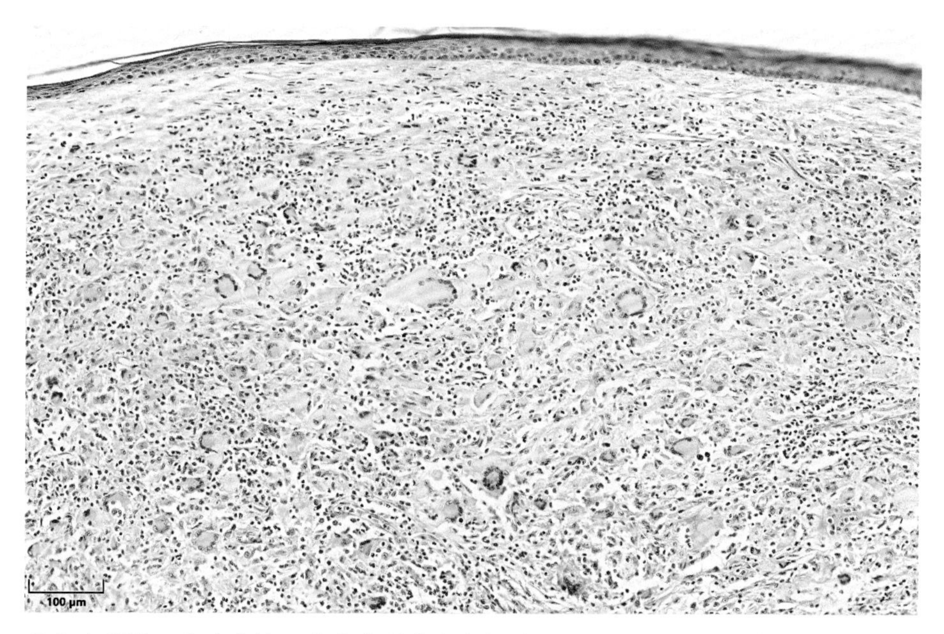

黄色肉芽肿：表皮萎缩，真皮内混合炎症细胞浸润，可见 Touton 多核巨细胞

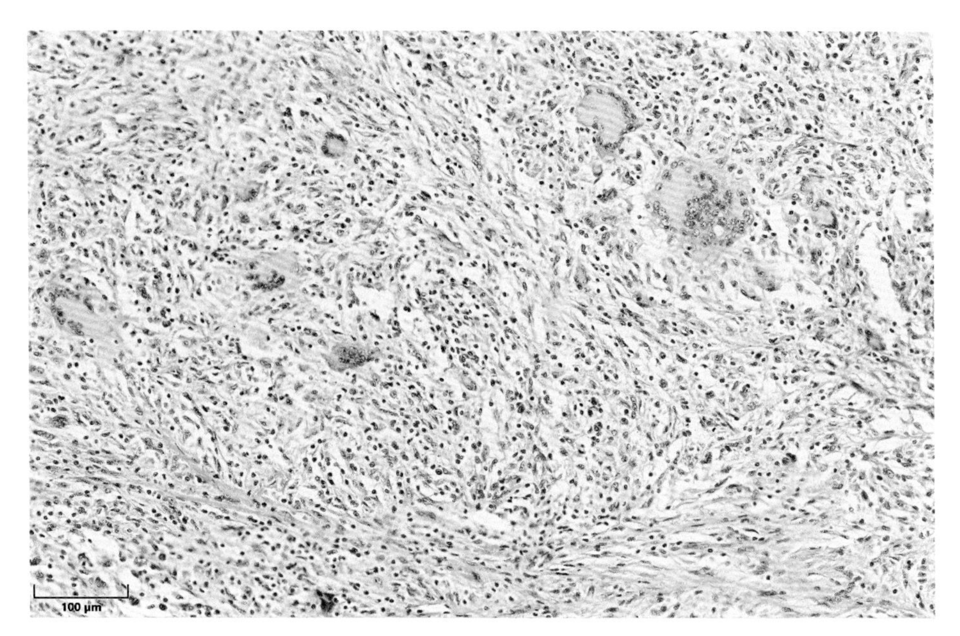

黄色肉芽肿：真皮内混合炎症细胞浸润，可见 Touton 多核巨细胞

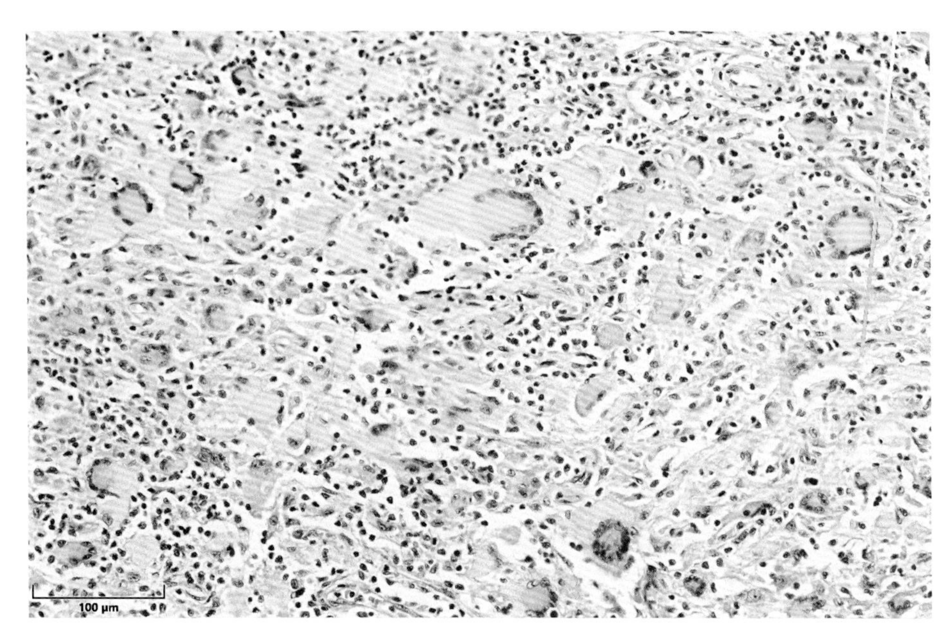

黄色肉芽肿：真皮内混合炎症细胞浸润，可见 Touton 多核巨细胞、组织细胞、淋巴细胞、嗜酸性粒细胞和中性粒细胞

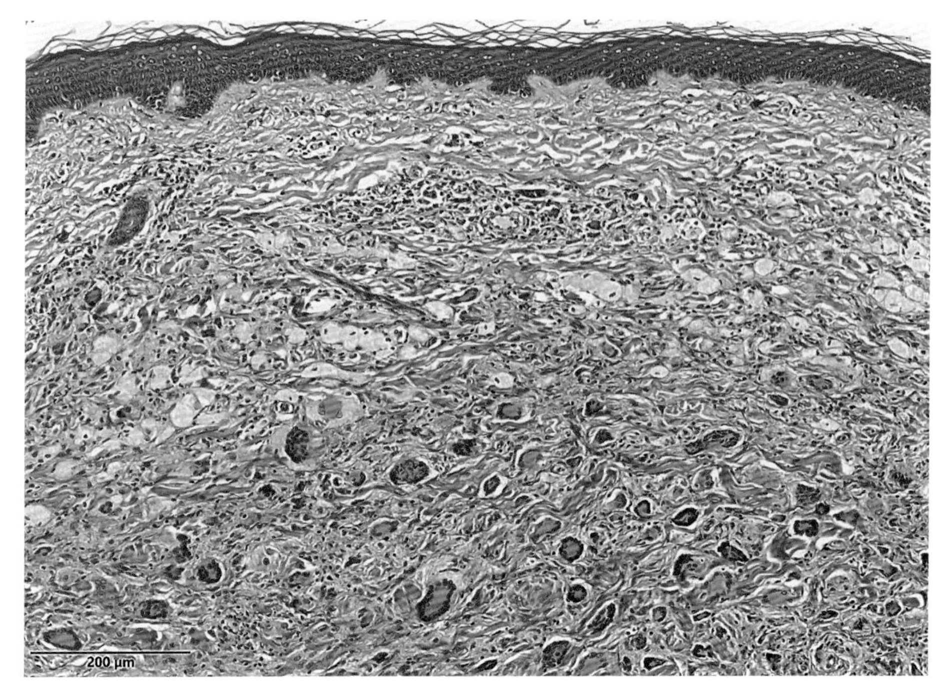

黄色肉芽肿：真皮内混合炎症细胞浸润，可见泡沫细胞和 Touton 多核巨细胞

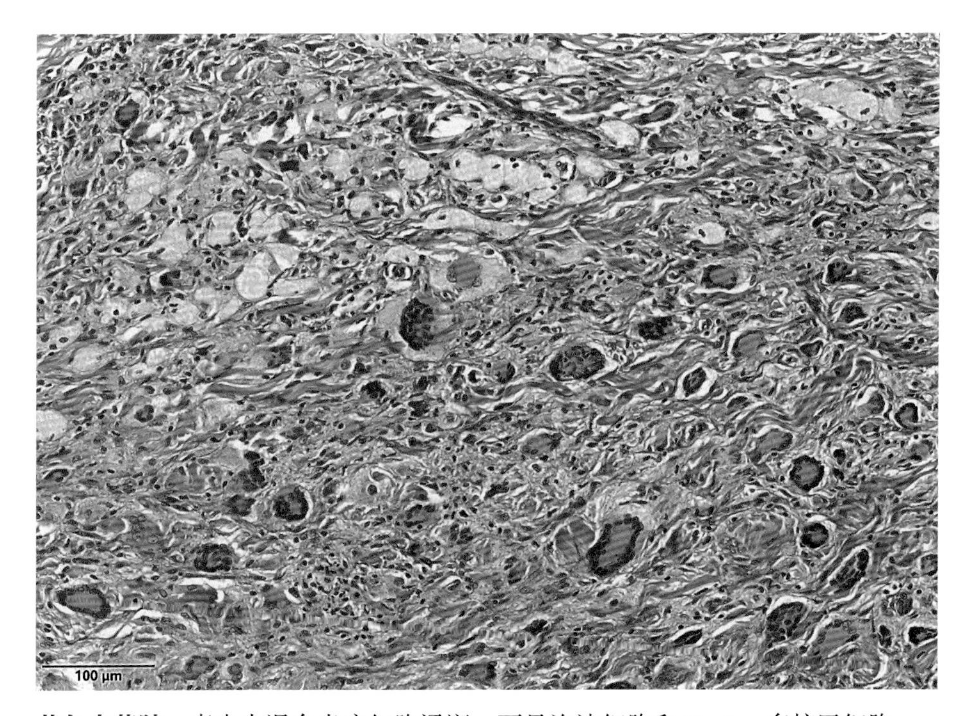

黄色肉芽肿：真皮内混合炎症细胞浸润，可见泡沫细胞和 Touton 多核巨细胞

25 黄色瘤

Xanthoma

- 表皮正常或萎缩。
- 真皮内可见泡沫细胞。
- 呈结节状或弥漫状分布。
- 稀疏淋巴细胞浸润，可见组织细胞和中性粒细胞。
- 成熟皮损中可见 Touton 多核巨细胞。
- 有时皮损中内可见脂质沉积。
- 不同临床类型的黄色瘤病理表现略有不同。

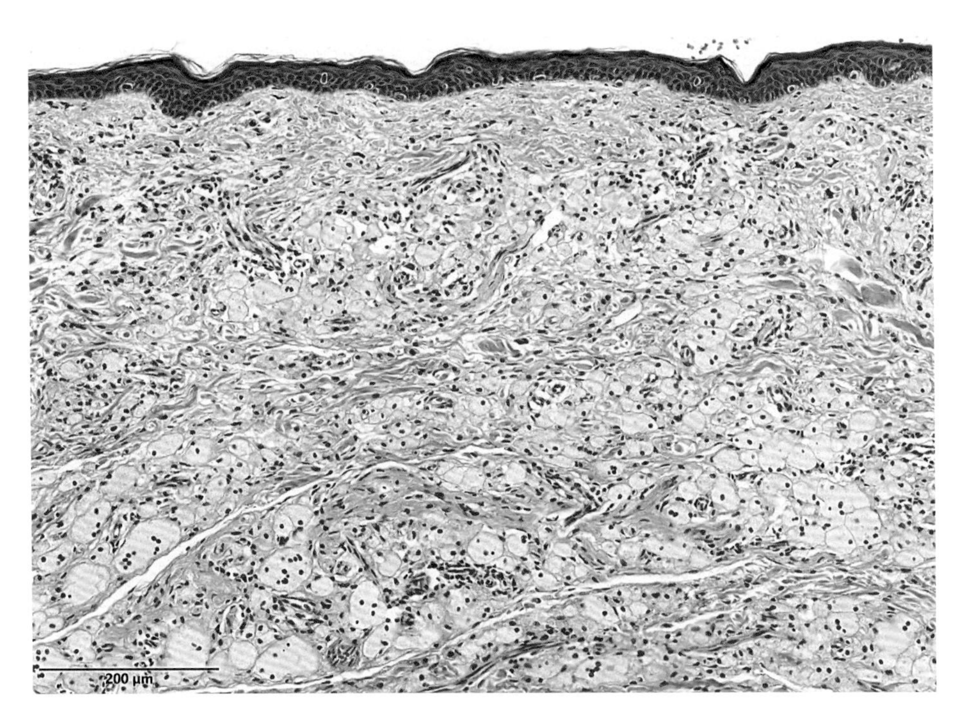

黄色瘤：表皮萎缩，真皮内大量泡沫细胞

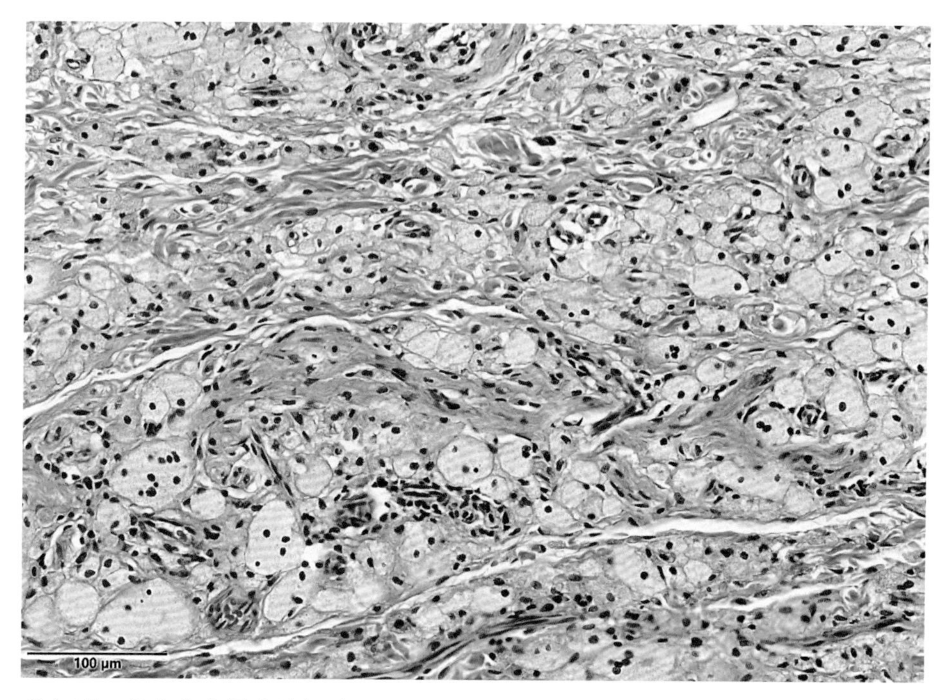

黄色瘤：真皮内大量泡沫细胞

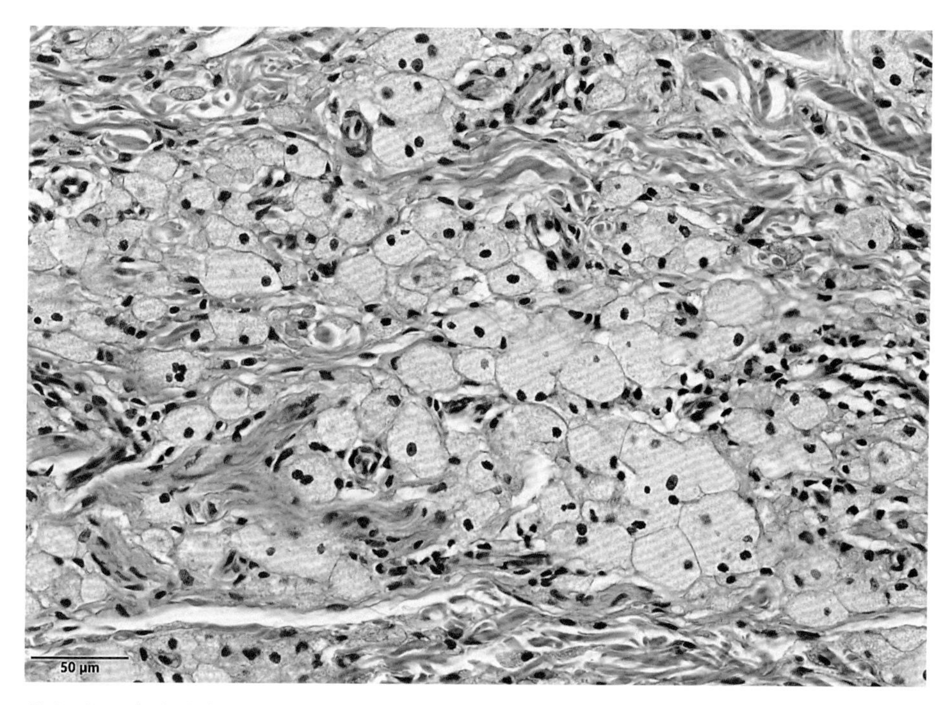

黄色瘤：真皮内较多泡沫细胞，其他炎症细胞较少

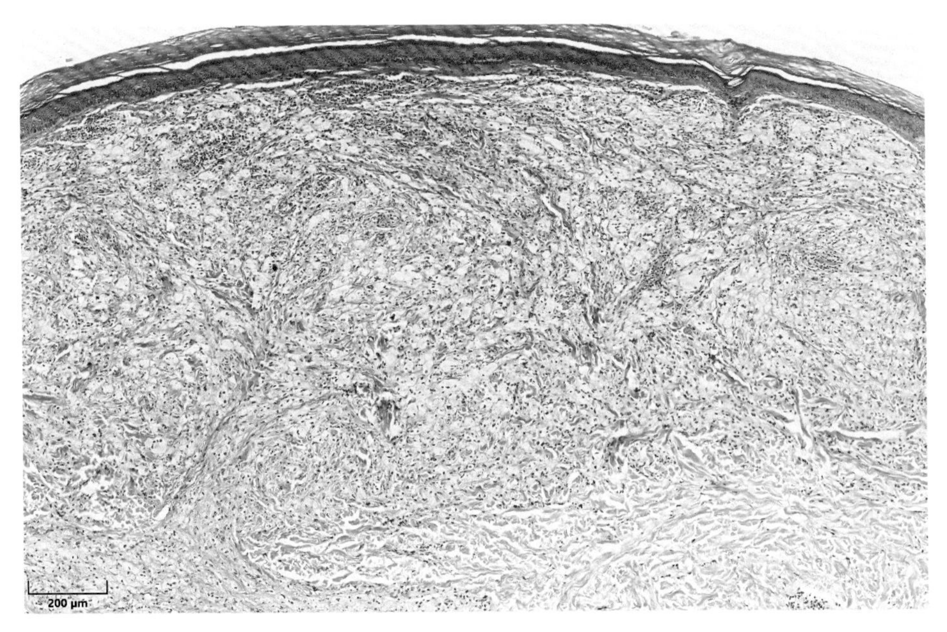

黄色瘤：表皮萎缩，真皮内大量泡沫细胞，散在淋巴细胞

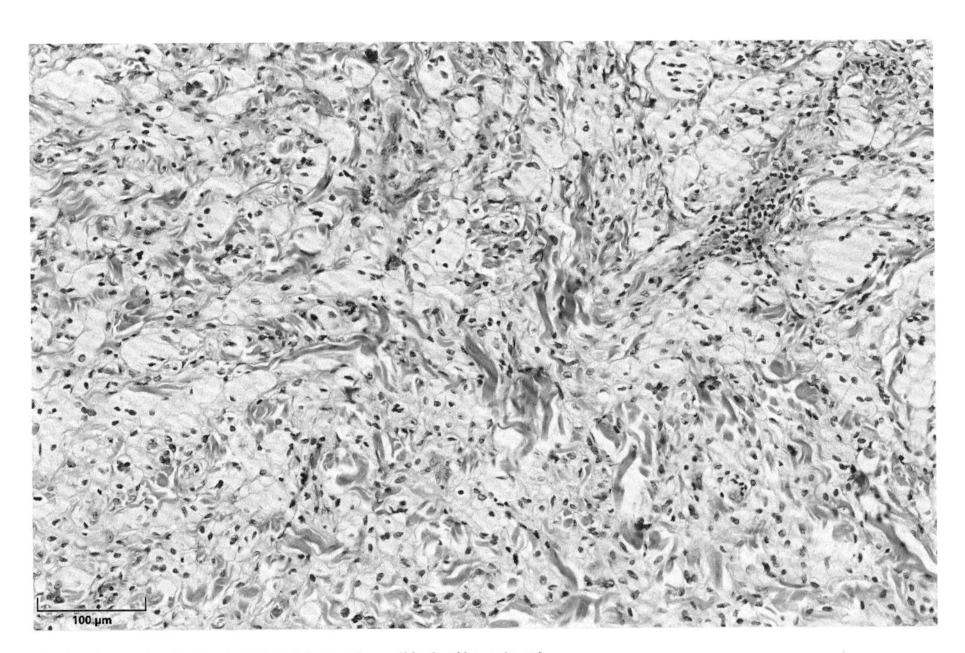

黄色瘤：真皮内大量泡沫细胞，散在淋巴细胞

26 胫前黏液性水肿

Pretibial myxedema

- 表皮角化过度。
- 棘层肥厚。
- 真皮内黏蛋白沉积，呈淡蓝色。
- 阿尔辛蓝染色阳性。
- 可见星状成纤维母细胞。

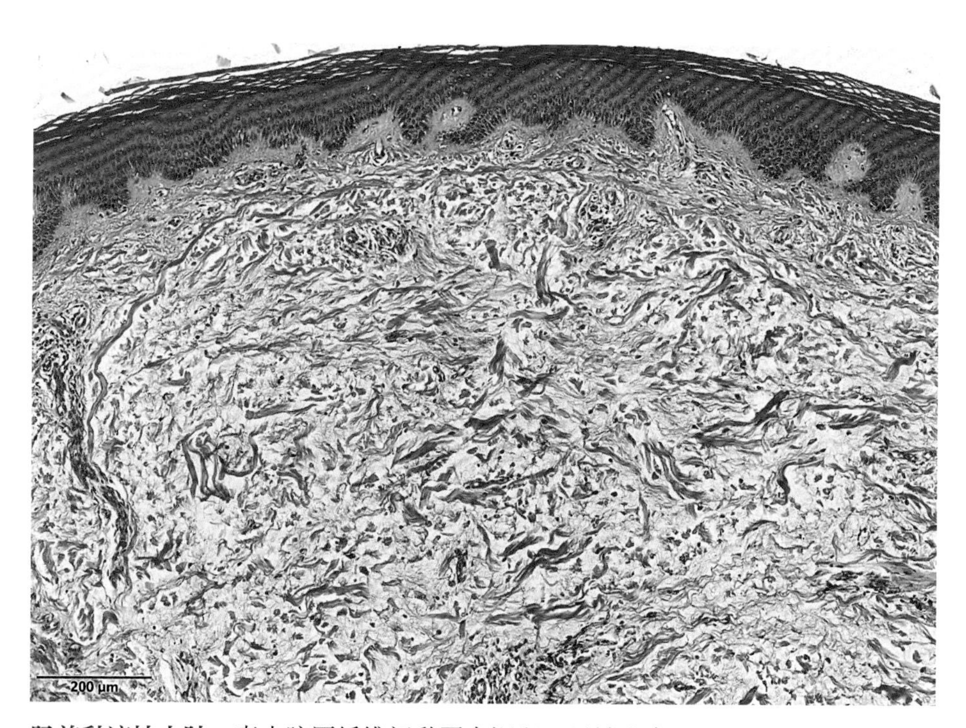

胫前黏液性水肿： 真皮胶原纤维间黏蛋白沉积，呈淡蓝色

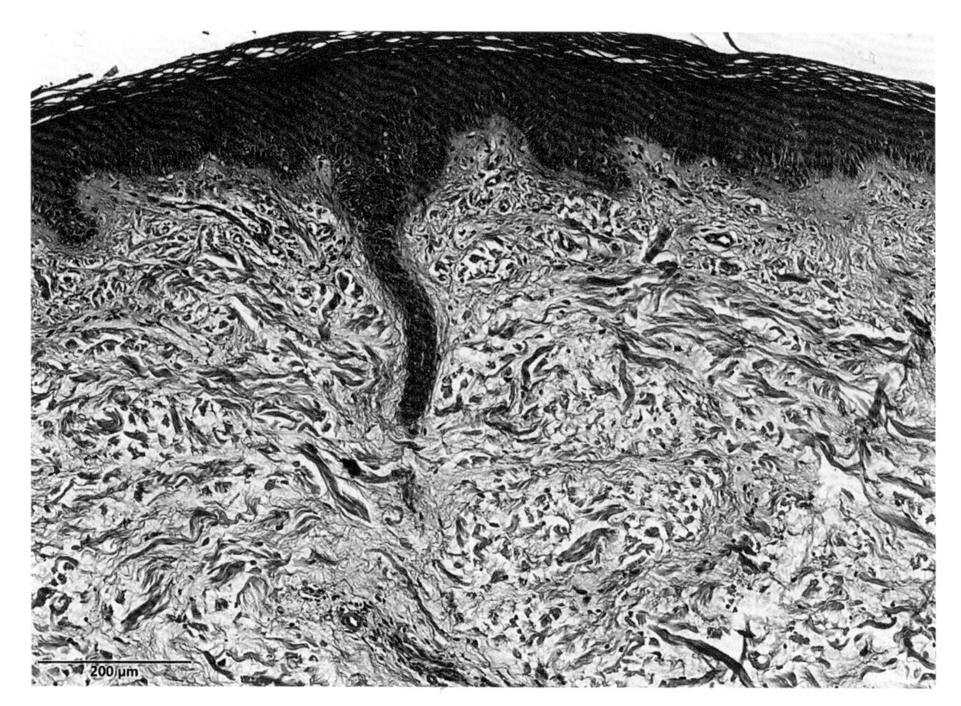

胫前黏液性水肿：真皮胶原纤维间黏蛋白沉积，呈淡蓝色

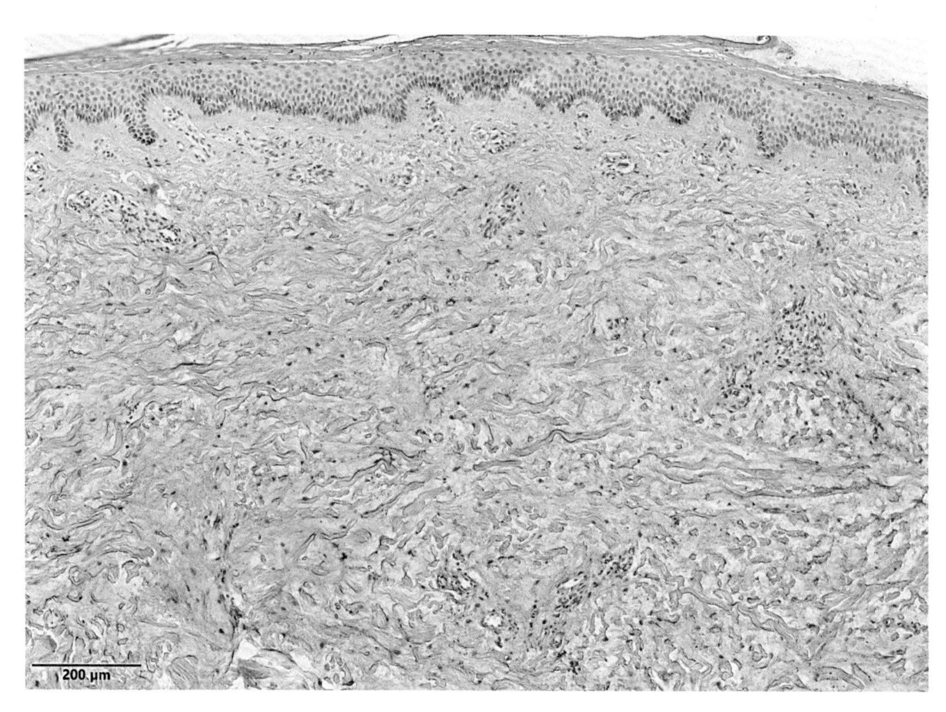

胫前黏液性水肿：阿尔辛蓝染色阳性

27 原发性皮肤淀粉样变

Primary cutaneous amyloidosis

- 表皮角化过度，棘层肥厚。
- 表皮内可出现角化不良细胞。
- 真皮乳头内淀粉样蛋白沉积。
- 为淡粉色的团块。
- 常与上方表皮间出现裂隙。
- 团块内常有裂隙。
- 团块内及真皮浅层可见色素颗粒及噬黑素细胞。
- 刚果红或结晶紫染色可清楚显示团块形状。

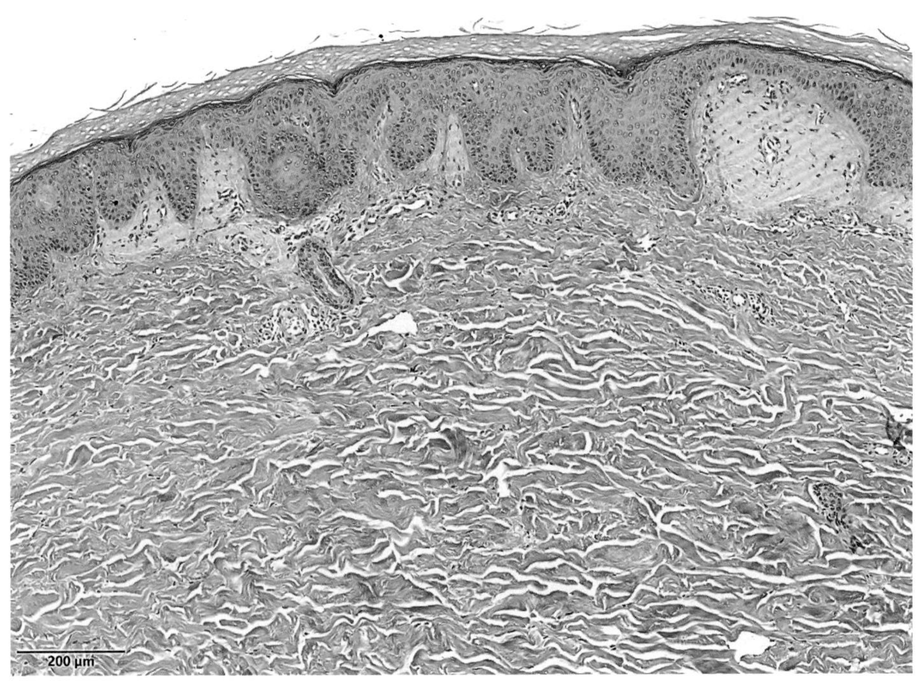

原发性皮肤淀粉样变：真皮乳头内淀粉样蛋白沉积

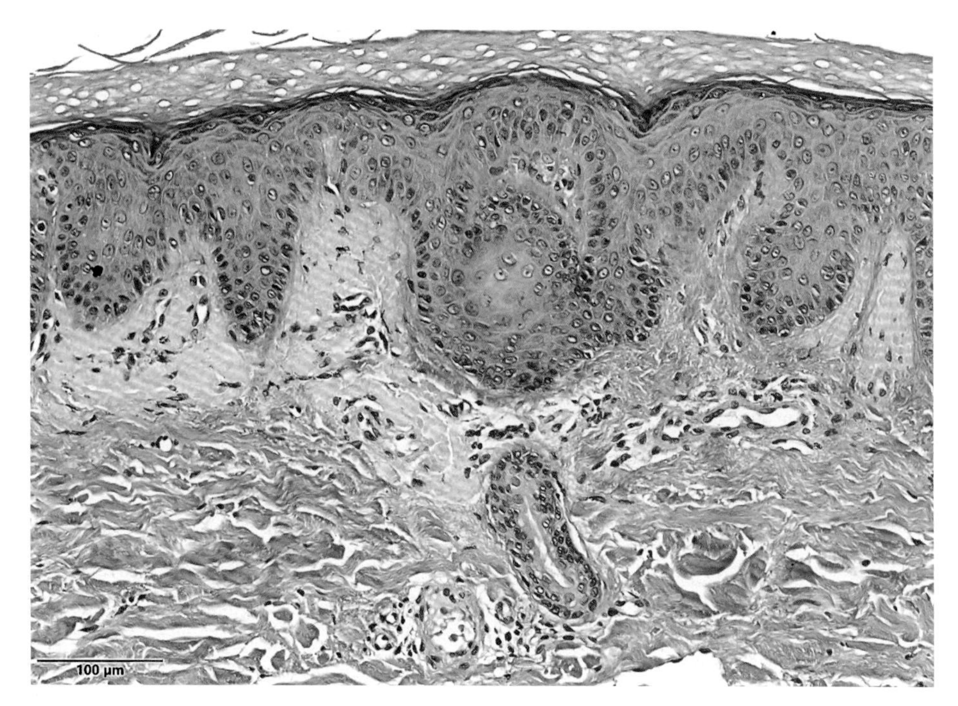

原发性皮肤淀粉样变：真皮乳头内淀粉样蛋白沉积

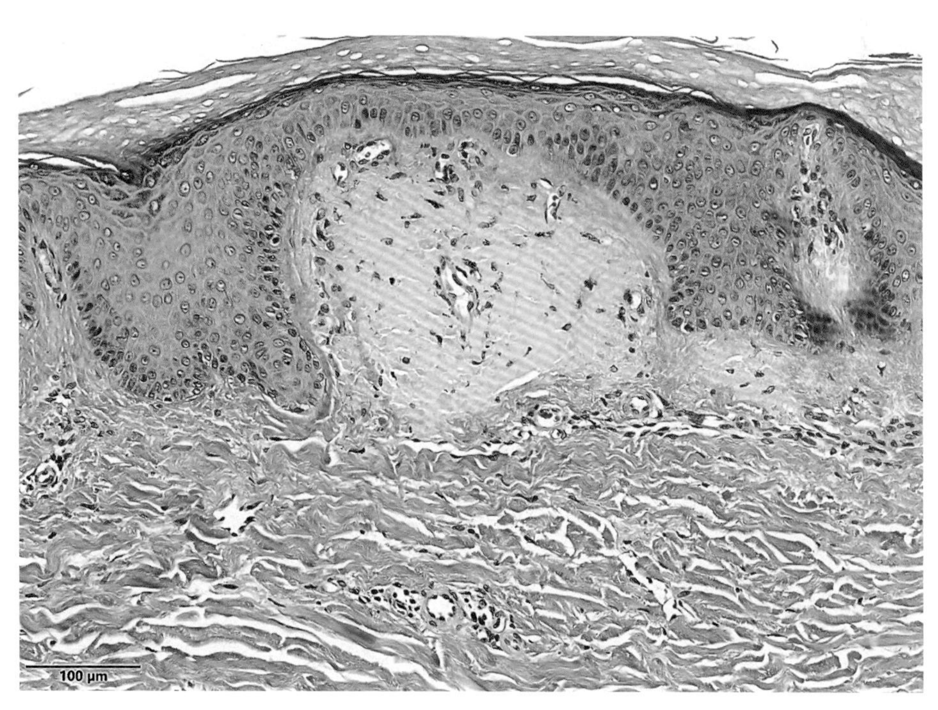

原发性皮肤淀粉样变：真皮乳头内淀粉样蛋白沉积，内有色素颗粒及噬黑素细胞，团块内出现裂隙

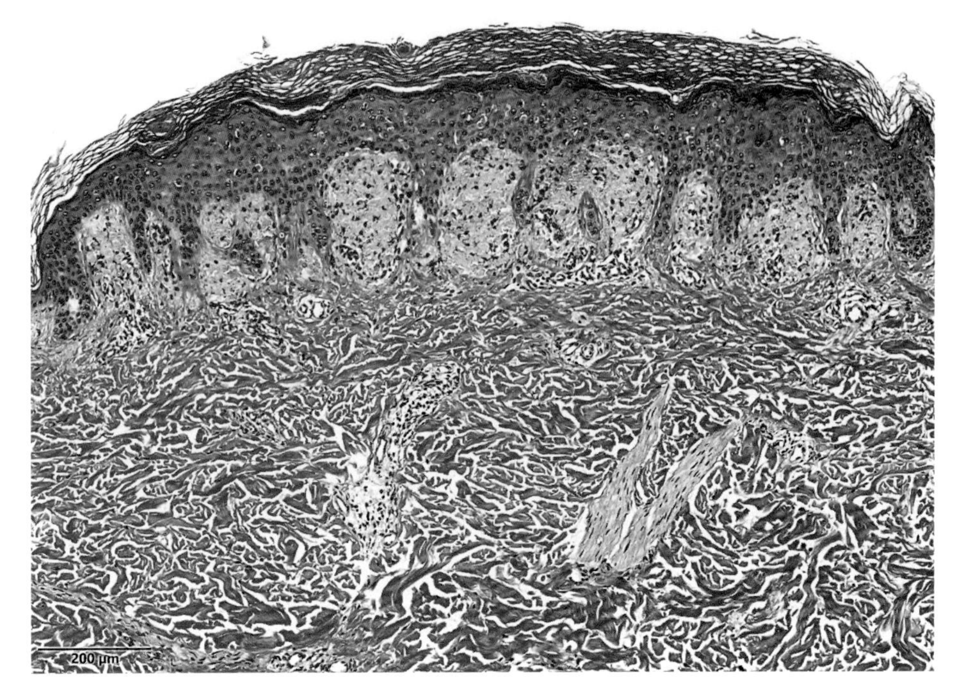

原发性皮肤淀粉样变：真皮乳头内淀粉样蛋白沉积

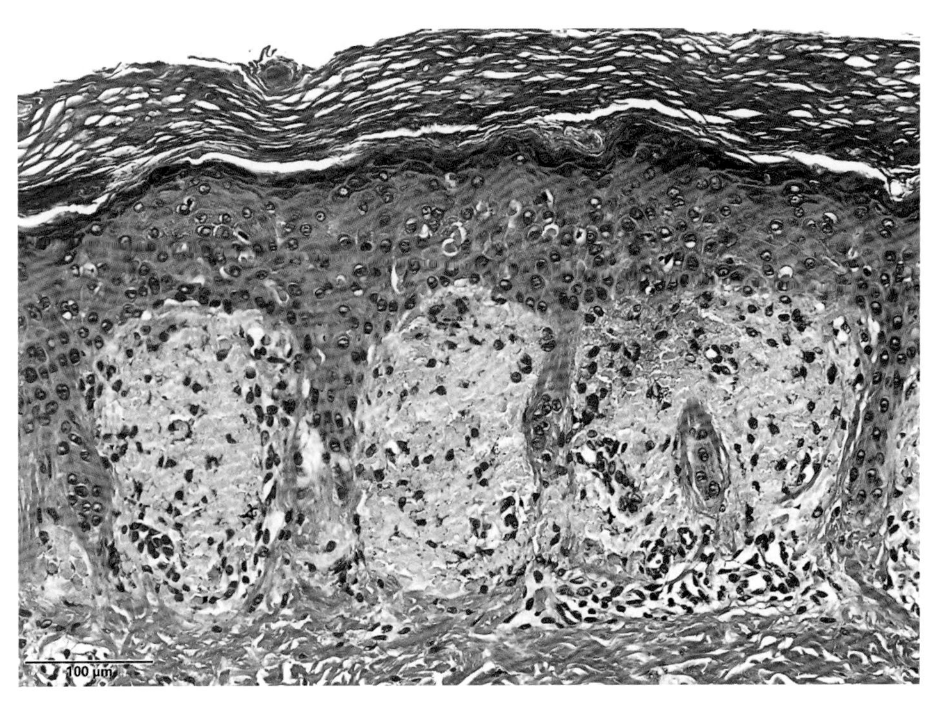

原发性皮肤淀粉样变：真皮乳头内淀粉样蛋白沉积，内有色素颗粒及噬黑素细胞，团块内出现裂隙，表皮内可见角化不良细胞

28 皮肤钙质沉着症

Calcinosis cutis

- 表皮可出现角化过度和棘层肥厚。
- 表皮也可出现溃疡。
- 真皮内蓝色的钙质沉积，可呈团块状、片状或颗粒状。
- 团块周围可出现异物反应，常出现多核巨细胞。
- 团块周围可出现纤维组织增生。

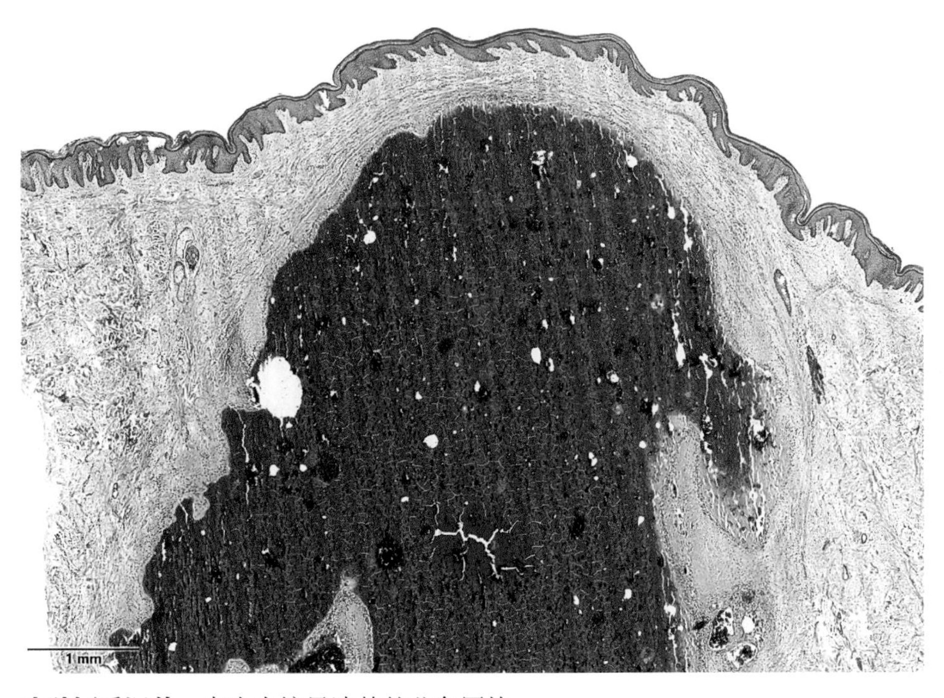

皮肤钙质沉着：真皮内境界清楚的蓝色团块

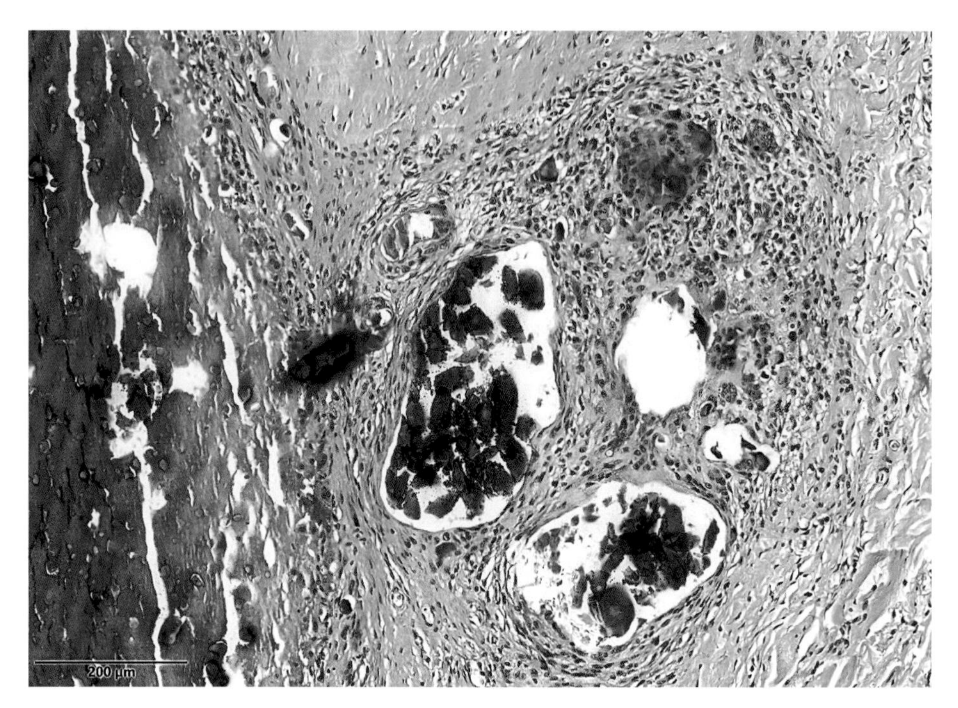

皮肤钙质沉着：钙质团块周围出现异物反应

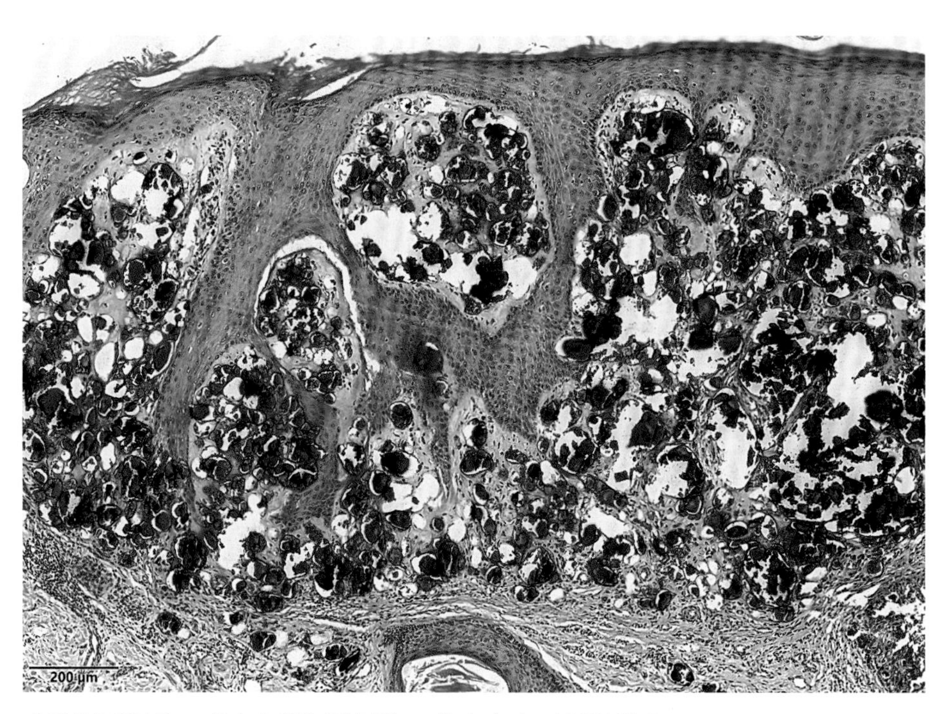

皮肤钙质沉着：真皮上部钙质团块，伴有表皮不规则增生

29 毛囊角化病

Follicular keratosis

- 又称为 Darier 病。
- 表皮角化过度，角化不全，棘层肥厚。
- 表皮基底层上方棘层松解和裂隙形成。
- 在棘层松解区域可见角化不良细胞，主要为圆体细胞和谷粒细胞。
- 真皮乳头部不规则向上增生，表面衬以基底细胞，形成绒毛样外观。
- 真皮浅层淋巴细胞为主的炎症细胞浸润。

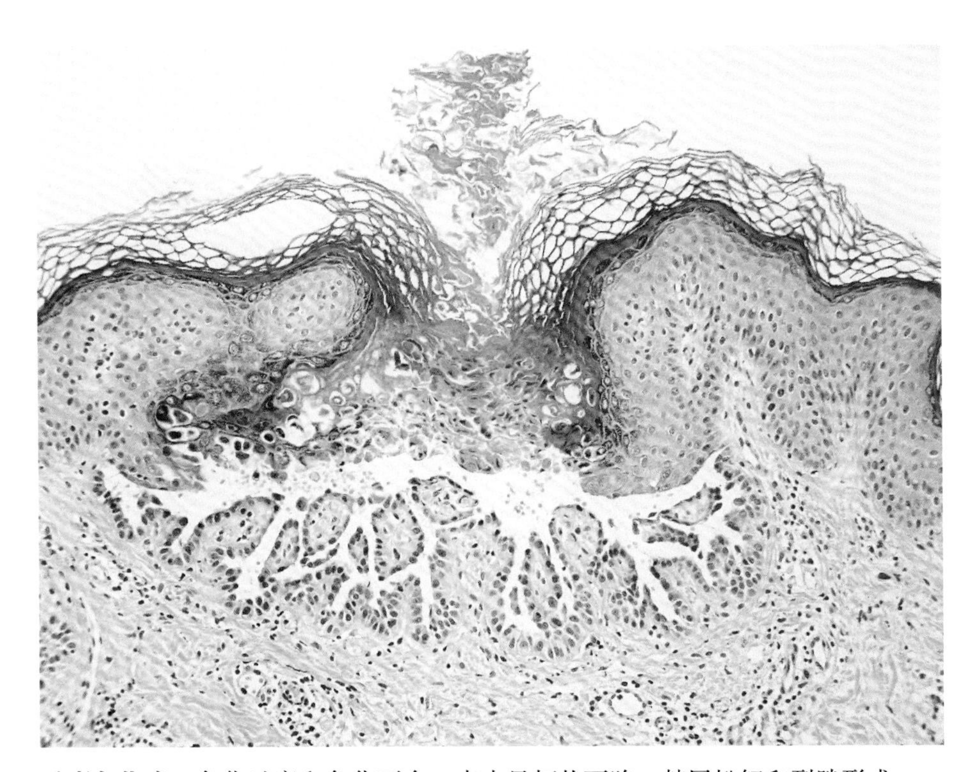

毛囊角化病：角化过度和角化不全，表皮呈杯状下陷，棘层松解和裂隙形成

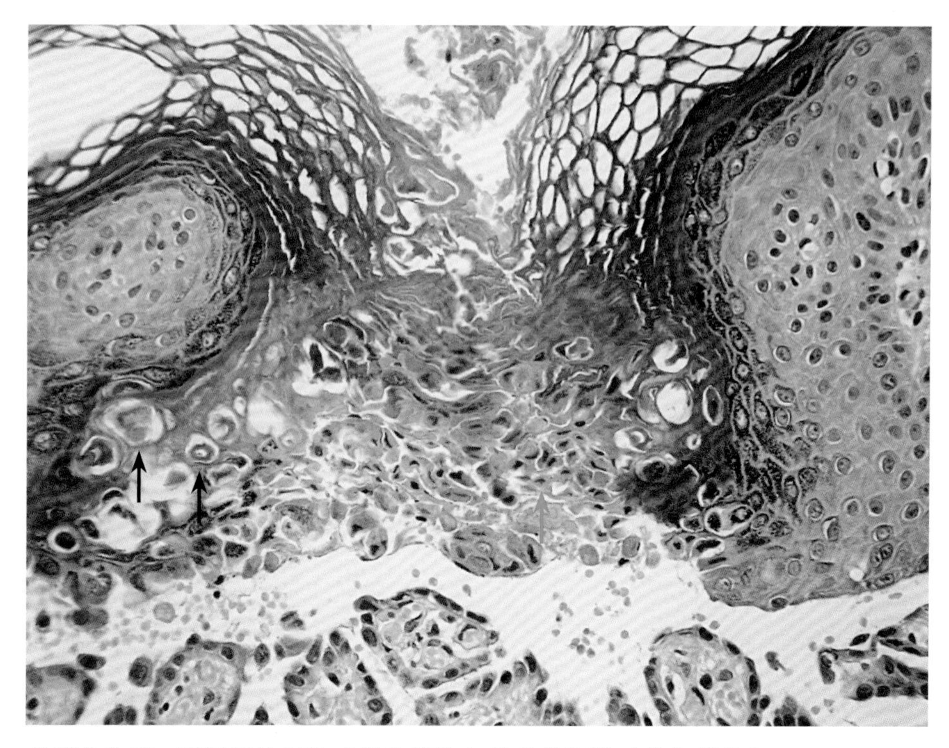

毛囊角化病：可见圆体细胞（黑色箭头）及谷粒细胞（蓝色箭头）

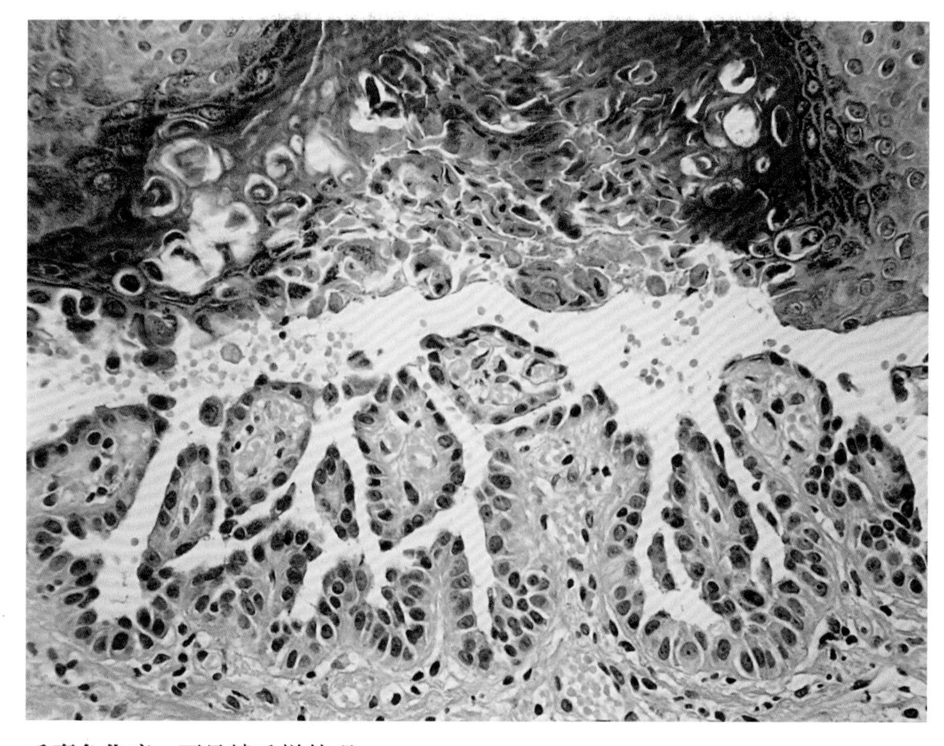

毛囊角化病：可见绒毛样外观

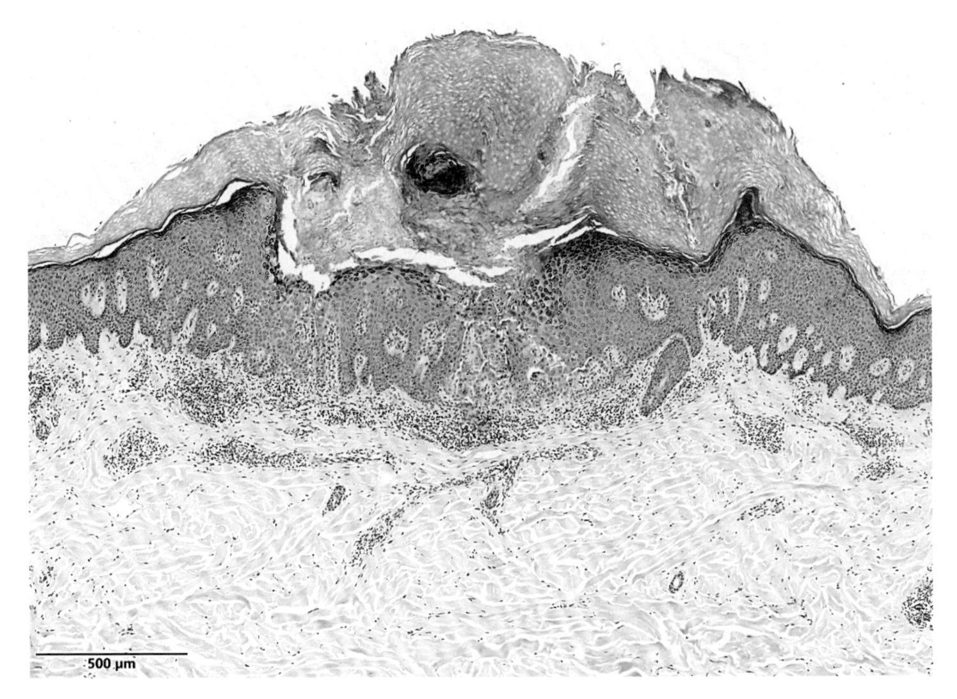

毛囊角化病：表皮角化过度和角化不全，棘层肥厚

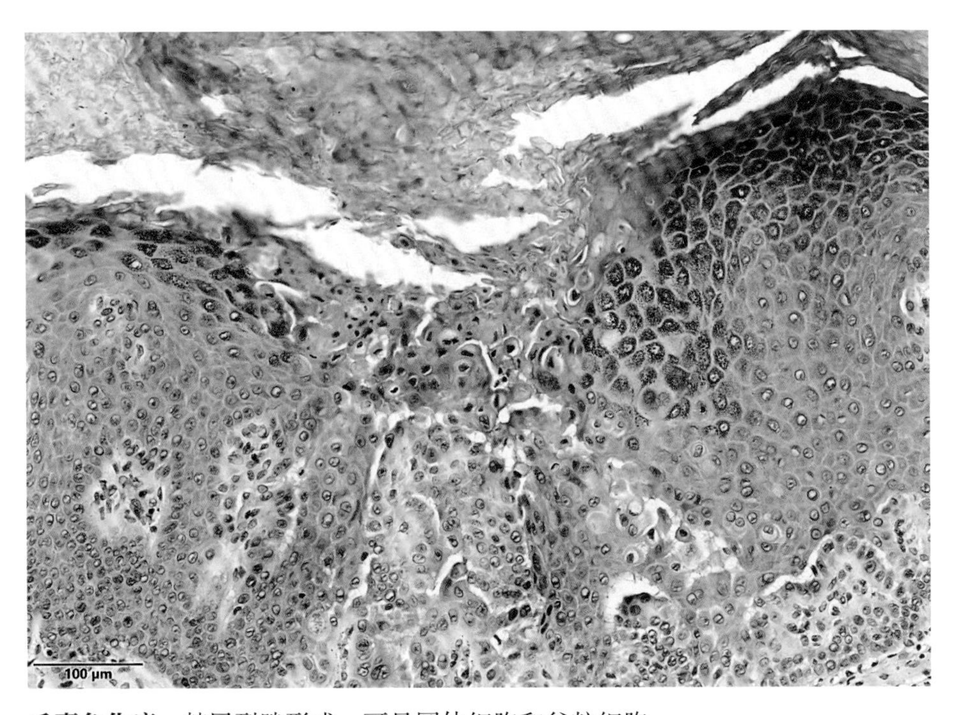

毛囊角化病：棘层裂隙形成，可见圆体细胞和谷粒细胞

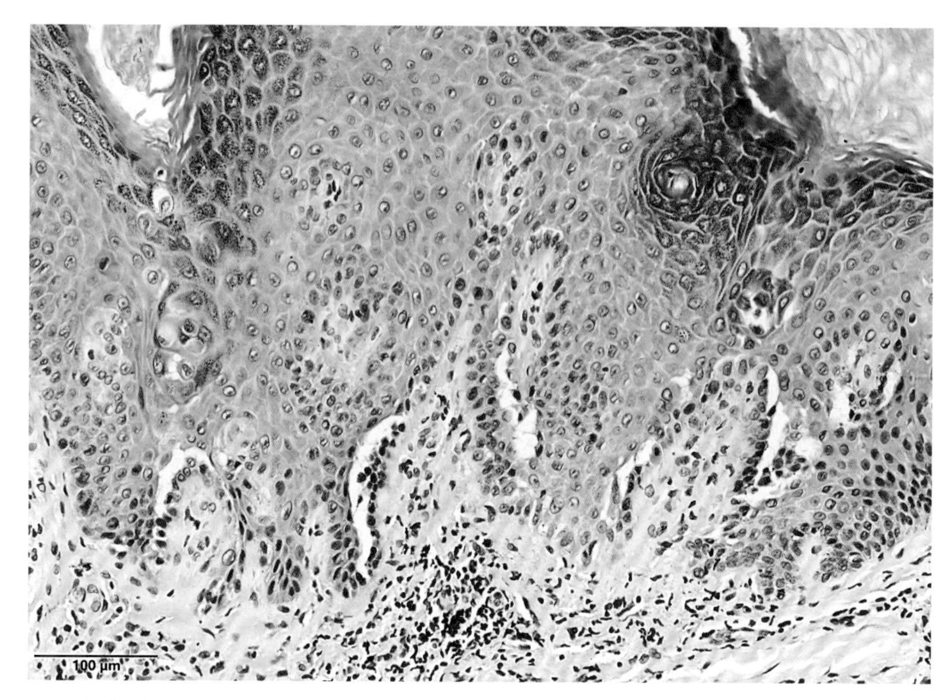

毛囊角化病：表皮内裂隙形成

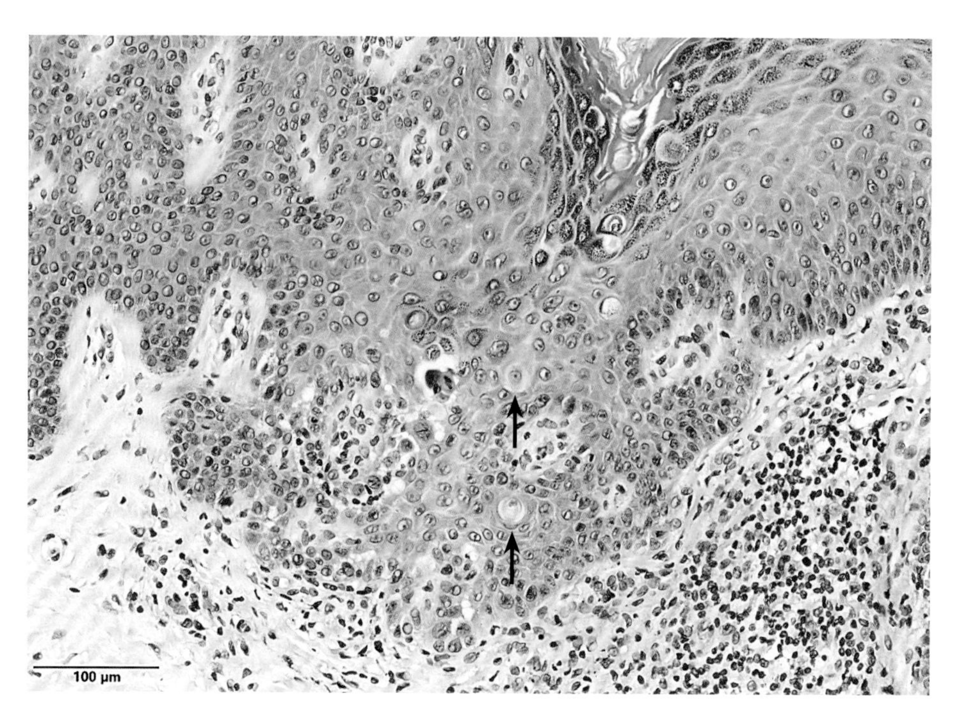

毛囊角化病：可见圆体细胞

30 汗孔角化症

Porokeratosis

- 表皮角化过度。
- 表皮出现角化不全柱，常与表皮长轴大约成 45 度角。
- 角化不全柱下方表皮变薄，颗粒层消失，可见角化不良细胞。
- 角化不全柱下方的真皮上部炎症细胞浸润，可见噬黑素细胞。

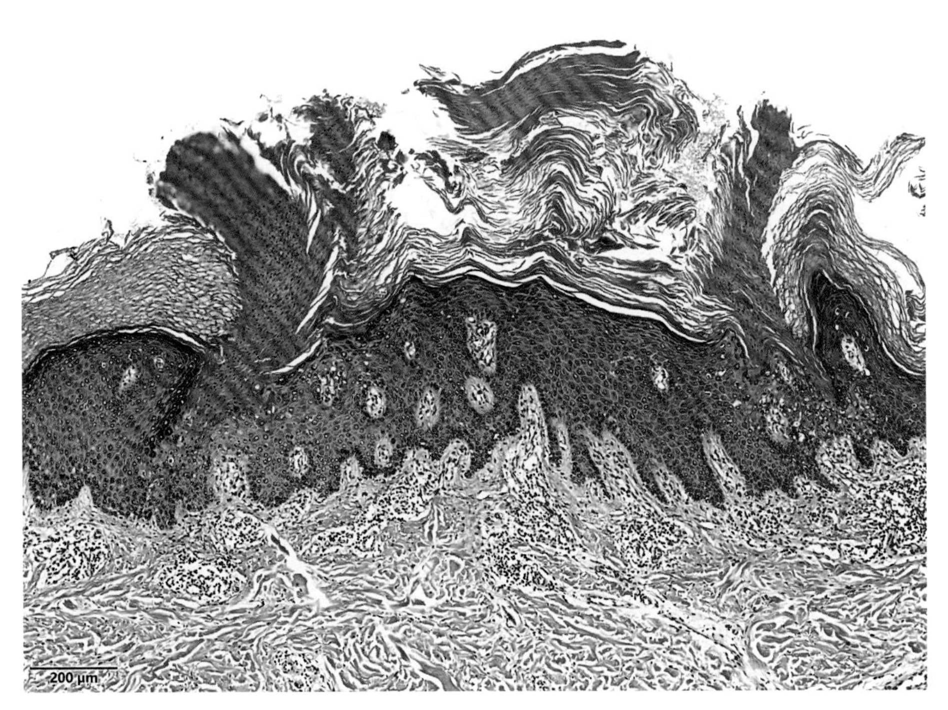

汗孔角化症：表皮角化过度，可见角化不全柱

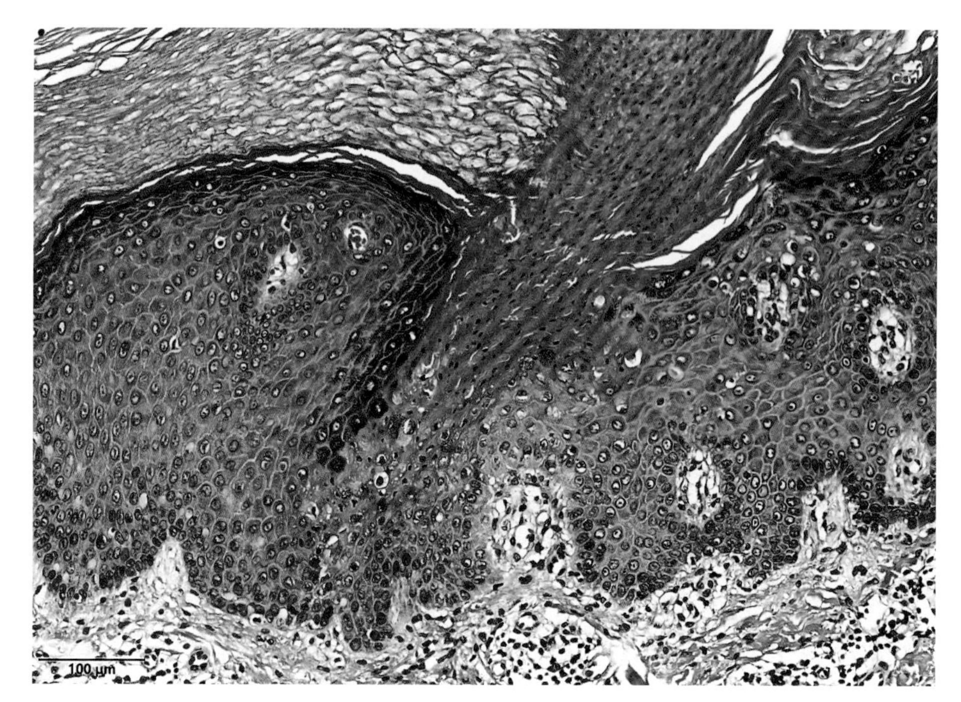

汗孔角化症：角化过度，可见角化不全柱，与表皮约成 45 度角，其下方可见角化不良细胞

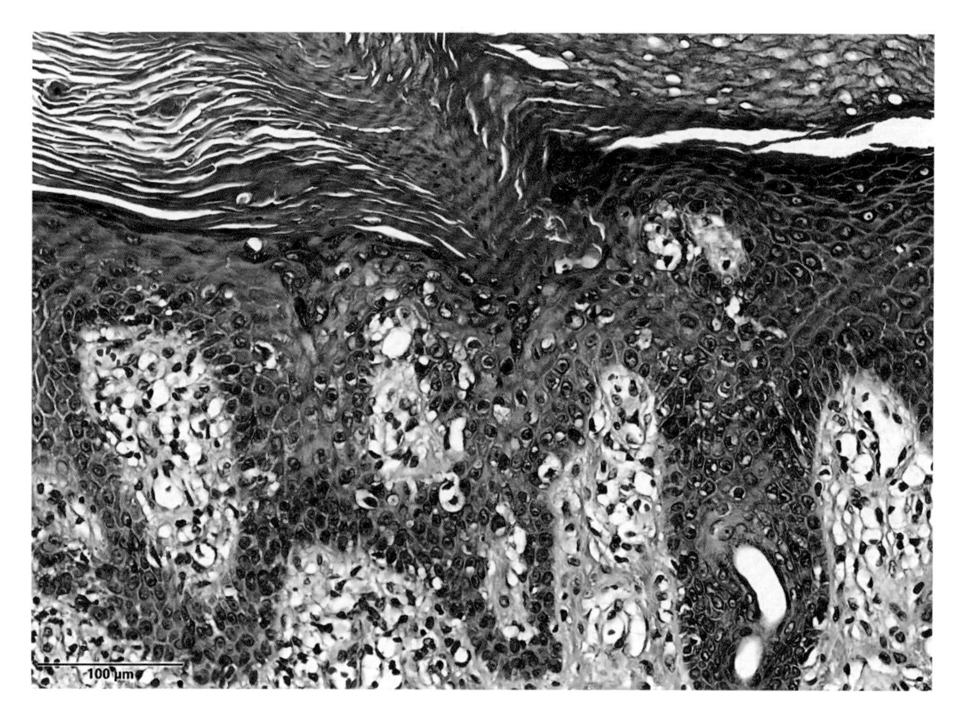

汗孔角化症：角化不全柱与表皮约成 45 度角

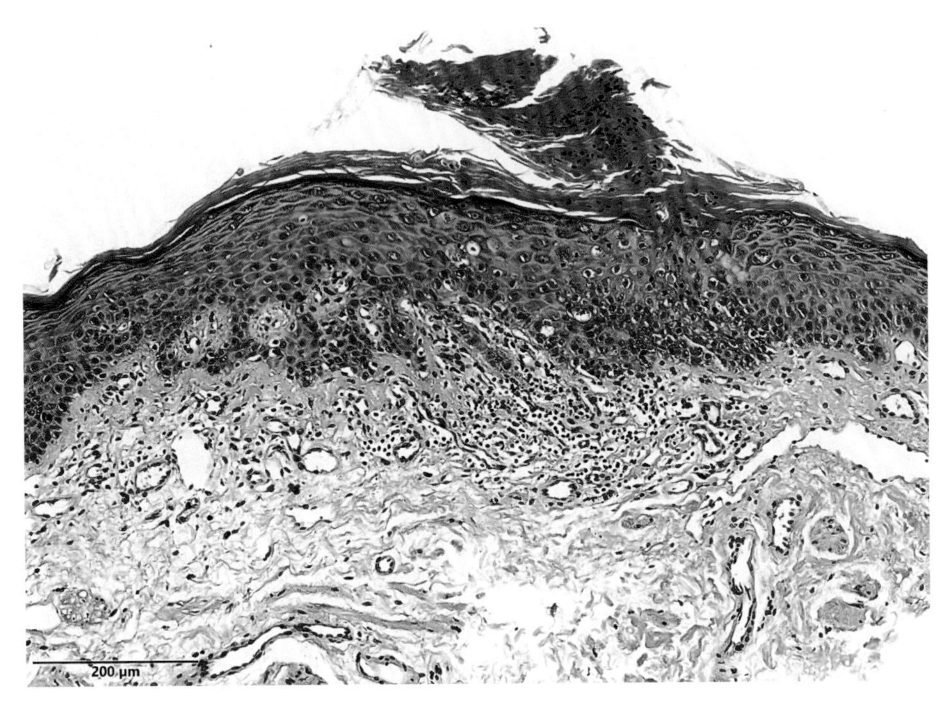

汗孔角化症：角化不全柱与表皮约成 45 度角

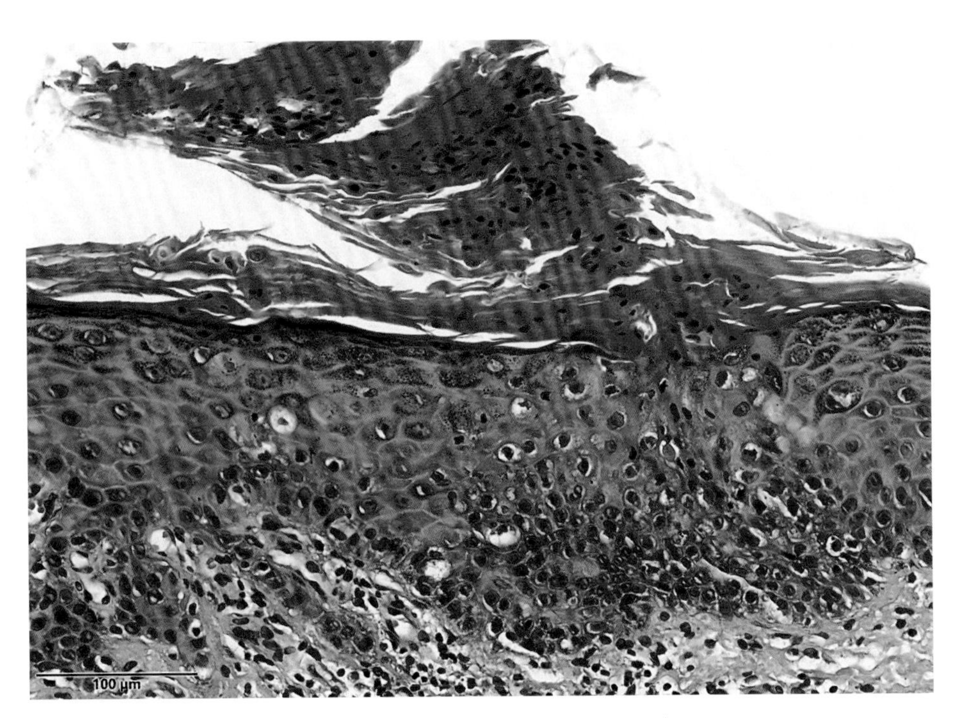

汗孔角化症：角化不全柱下方的表皮内可见角化不良细胞

31 家族性慢性良性天疱疮

Familial chronic benign pemphigus

- 表皮角化不全。
- 棘层肥厚。
- 早期皮损可仅表现为基底层上方裂隙。
- 充分发展期表现为棘层松解，可出现表皮内水疱。
- 棘层松解细胞如倒塌的墙砖。
- 常出现角化不良细胞。
- 真皮浅层淋巴细胞为主的炎症细胞浸润。

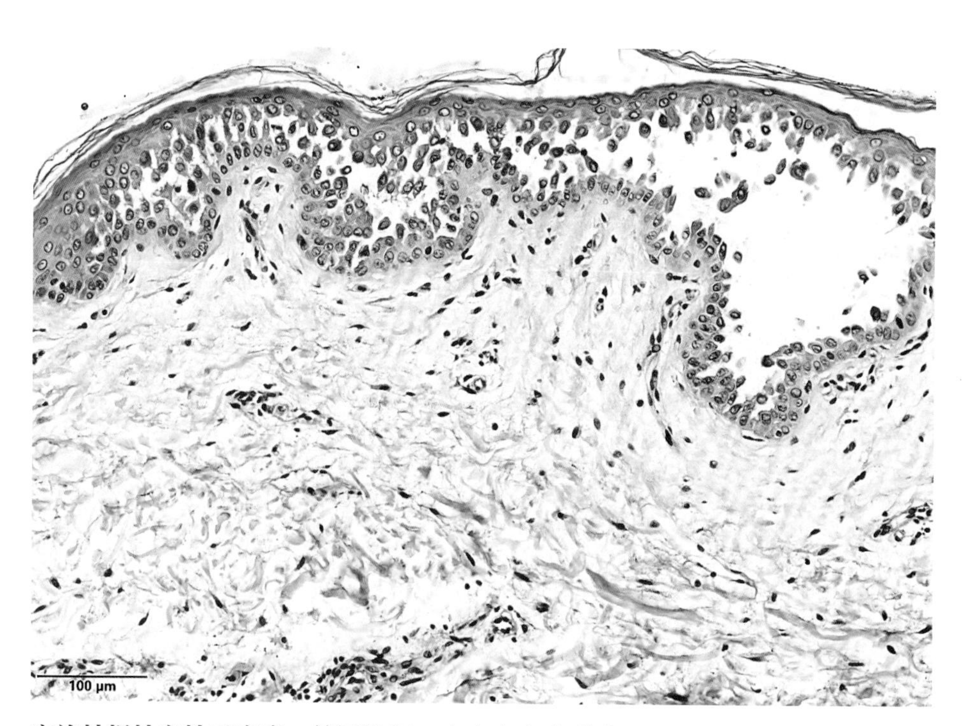

家族性慢性良性天疱疮：棘层松解，表皮内水疱形成

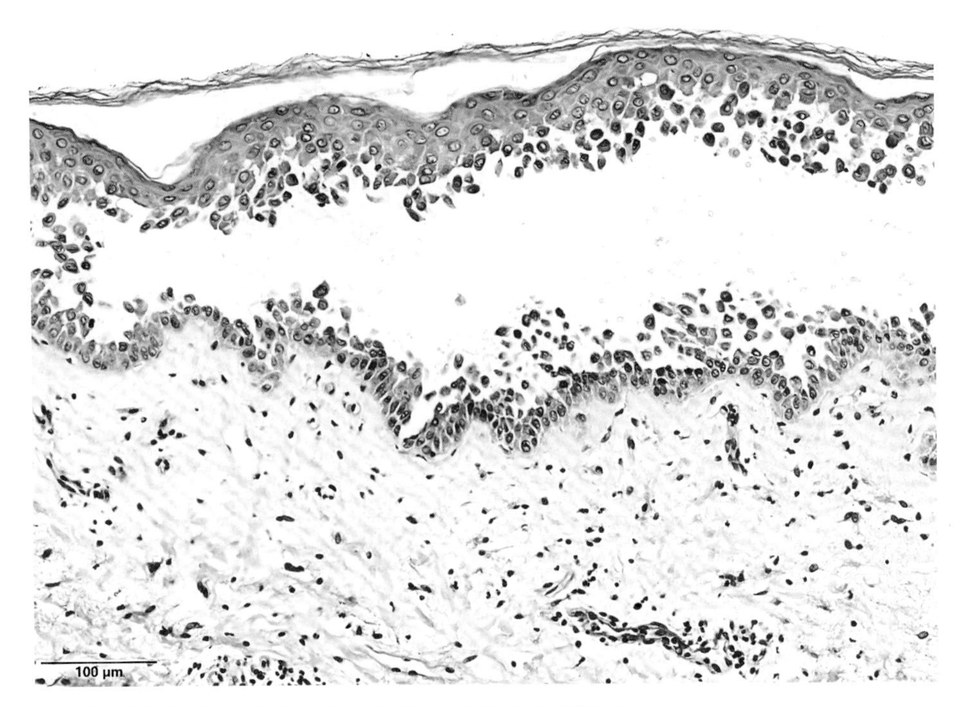

家族性慢性良性天疱疮：棘层松解，表皮内水疱形成

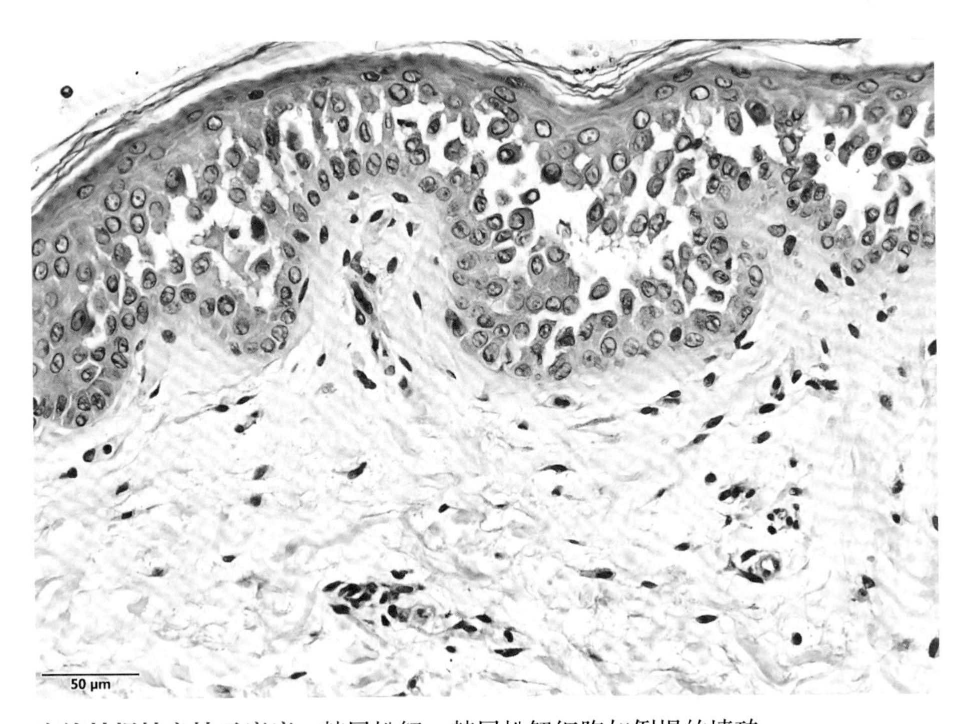

家族性慢性良性天疱疮：棘层松解，棘层松解细胞如倒塌的墙砖

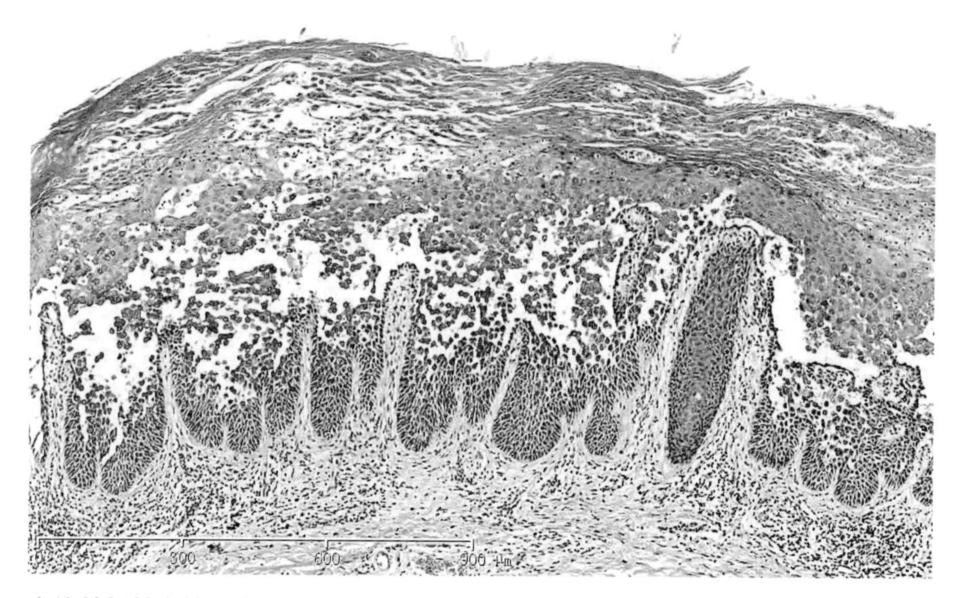

家族性慢性良性天疱疮： 角化过度，角化不全，棘层肥厚，棘层松解

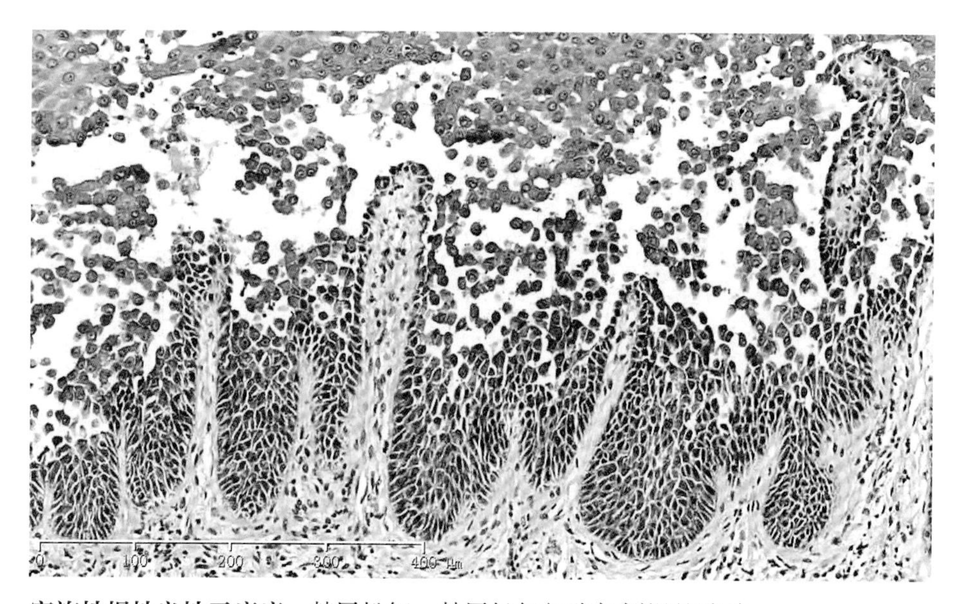

家族性慢性良性天疱疮： 棘层松解，棘层松解细胞如倒塌的墙砖

第六章 常见皮肤良性肿瘤病理特征

1 脂溢性角化病

Seborrheic keratosis

- 分为角化过度型、棘层肥厚型、混合型、腺样型、克隆型等病理类型。
- 所有类型均出现角化过度、棘层肥厚。
- 表皮内有数量不等的角囊肿。
- 表皮常有较多的色素。
- 角化过度型：角化过度为其主要特征。
- 棘层肥厚型：棘层肥厚为其主要表现。
- 腺样型：表皮增生呈条索状，交织呈网状，似腺体。
- 克隆型：增生的表皮内出现细胞巢，与周围细胞界限清楚。

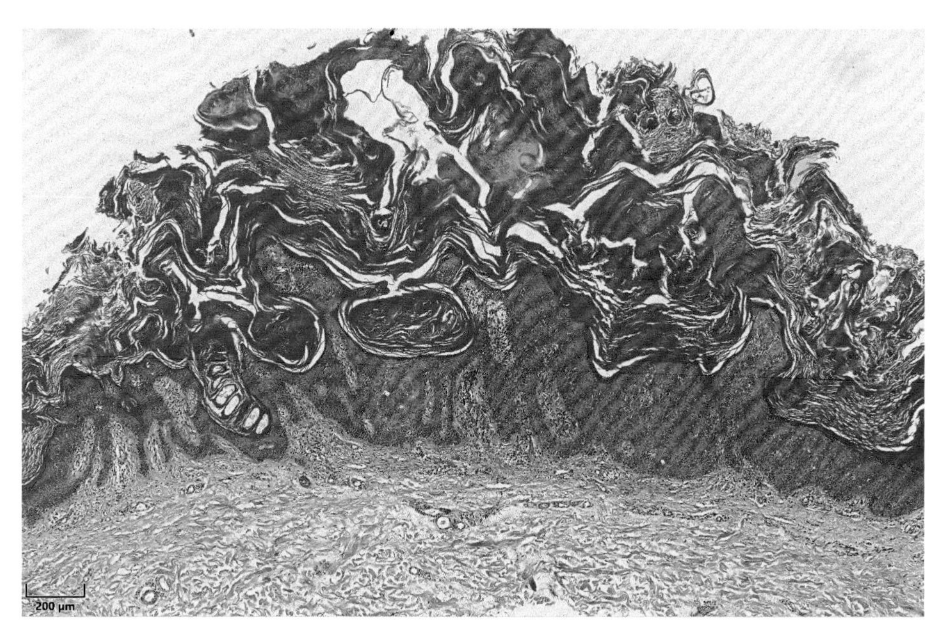

脂溢性角化病：角化过度，棘层肥厚

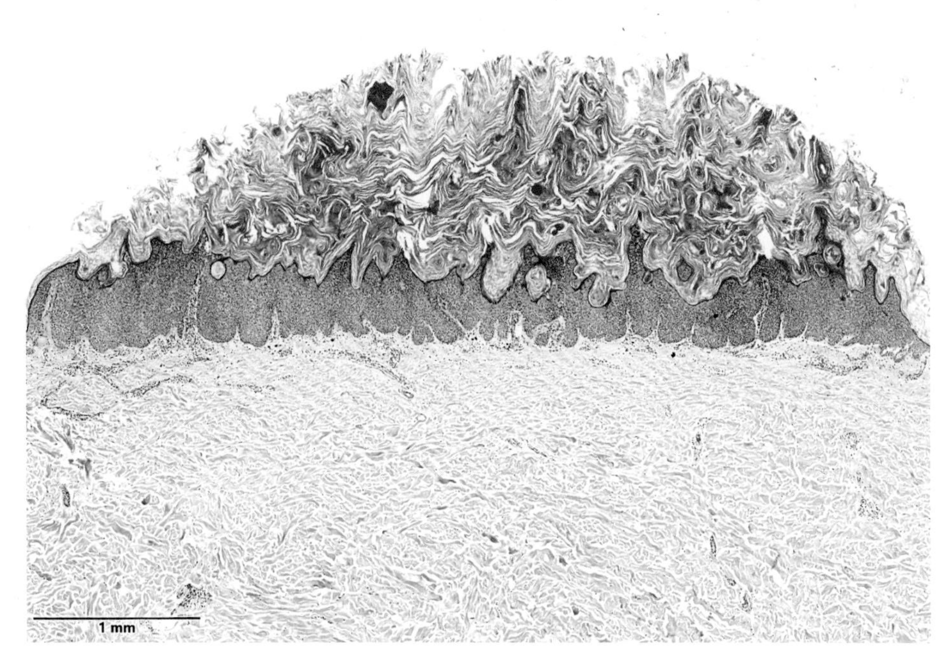

脂溢性角化病：角化过度，棘层肥厚

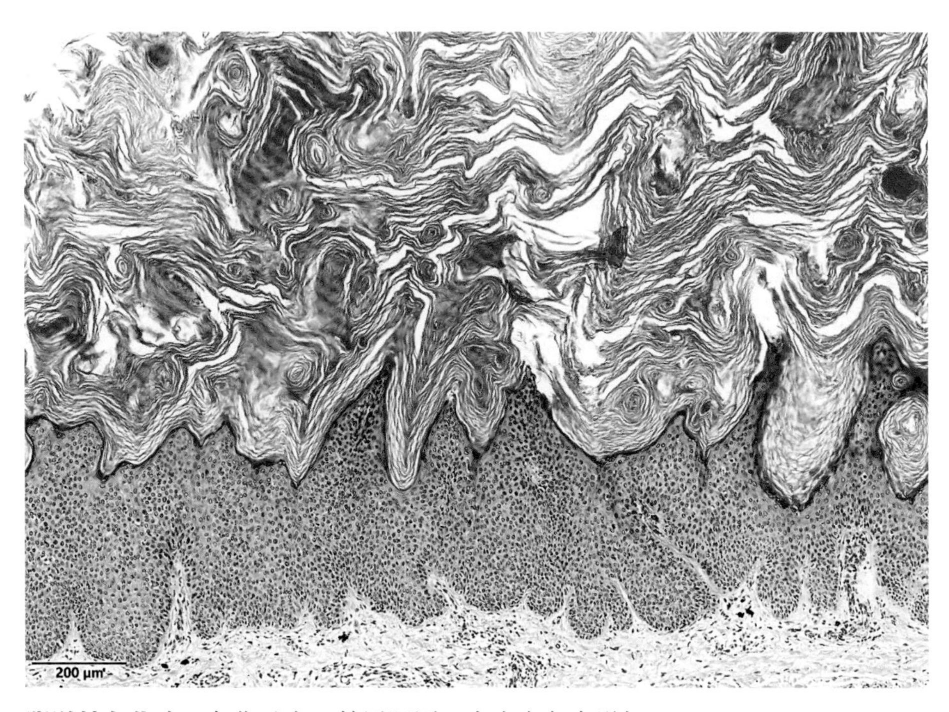

脂溢性角化病：角化过度，棘层肥厚，表皮内色素增加

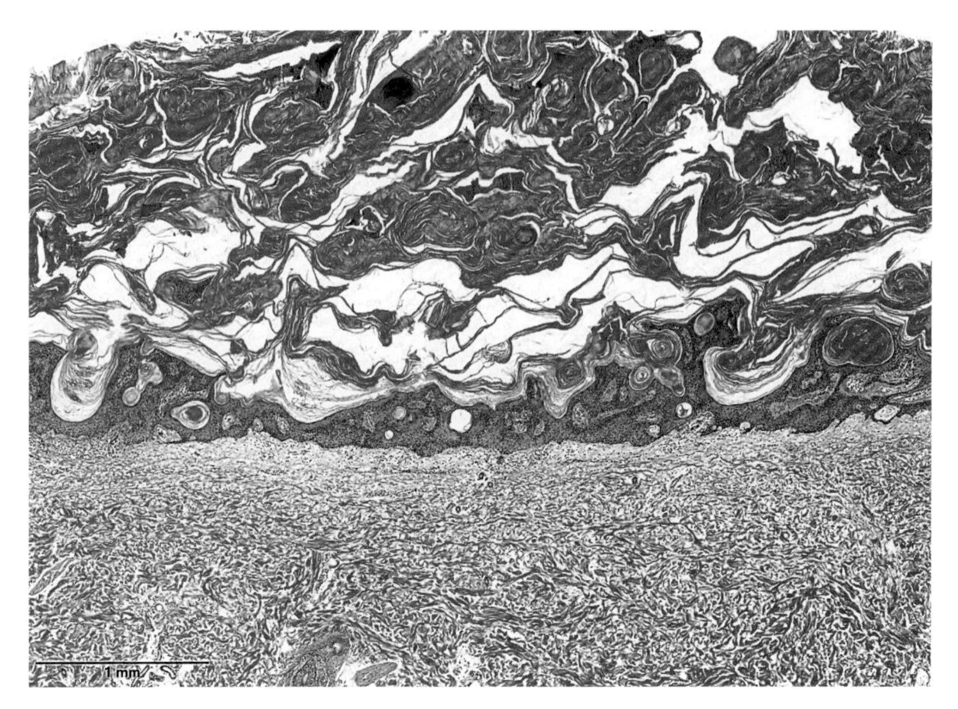

脂溢性角化病（角化过度型）：表皮明显角化

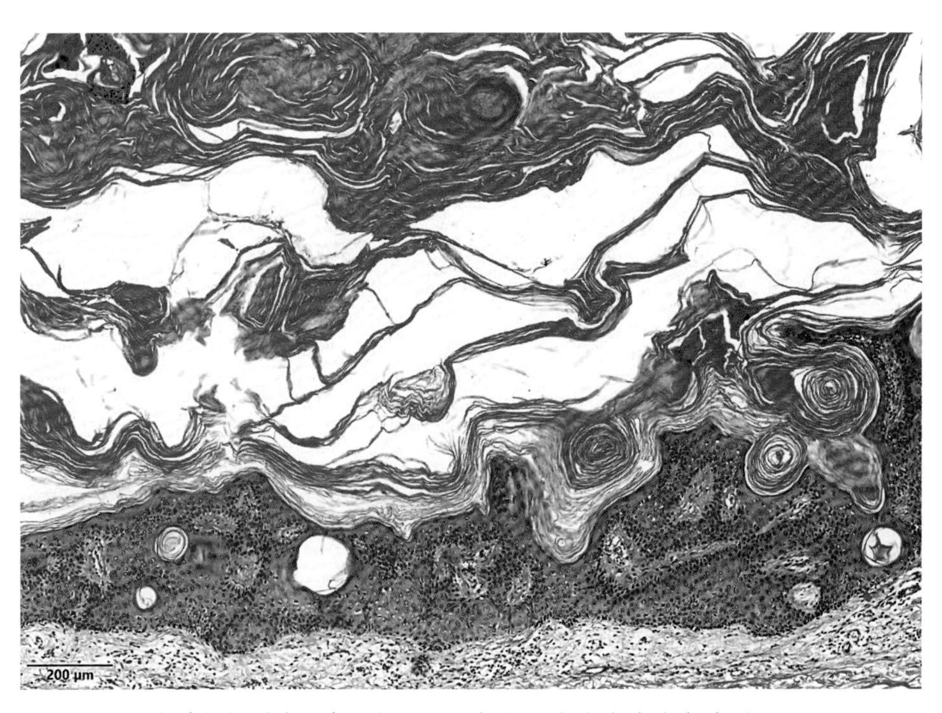

脂溢性角化病（角化过度型）：表皮明显角化，表皮内多个角囊肿

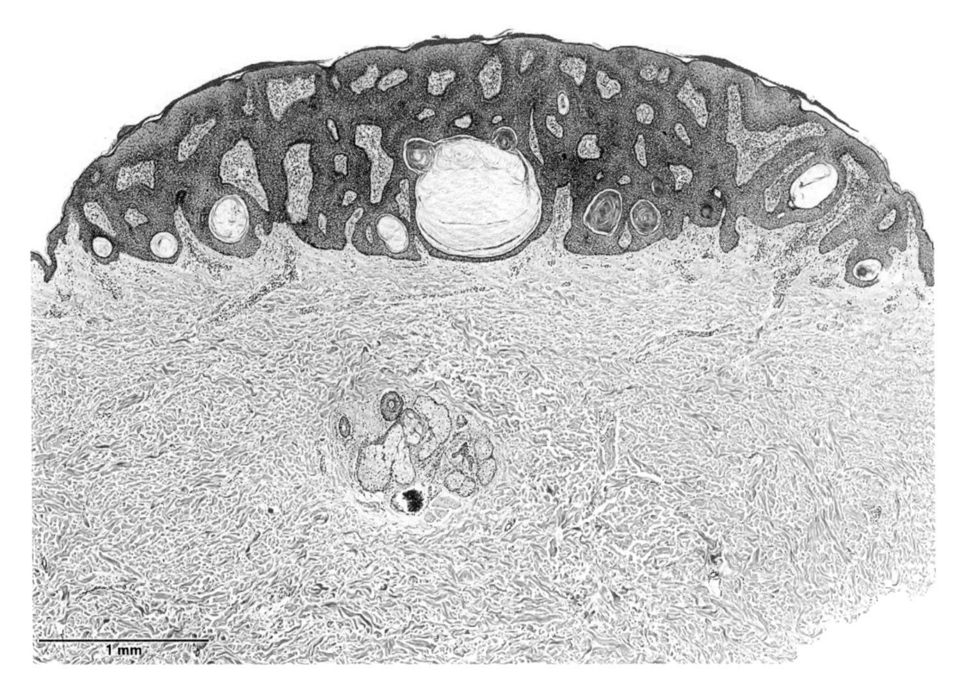

脂溢性角化病（棘层肥厚型）：棘层肥厚为主要表现

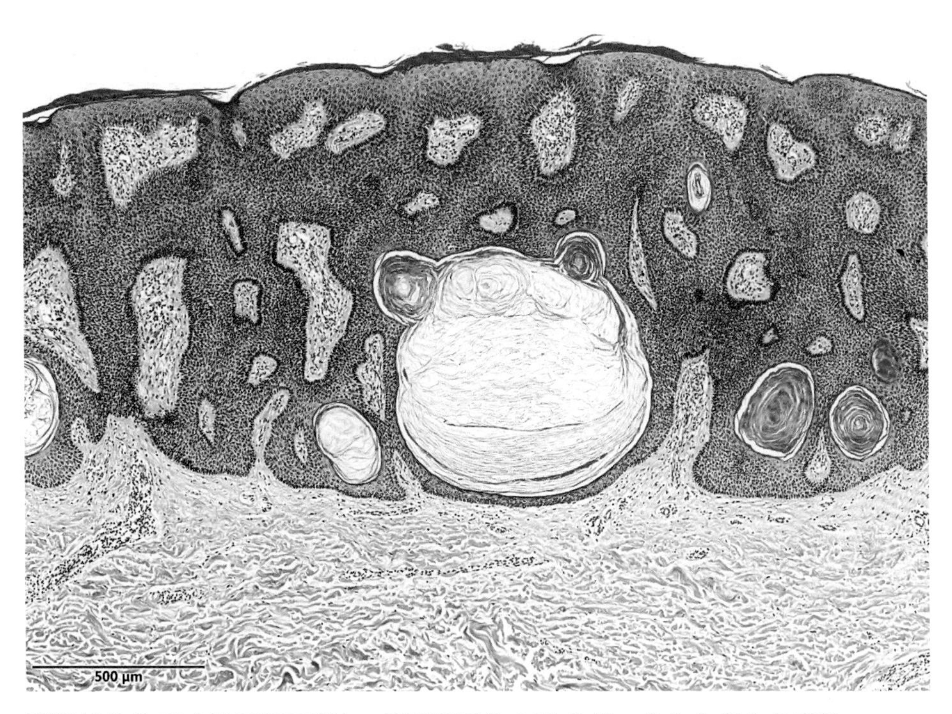

脂溢性角化病（棘层肥厚型）：棘层肥厚为主要表现，表皮内多个角囊肿

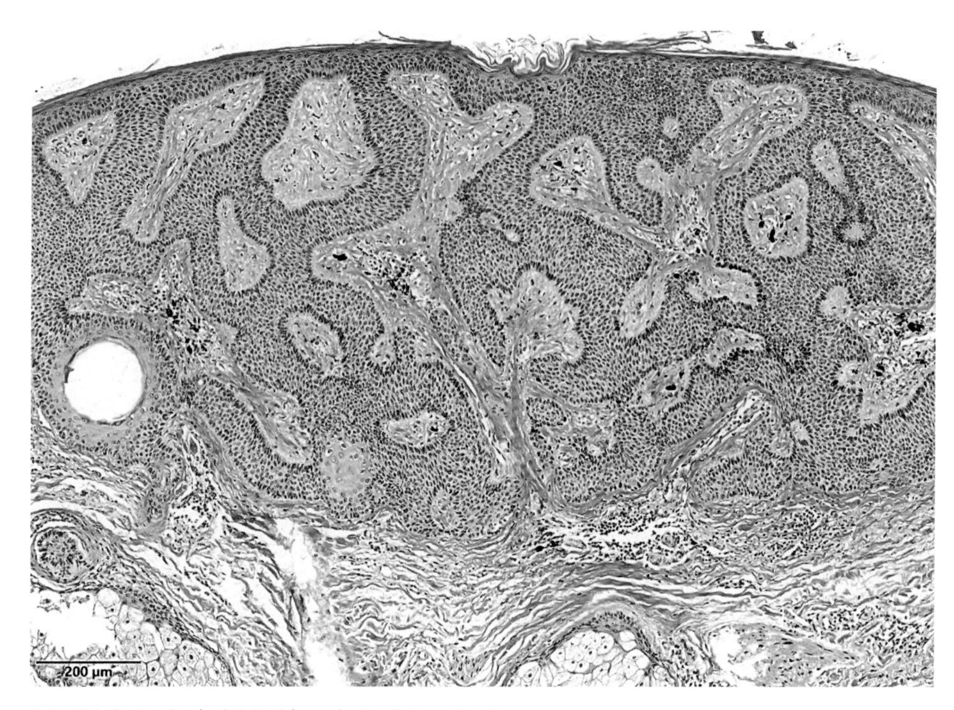

脂溢性角化病（腺样型）：表皮增生呈网状

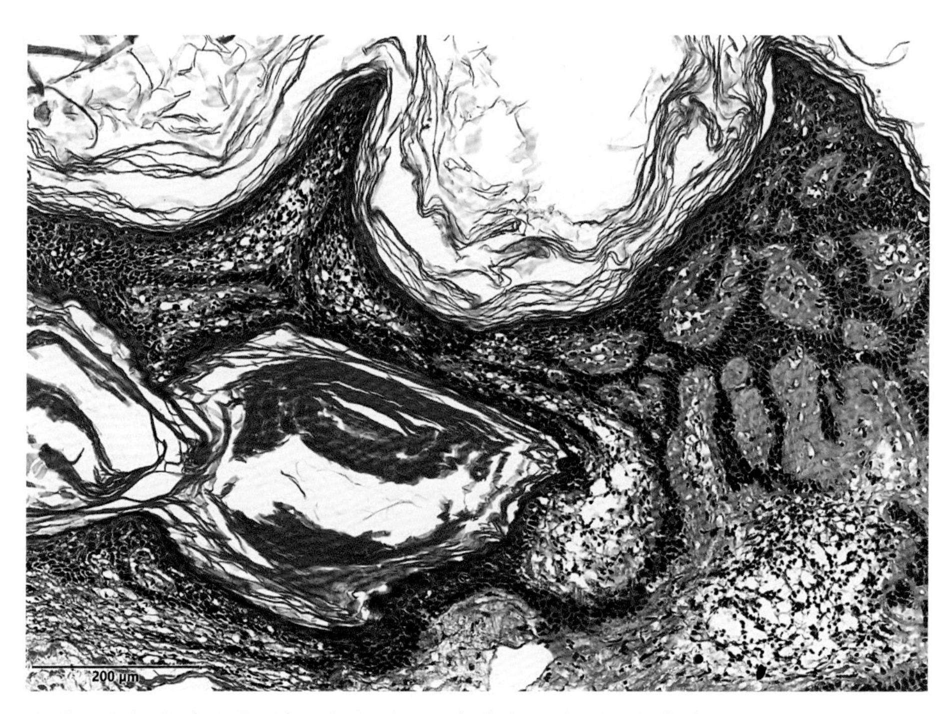

脂溢性角化病（腺样型）：表皮增生呈条索状，有明显的色素

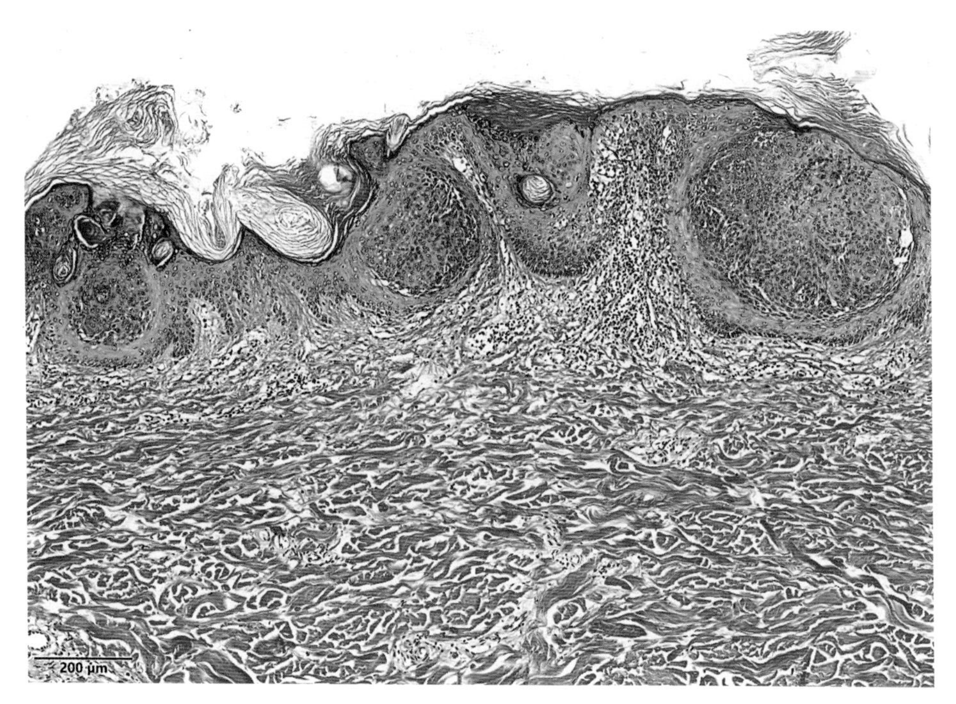

脂溢性角化病（克隆型）：增生的表皮内出现细胞巢，与周围界限清楚

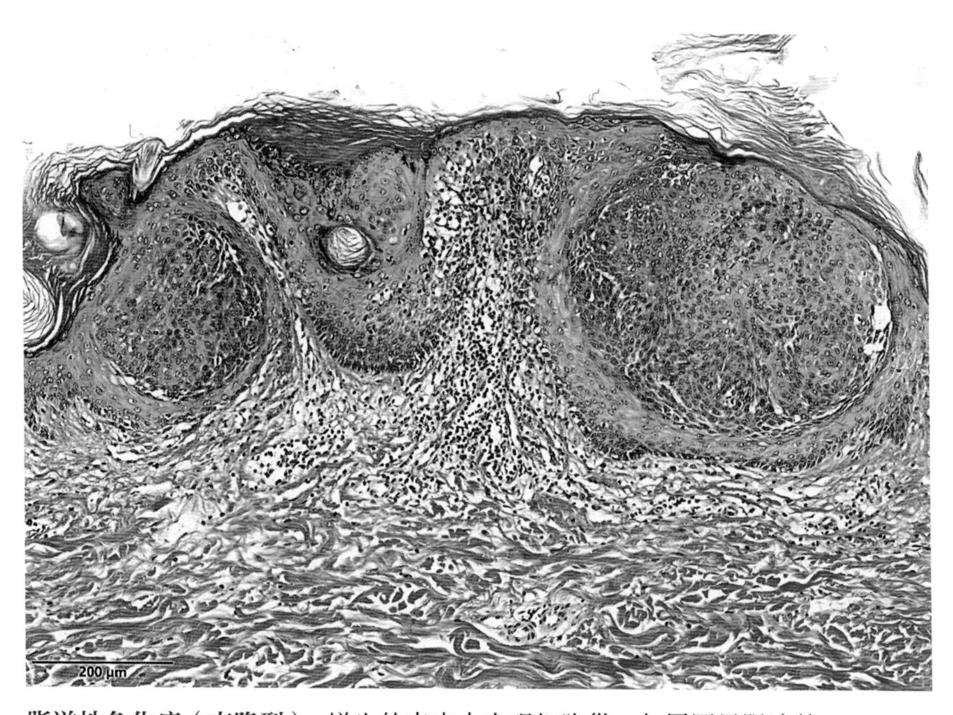

脂溢性角化病（克隆型）：增生的表皮内出现细胞巢，与周围界限清楚

2 皮角

Cutaneous horn

- 角化过度，呈柱状。
- 常伴有角化不全。
- 柱状角化过度下方表皮不规则增生。
- 部分表皮细胞排列紊乱，可出现异型细胞。

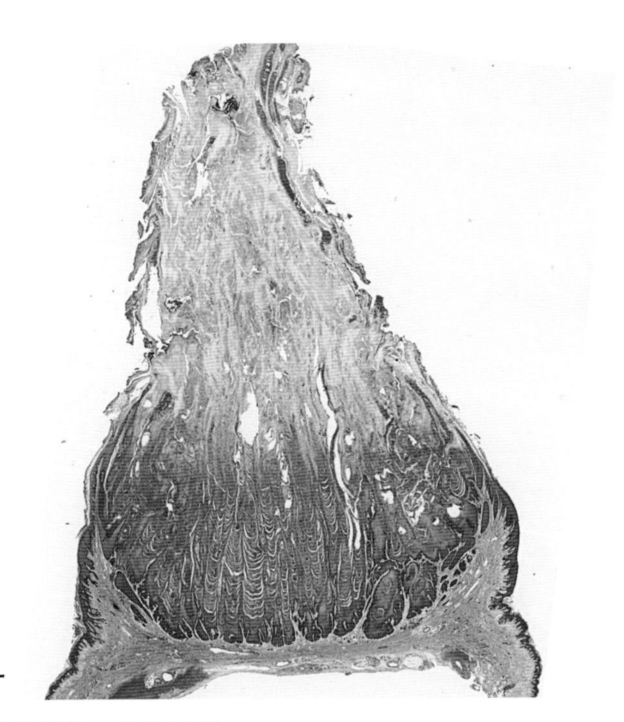

皮角：锥形皮肤肿物，角化过度

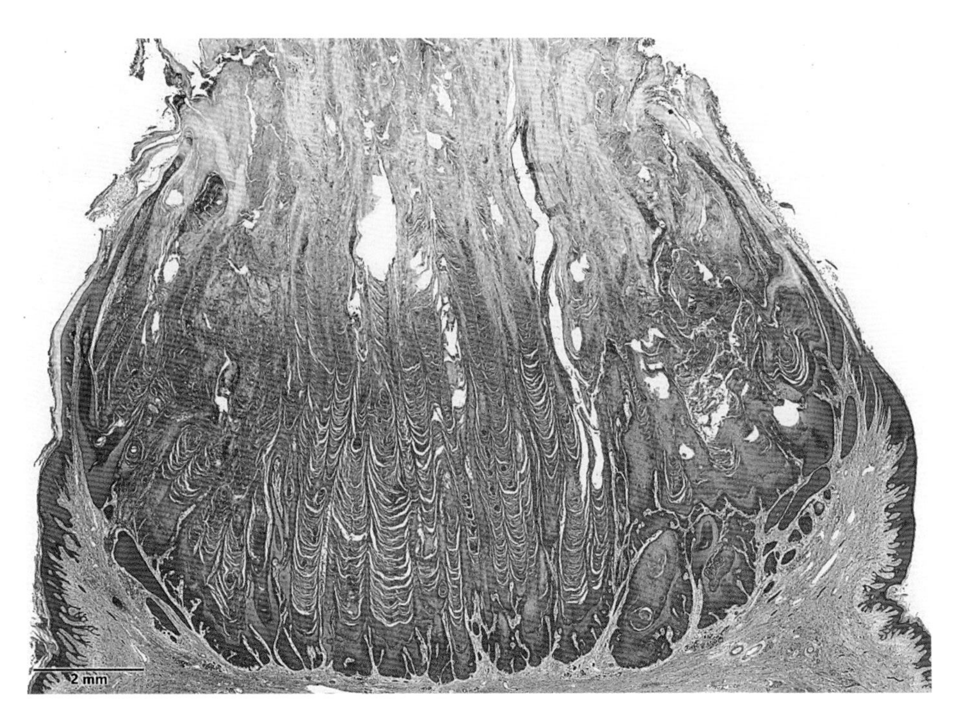

皮角：角化过度，下方表皮不规则增生

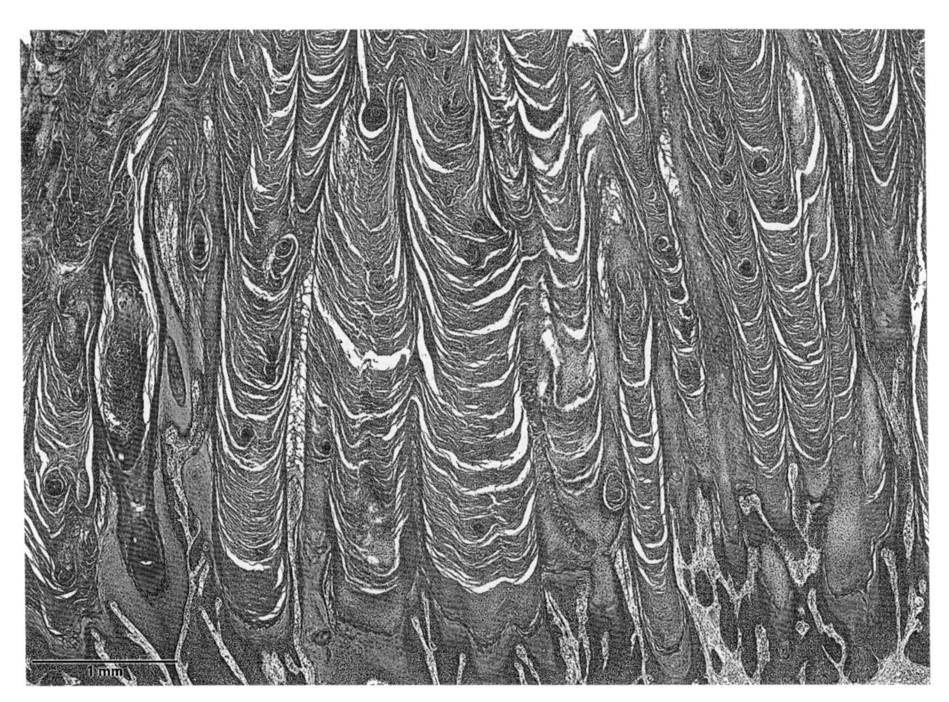

皮角：角化过度，伴柱状角化不全，下方表皮不规则增生

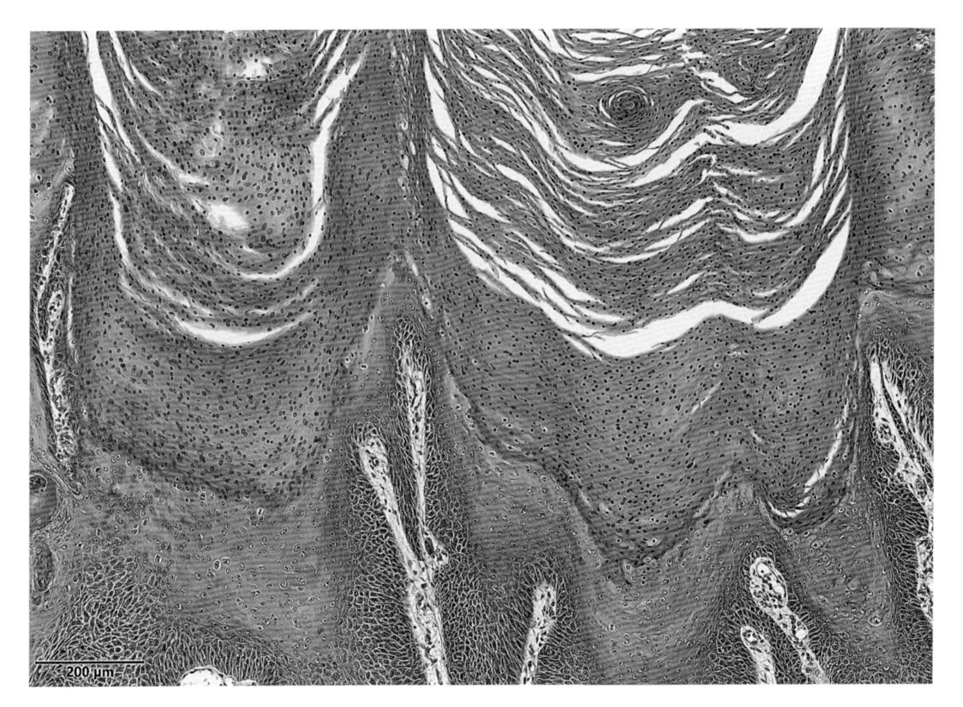

皮角：角化过度，伴柱状角化不全

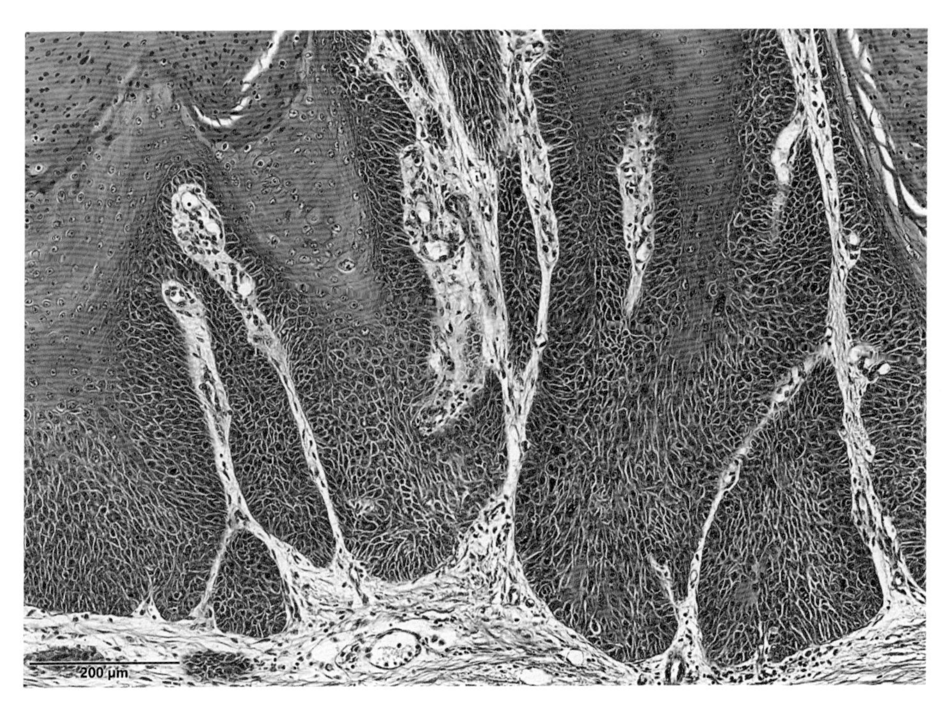

皮角：表皮不规则增生，细胞排列紊乱，可见异型细胞

3 线状表皮痣

Linear epidermal nevus

- 表皮角化过度。
- 可出现颗粒层变性。
- 棘层肥厚，皮突延长。
- 真皮乳头瘤样增生。
- 表皮可出现疣状增生。

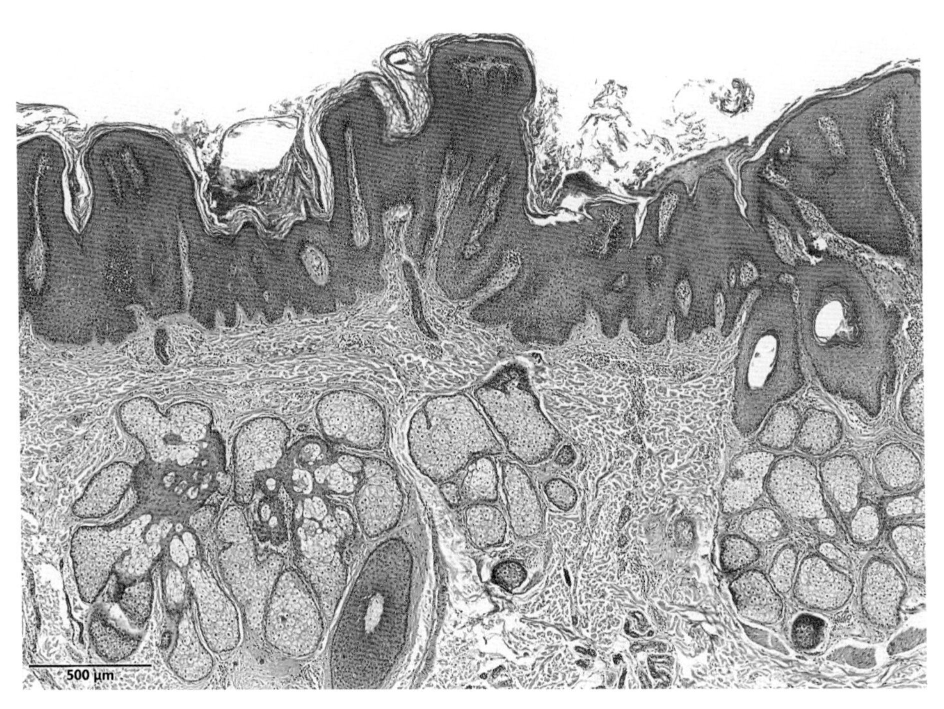

线状表皮痣：表皮角化过度，棘层肥厚，皮突延长，真皮乳头瘤样增生

4 表皮囊肿

Epidermal cyst

- 囊肿位于真皮内。
- 囊壁与毛囊漏斗部上皮相似，由外向内依次为基底细胞层、棘层、颗粒层。
- 囊腔内充满角质。
- 囊壁破裂时，可在真皮内可出现异物肉芽肿反应。

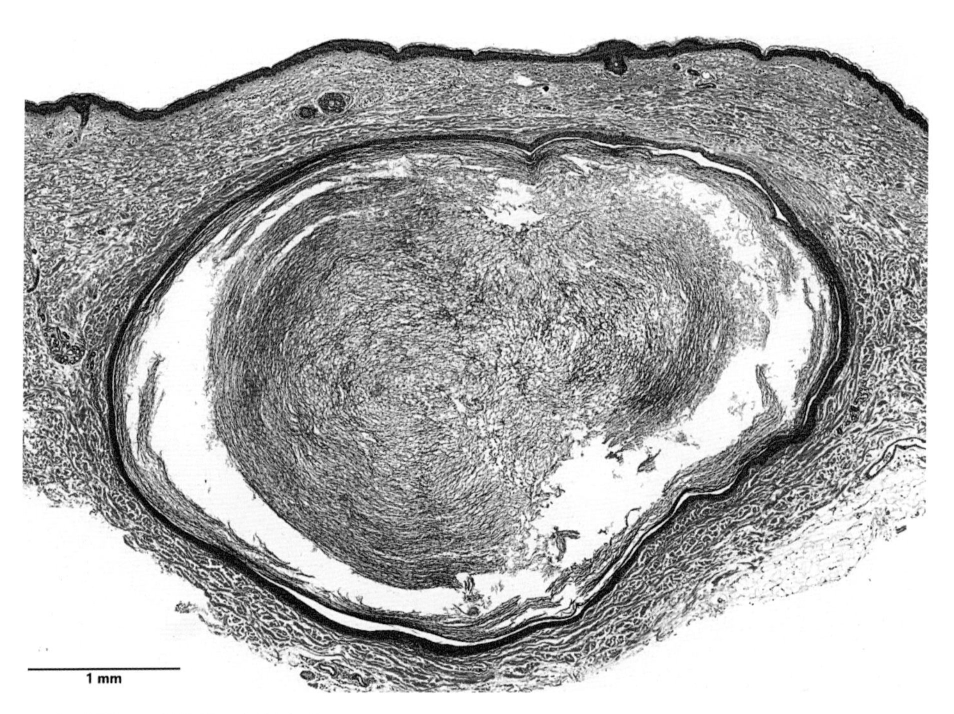

表皮囊肿：囊肿位于真皮内

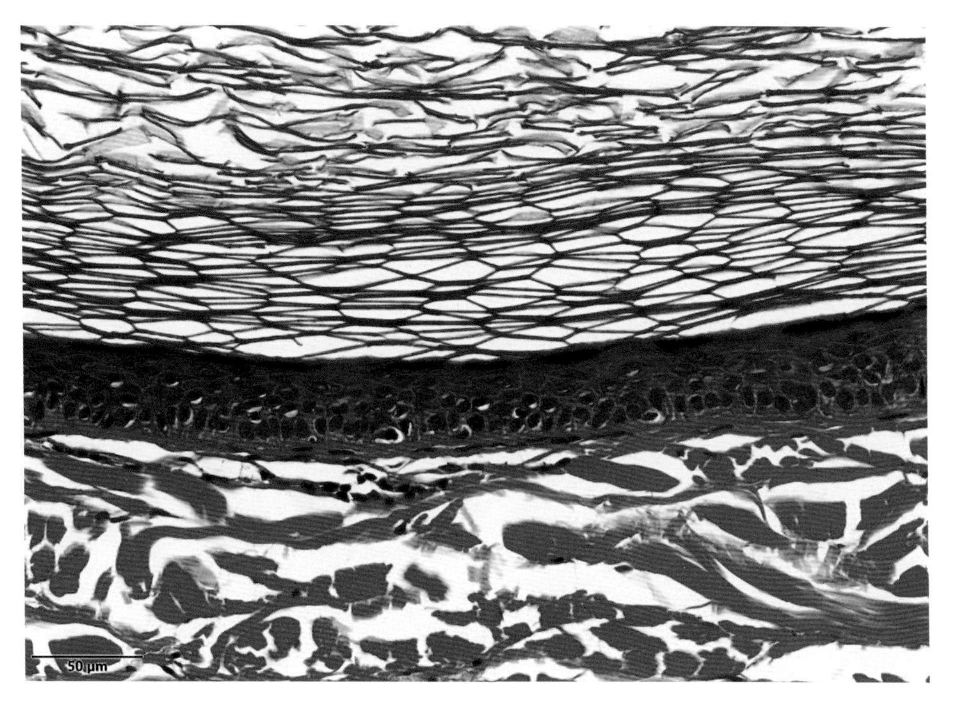

表皮囊肿： 囊壁与毛囊漏斗部上皮相似，可见颗粒层

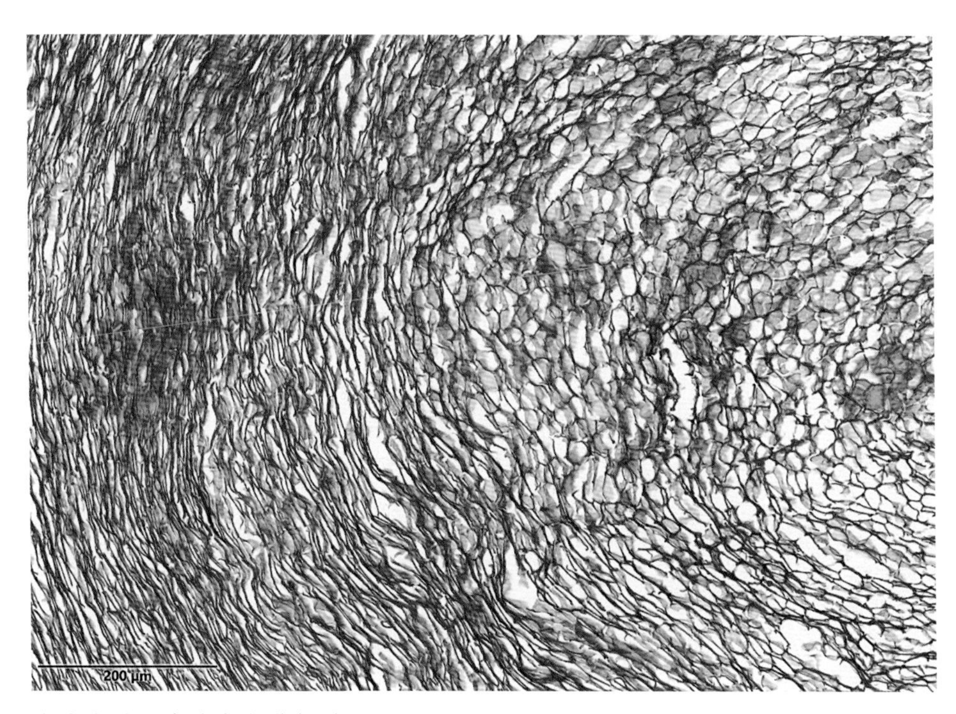

表皮囊肿： 囊腔内充满角质

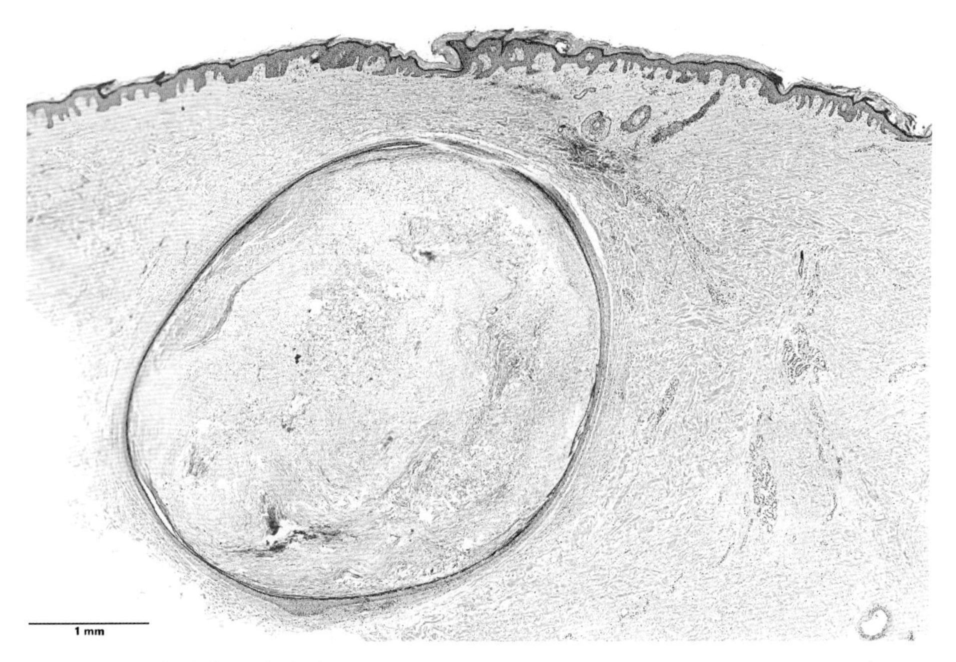

表皮囊肿：囊肿位于真皮内

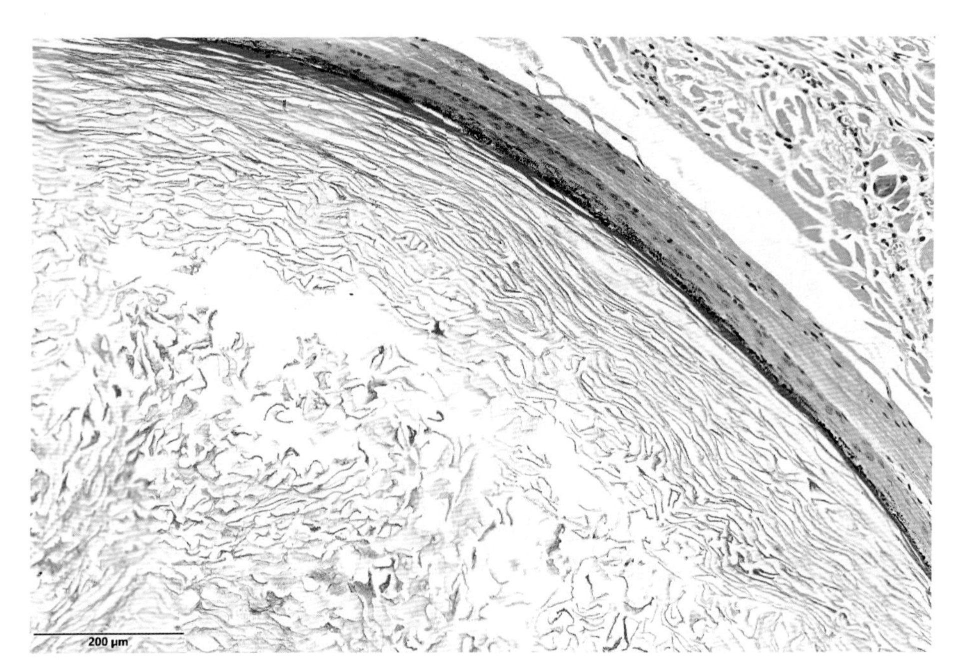

表皮囊肿：囊壁与毛囊漏斗部上皮相似，可见颗粒层

5 粟丘疹

Milium

- 真皮内小的表皮囊肿。
- 位于真皮浅层。
- 其他特点与表皮囊肿相同。

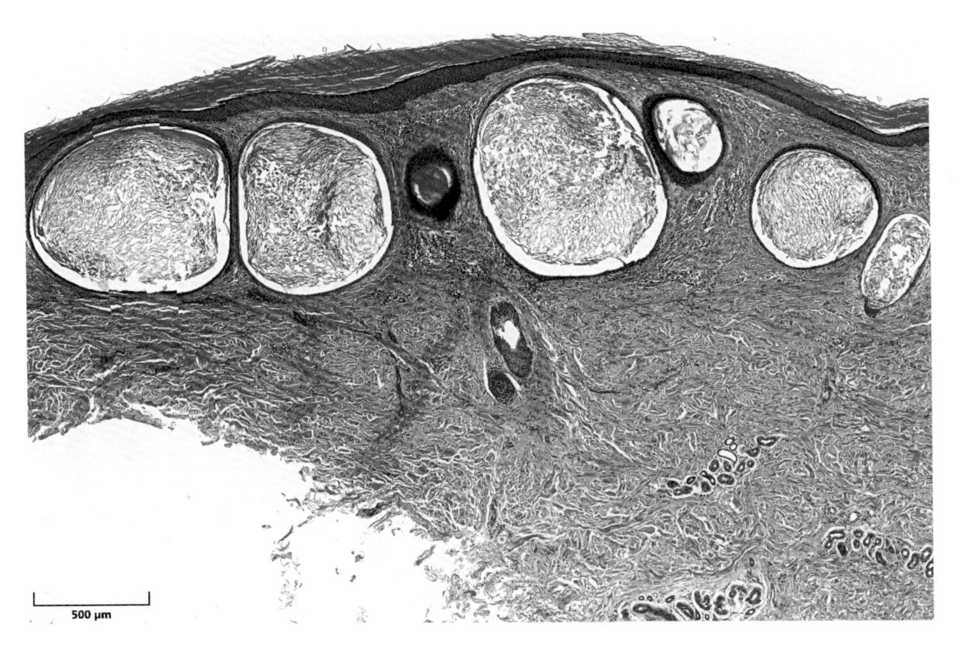

粟丘疹：真皮浅层多个小的表皮囊肿

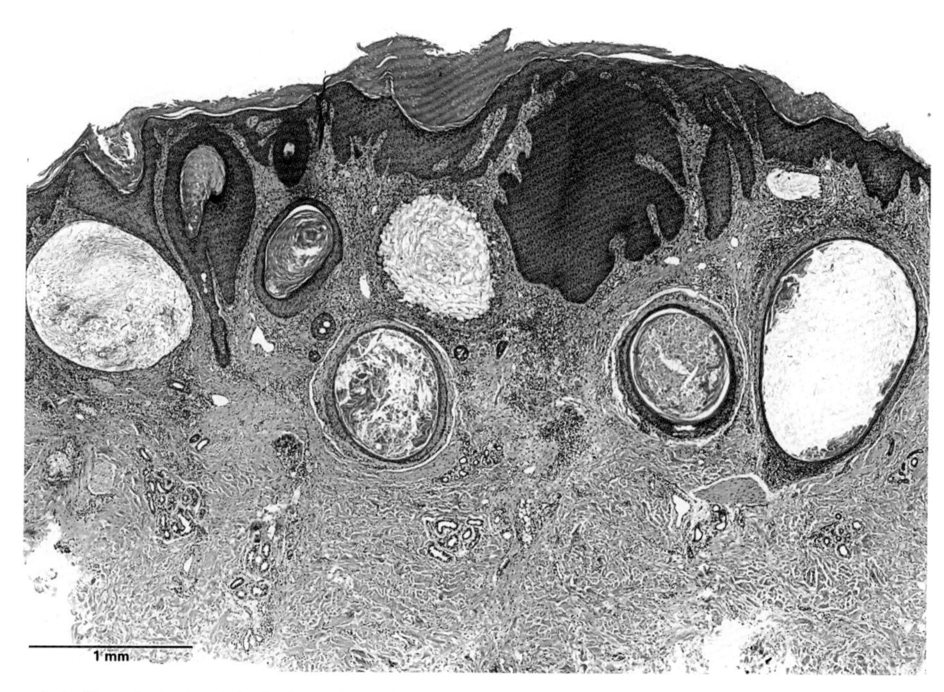

粟丘疹：真皮浅层多个小的表皮囊肿

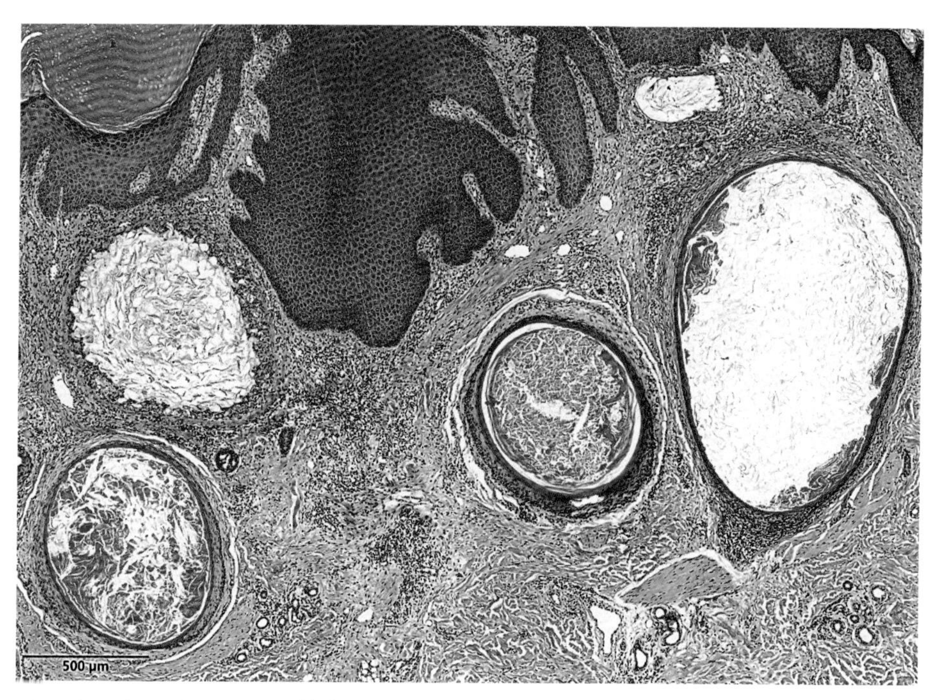

粟丘疹：真皮浅层多个小的表皮囊肿，个别囊肿破裂出现异物肉芽肿反应

6 毛发囊肿

Pilar cyst

- 又称为外毛根鞘囊肿。
- 囊肿位于真皮内。
- 囊壁最外层是栅栏状排列的基底样细胞。
- 近囊腔的细胞较大，有丰富淡染的胞质。
- 囊腔内为均一红染致密角质物。
- 囊腔内容物可出现钙化。
- 囊腔内可出现胆固醇结晶。

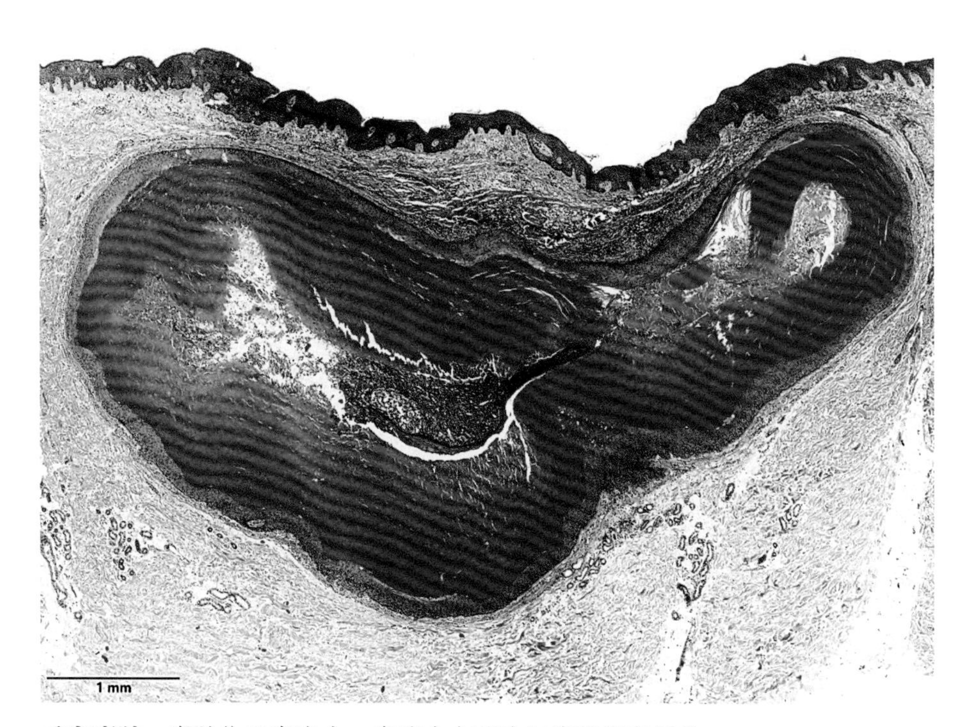

毛发囊肿：囊肿位于真皮内，囊腔内主要为红染致密角质物

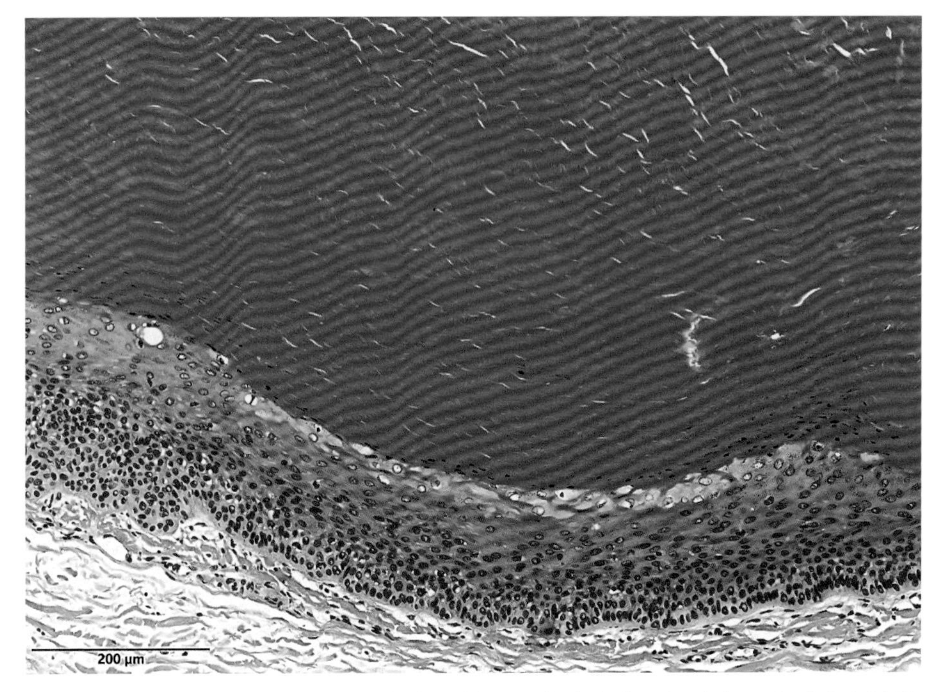

毛发囊肿：囊腔内为均一红染致密角质物，近囊腔的囊壁细胞大，胞质丰富淡染

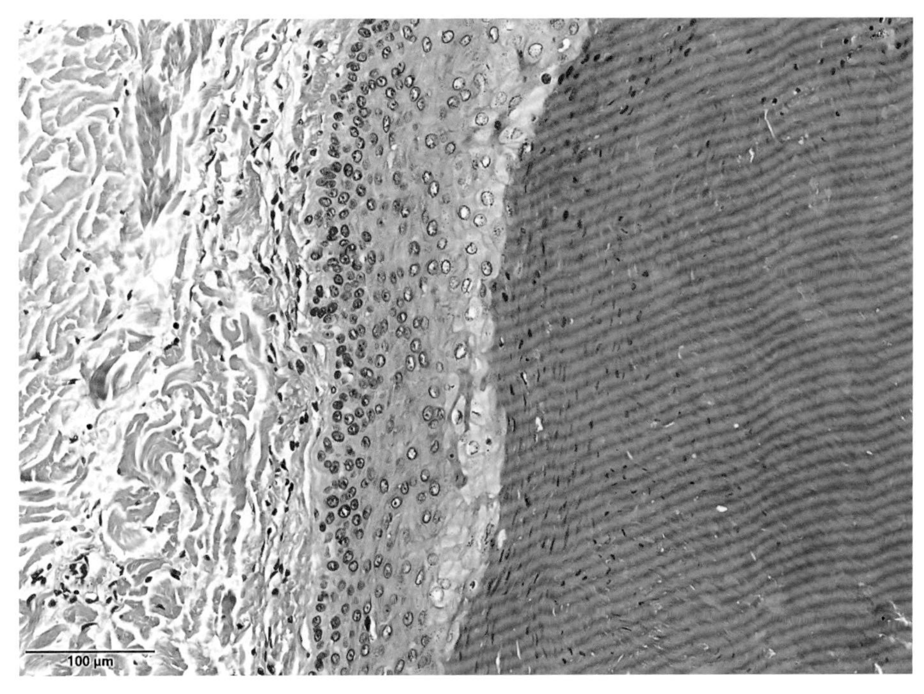

毛发囊肿：囊壁最外层是栅栏状排列的基底样细胞，近囊腔的细胞大，有丰富淡染的胞质

7 毛发上皮瘤

Trichoepithelioma

- 目前认为毛发上皮瘤是毛母细胞瘤的一个类型。
- 真皮内基底样细胞组成的团块及条索。
- 肿瘤团块可形成鹿角样外观。
- 肿瘤周边细胞呈栅栏状排列。
- 可见毛乳头样结构。
- 部分肿瘤团块内有角化囊肿。
- 常出现钙化或异物肉芽肿反应。

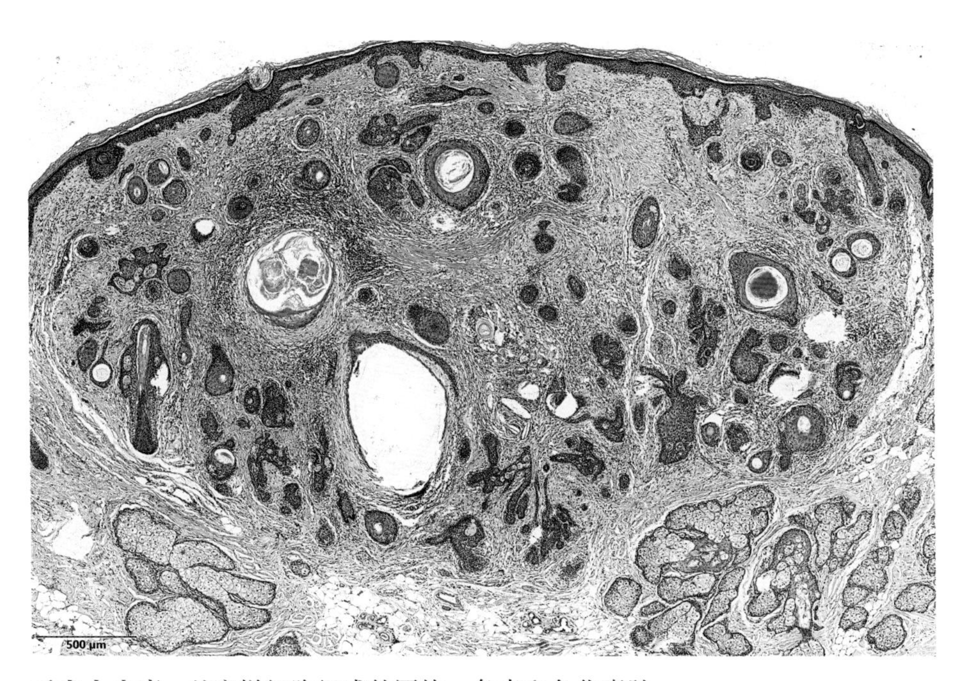

毛发上皮瘤：基底样细胞组成的团块、条索和角化囊肿

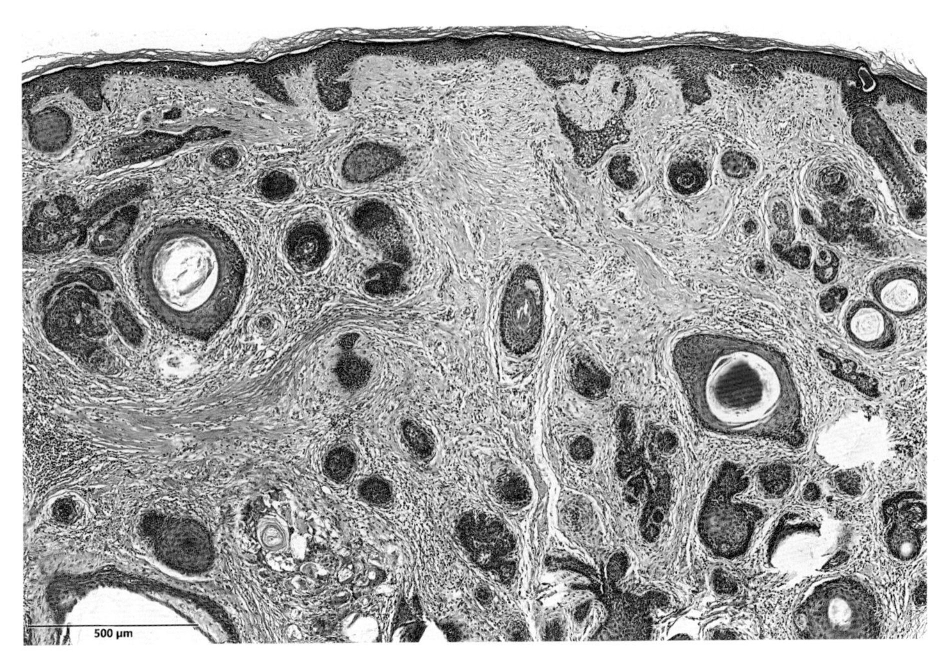

毛发上皮瘤：基底样细胞组成的团块、条索和角化囊肿，可见毛乳头样结构

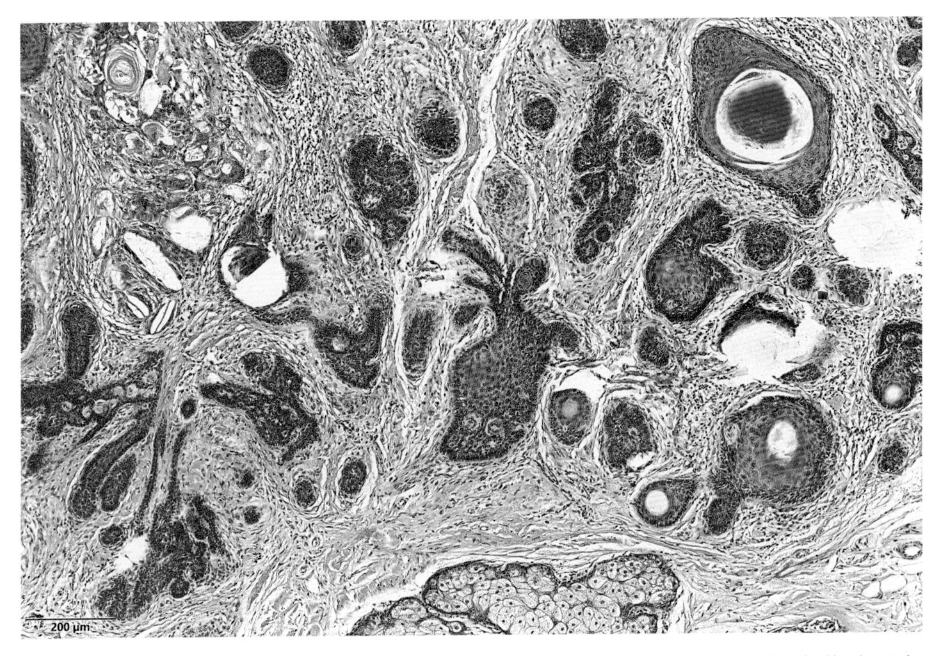

毛发上皮瘤：基底样细胞组成的团块形成鹿角样外观，周围可见异物肉芽肿反应

8 毛母质瘤

Pilomatricoma

- 又称为钙化上皮瘤。
- 位于真皮或皮下，不与表皮相连。
- 肿瘤境界清楚。
- 主要由红染及蓝染的肿瘤团块组成。
- 肿瘤由具有嗜碱性基底样细胞（蓝色区域）、影细胞（红色区域）以及过渡细胞组成。
- 可见钙化。
- 肿瘤团块周围可见异物肉芽肿反应。

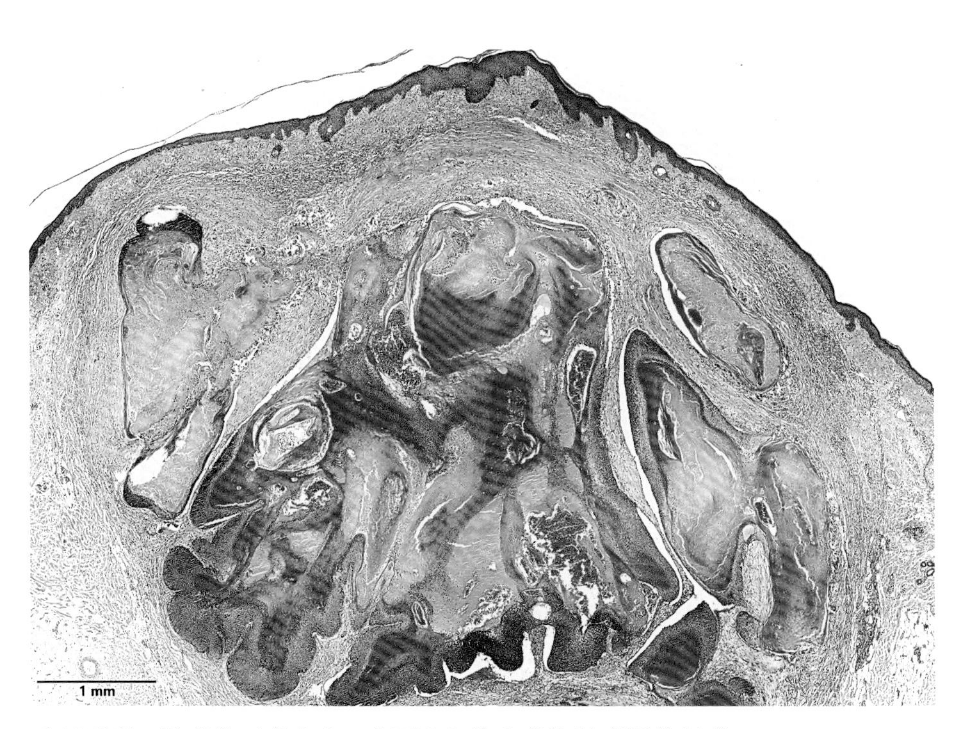

毛母质瘤：肿瘤位于真皮内，主要由红染和蓝染肿瘤团块组成

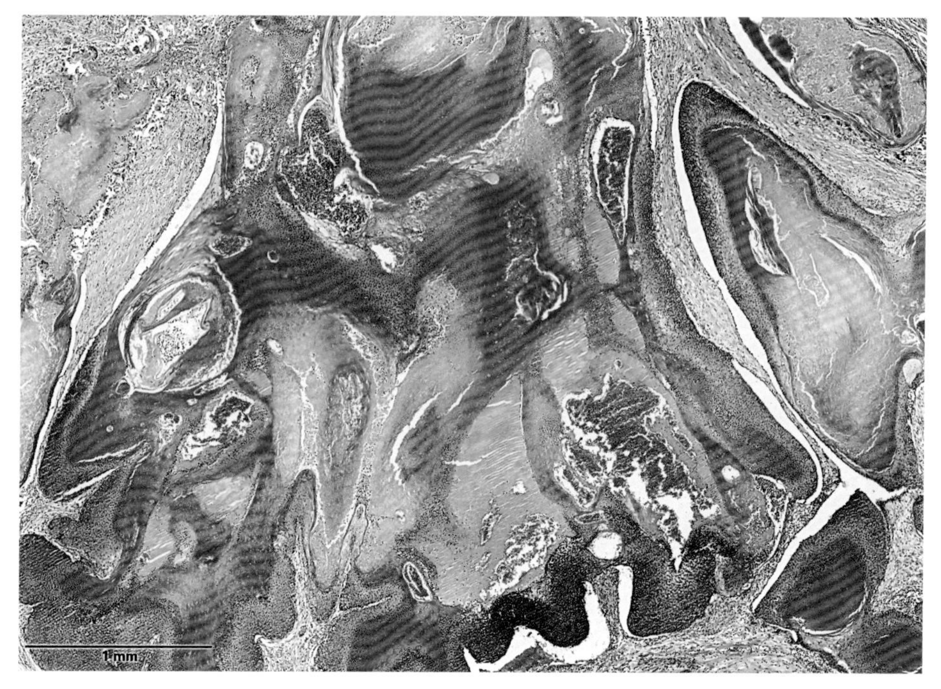

毛母质瘤：肿瘤主要由红染和蓝染肿瘤团块组成

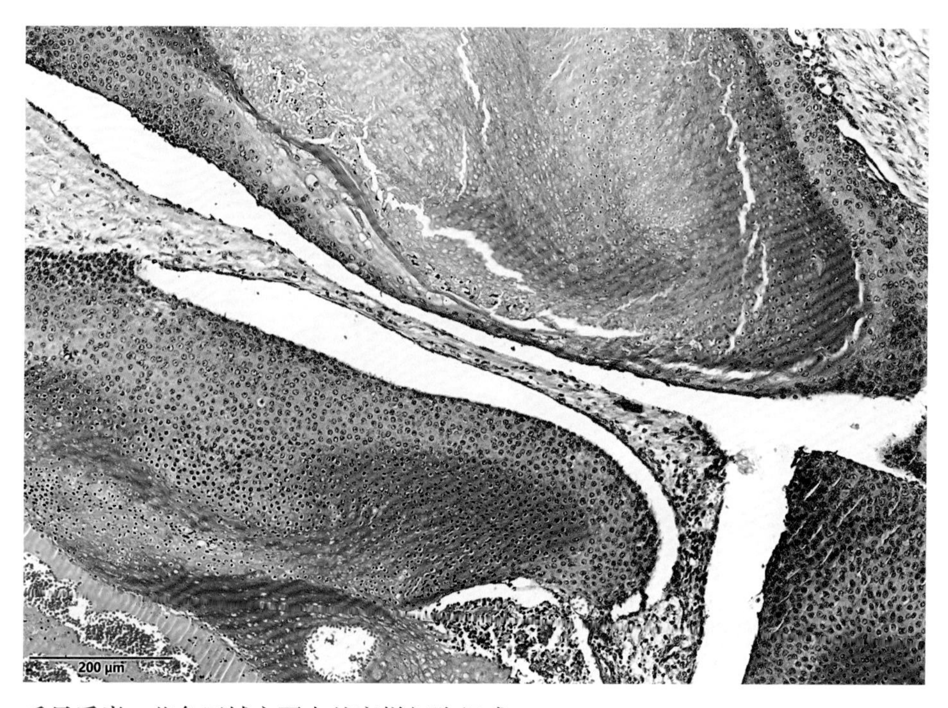

毛母质瘤：蓝色区域主要由基底样细胞组成

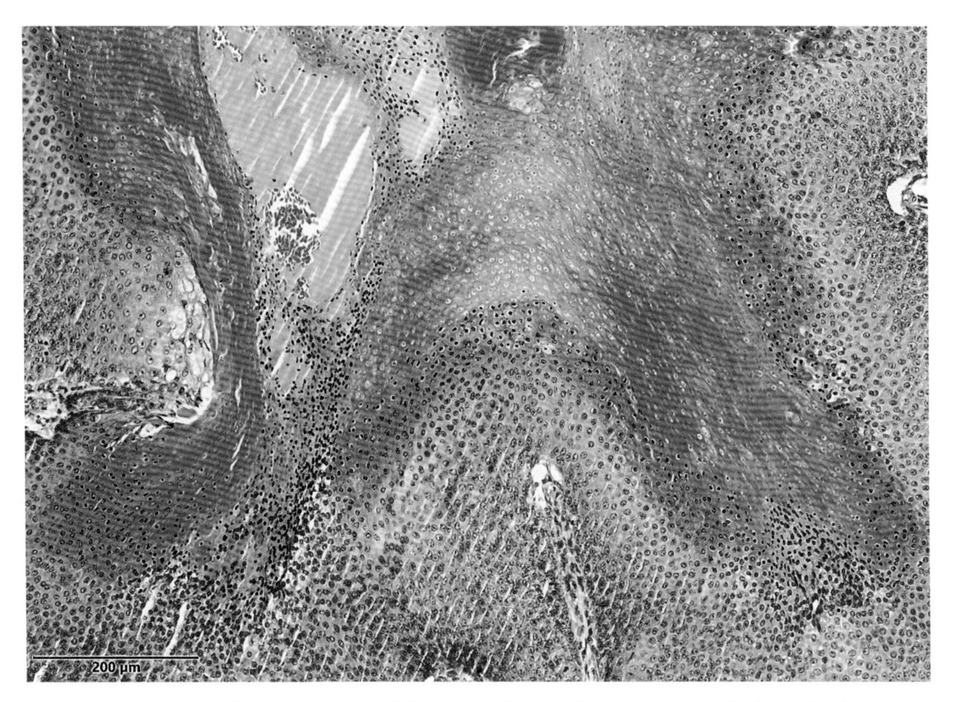

毛母质瘤：蓝色区域主要由基底样细胞组成，红色区域主要由影细胞构成

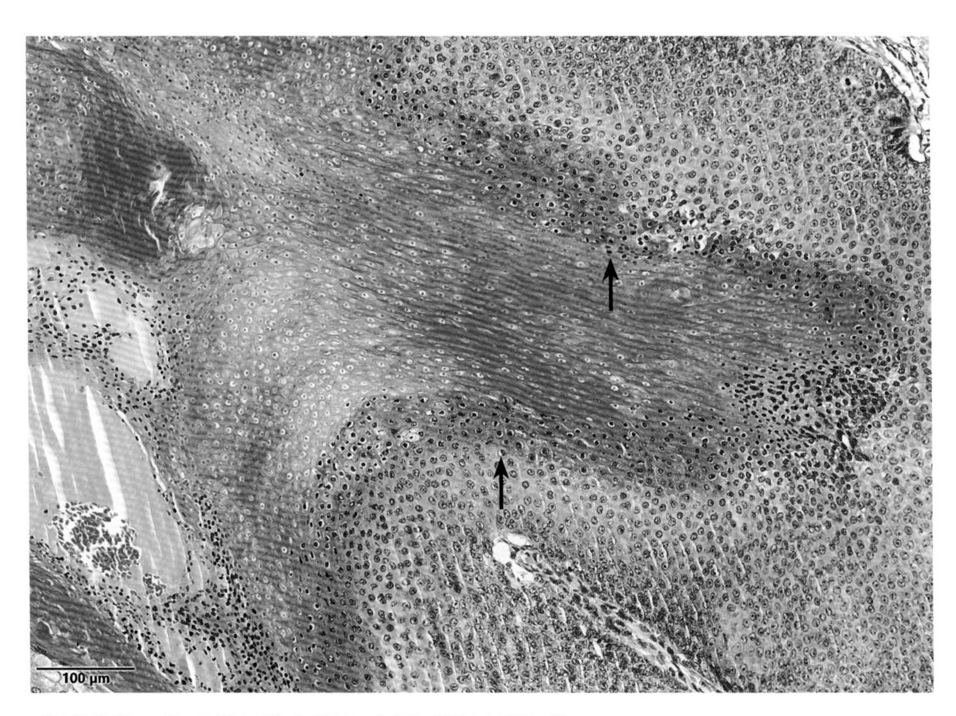

毛母质瘤：基底样细胞与影细胞间可见过渡细胞

9 皮脂腺痣

Sebaceous nevus

- 表皮角化过度。
- 表皮不规则增生。
- 真皮乳头瘤样增生。
- 皮脂腺数量在不同的时期可正常、增多或减少。
- 毛囊的数量减少。
- 下方真皮内可见顶泌汗腺。
- 可并发多种汗腺和毛囊肿瘤。

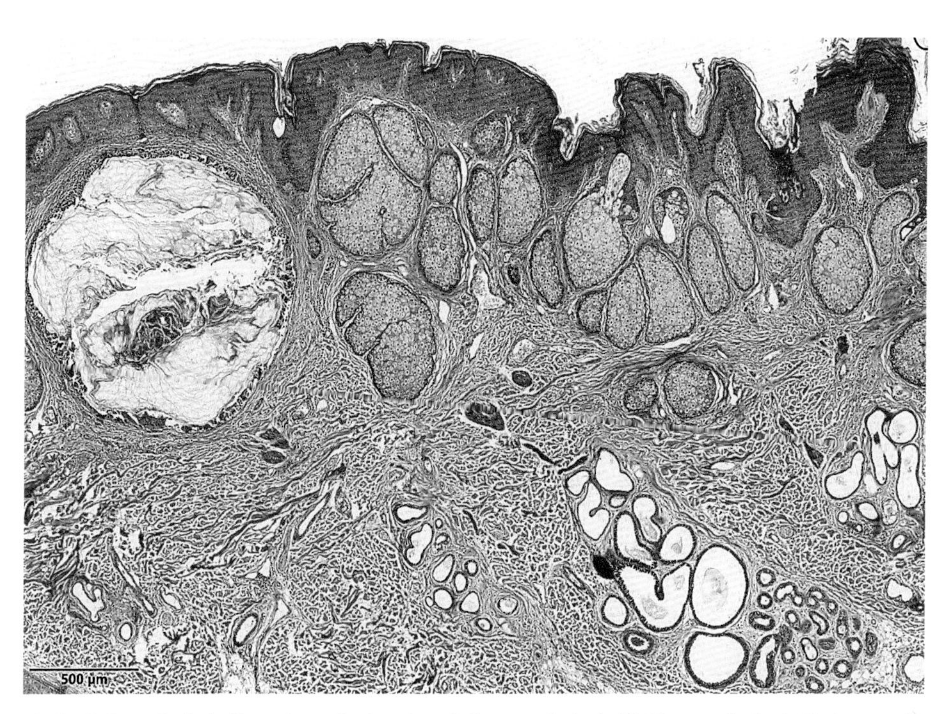

皮脂腺痣：表皮角化过度，表皮不规则增生，乳头瘤样增生，皮脂腺增多，下方可见顶泌汗腺

10 外泌汗腺汗孔瘤

Eccrine poroma

- 表皮增厚，皮突延长。
- 肿瘤位于表皮的下部，与表皮相连。
- 肿瘤细胞自表皮向真皮内生长。
- 瘤细胞呈立方形或圆形，较角质形成细胞小。
- 瘤细胞大小形态一致。
- 瘤细胞与周围的角质形成细胞界限清楚。
- 瘤体内可见汗腺导管。
- 真皮乳头常见血管扩张。

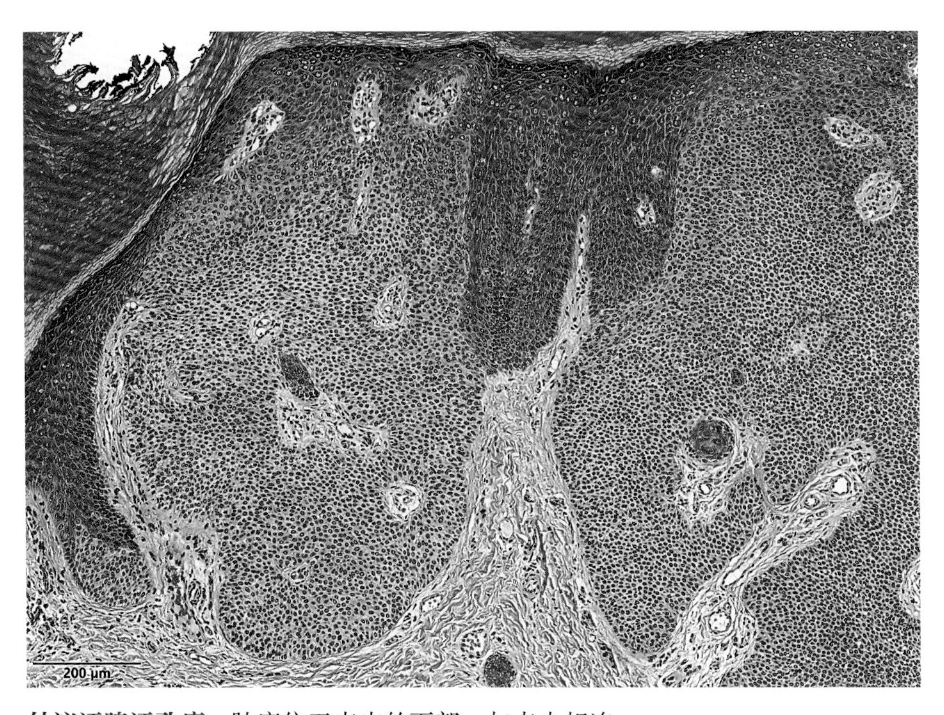

外泌汗腺汗孔瘤：肿瘤位于表皮的下部，与表皮相连

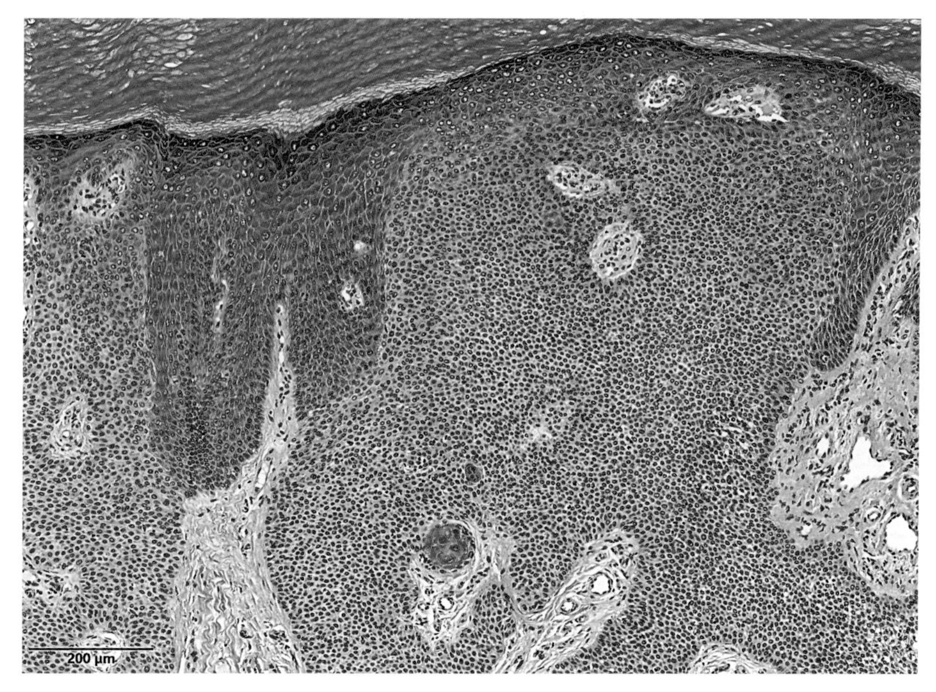

外泌汗腺汗孔瘤：肿瘤细胞自表皮向真皮内生长，与周围的角质形成细胞界限清楚

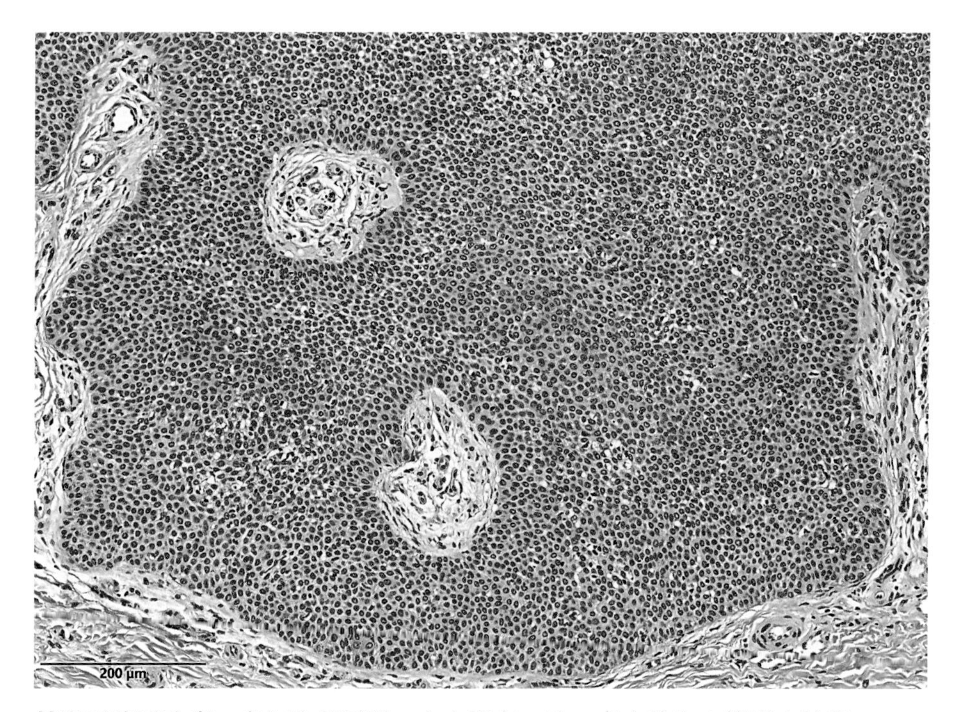

外泌汗腺汗孔瘤：瘤细胞呈圆形，大小形态一致，真皮乳头血管增生扩张

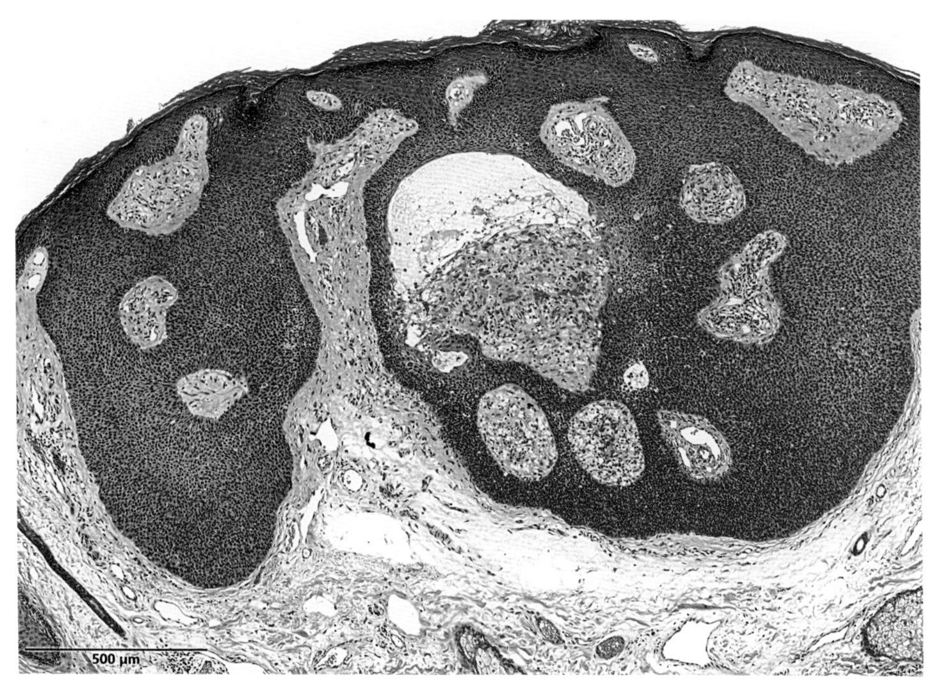

外泌汗腺汗孔瘤：肿瘤细胞自表皮向真皮内生长

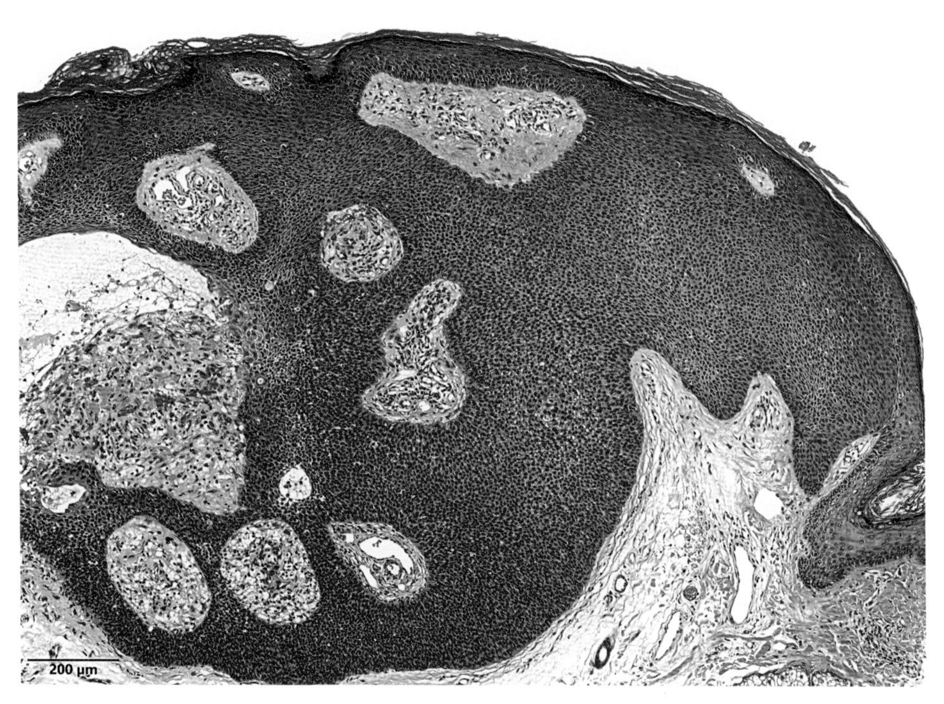

外泌汗腺汗孔瘤：与上方表皮角质形成细胞界限清楚，真皮乳头血管增生扩张

11 汗管瘤

Syringoma

- 肿瘤位于真皮内。
- 由导管、小的囊腔和上皮条索组成。
- 可见蝌蚪样结构，即一侧为管腔，一侧为条索。
- 管腔内有无定形物质。

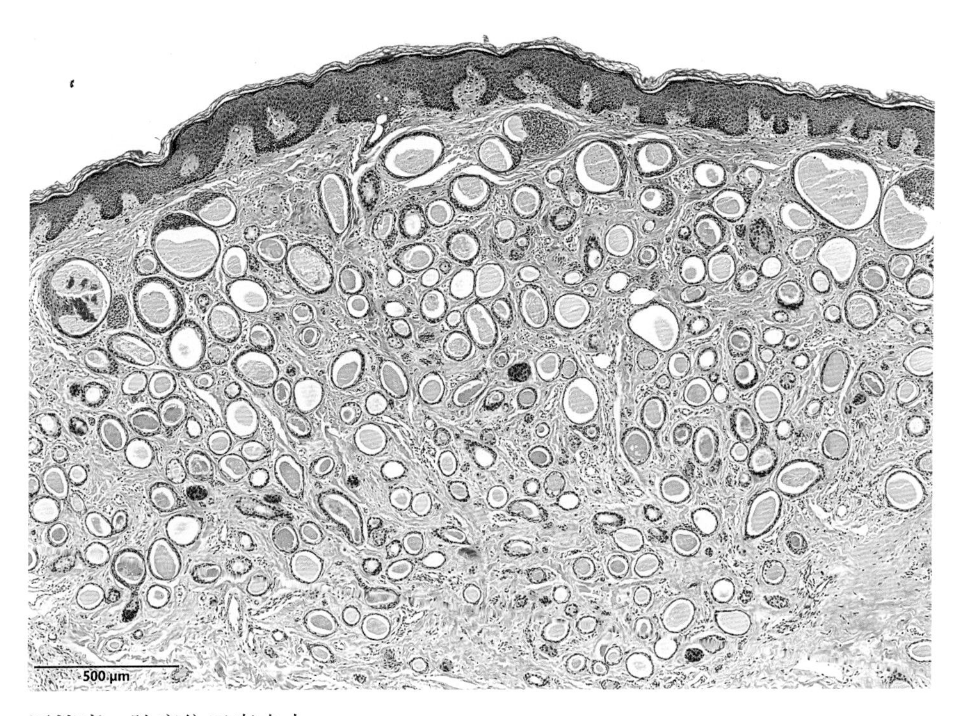

汗管瘤：肿瘤位于真皮内

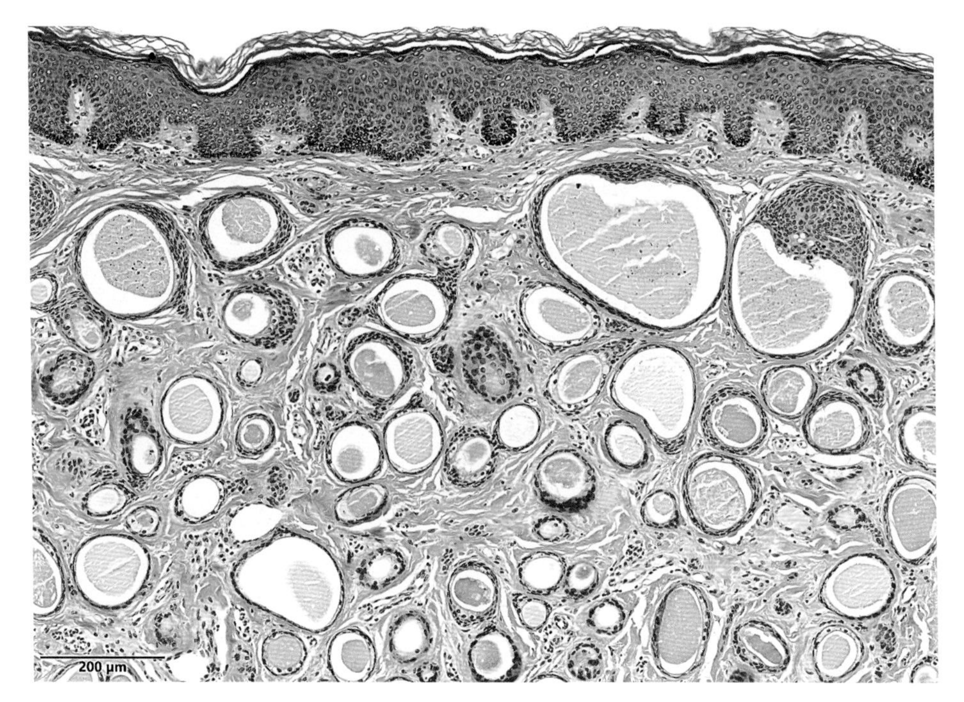

汗管瘤：主要由囊腔组成，可见细胞条索

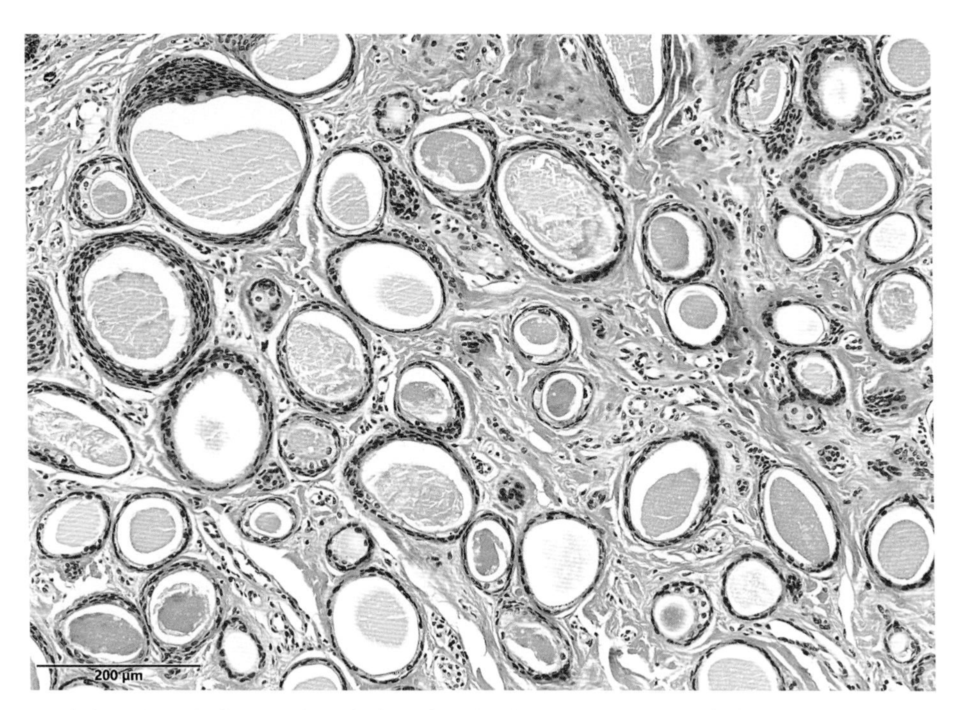

汗管瘤：主要由囊腔组成，内有无定形物质，周围可见细胞条索

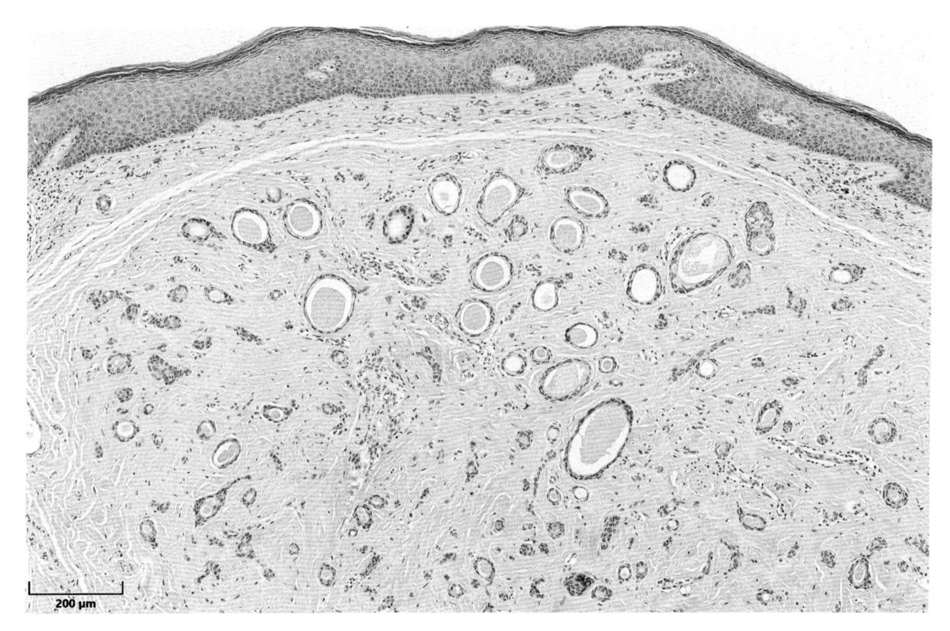

汗管瘤：肿瘤位于真皮内，由囊腔和细胞条索构成

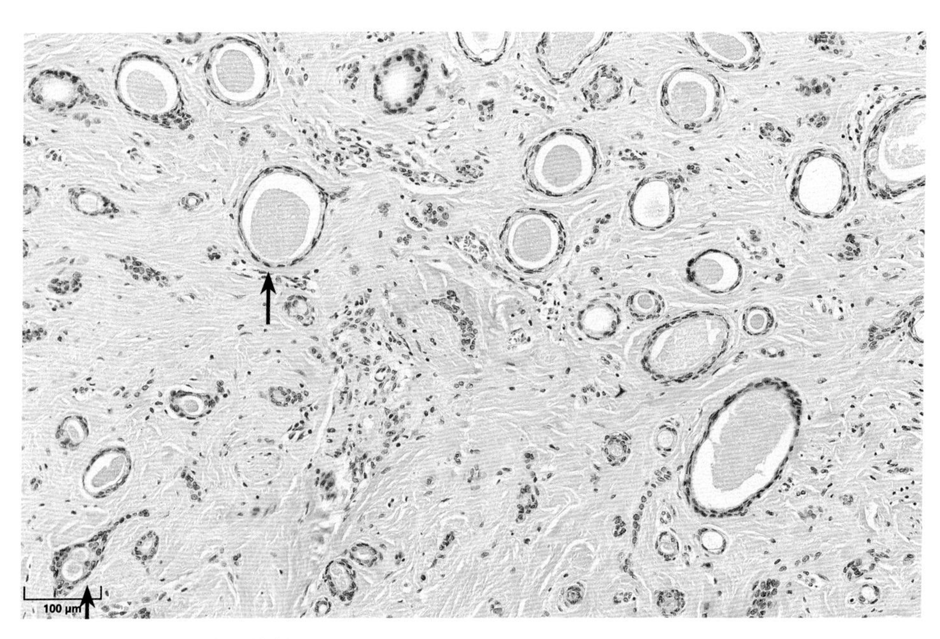

汗管瘤：可见蝌蚪样结构

12 外泌汗腺螺旋腺瘤

Eccrine spiradenoma

- 肿瘤位于真皮内，有时可达皮下组织。
- 一般不与表皮不连。
- 由多个或单个结节组成。
- 瘤体外常有纤维包膜。
- 间质内可见毛细血管扩张或大的血管腔。
- 瘤细胞主要为嗜碱性小圆形细胞。
- 细胞排列紧密。
- 可呈线状或螺旋状排列。
- 常有淋巴细胞浸润。

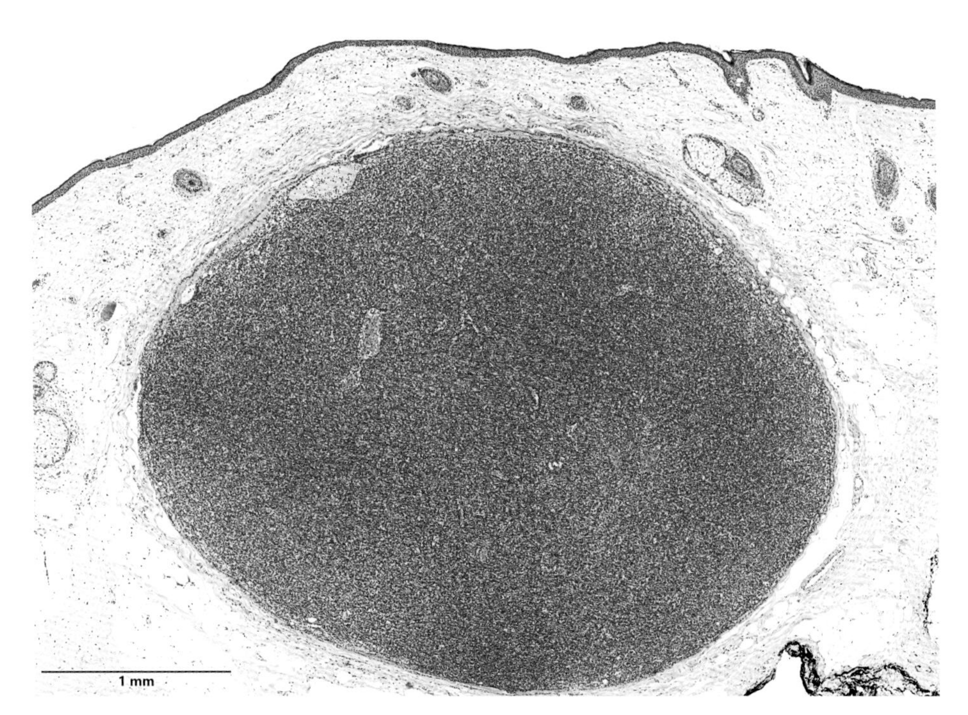

外泌汗腺螺旋腺瘤：真皮内单发结节，肿瘤细胞呈嗜碱性

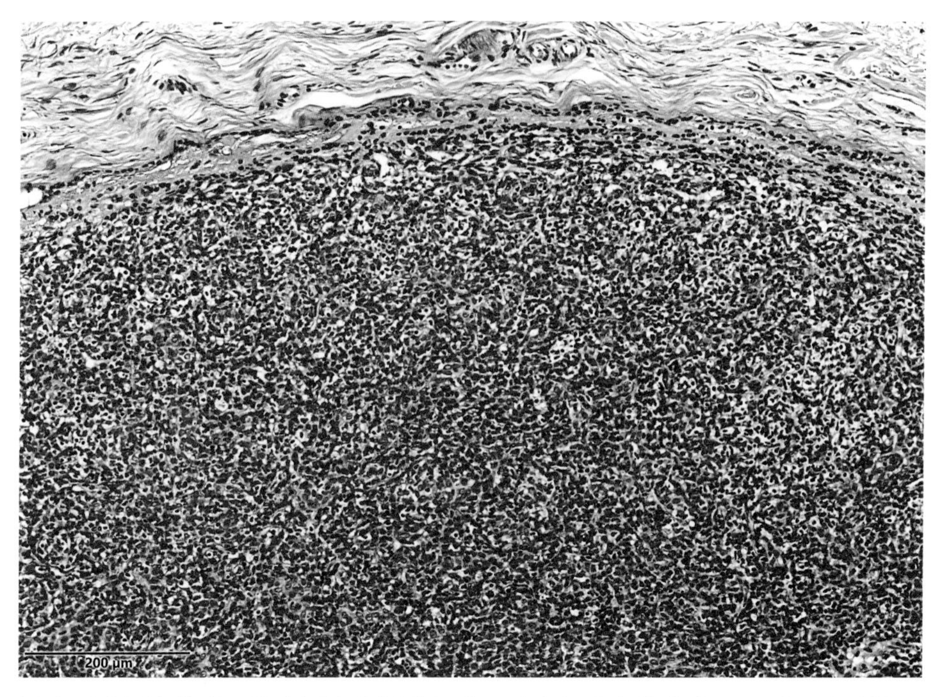

外泌汗腺螺旋腺瘤：肿瘤周边有纤维包膜，肿瘤细胞密集分布，呈明显嗜碱性

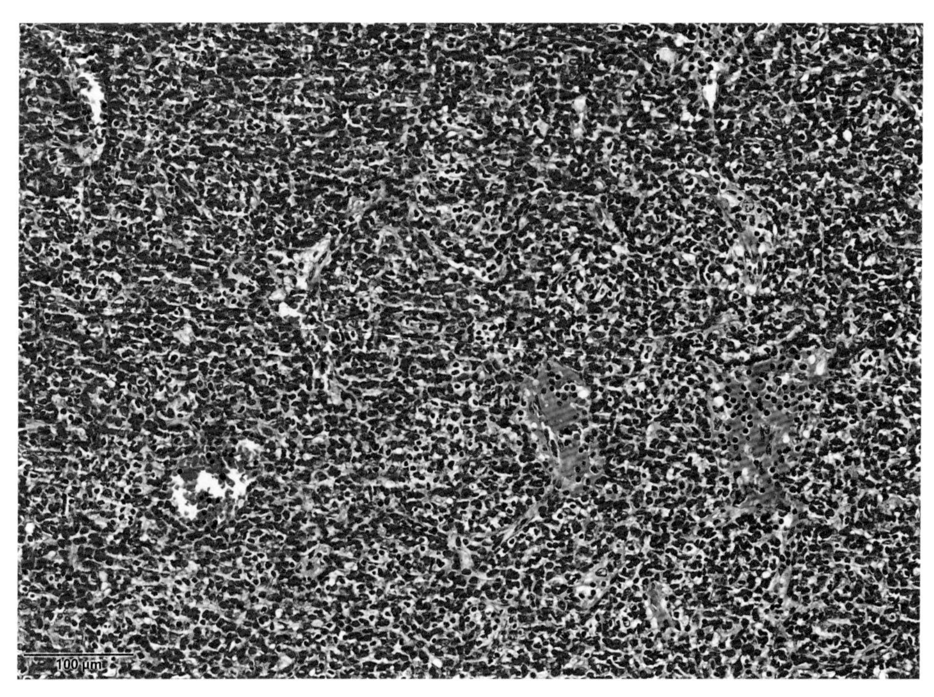

外泌汗腺螺旋腺瘤：肿瘤细胞密集分布，部分呈线状排列，瘤体内可见血管增生扩张

13 结节性汗腺瘤

Nodular hidradenoma

- 又称为透明细胞汗腺瘤（clear cell hidradenoma）。
- 瘤体位于真皮内，可深达皮下组织。
- 瘤体由小叶状瘤细胞团块组成。
- 主要有两种瘤细胞：圆形嗜碱性细胞和透明细胞。
- 不同区域嗜碱性细胞与透明细胞比例有所不同。
- 有的肿瘤均为嗜碱性细胞，有的均为透明细胞。
- 可有大小不等的囊腔及导管结构。
- 基质中血管和黏蛋白增多。
- 肿瘤间质可出现透明变性。

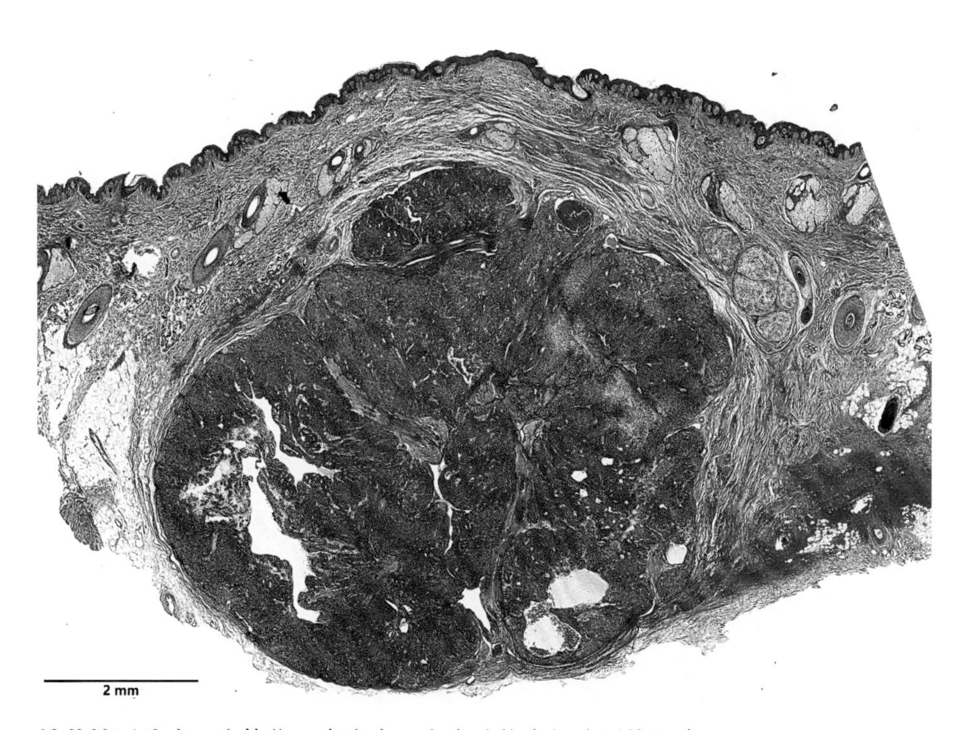

结节性汗腺瘤：瘤体位于真皮内，由小叶状瘤细胞团块组成

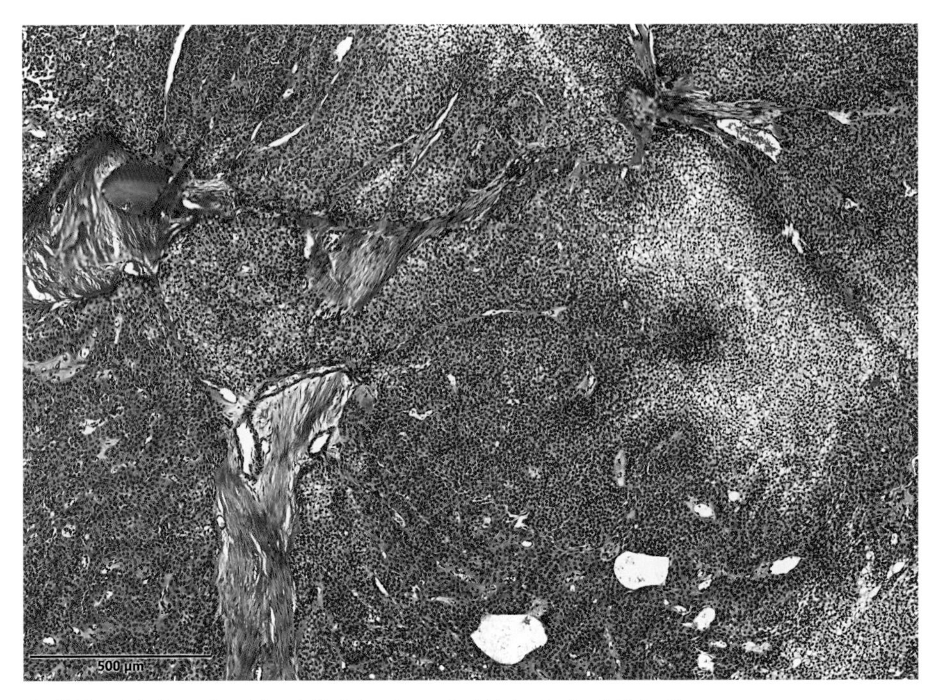

结节性汗腺瘤：主要有两种瘤细胞，嗜碱性细胞和透明细胞

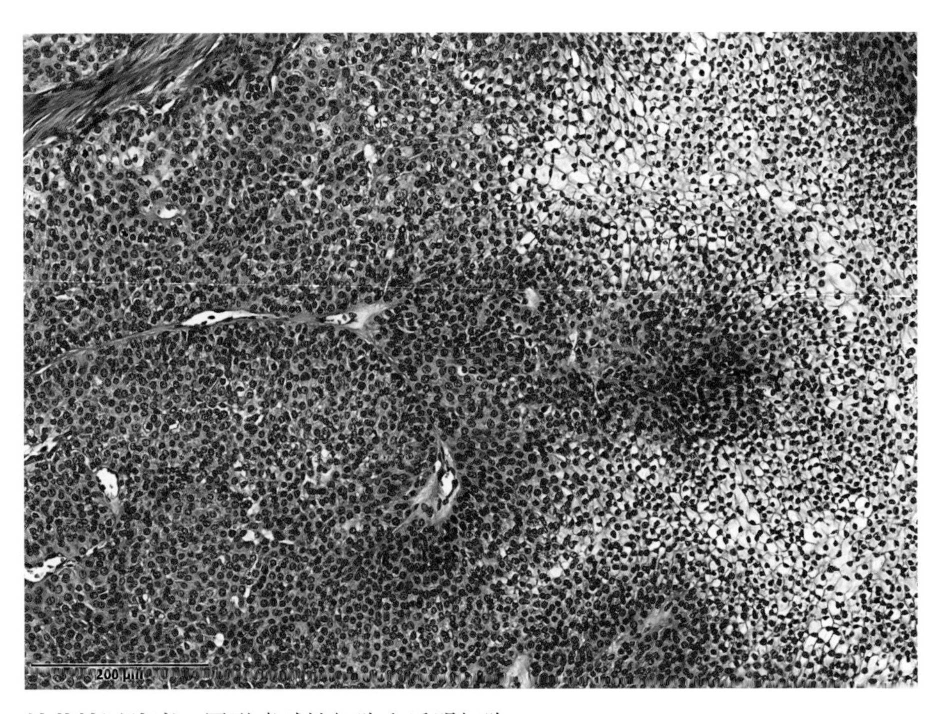

结节性汗腺瘤：圆形嗜碱性细胞和透明细胞

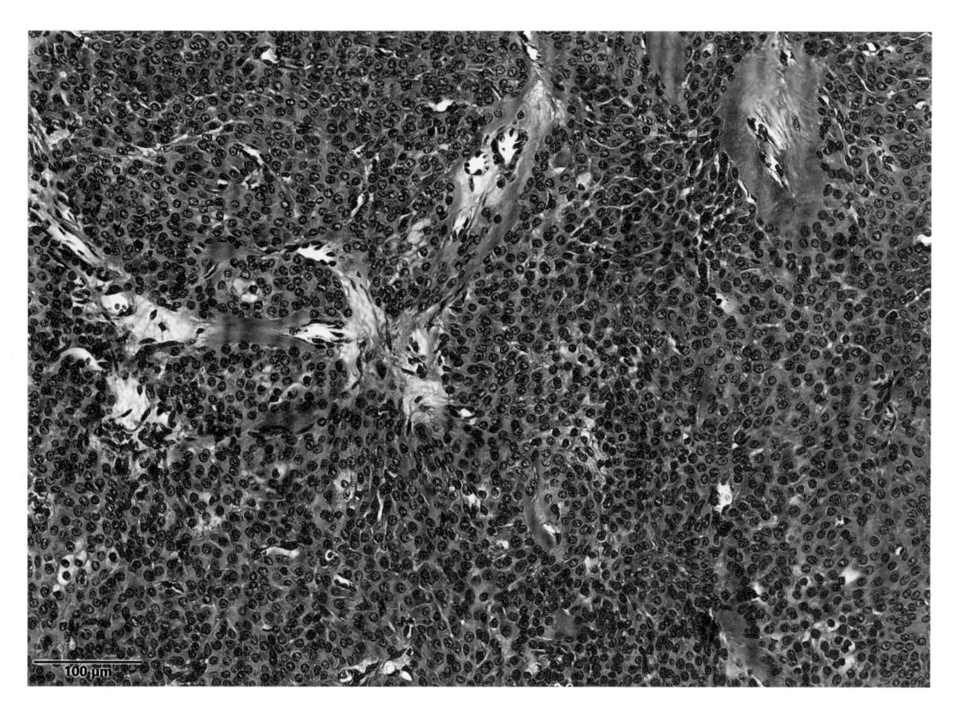

结节性汗腺瘤：该区域主要为嗜碱性细胞

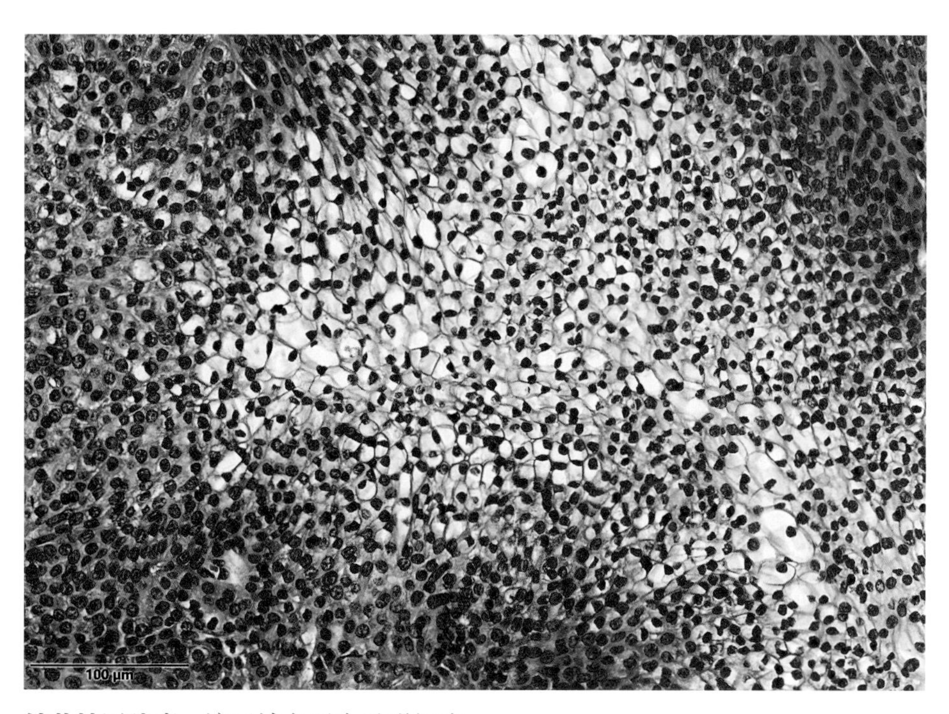

结节性汗腺瘤：该区域主要为透明细胞

14 圆柱瘤

Cylindroma

- 多位于真皮，与表皮不相连。
- 由多发肿瘤团块组成。
- 肿瘤团块呈镶嵌状排列，形成七巧板样外观。
- 肿瘤团块周围有嗜酸性的基底膜样包膜，是圆柱瘤的特征性病理表现。
- 肿瘤团块周边细胞呈栅栏状排列，细胞相对较小，细胞核深染。
- 有时团块中央可见均质小体。
- 肿瘤团块中可见导管结构。

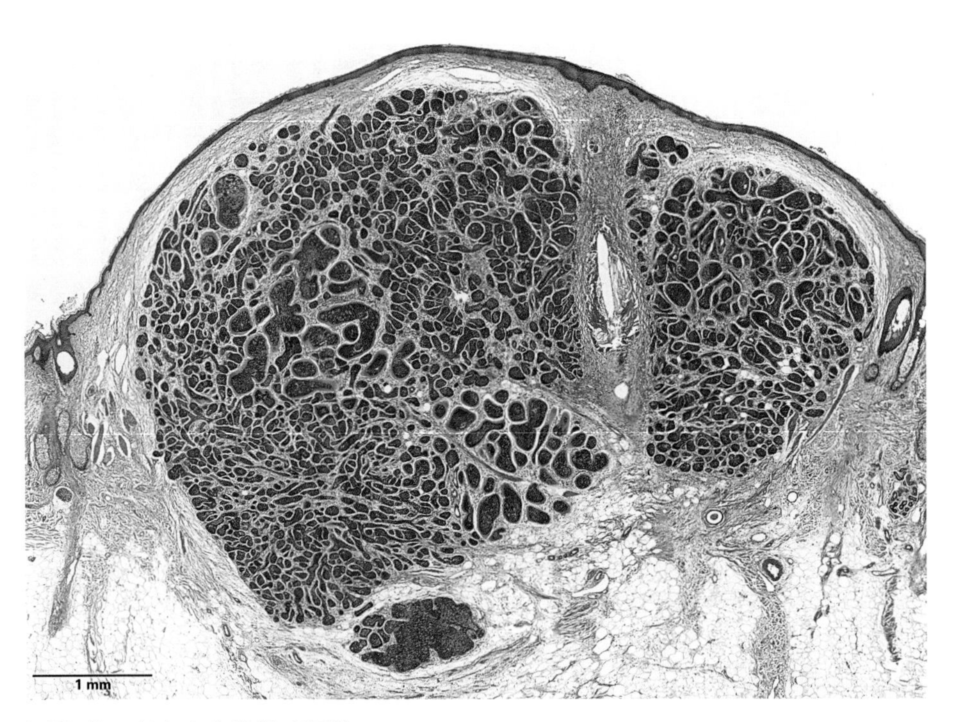

圆柱瘤：真皮内多发肿瘤团块

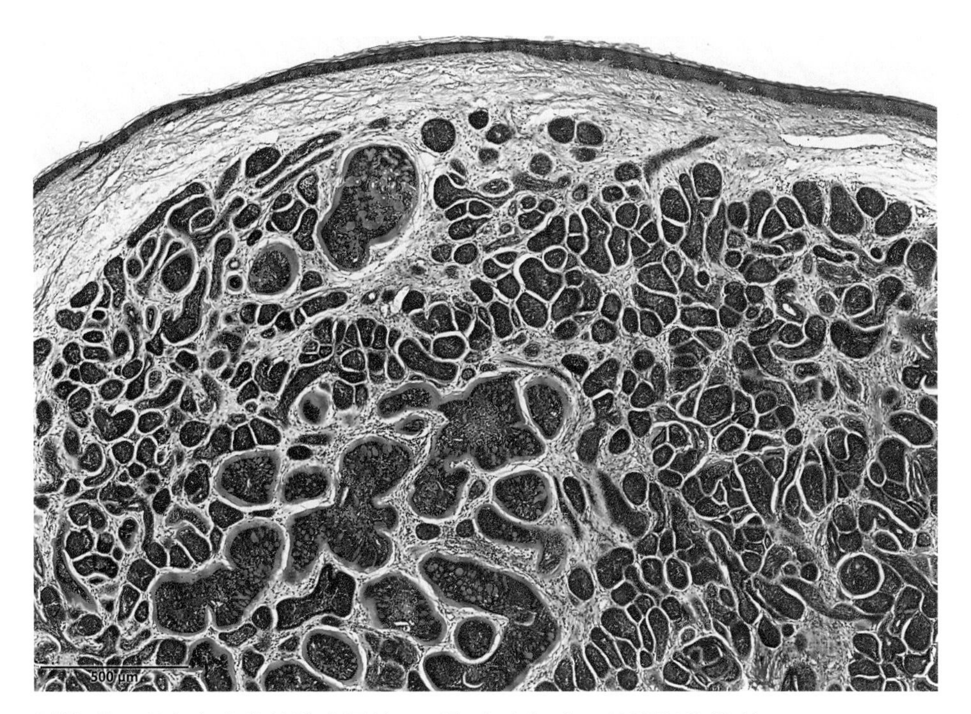

圆柱瘤：真皮内多发的肿瘤团块，不与表皮相连，呈镶嵌状排列

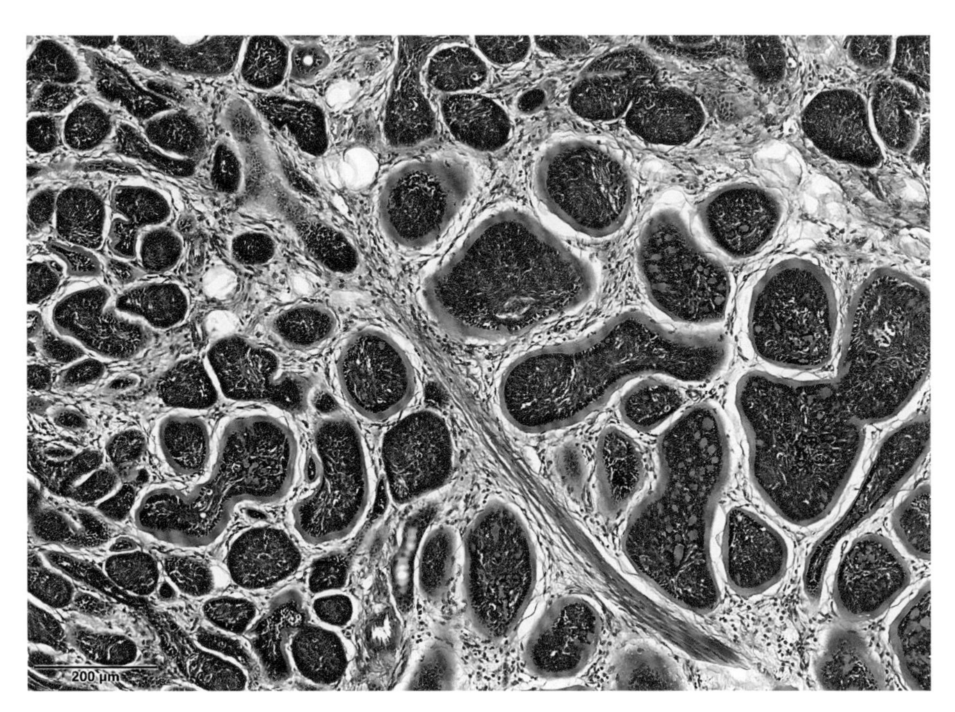

圆柱瘤：肿瘤细胞团块周边有嗜酸性基底膜样包膜

15 皮肤纤维瘤

Dermatofibroma

- 表皮角化过度。
- 表皮增生，皮突延长。
- 基底层色素增加。
- 真皮内胶原纤维及成纤维细胞增生，边界不清。
- 纤维型皮肤纤维瘤：以胶原纤维增生为主。
- 细胞型皮肤纤维瘤：以成纤维细胞增生为主。

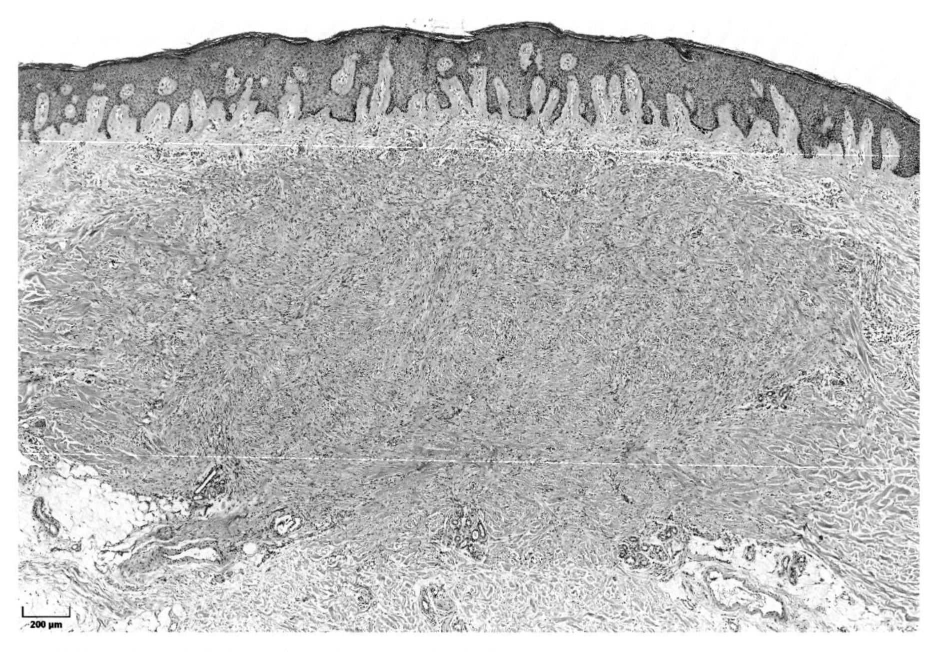

皮肤纤维瘤： 肿瘤位于真皮内，呈片状分布

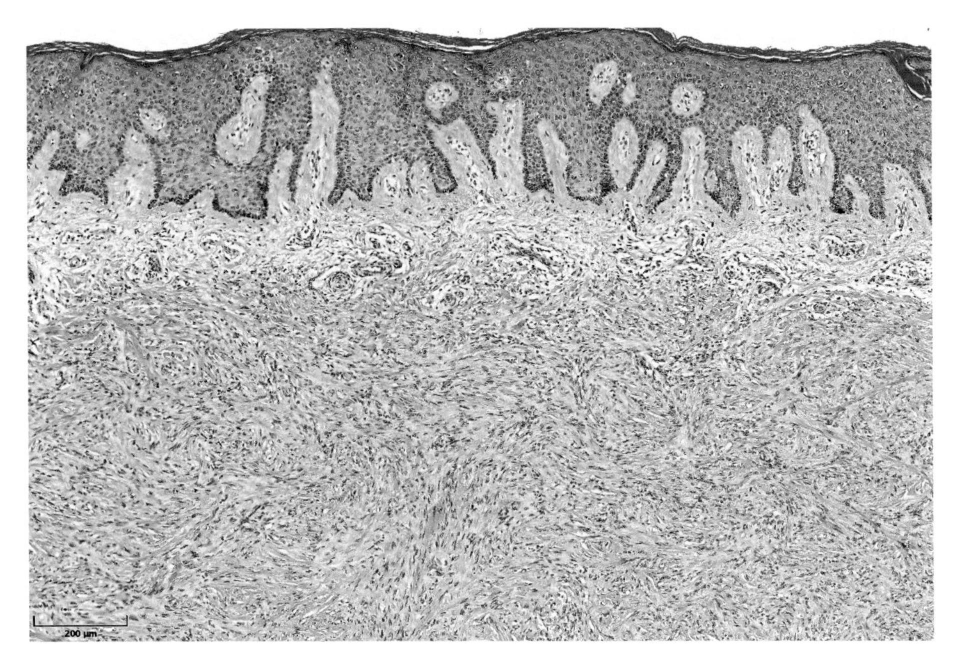

皮肤纤维瘤：表皮增生，皮突延长，基底层色素增加

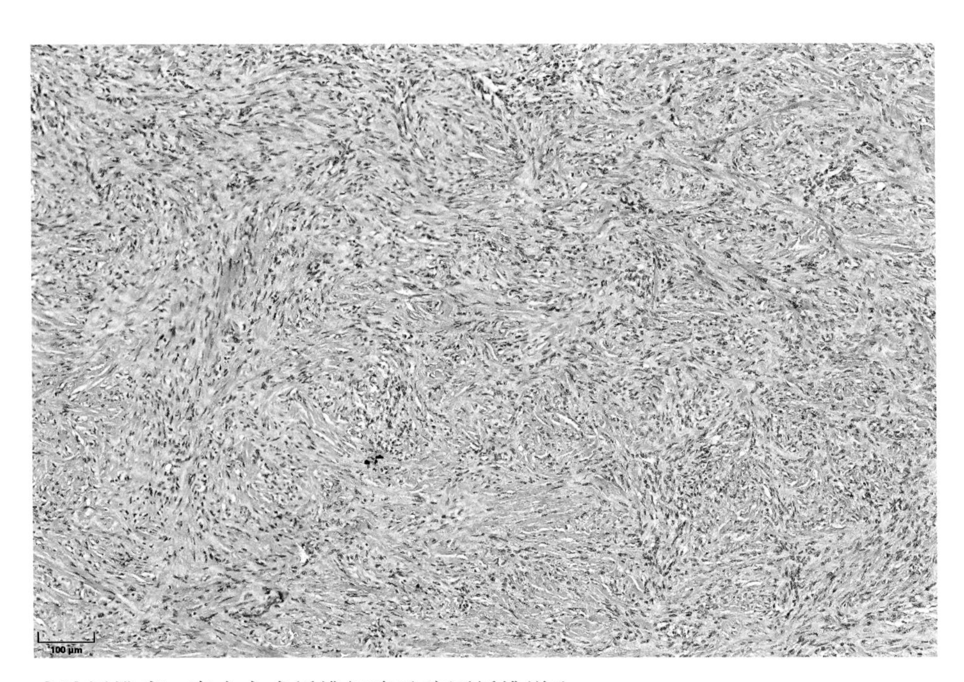

皮肤纤维瘤：真皮内成纤维细胞及胶原纤维增生

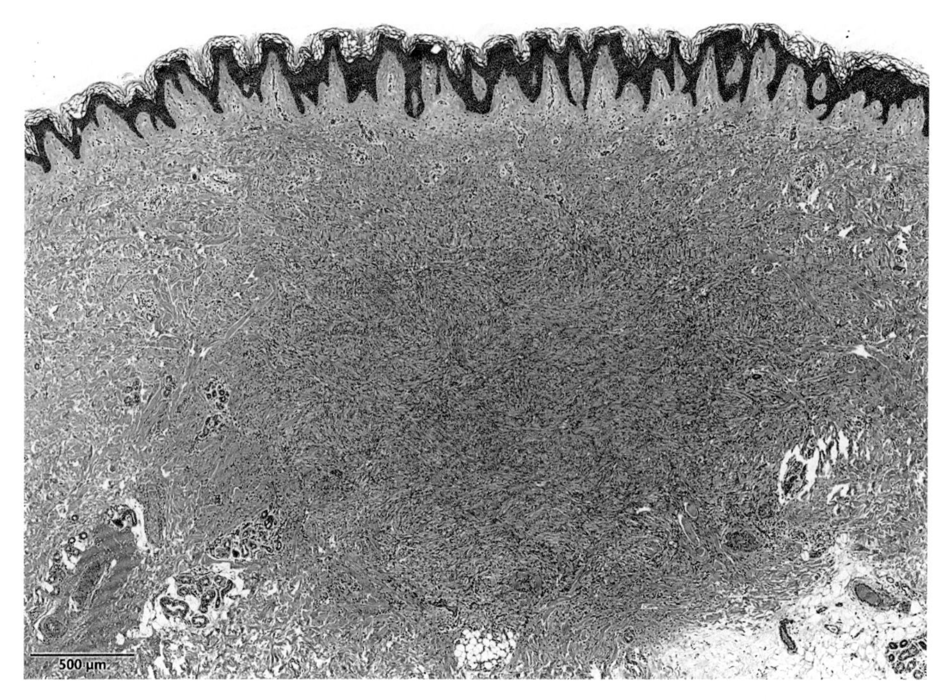

皮肤纤维瘤：肿瘤位于真皮内，呈片状分布

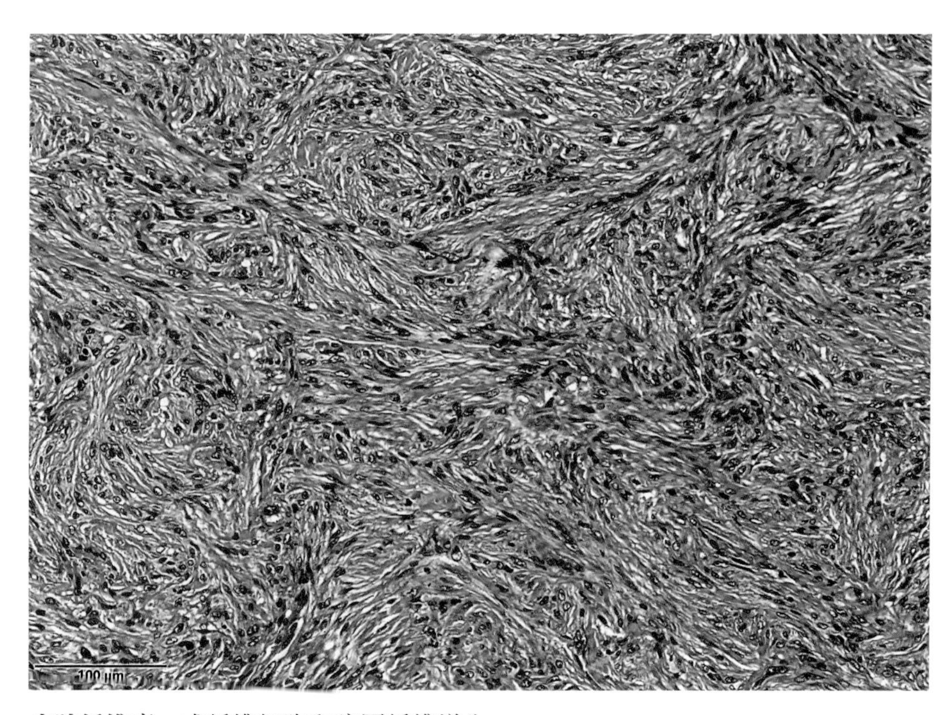

皮肤纤维瘤：成纤维细胞和胶原纤维增生

16 软纤维瘤

Soft fibroma

- 又称为皮赘。
- 表皮正常或轻度萎缩。
- 真皮常呈乳头瘤状。
- 真皮内胶原纤维疏松、纤细。
- 常有扩张的毛细血管。
- 可伴有脂肪增生。

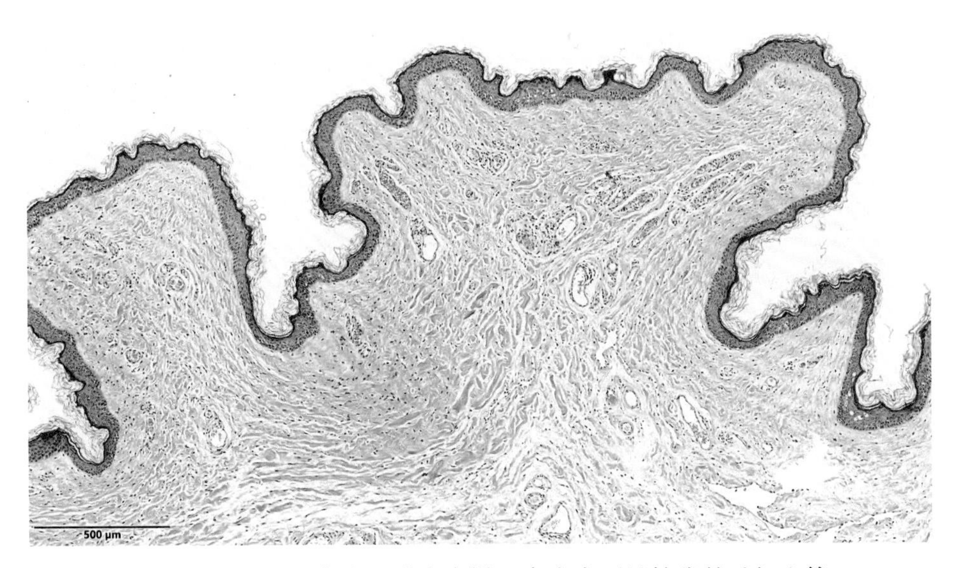

软纤维瘤：表皮不规则，真皮呈乳头瘤样，真皮内可见扩张的毛细血管

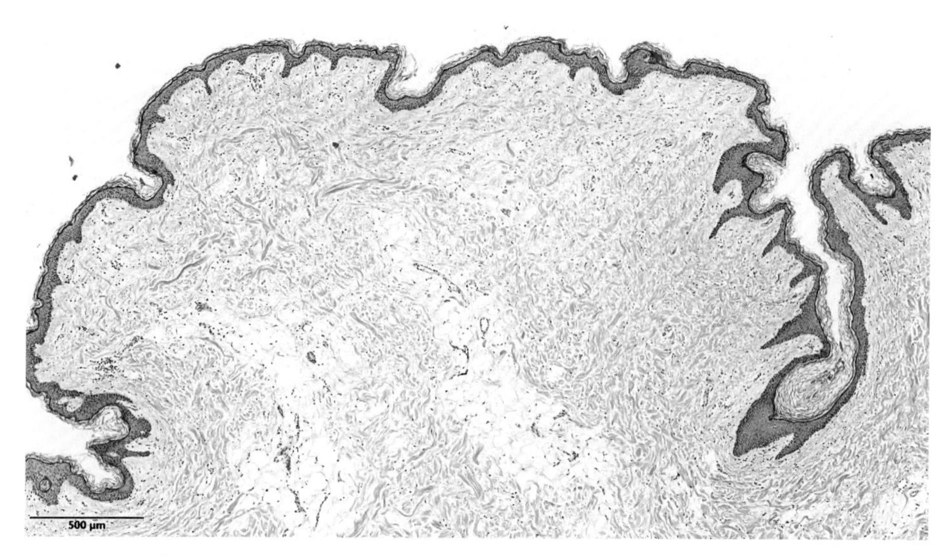

软纤维瘤：真皮胶原纤维疏松、纤细

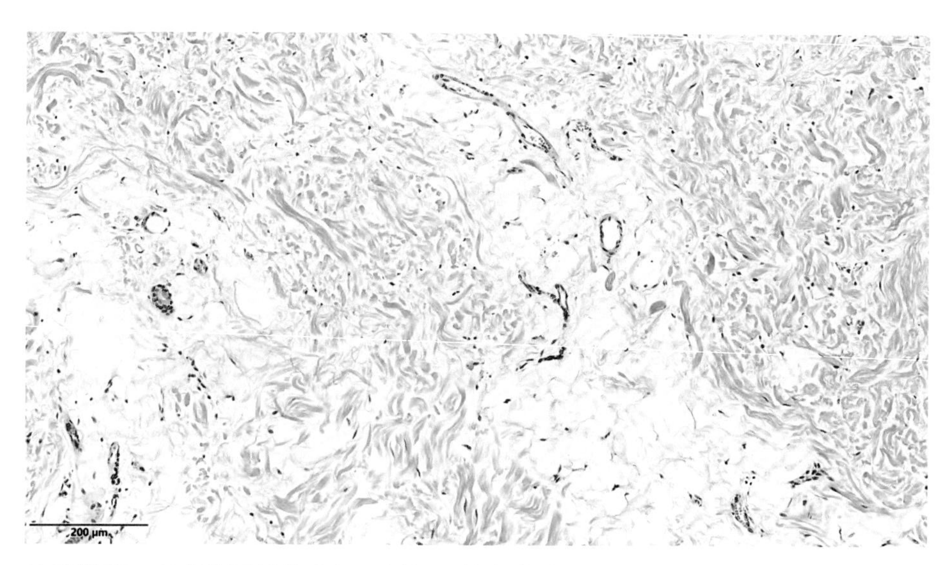

软纤维瘤：真皮胶原纤维疏松、纤细，伴有脂肪增生

17 血管角皮瘤

Angiokeratoma

- 表皮角化过度。
- 可伴有角化不全。
- 角质层内可有出血表现。
- 真皮乳头层内可见扩张血管。
- 内有大量红细胞。

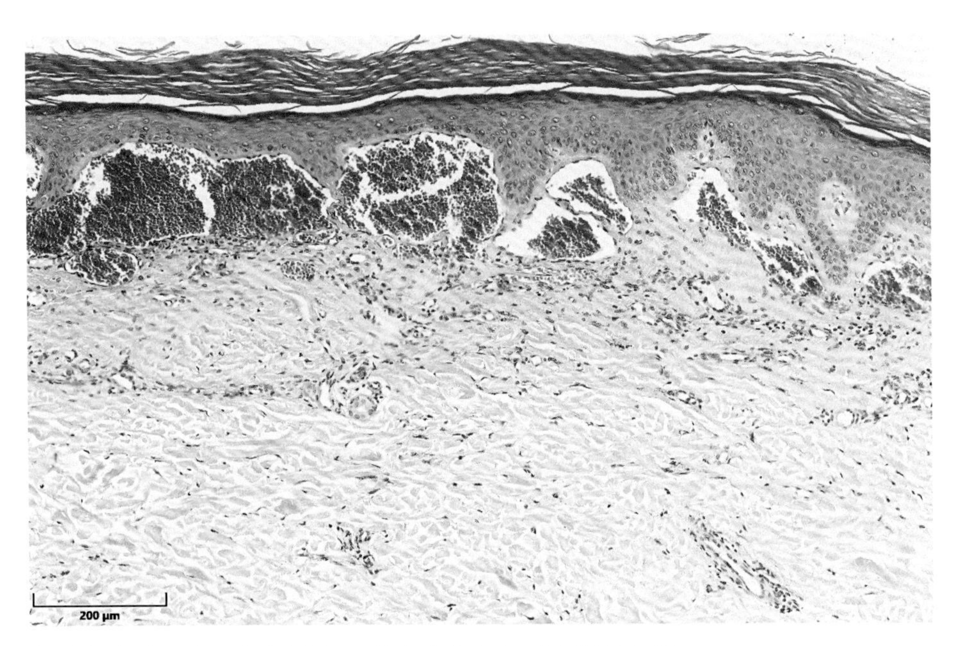

血管角皮瘤：表皮角化过度，真皮乳头层内可见扩张血管

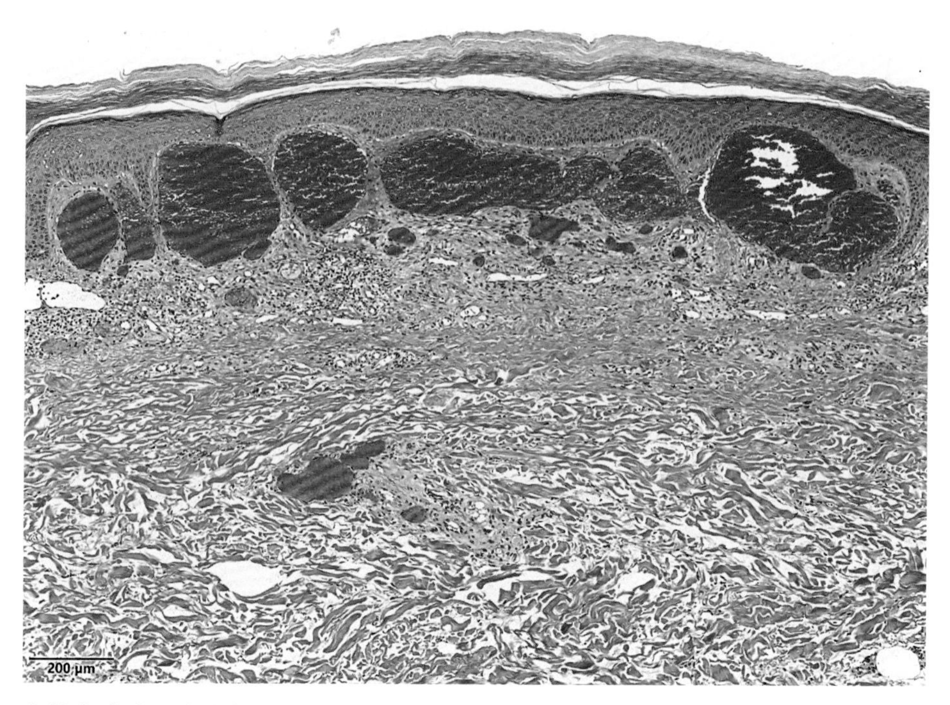

血管角皮瘤：表皮角化过度，真皮乳头层内血管扩张，内有大量红细胞

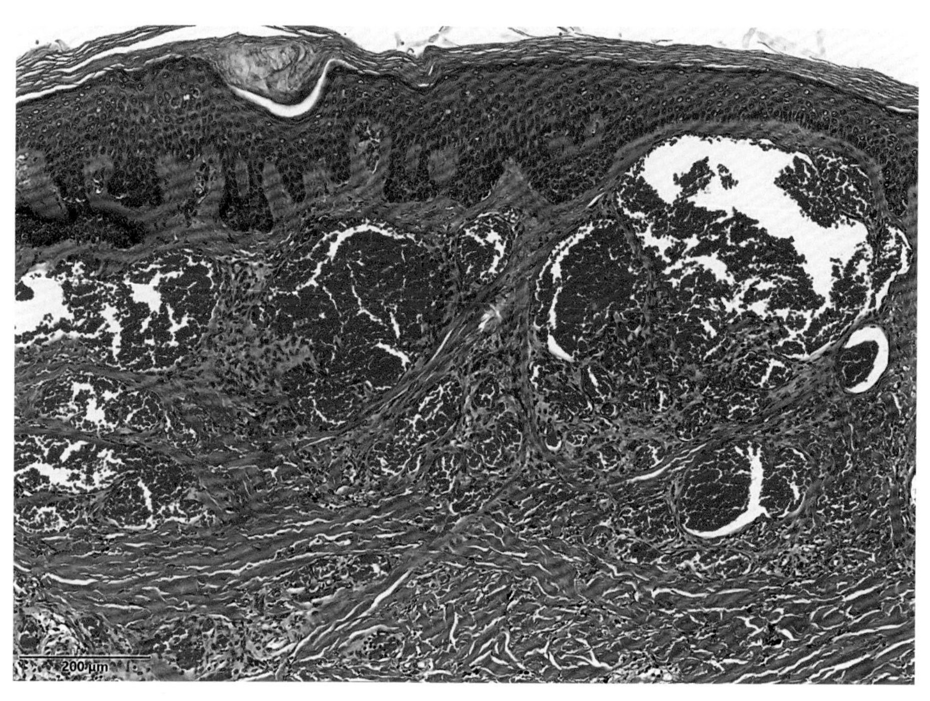

血管角皮瘤：表皮角化过度，真皮上部血管增生扩张，内有大量红细胞

18 化脓性肉芽肿

Pyogenic granuloma

- 表皮可出现糜烂变薄。
- 皮损两侧表皮向下增生可形成衣领样外观。
- 真皮间质水肿。
- 真皮上部毛细血管增生，形成较多管腔。
- 伴有血管内皮细胞增生。
- 瘤体内可见嗜中性粒细胞和淋巴细胞浸润。

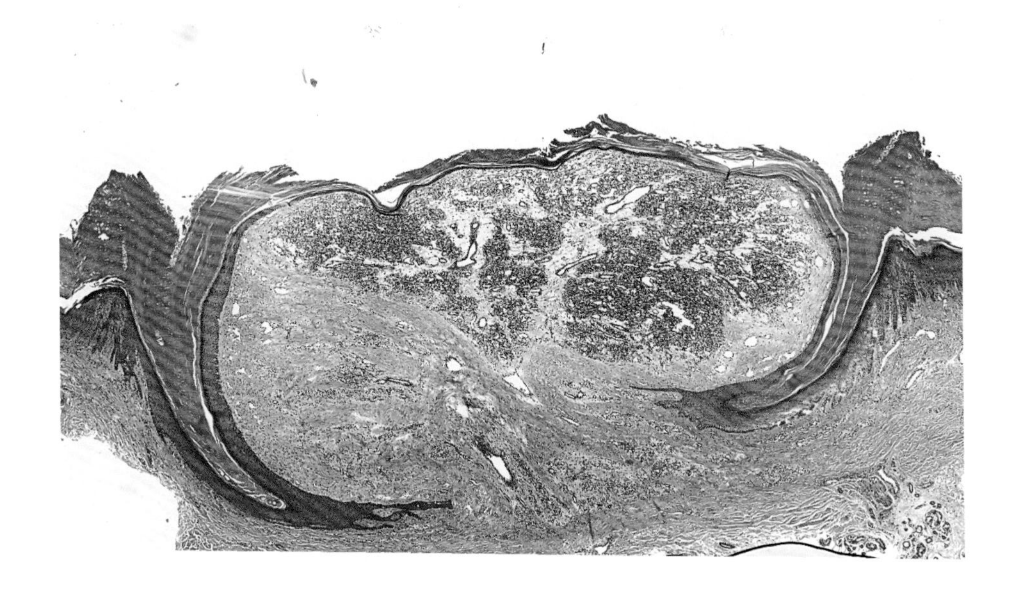

化脓性肉芽肿： 真皮上部毛细血管增生，两侧表皮向下增生形成衣领样外观

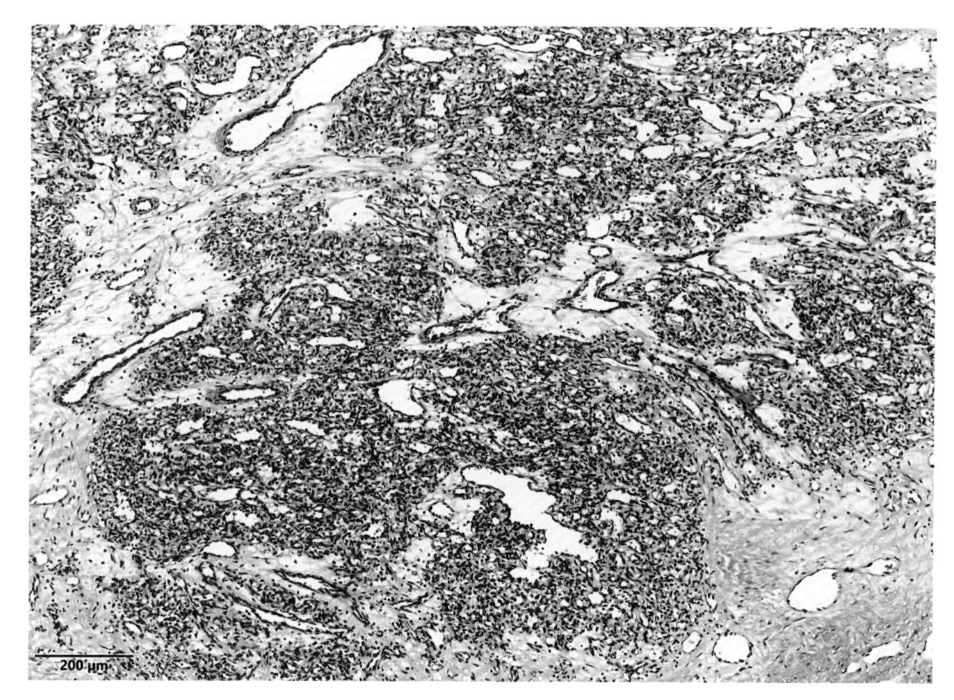

化脓性肉芽肿：真皮毛细血管增生，血管内皮细胞增生，间质水肿

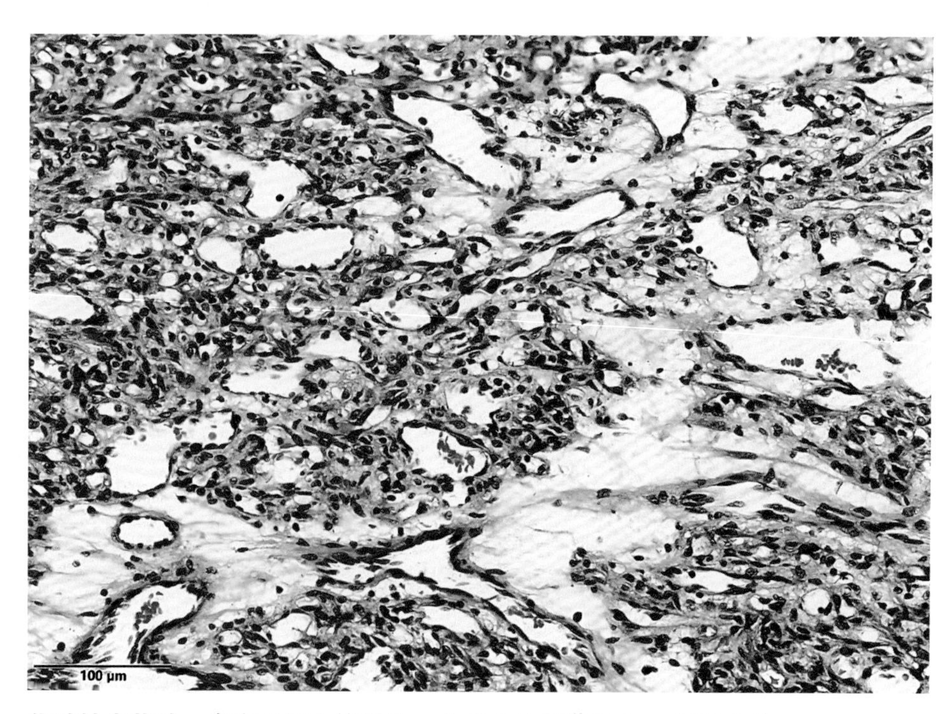

化脓性肉芽肿：真皮毛细血管增生，血管内皮细胞增生，间质水肿

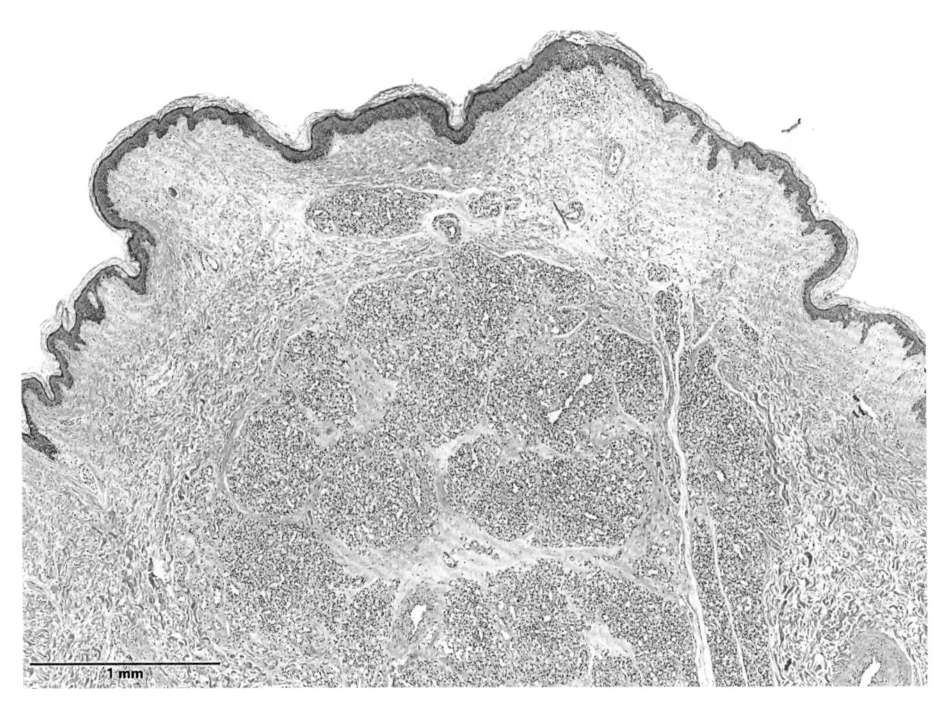

化脓性肉芽肿：真皮内毛细血管增生，血管内皮细胞增生

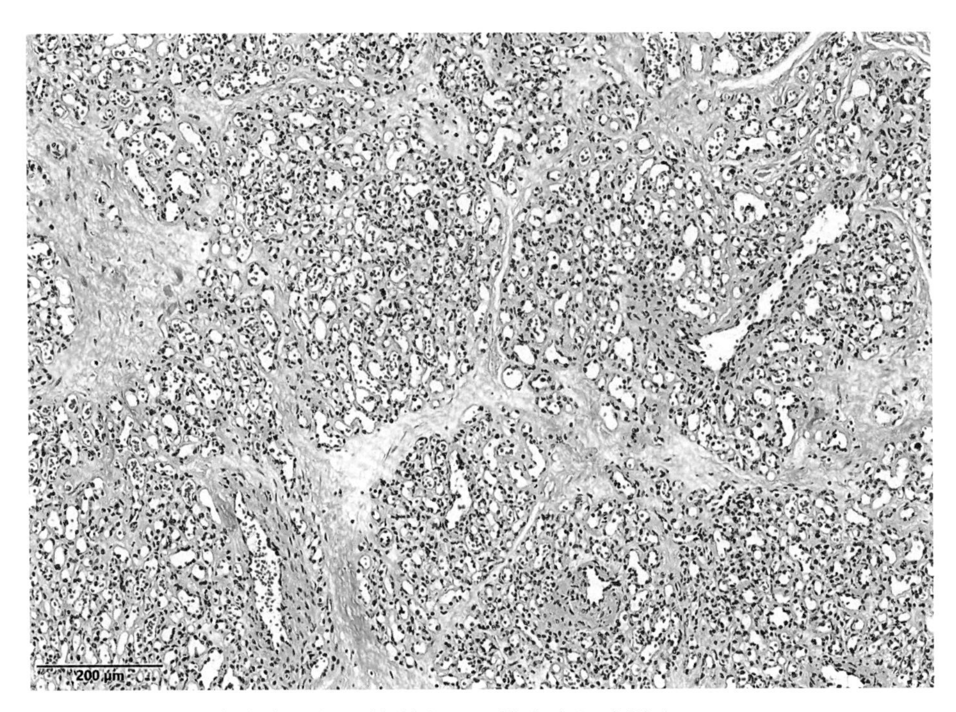

化脓性肉芽肿：真皮内毛细血管增生，血管内皮细胞增生

19 樱桃状血管瘤

Cherry angioma

- 皮损多呈半球状。
- 两侧表皮可呈衣领状。
- 表皮正常或萎缩。
- 真皮浅中层血管增生、扩张、充血。
- 血管周围可有纤维组织分隔。

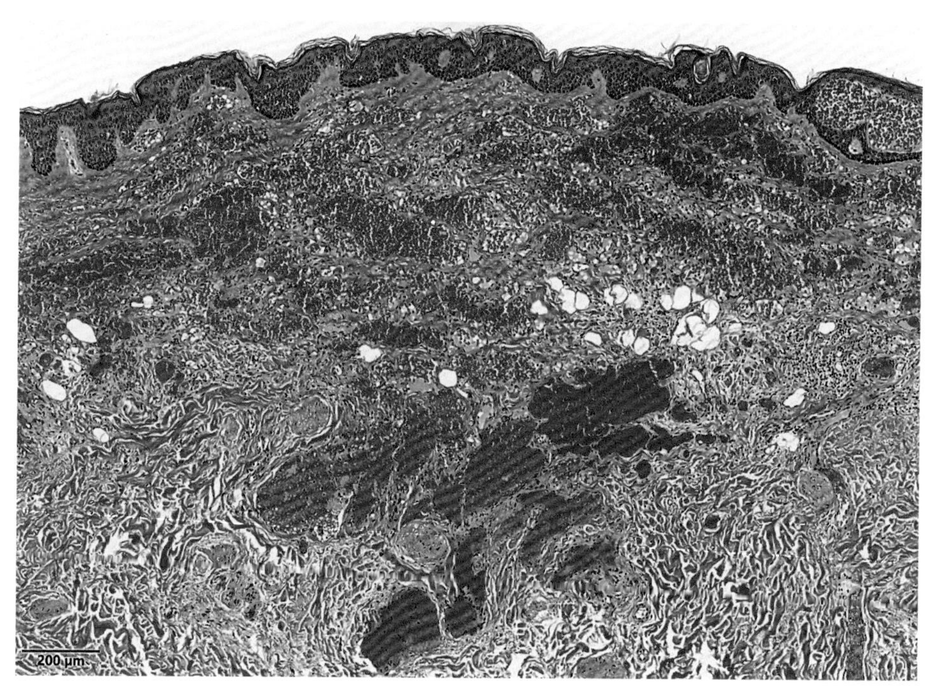

樱桃状血管瘤：真皮内血管增生、扩张

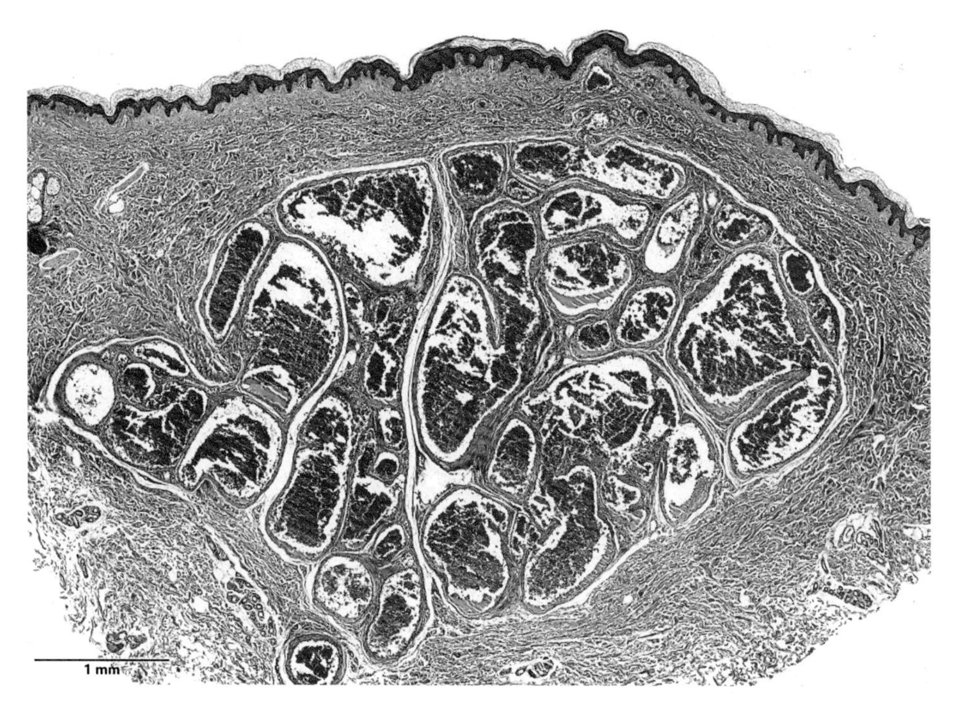

樱桃状血管瘤：真皮血管增生、扩张、充血

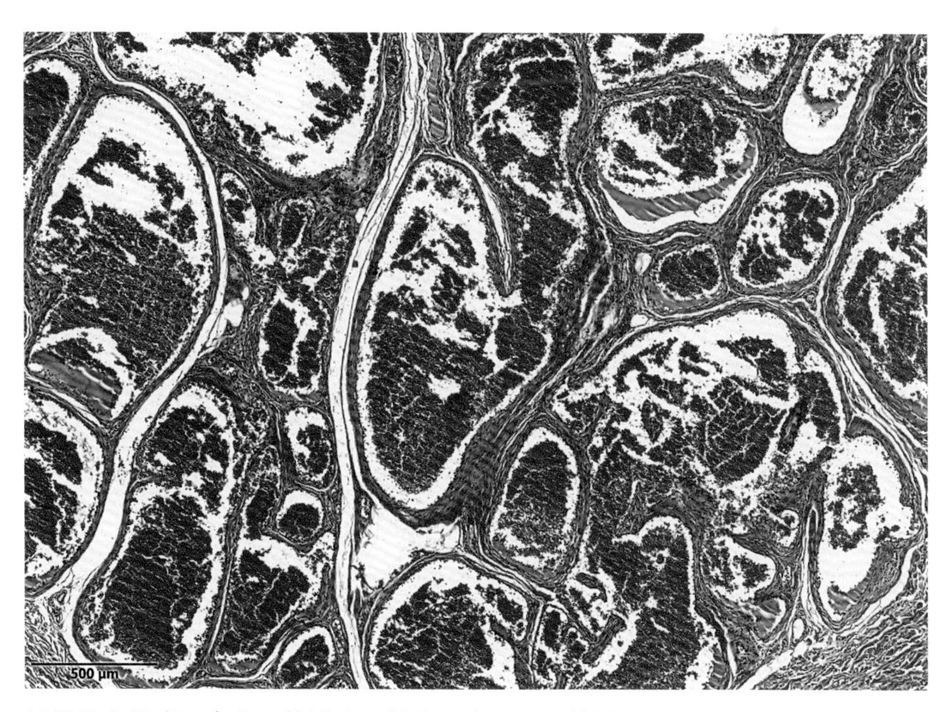

樱桃状血管瘤：真皮血管增生、扩张、充血，血管周围有纤维组织分隔

20 血管球瘤

Glomus tumor

- 肿瘤位于真皮内，境界清楚。
- 瘤体由血管腔和血管球细胞组成。
- 管腔少，细胞多。
- 主要由血管球细胞组成，位于血管周围。
- 血管球细胞呈圆形或卵圆形，大小一致，分布均匀。
- 肿瘤周围间质可有黏液。

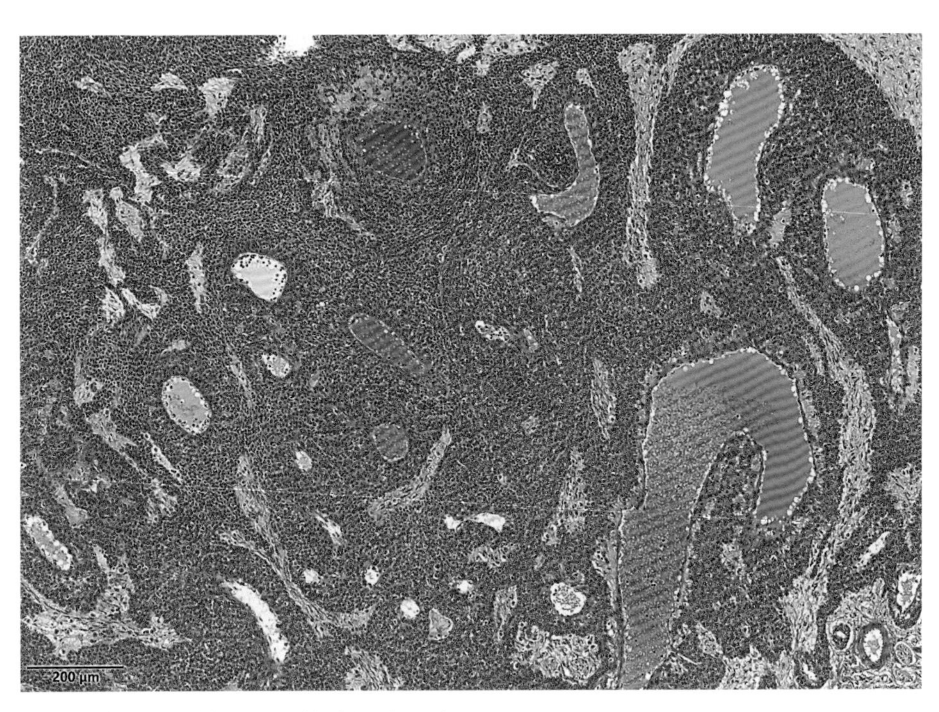

血管球瘤：由血管腔和血管球细胞组成

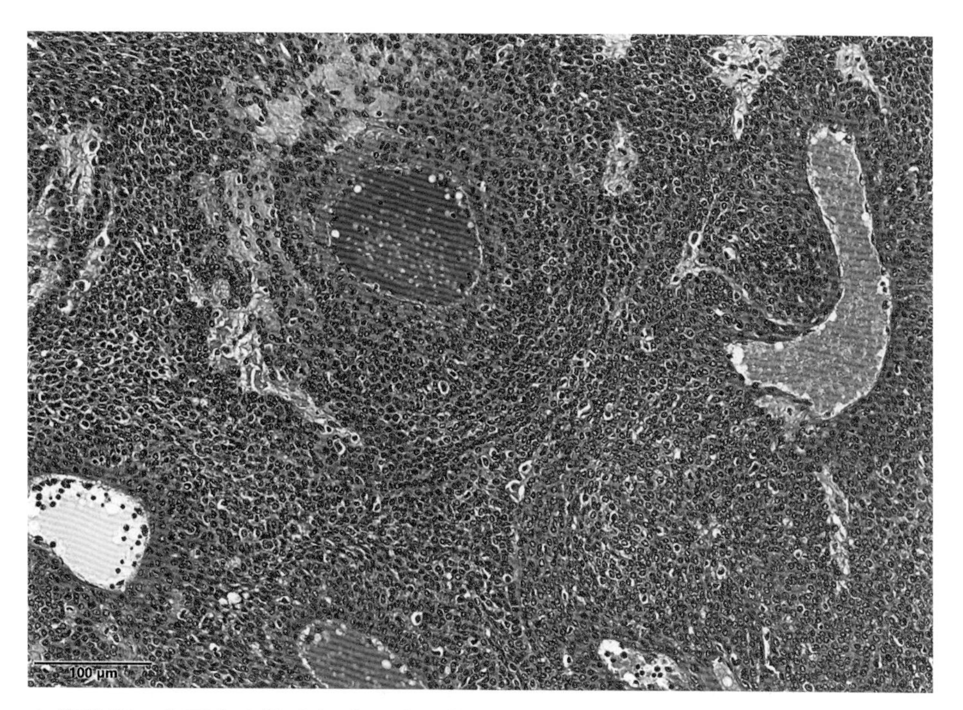

血管球瘤：主要由血管球细胞组成，位于血管腔周围，呈圆形或卵圆形，大小一致，部分在血管腔周围呈同心圆状排列

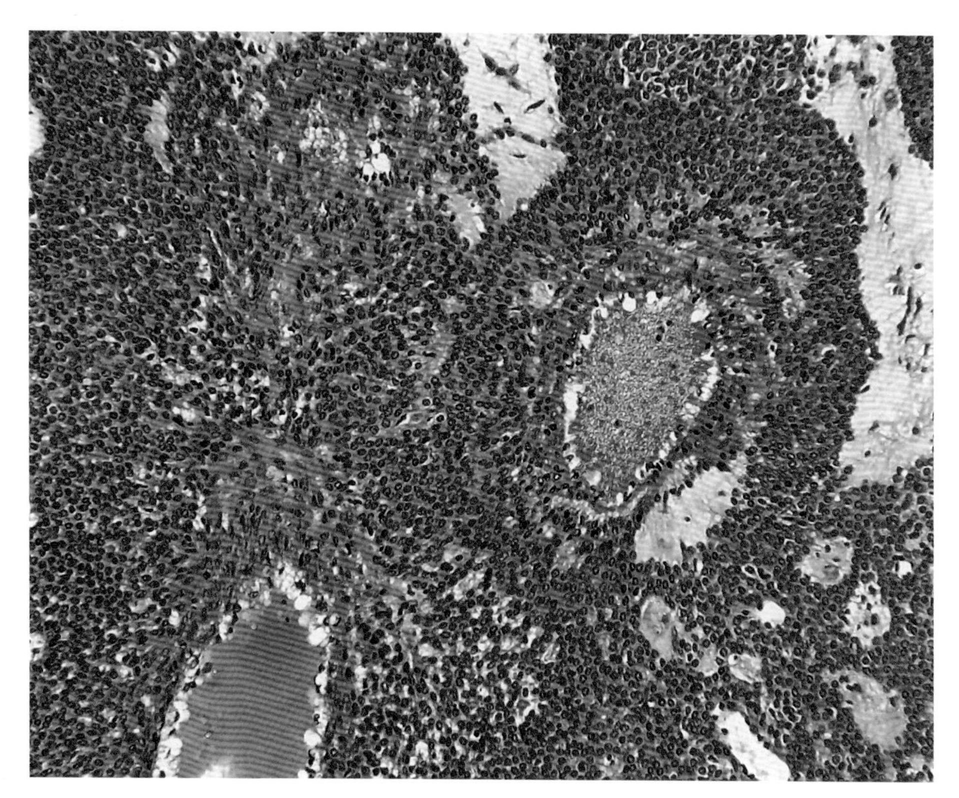

血管球瘤：血管球细胞呈圆形或卵圆形，大小一致，分布均匀

21 淋巴管瘤

Lymphangioma

- 真皮乳头层和（或）真皮上部管腔。
- 内含淋巴液，无红细胞。
- 管壁由一层内皮细胞构成。
- 管壁内皮细胞 D_2-40 染色阳性。
- 管腔上方表皮常变薄。

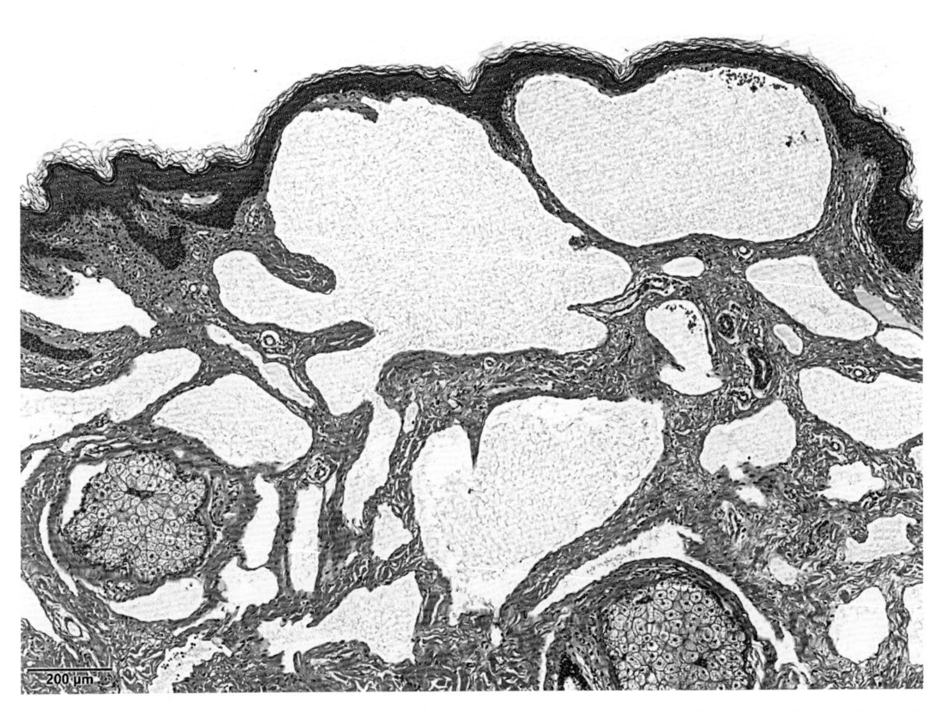

淋巴管瘤：真皮乳头层和真皮上部多个管腔，内无红细胞，管壁由一层内皮细胞构成

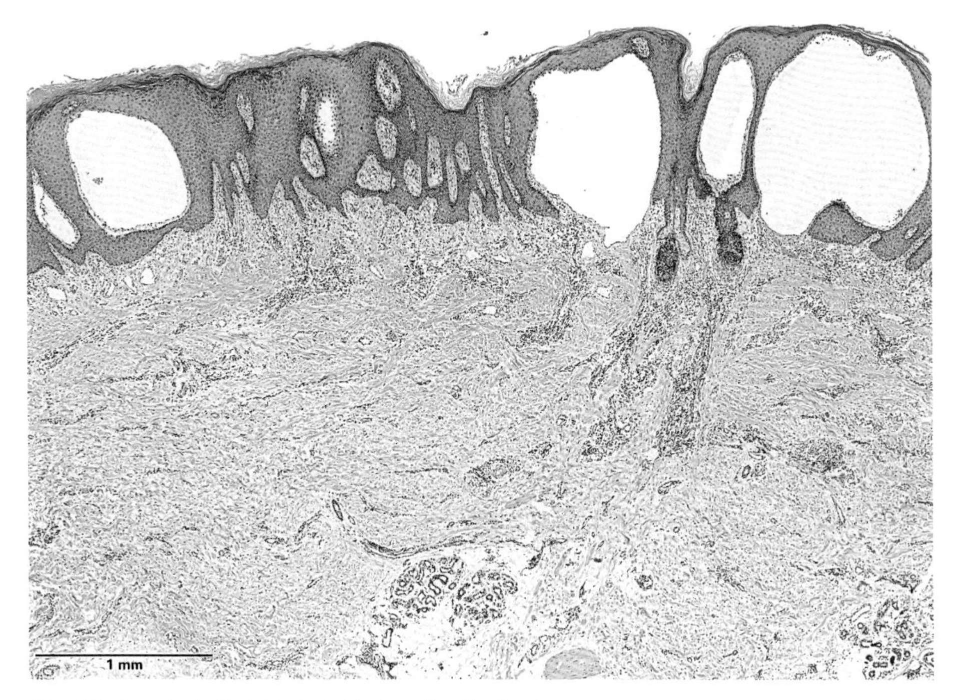

淋巴管瘤：真皮乳头层多个管腔，内无红细胞

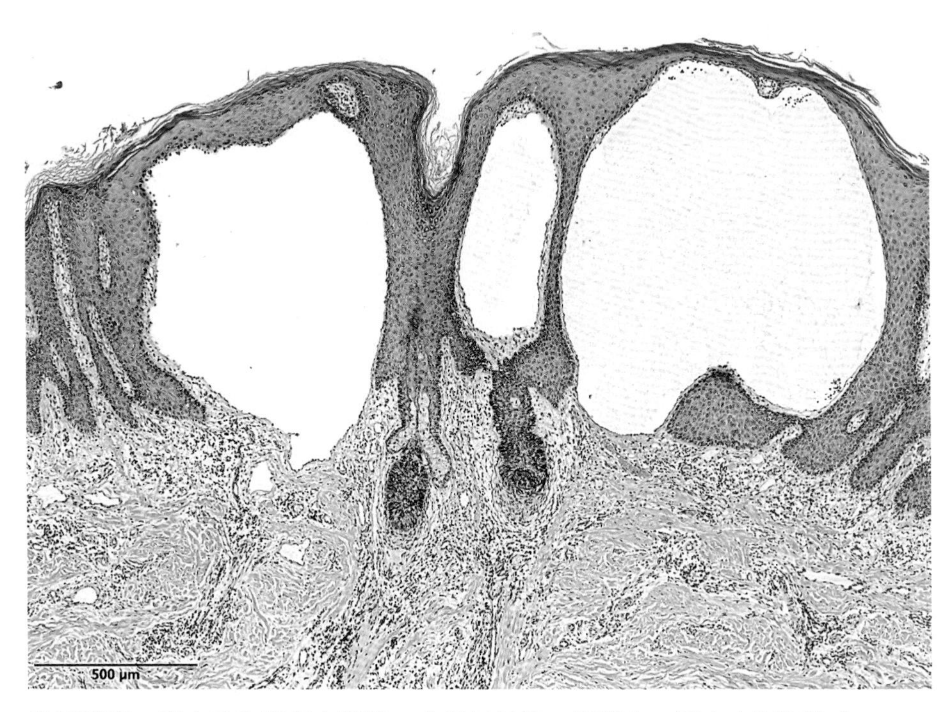

淋巴管瘤：真皮乳头层多个管腔，内无红细胞，管壁由一层内皮细胞构成

22 毛发平滑肌瘤

Piloleiomyoma

- 又称为立毛肌平滑肌瘤。
- 肿瘤位于真皮内。
- 由杂乱排列的平滑肌束组成。
- 瘤细胞呈长梭形。
- 细胞核呈杆状，两端钝圆。
- 横切面时细胞核呈圆形。

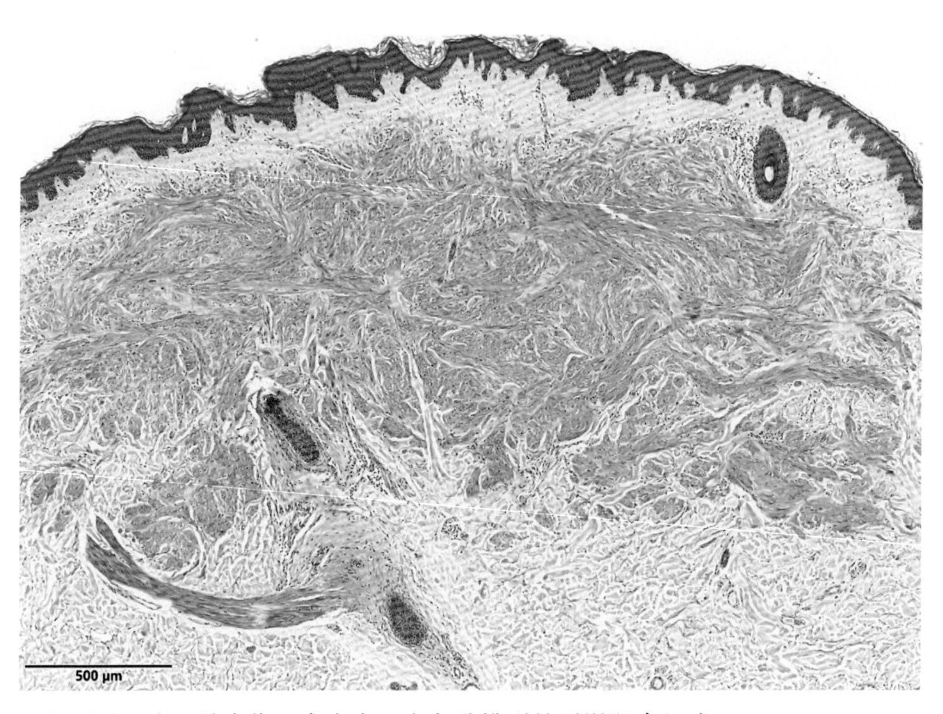

毛发平滑肌瘤：肿瘤位于真皮内，由杂乱排列的平滑肌束组成

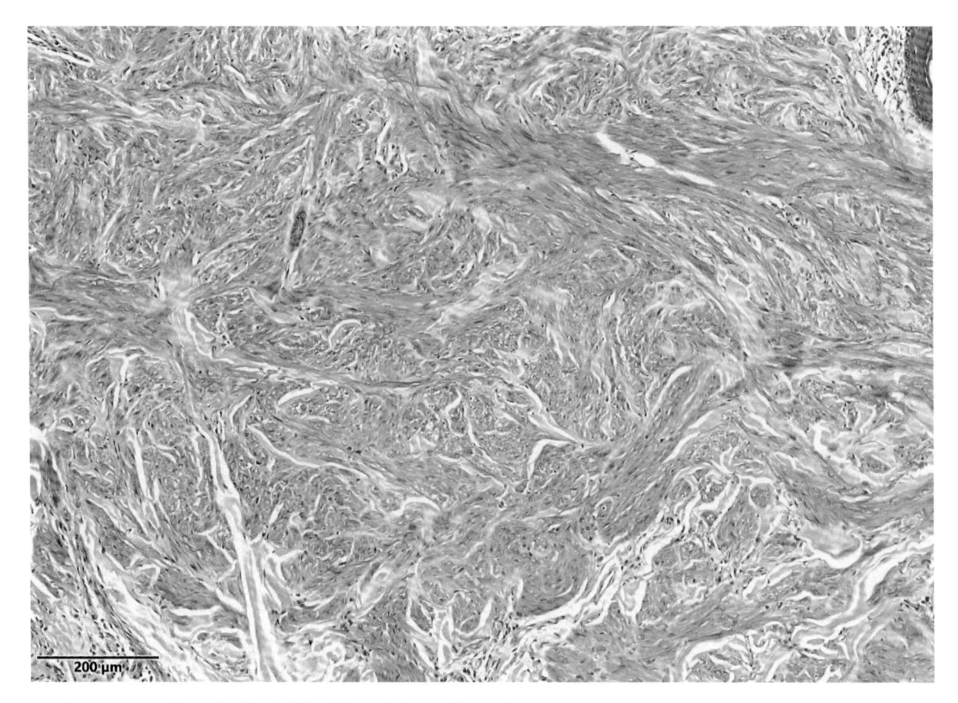

毛发平滑肌瘤： 由杂乱排列的平滑肌束组成

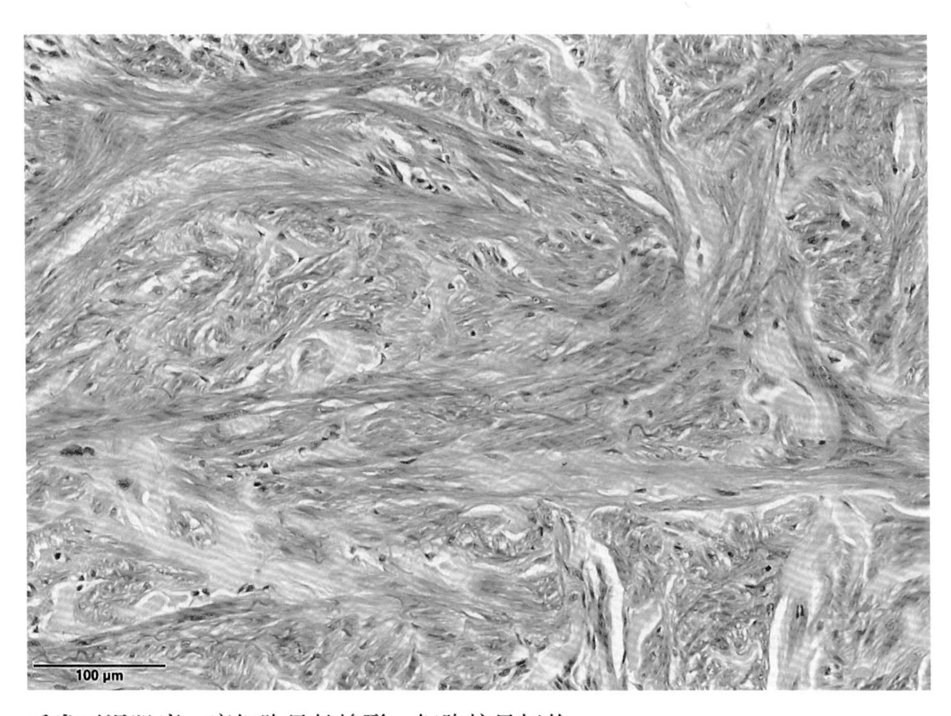

毛发平滑肌瘤： 瘤细胞呈长梭形，细胞核呈杆状

23 血管平滑肌瘤

Angioleiomyoma

- 肿瘤位于真皮下部或皮下组织。
- 瘤体境界清楚。
- 瘤体多有血管腔。
- 瘤体由较多的平滑肌束组成。
- 平滑肌细胞核长，呈杆状，两端钝圆。

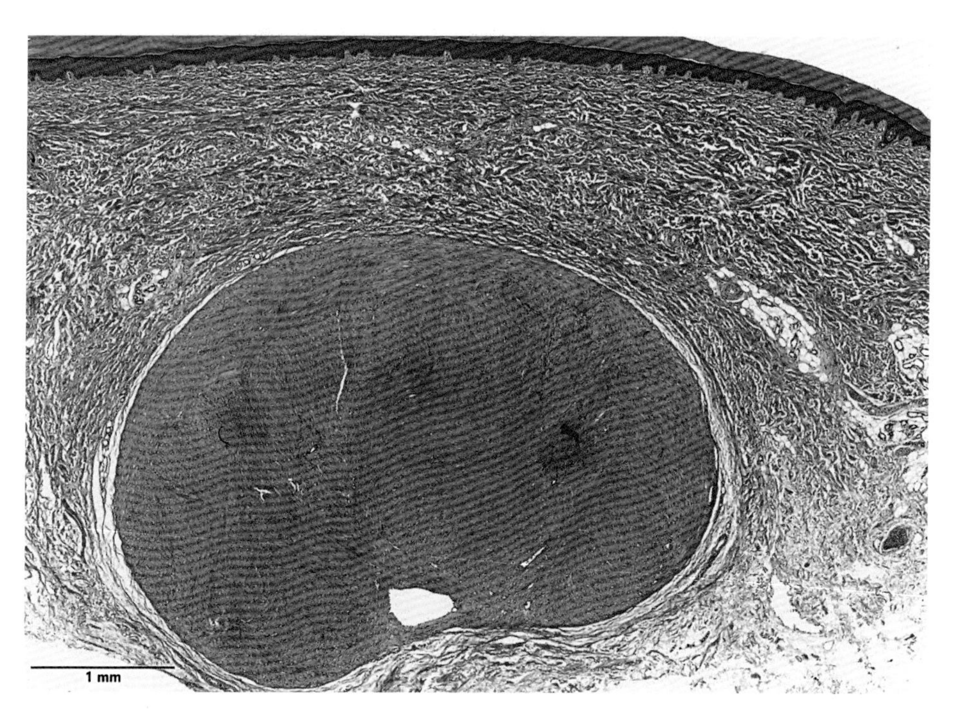

血管平滑肌瘤：肿瘤位于真皮，瘤体境界清楚

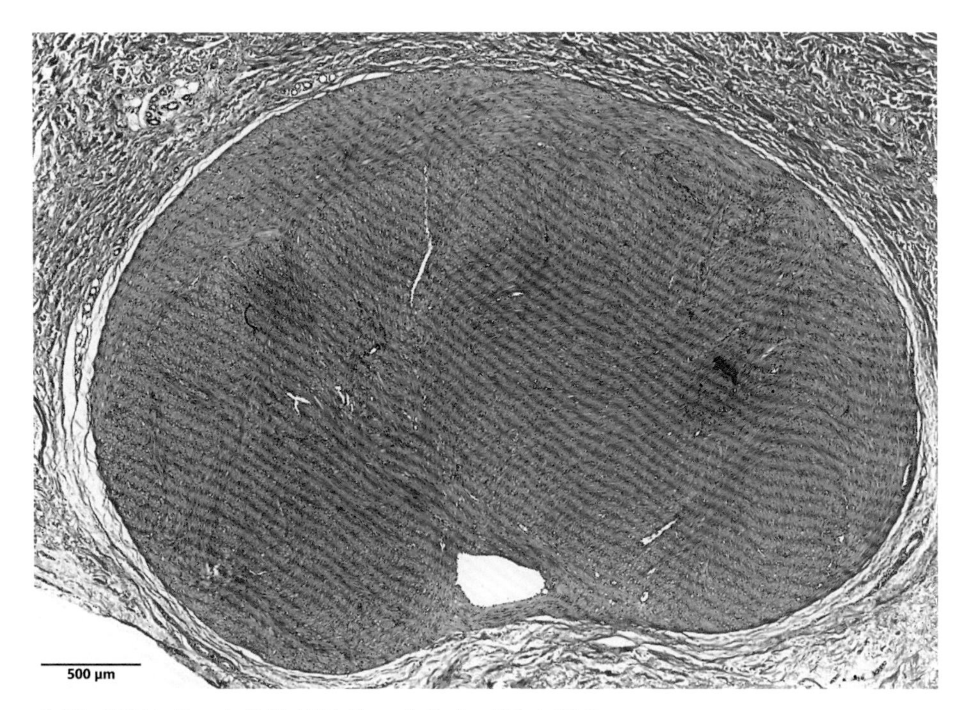

血管平滑肌瘤：瘤体境界清楚，瘤体内可见血管腔

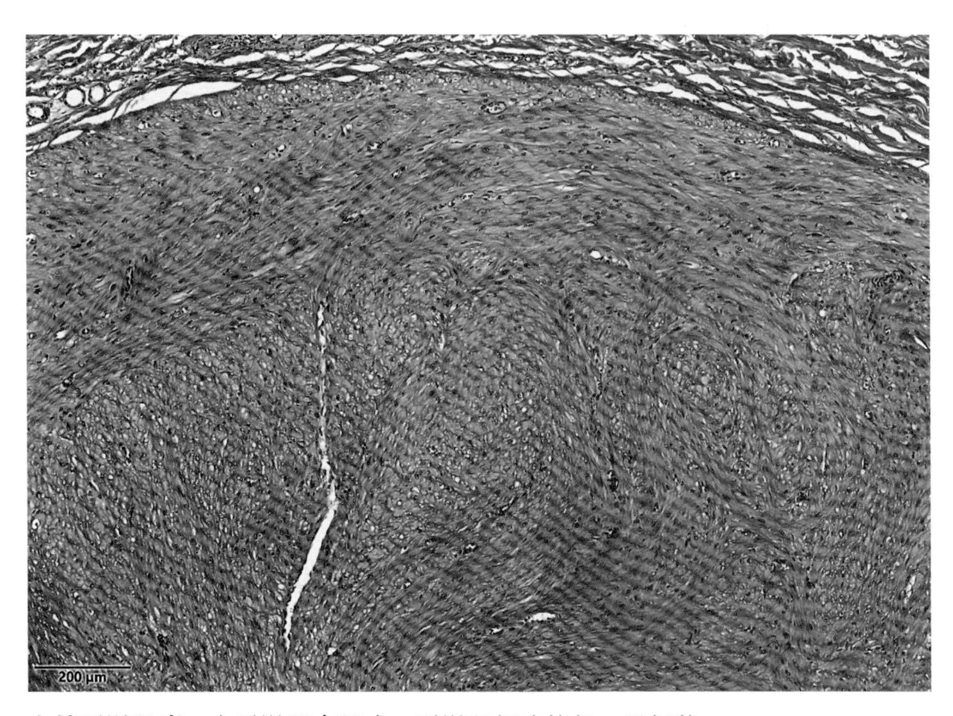

血管平滑肌瘤：由平滑肌束组成，平滑肌细胞核长，呈杆状

24 浅表脂肪瘤样痣

Nevus lipomatosus superficialis

- 真皮浅层可见脂肪细胞。
- 甚至在真皮乳头层可见脂肪细胞。
- 在胶原纤维间呈片状分布。
- 真皮内脂肪细胞可与皮下组织中的脂肪细胞不相连续。

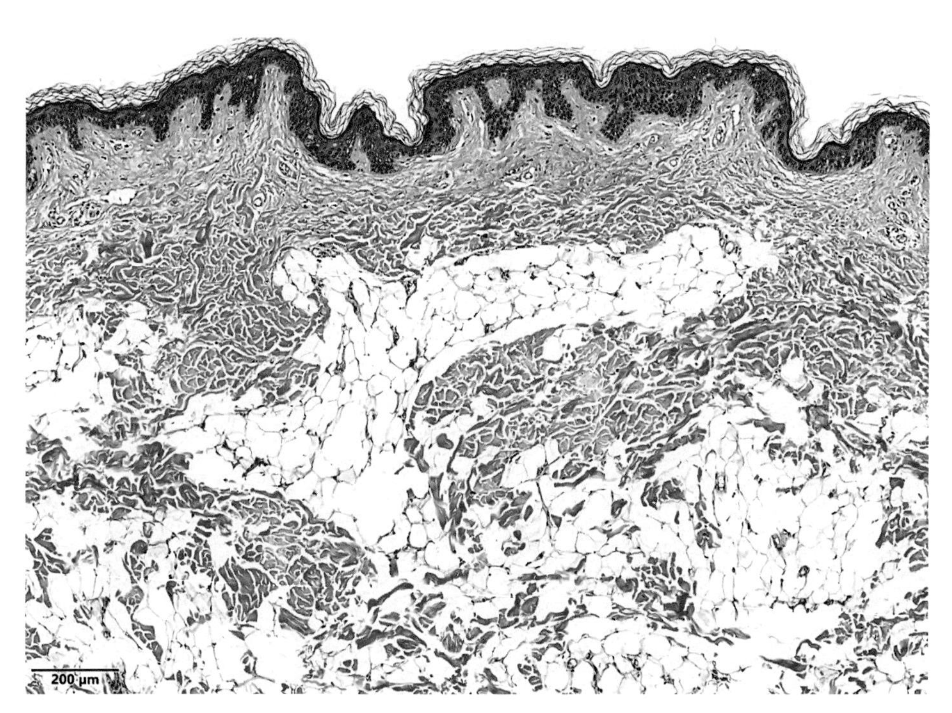

浅表脂肪瘤样痣：真皮浅层可见脂肪细胞，在胶原纤维间呈片状分布

25 脂肪瘤

Lipoma

- 表皮萎缩或正常。
- 真皮及皮下成熟脂肪组织增生。
- 真皮内脂肪组织与皮下脂肪组织相连续。
- 真皮常有萎缩。

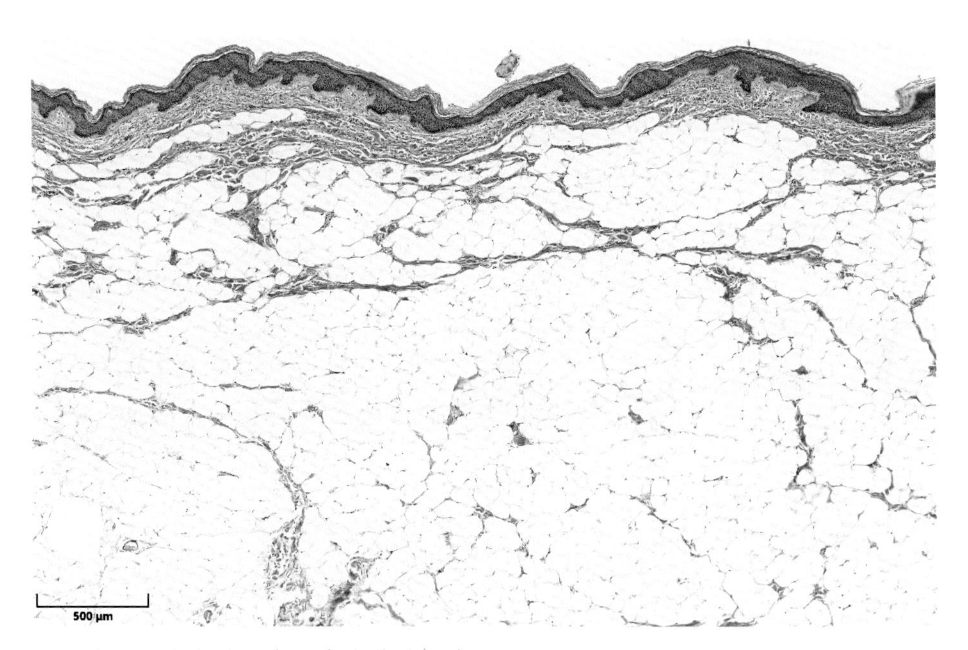

脂肪瘤：表皮大致正常，真皮萎缩，真皮及皮下成熟脂肪组织增生

26 神经纤维瘤

Neurofibroma

- 瘤体位于真皮内，境界相对清楚。
- 瘤体染色相对较淡。
- 瘤体主要由小梭形或 S 形细胞组成，细胞排列杂乱。
- 瘤体内可见散在分布的肥大细胞。
- 瘤体内可见小血管或脂肪细胞增生。

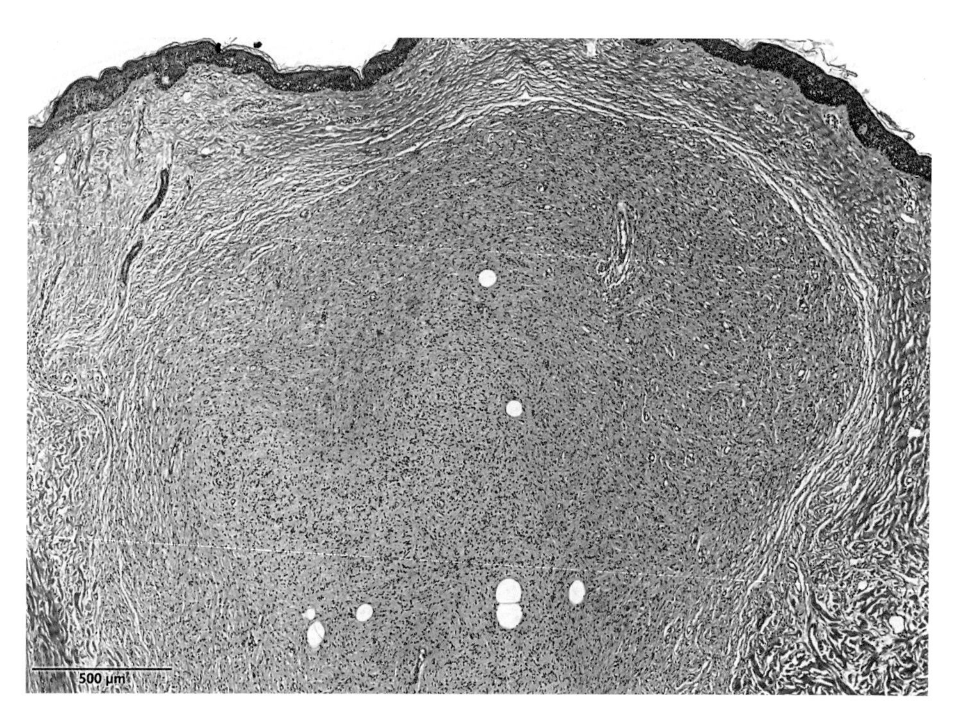

神经纤维瘤：真皮内肿瘤

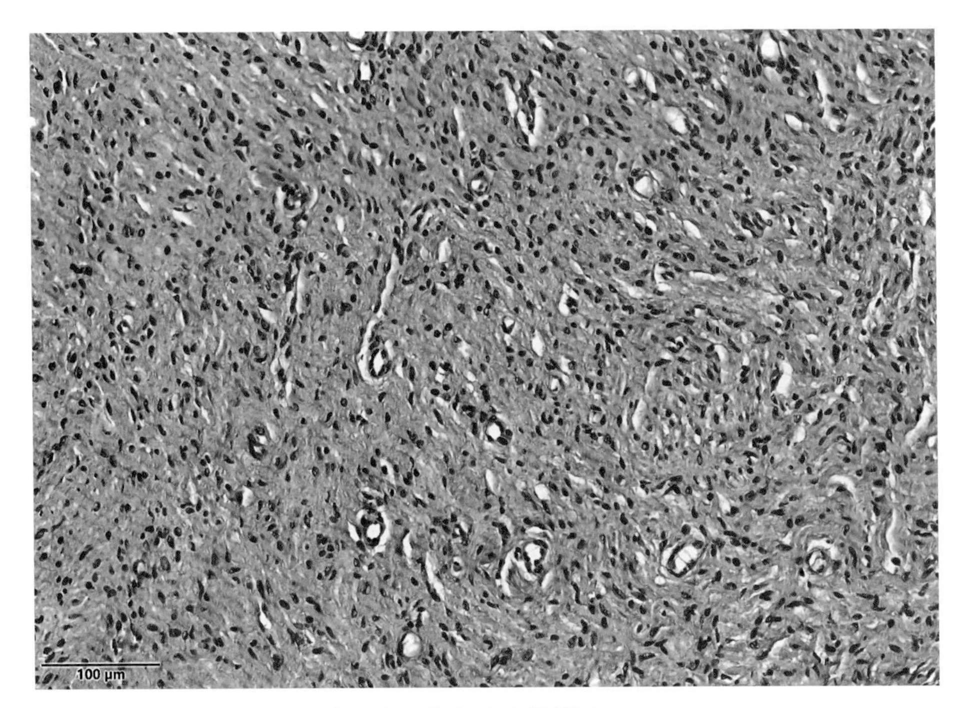

神经纤维瘤：由小梭形细胞组成，伴有小血管增生

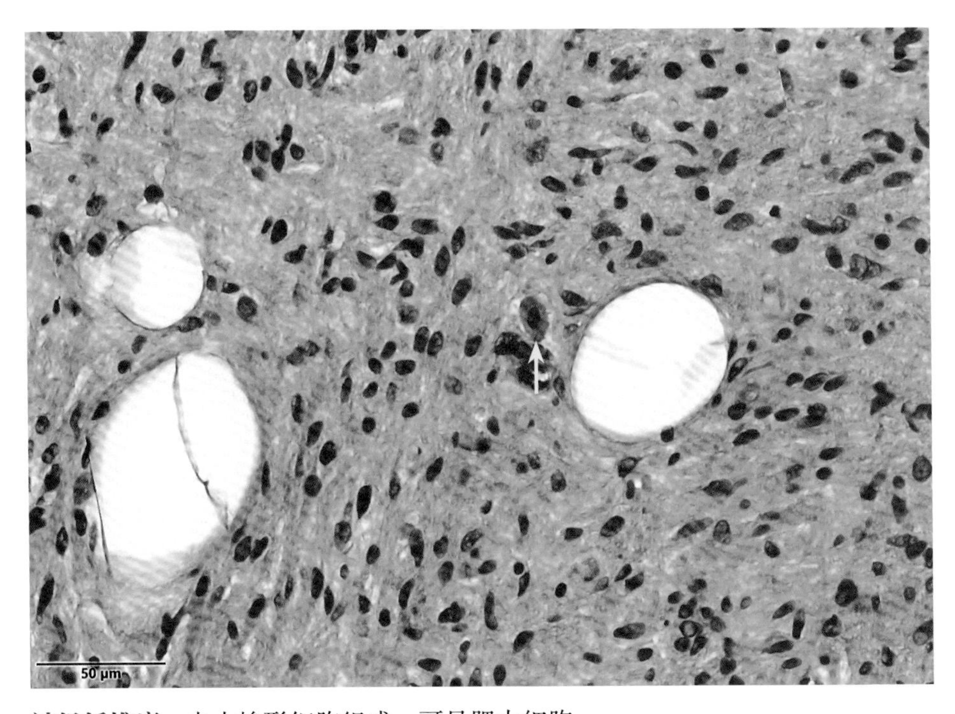

神经纤维瘤：由小梭形细胞组成，可见肥大细胞

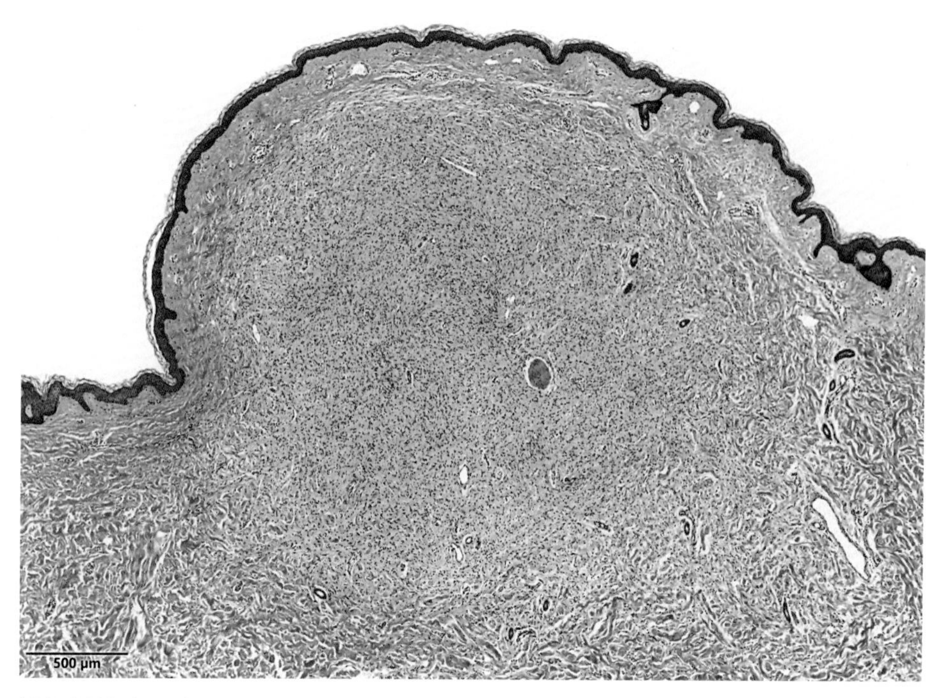

神经纤维瘤：真皮内肿瘤，无包膜，境界清楚，染色较淡

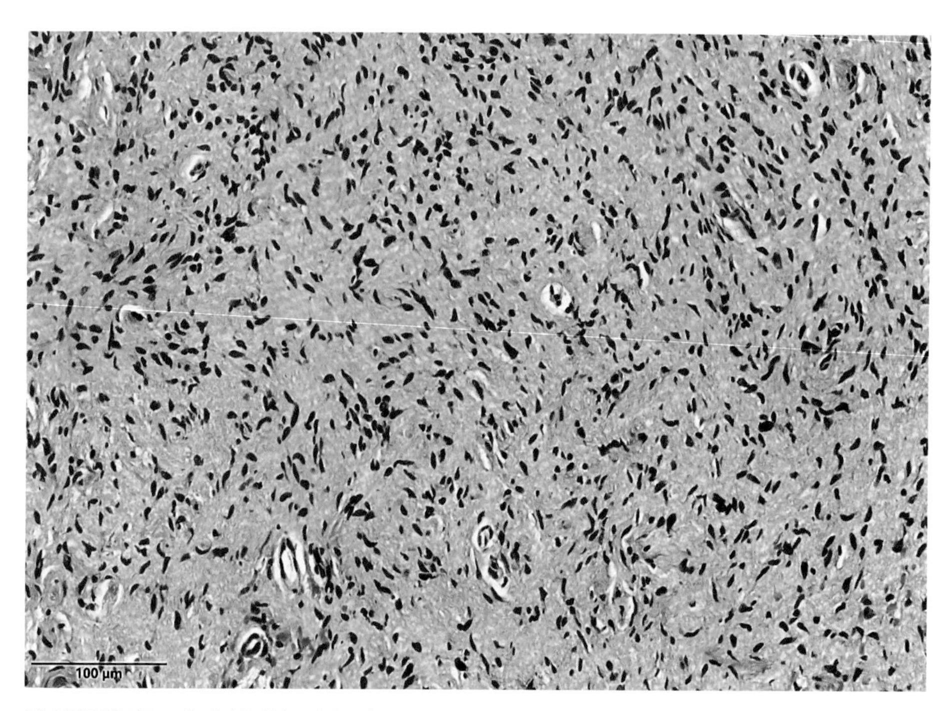

神经纤维瘤：由小梭形细胞组成

27 孤立性局限性神经瘤

Solitary circumscribed neuroma

- 又称为栅栏状包膜性神经瘤（palisaded encapsulated neuroma）。
- 真皮内呈结节状或小叶状。
- 肿瘤由神经束组成。
- 肿瘤细胞核多呈梭形。
- 瘤细胞团内可见裂隙。
- 肿瘤细胞 S100 阳性。

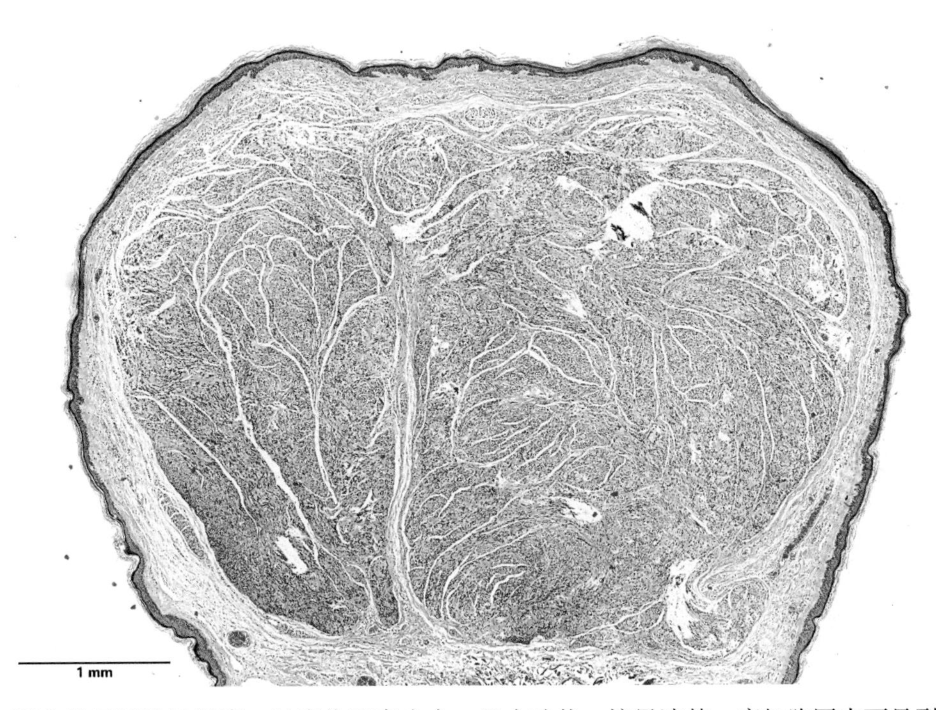

孤立性局限性神经瘤：肿瘤位于真皮内，呈小叶状，境界清楚，瘤细胞团内可见裂隙

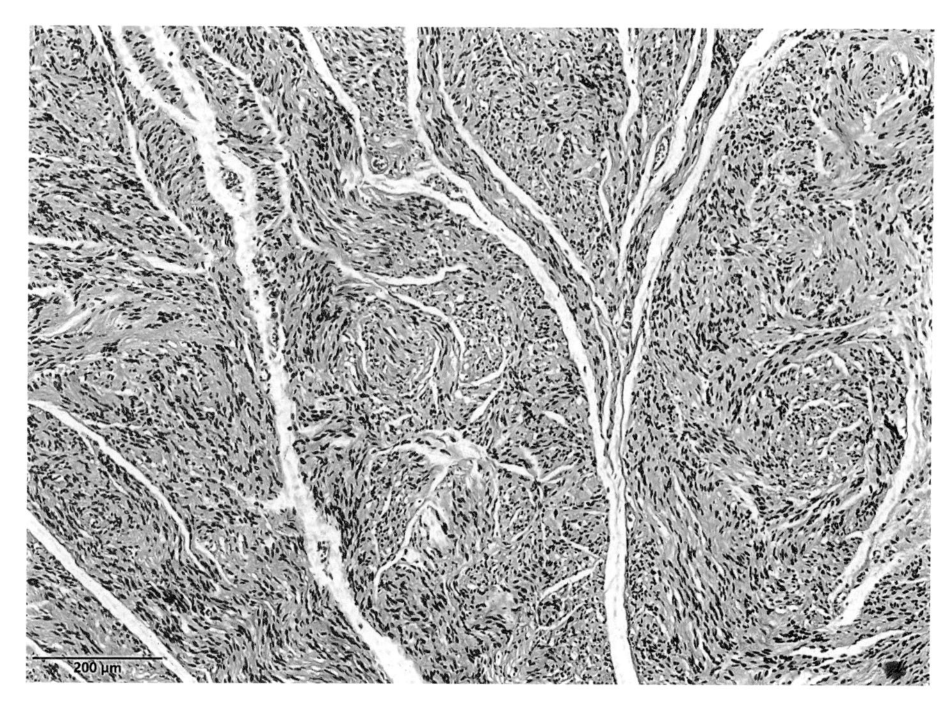

孤立性局限性神经瘤：肿瘤由神经束组成，瘤细胞团内可见裂隙

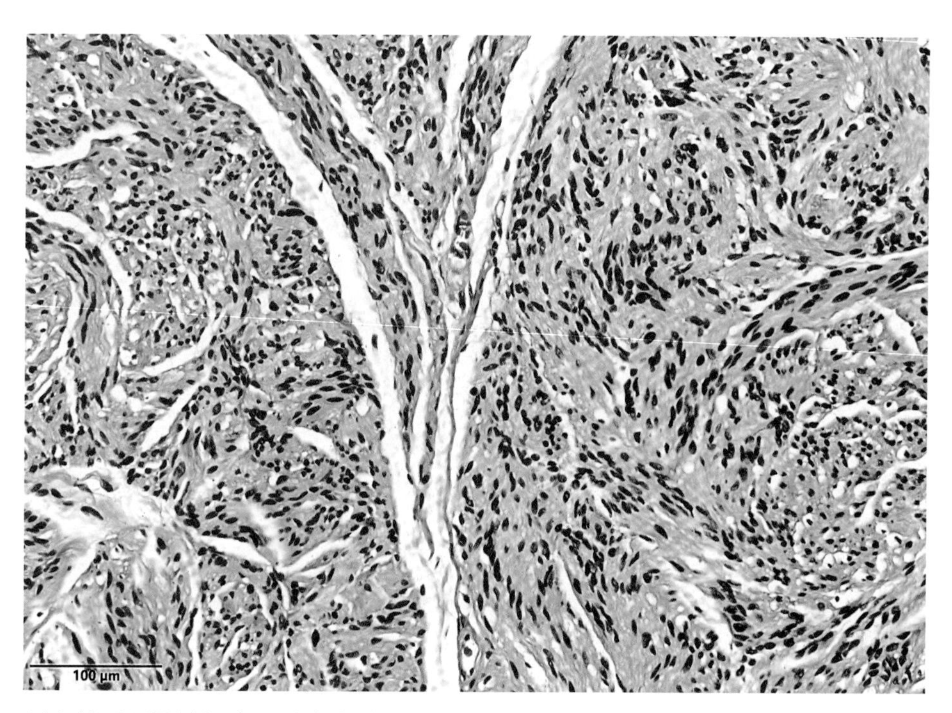

孤立性局限性神经瘤：肿瘤由梭形细胞组成，多呈束状排列

28 神经鞘瘤

Neurilemmoma

- 肿瘤位于真皮或皮下，境界清楚。
- 常有纤维包膜。
- 瘤组织具有两种形态即 Antoni Ⅰ型和 Antoni Ⅱ型。
- Antoni Ⅰ型为致密型，由栅栏状排列的梭形细胞构成，可形成 Verocay 小体。
- Antoni Ⅱ型为疏松型，瘤体内杂乱排列的瘤细胞，有不同程度的黏液变性。
- 肿瘤细胞表达 S-100、波形蛋白以及髓鞘碱性蛋白。

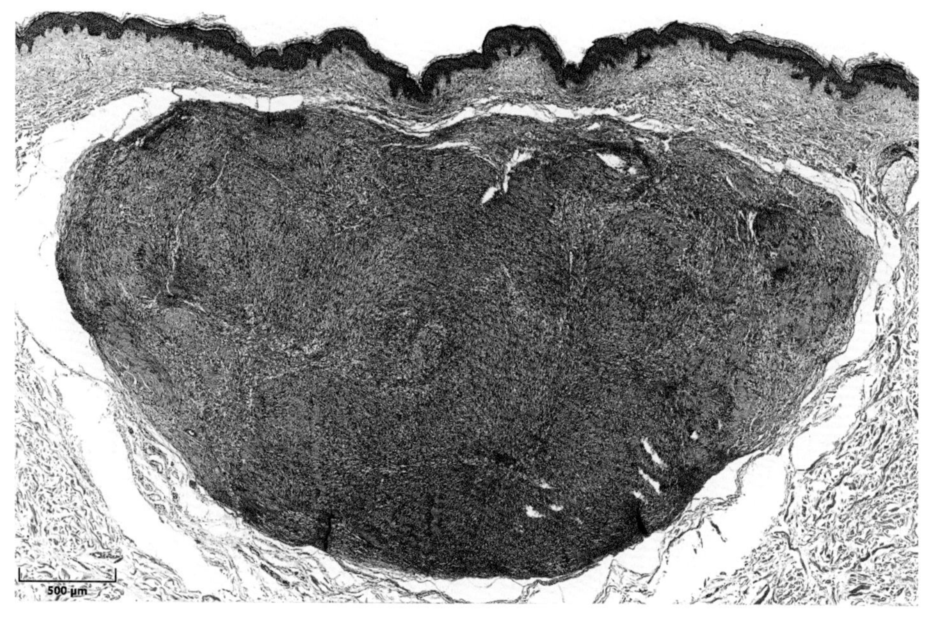

神经鞘瘤：肿瘤位于真皮内，境界清楚

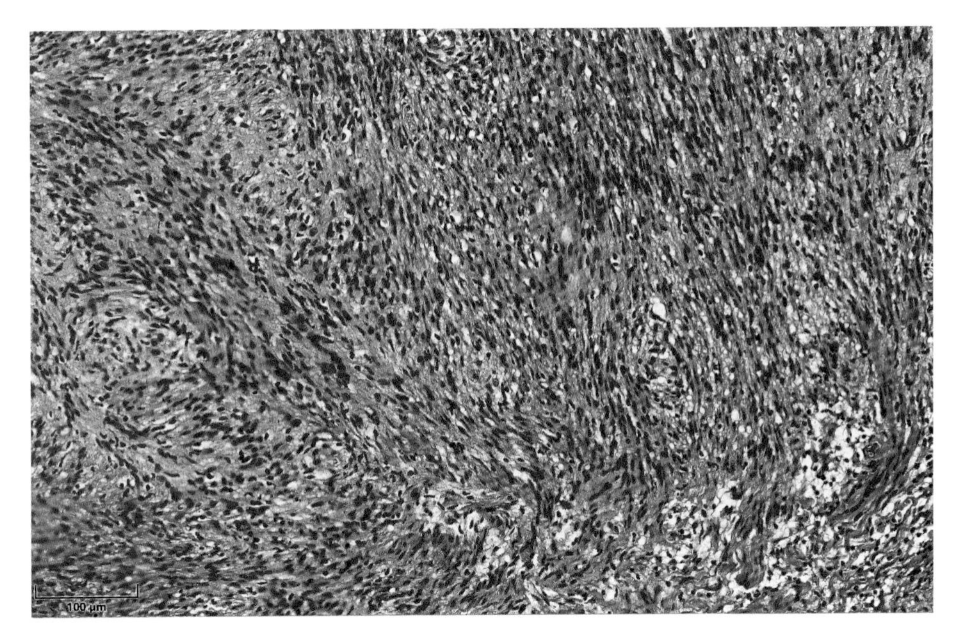

神经鞘瘤：Antoni Ⅰ型，主要由梭形细胞构成

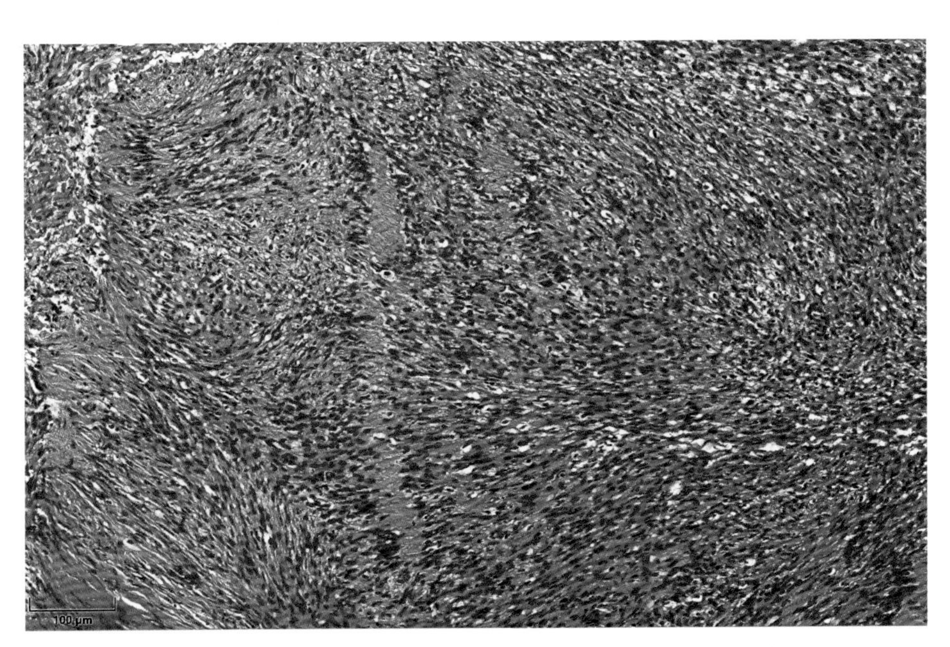

神经鞘瘤：Antoni Ⅰ型，梭形细胞呈栅栏状排列，形成 Verocay 小体

29 黑素细胞痣

Melanocytic nevus

- 根据痣细胞的部位分为交界痣、复合痣和皮内痣。
- 交界痣
  - ○ 痣细胞位于表皮内，在基底细胞层附近。
  - ○ 散在或呈巢分布。
  - ○ 常伴表皮突延长，末端有痣细胞巢。
  - ○ 真皮浅层及角质层内可见黑素颗粒。
- 皮内痣
  - ○ 痣细胞位于真皮内。
  - ○ 多呈巢分布，也可弥漫或散在分布。
  - ○ 自上向下痣细胞由大变小，黑素由多变少。
  - ○ 痣细胞可出现神经化。
  - ○ 可伴有血管和脂肪细胞增生。
- 复合痣：具有皮内痣和交界痣的双重特点。

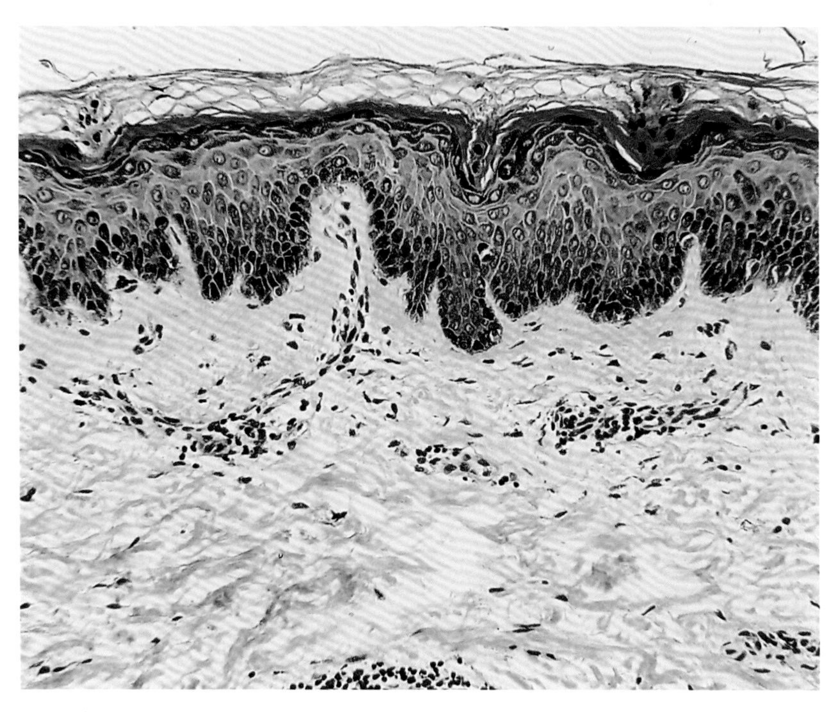

交界痣：痣细胞主要在基底细胞层，散在分布，角质层可见黑素颗粒

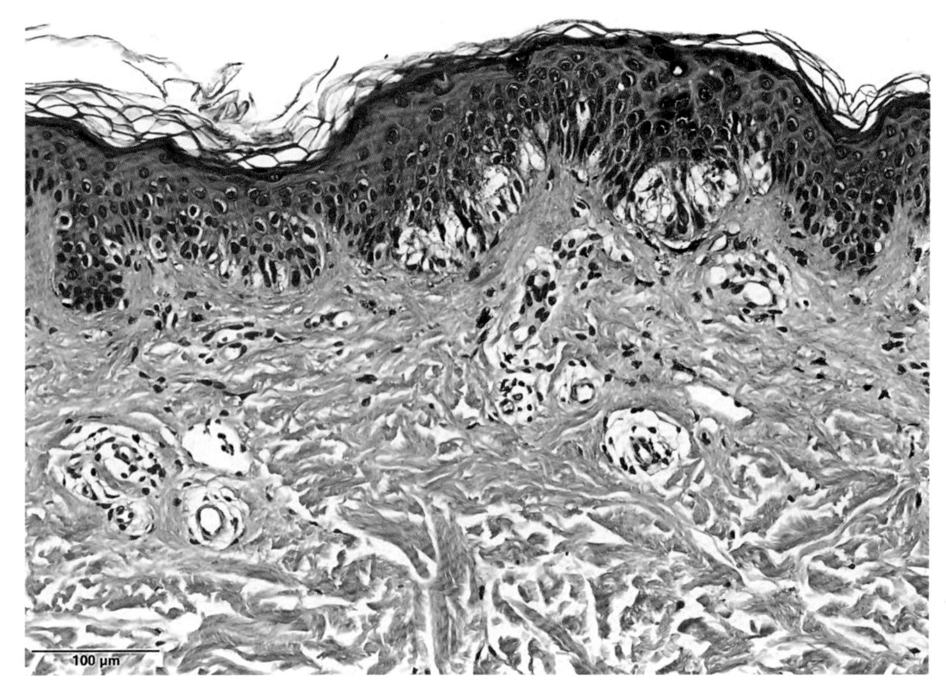

交界痣：痣细胞在基底细胞层附近呈巢或散在分布

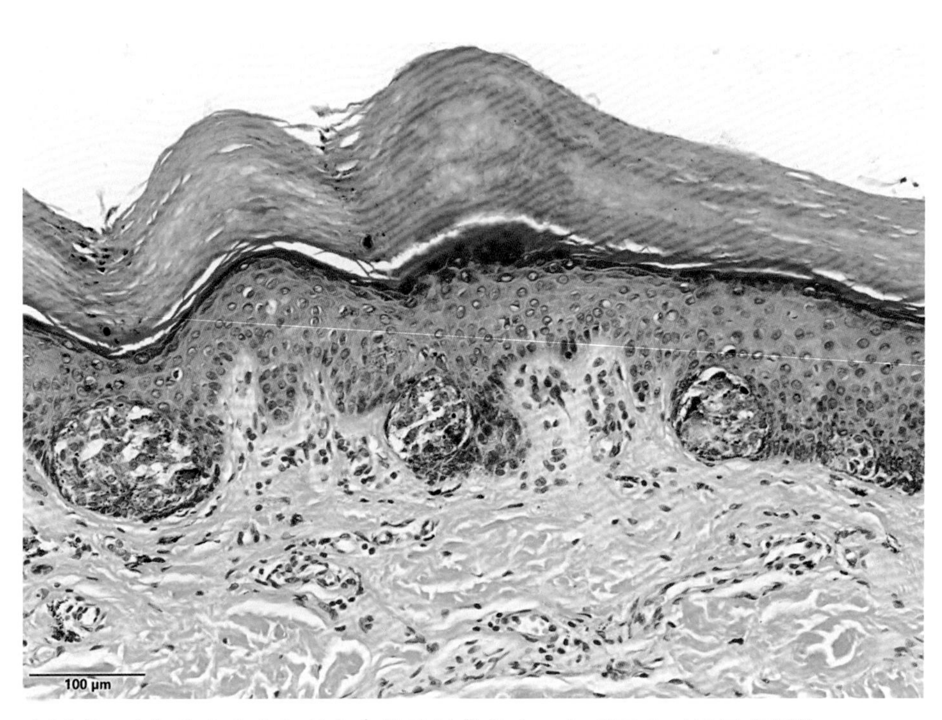

交界痣：痣细胞在表皮与真皮交界处呈巢分布，角质层内可见黑素颗粒

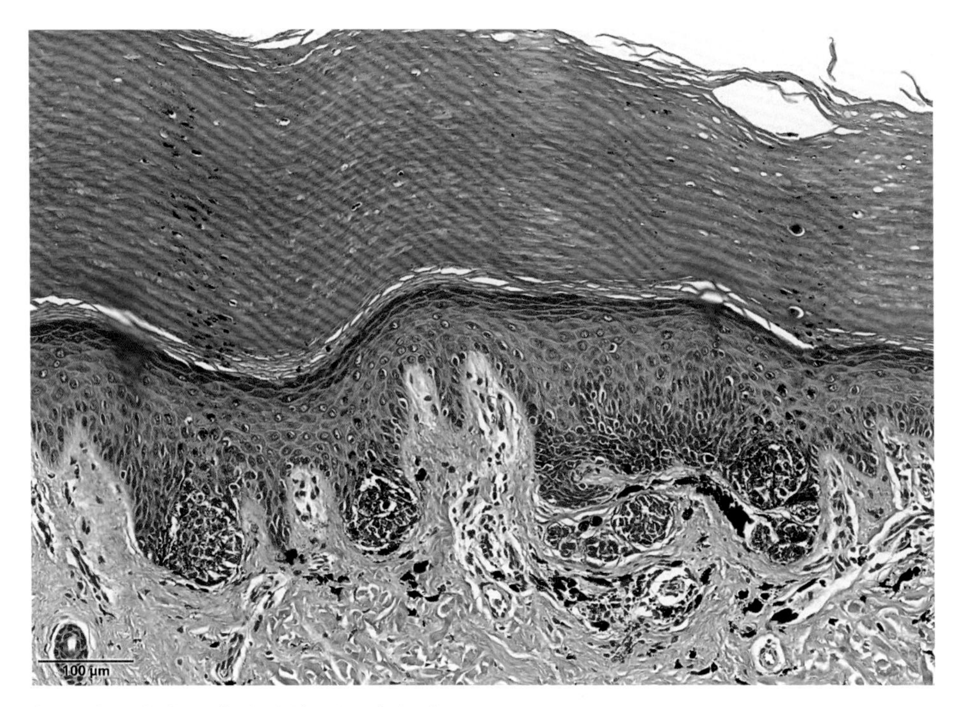

复合痣：表皮及真皮内均可见痣细胞

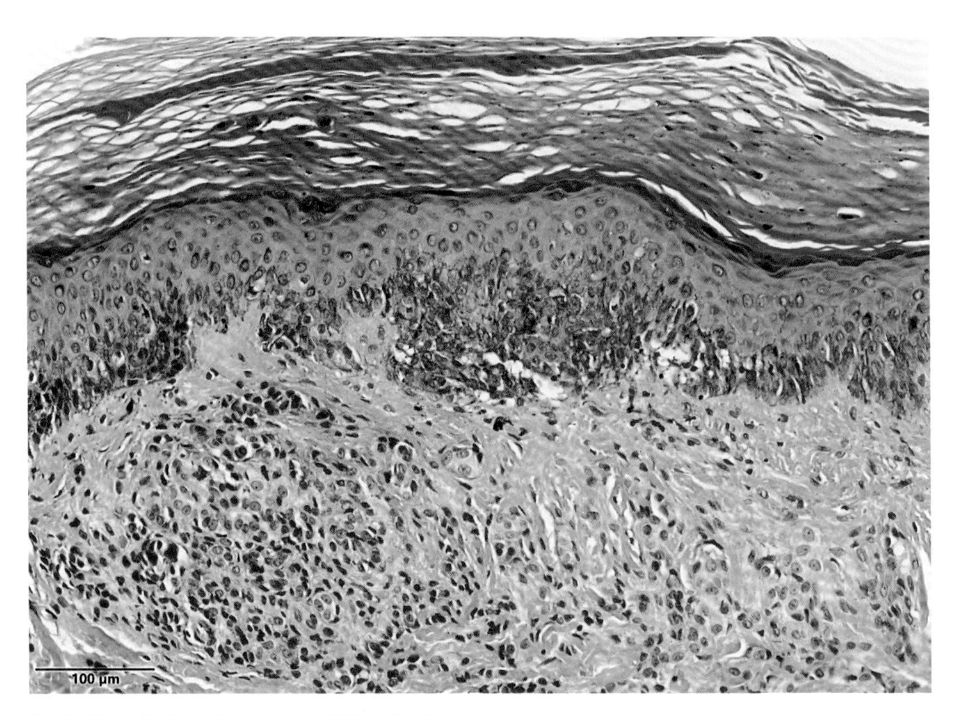

复合痣：表皮及真皮内均可见痣细胞

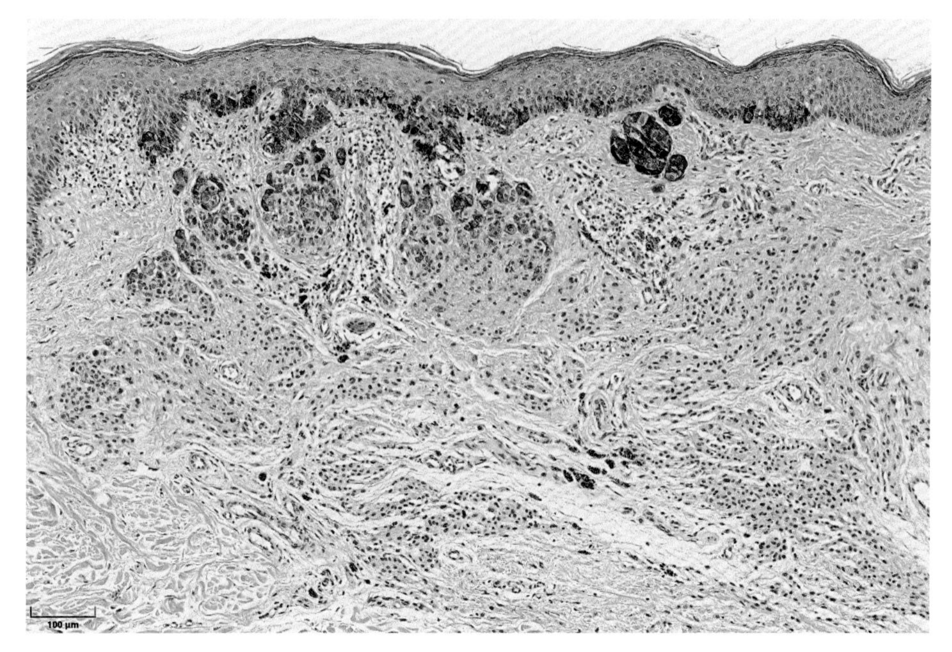

复合痣：表皮及真皮内均可见痣细胞

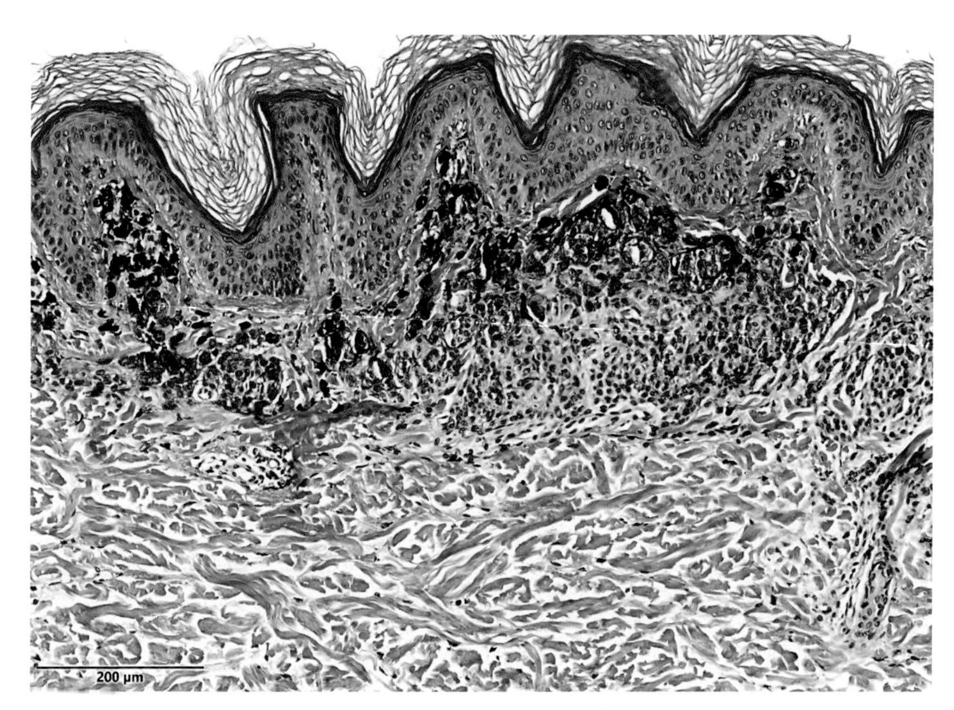

皮内痣：痣细胞位于真皮内，上方痣细胞色素较多

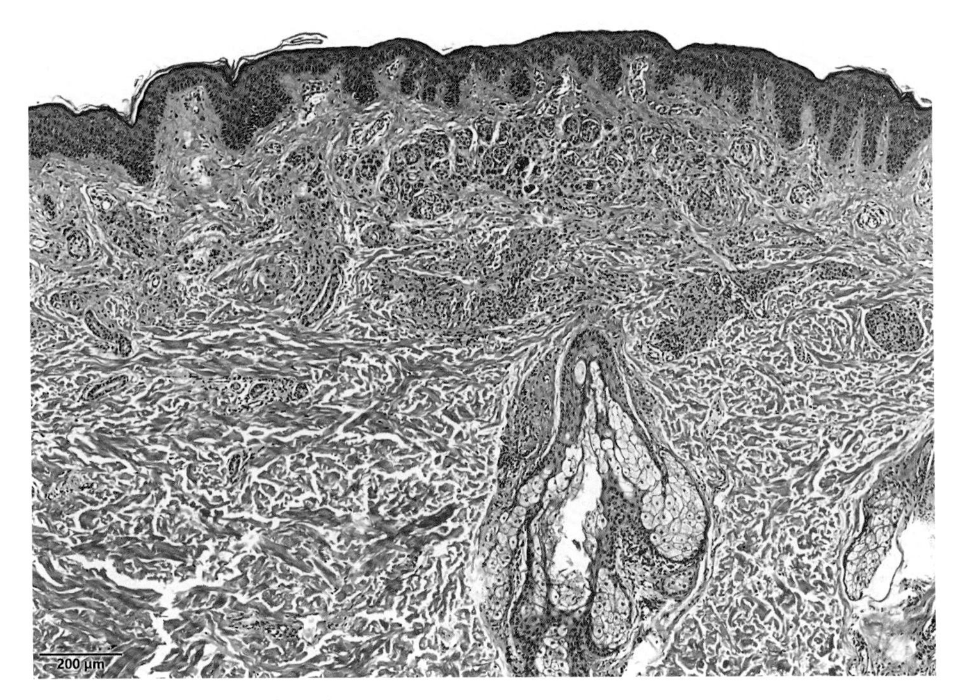

皮内痣： 痣细胞位于真皮内

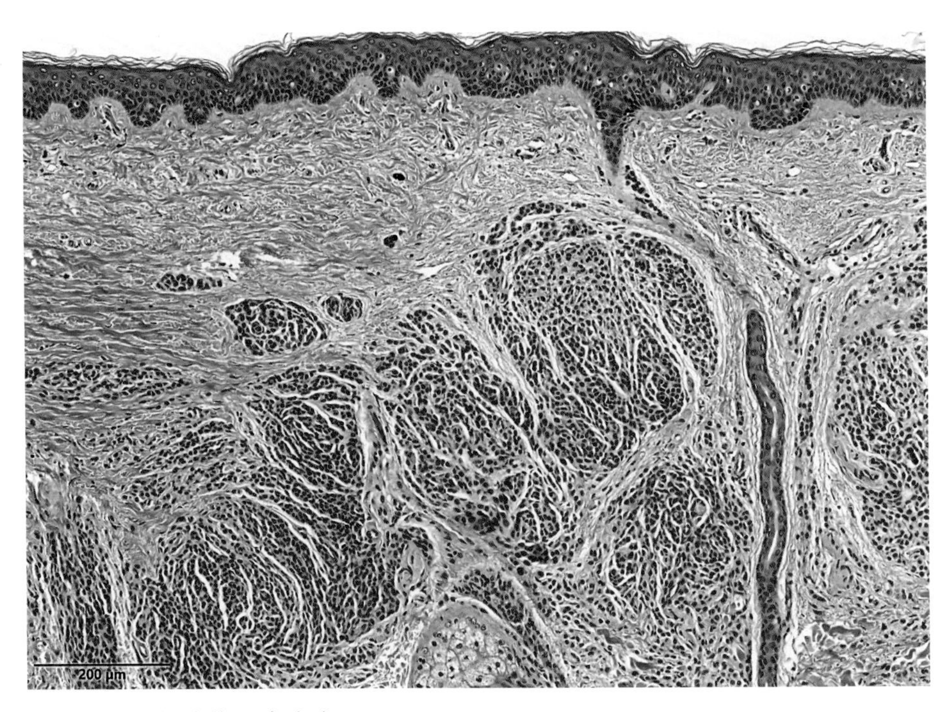

皮内痣： 痣细胞位于真皮内

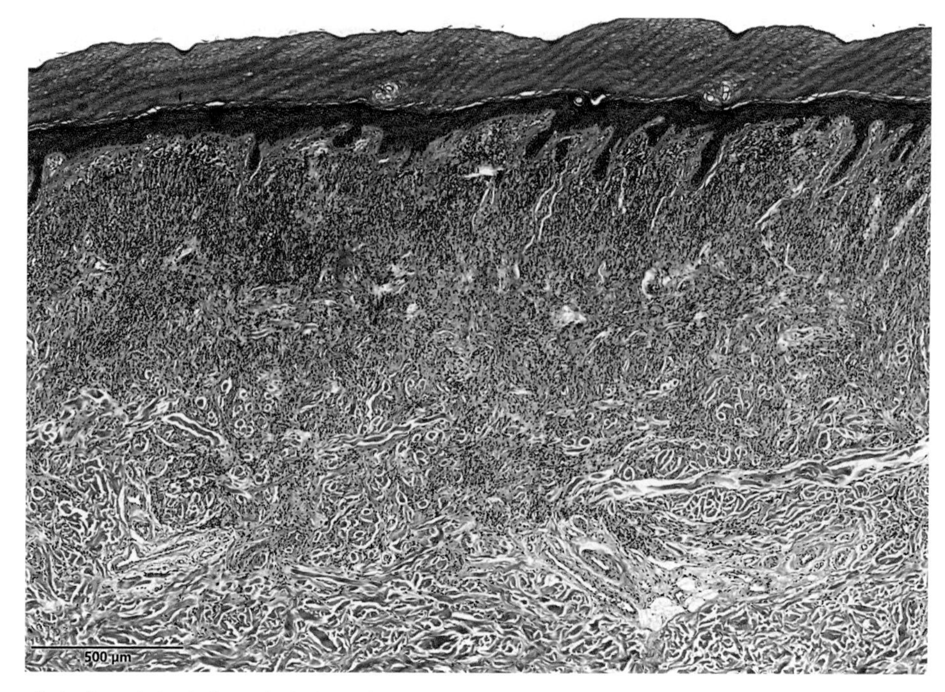

皮内痣：痣细胞位于真皮内，痣细胞自上向下痣细胞由大变小，黑素由多变少

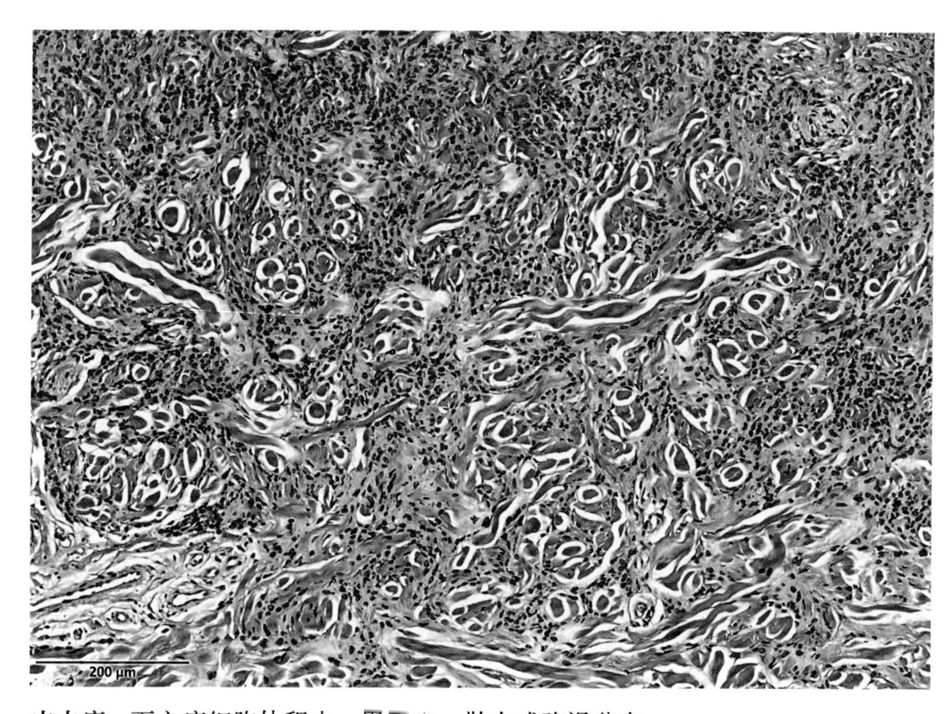

皮内痣：下方痣细胞体积小，黑素少，散在或弥漫分布

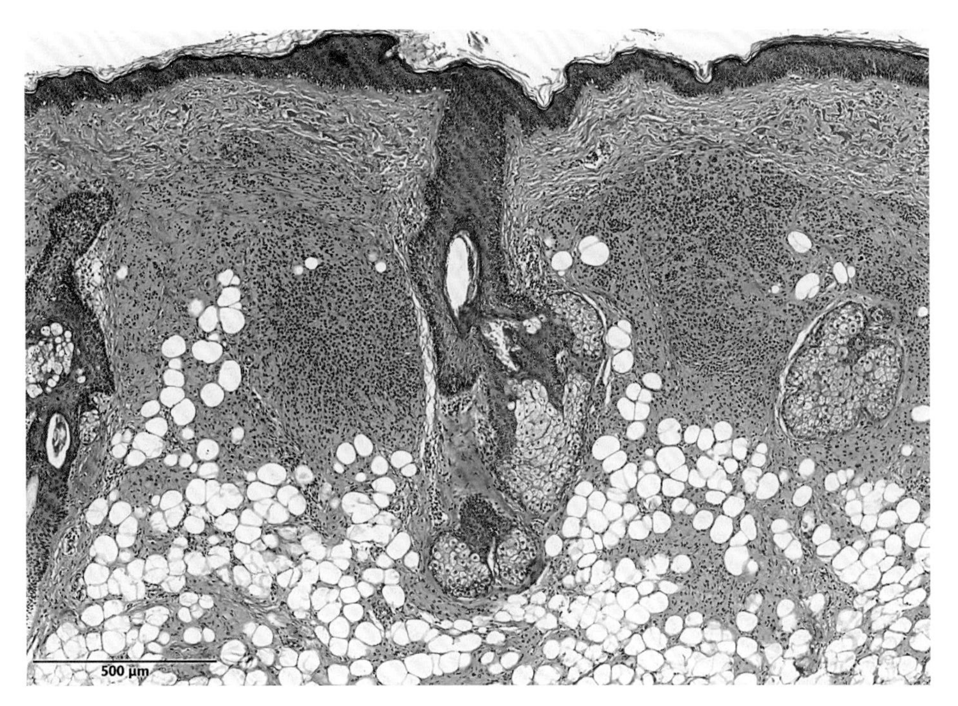

皮内痣：痣细胞位于真皮内，伴有脂肪增生

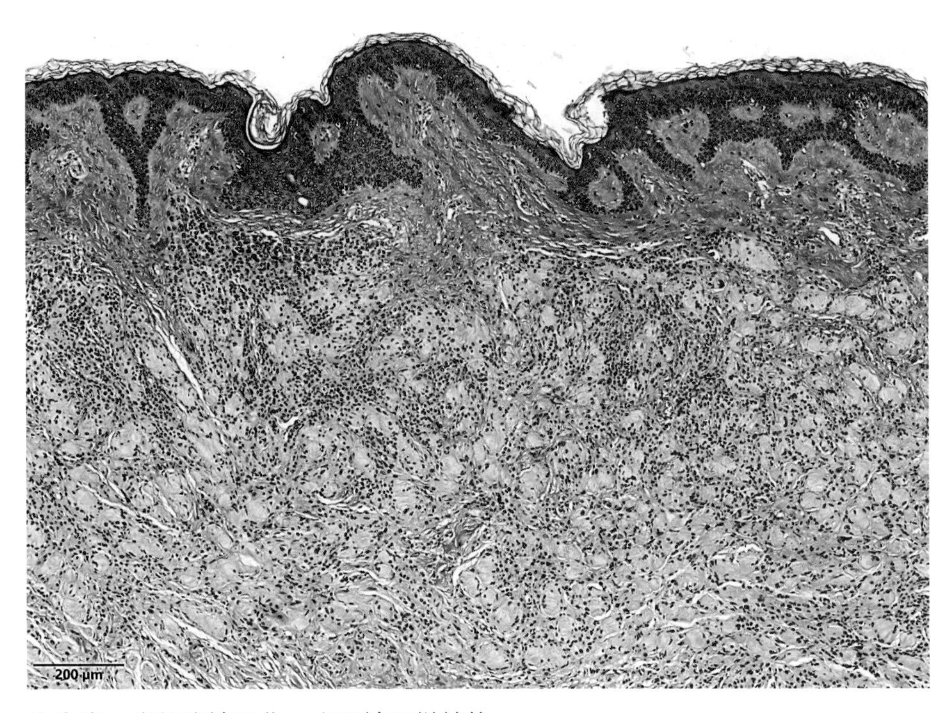

皮内痣：痣细胞神经化，出现神经样结构

30 普通型蓝痣

Common blue nevus

- 多位于真皮网状层，可深达脂肪层。
- 痣细胞在胶原纤维间呈树枝状、梭形。
- 胞质内含大量黑素颗粒。
- 痣细胞间界限不清。
- 痣细胞可沿皮肤附属器、血管或神经分布。
- 常伴有胶原纤维增生。

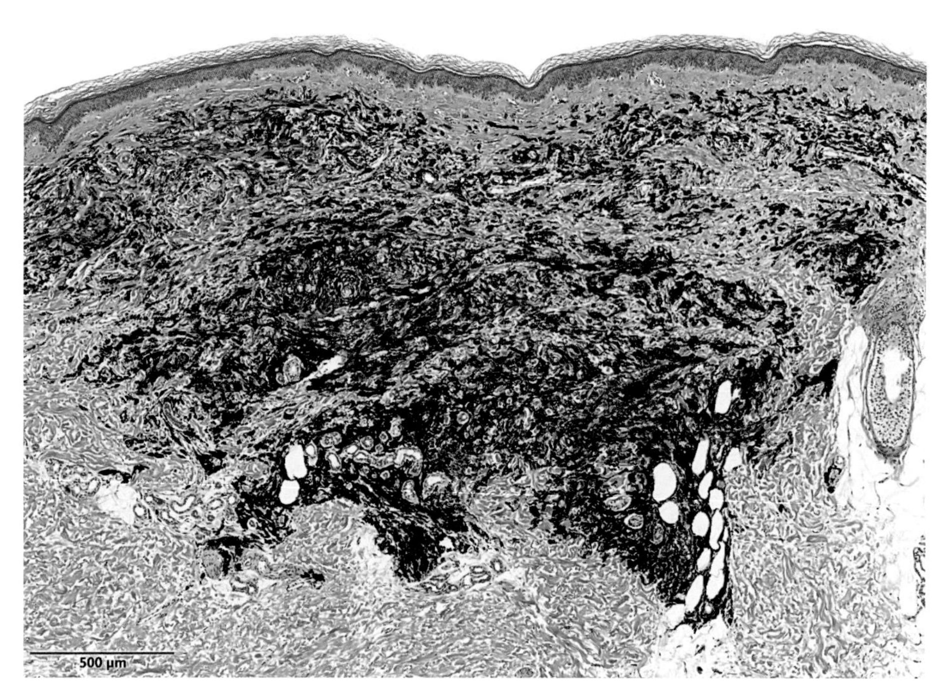

普通型蓝痣：痣细胞位于真皮内，呈黑褐色

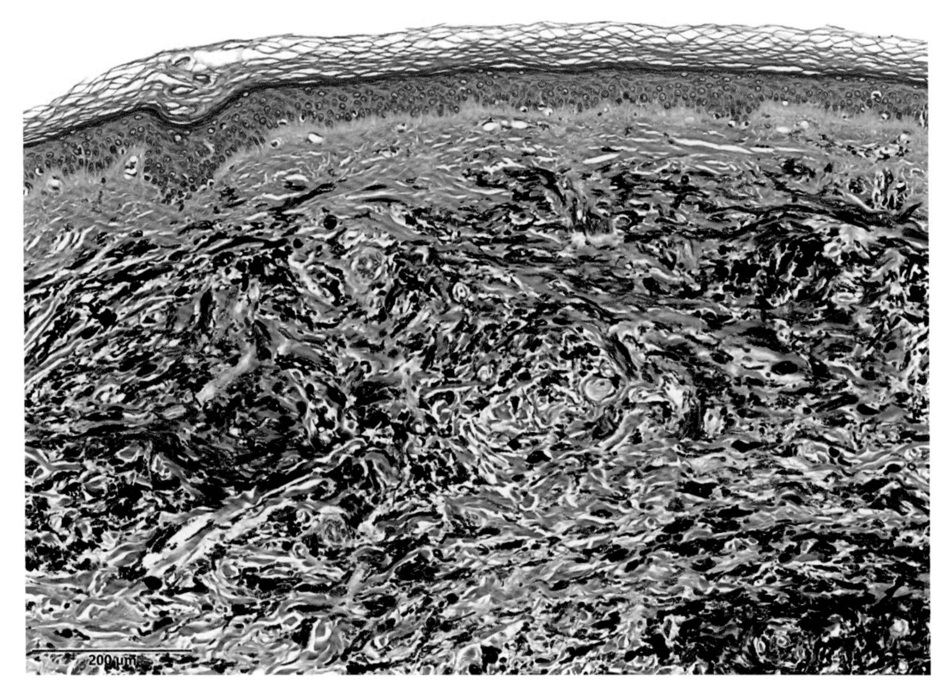

普通型蓝痣：大部分痣细胞呈梭形，有较多黑素颗粒

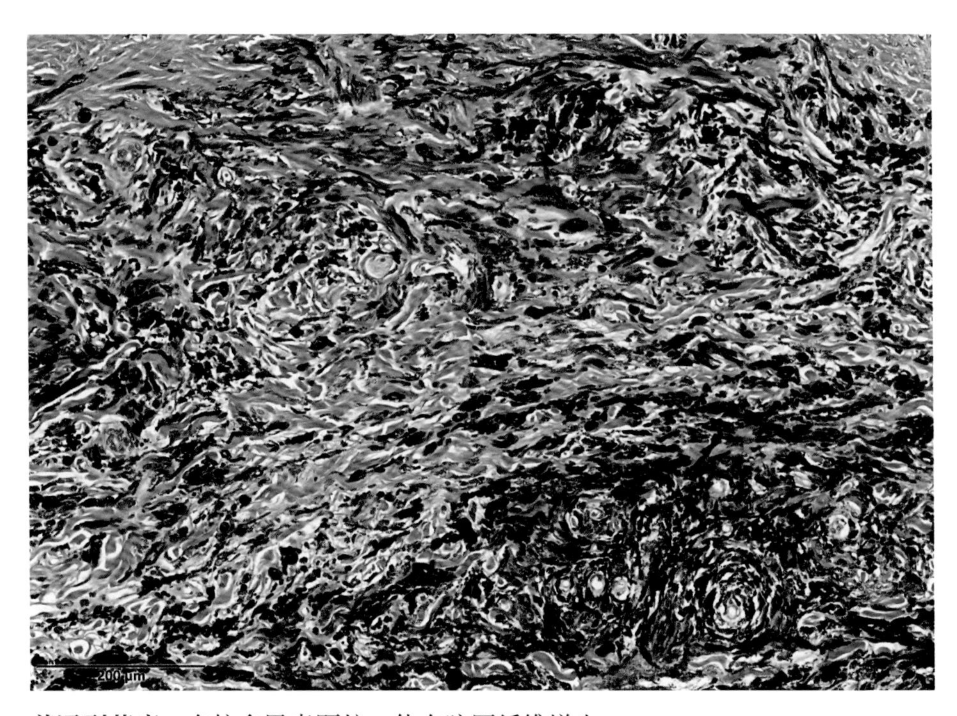

普通型蓝痣：有较多黑素颗粒，伴有胶原纤维增生

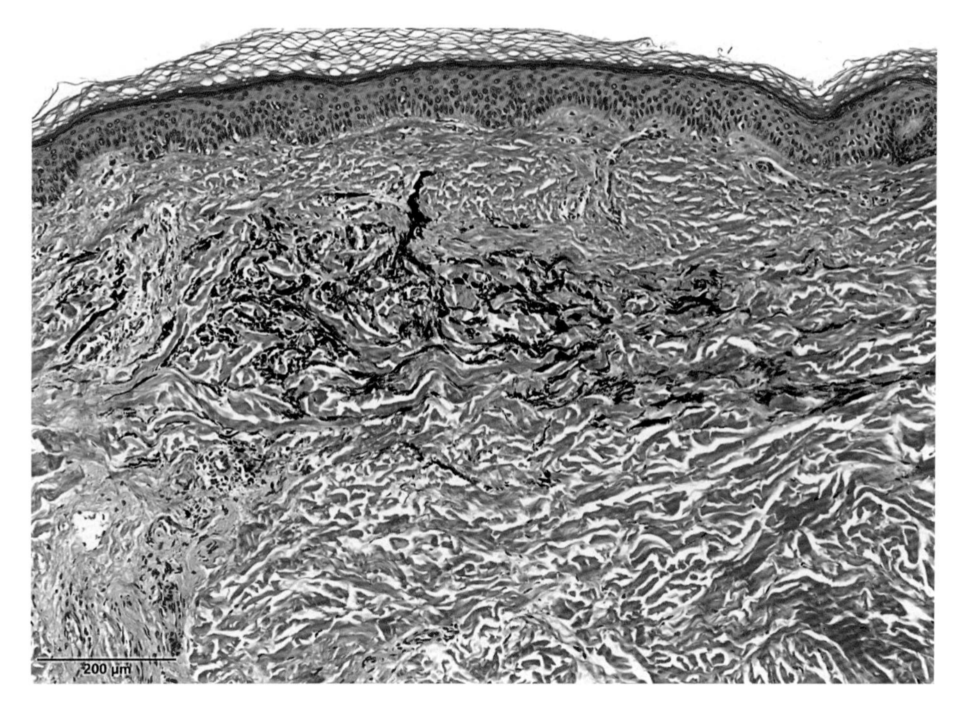

普通型蓝痣：痣细胞呈梭形

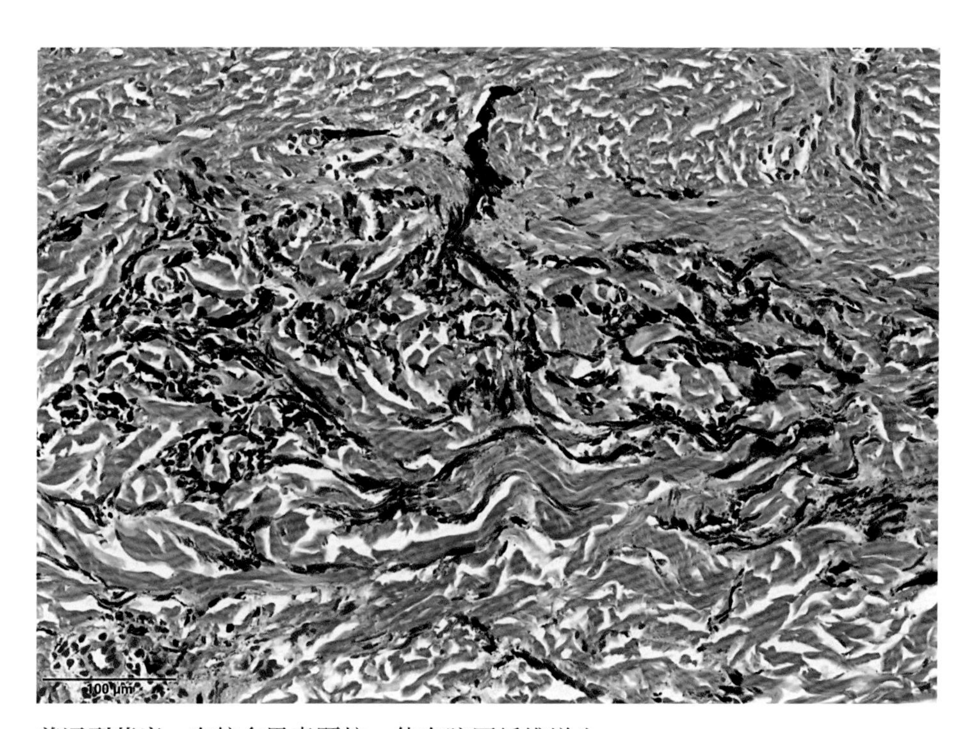

普通型蓝痣：有较多黑素颗粒，伴有胶原纤维增生

第七章 常见皮肤恶性肿瘤病理特征

1 光线性角化病

Actinic keratosis

- 角化过度，角化不全。
- 表皮细胞排列有程度不等的紊乱，程度较鲍恩病轻。
- 表皮内出现不典型的角质形成细胞，可见核丝分裂象。
- 表皮内可见角化不良细胞。
- 真皮浅层可见日光弹力纤维变性。
- 真皮浅层以淋巴细胞为主的炎症细胞浸润，多呈带状。
- 病理上分为萎缩型、肥厚型、棘层松解型、原位癌样型等。
  - 萎缩型：表皮萎缩，基底层细胞可呈芽蕾状向真皮内增生。
  - 肥厚型：表皮肥厚明显，表皮突不规则向下增生。
  - 棘层松解型：表皮内出现棘层松解，多在表皮下部。
  - 原位癌样型：表皮全层可见散在不典型的角质形成细胞，与鲍恩病类似，但是异型性程度较轻。

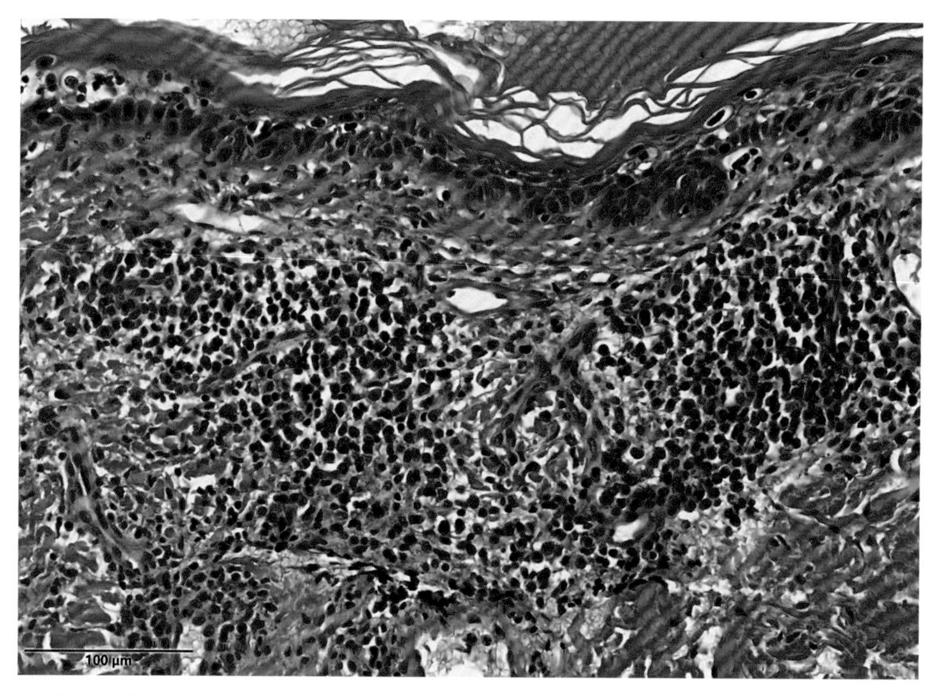

光线性角化病：表皮萎缩，表皮细胞排列紊乱，可见异型细胞

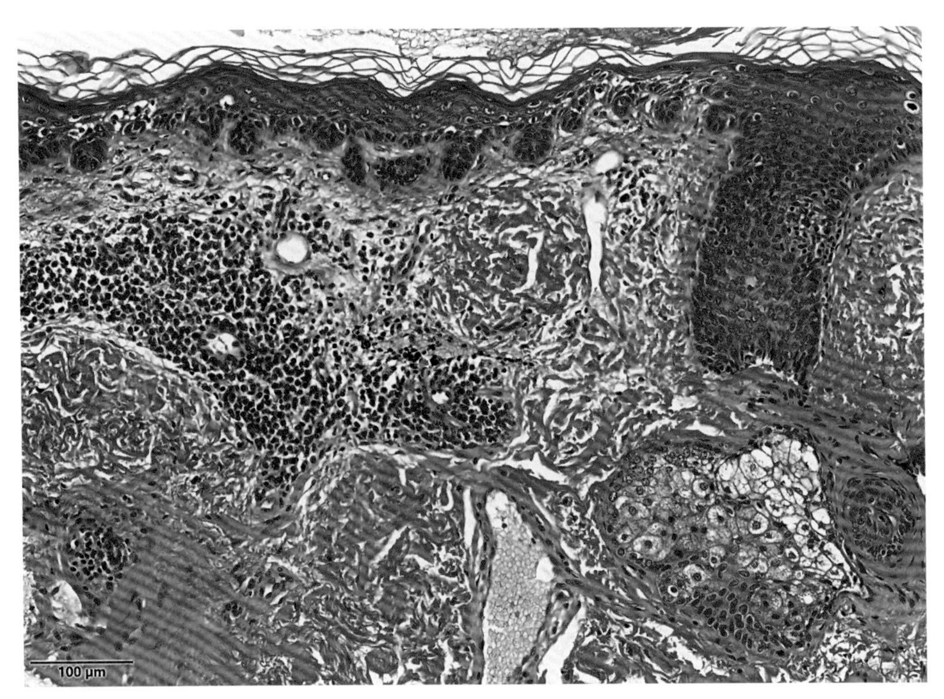

光线性角化病：表皮萎缩，表皮呈芽蕾状向真皮内生长，真皮浅层日光弹力纤维变性

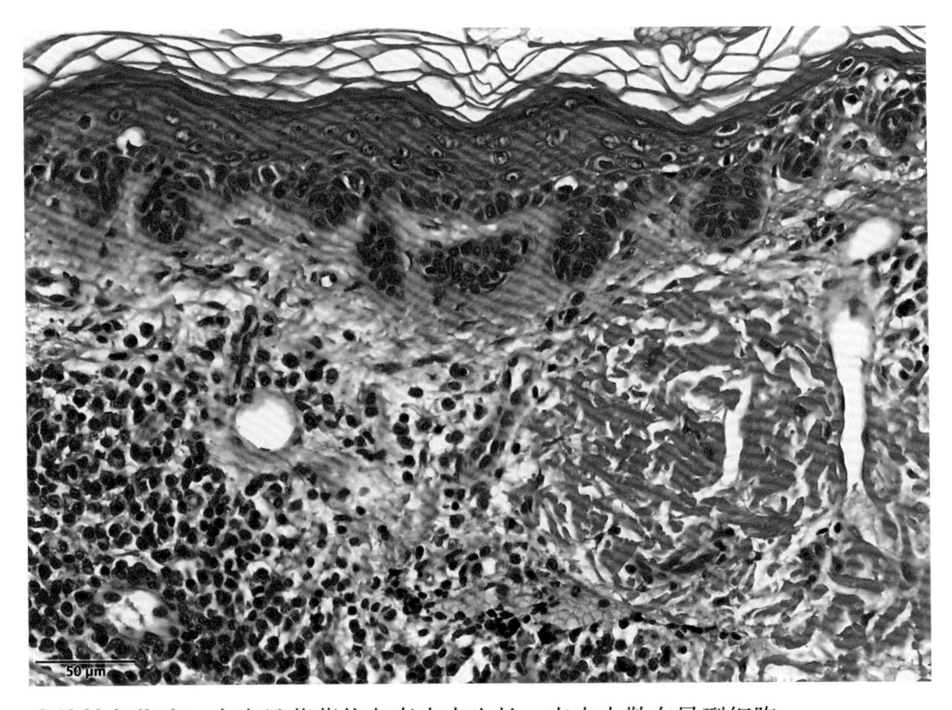

光线性角化病：表皮呈芽蕾状向真皮内生长，表皮内散在异型细胞

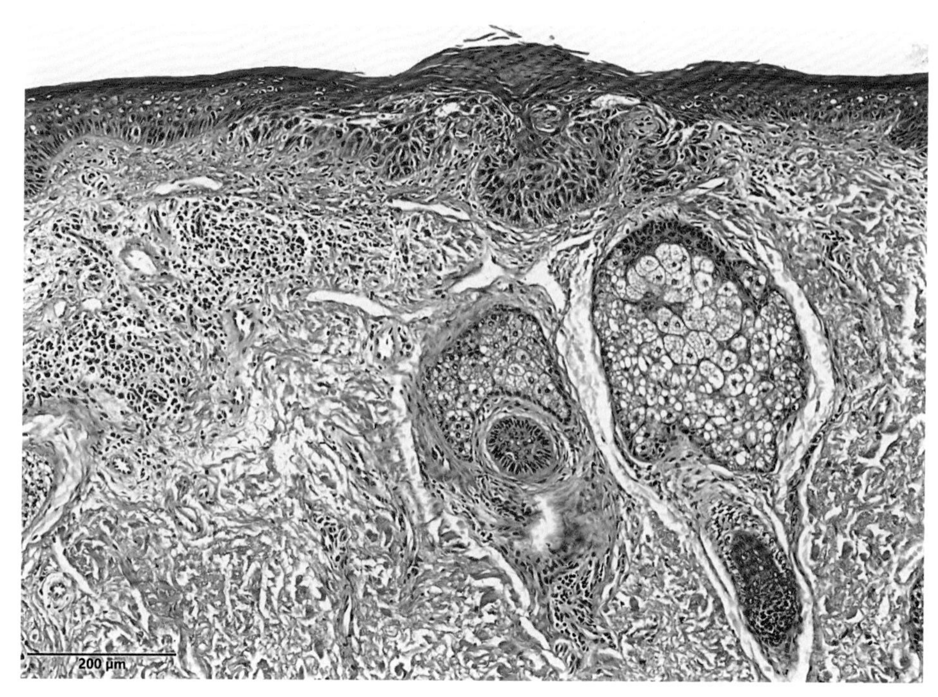

光线性角化病：表皮萎缩，棘层松解，部分表皮呈芽蕾状向真皮内生长

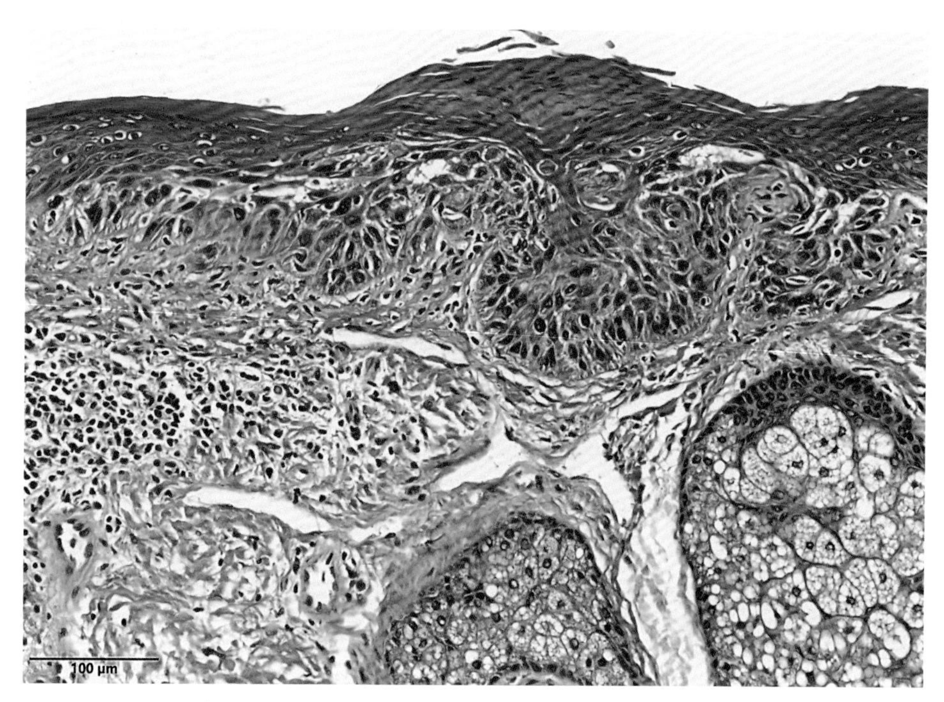

光线性角化病：棘层松解，表皮下部细胞排列紊乱，有明显的异型性

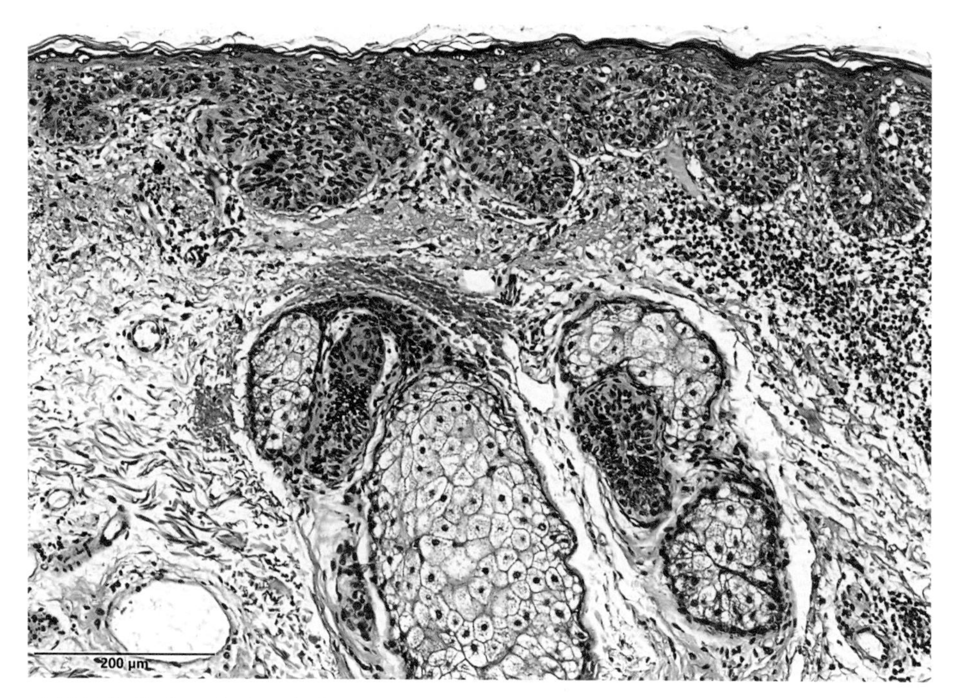

光线性角化病：表皮呈芽蕾状向真皮内生长，真皮浅层日光弹力纤维变性

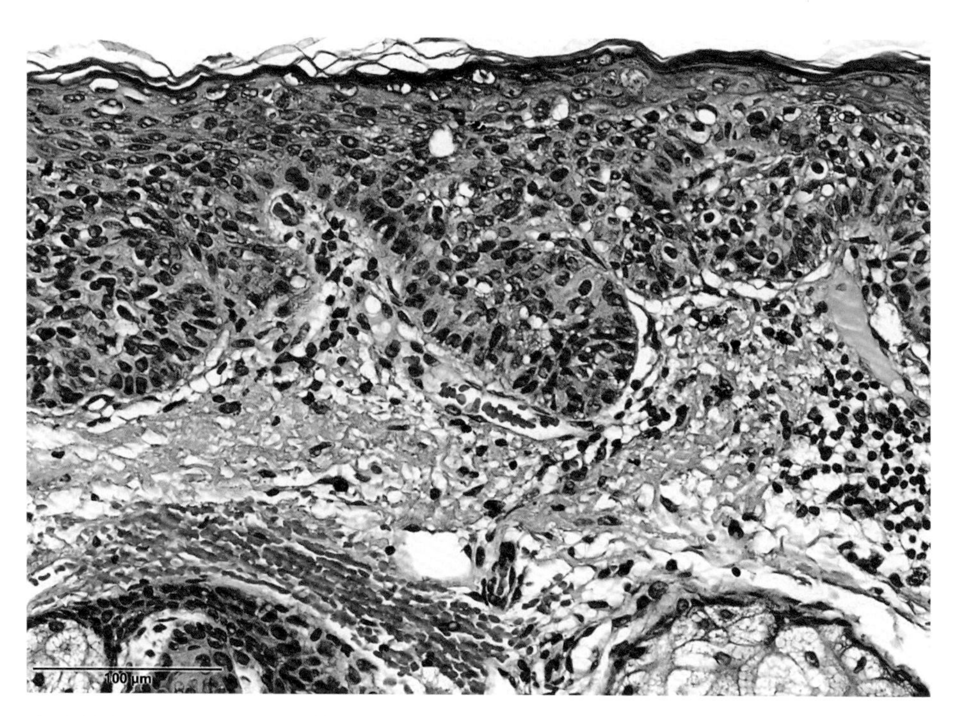

光线性角化病：表皮细胞排列紊乱，可见异型细胞，真皮浅层日光弹力纤维变性

2 鲍恩病

Bowen's disease

- 表皮角化过度。
- 常伴有角化不全。
- 棘层肥厚。
- 表皮细胞排列紊乱。
- 表皮内有较多的异型细胞，可见核丝分裂象。
- 表皮内可见角化不良细胞。
- 真皮浅层可见淋巴细胞为主的炎症细胞浸润。

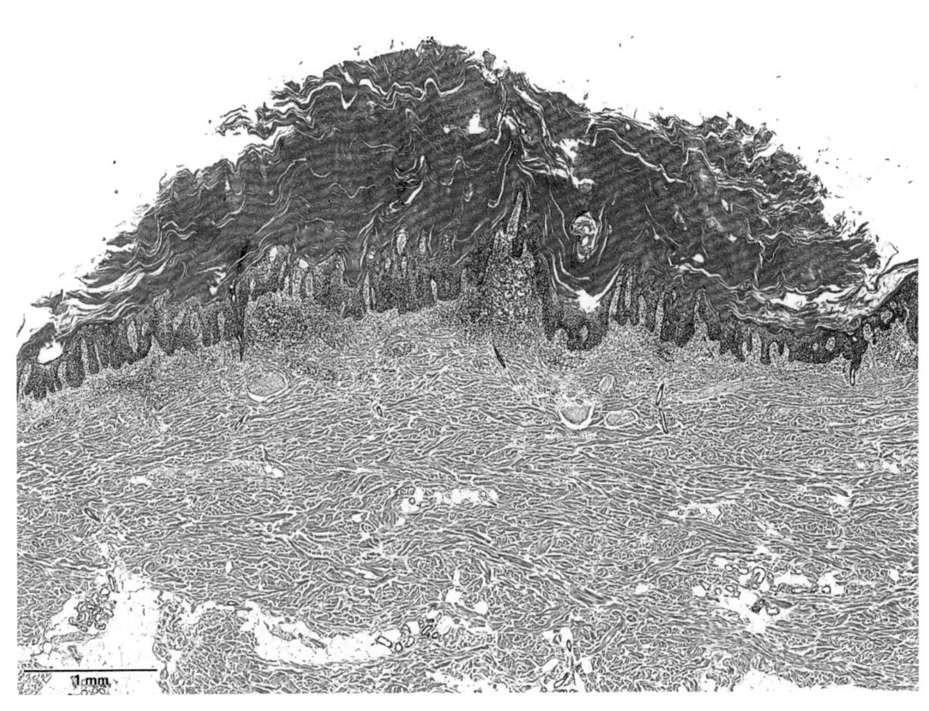

鲍恩病：表皮角化过度，棘层肥厚

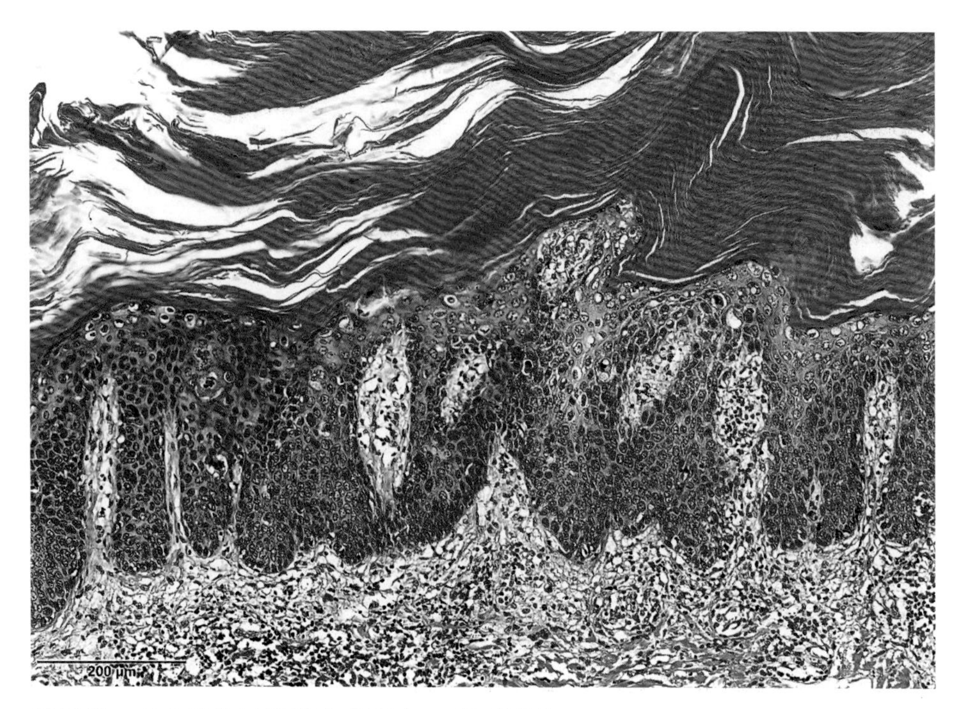

鲍恩病：表皮角化过度伴角化不全，棘层肥厚

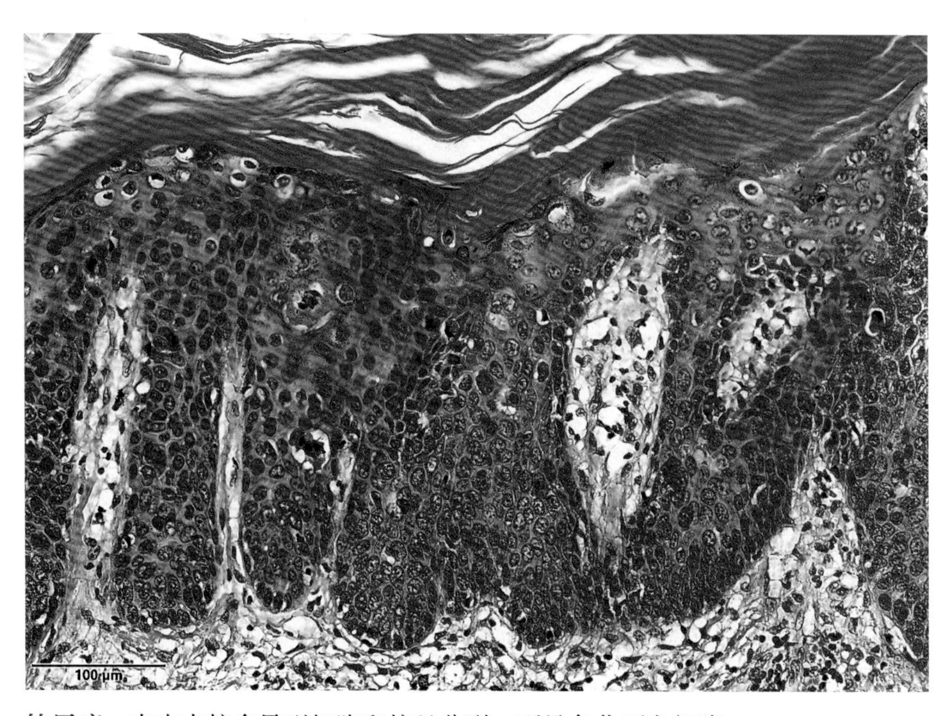

鲍恩病：表皮内较多异型细胞和核丝分裂，可见角化不良细胞

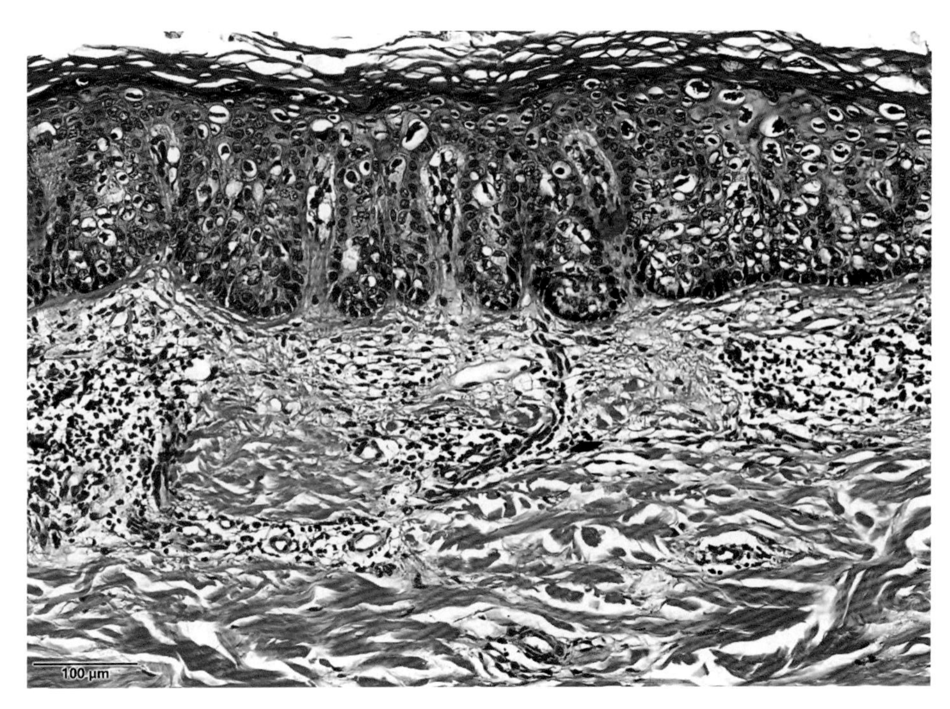

鲍恩病：表皮全层细胞排列紊乱，可见较多异型细胞

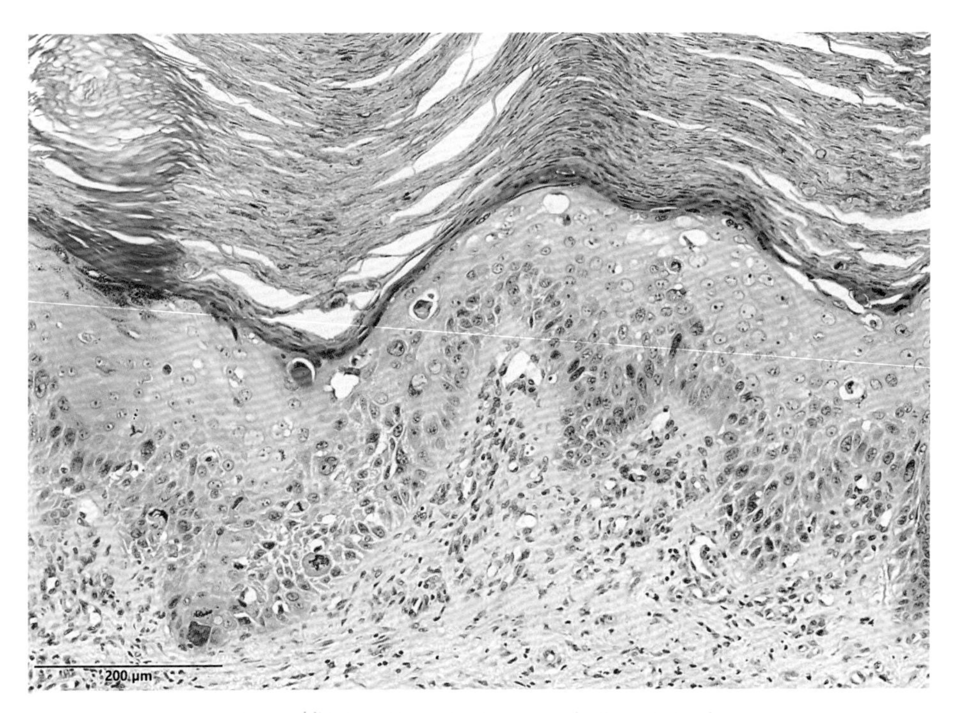

鲍恩病：表皮内较多异型细胞和核丝分裂，可见角化不良细胞

3 角化棘皮瘤

Keratoacanthoma

- 肿瘤呈半球状隆起皮肤表面。
- 中心部分表皮向下凹陷，内充角质，形成火山口外观。
- 底部表皮向真皮内不规则增生。
- 在真皮内可出现游离上皮细胞团块，细胞可有明显的异型性，类似鳞状细胞癌。
- 瘤体周围有淋巴细胞为主的炎症细胞浸润。

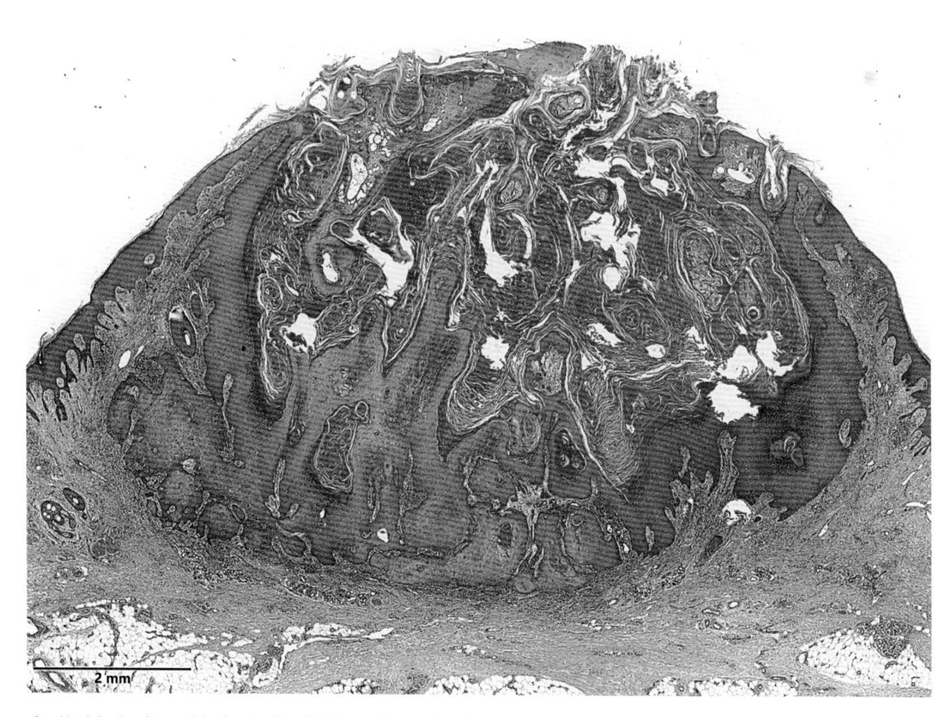

角化棘皮瘤： 肿瘤呈半球状，中心部分表皮向下凹陷，内充角质，形成火山口外观

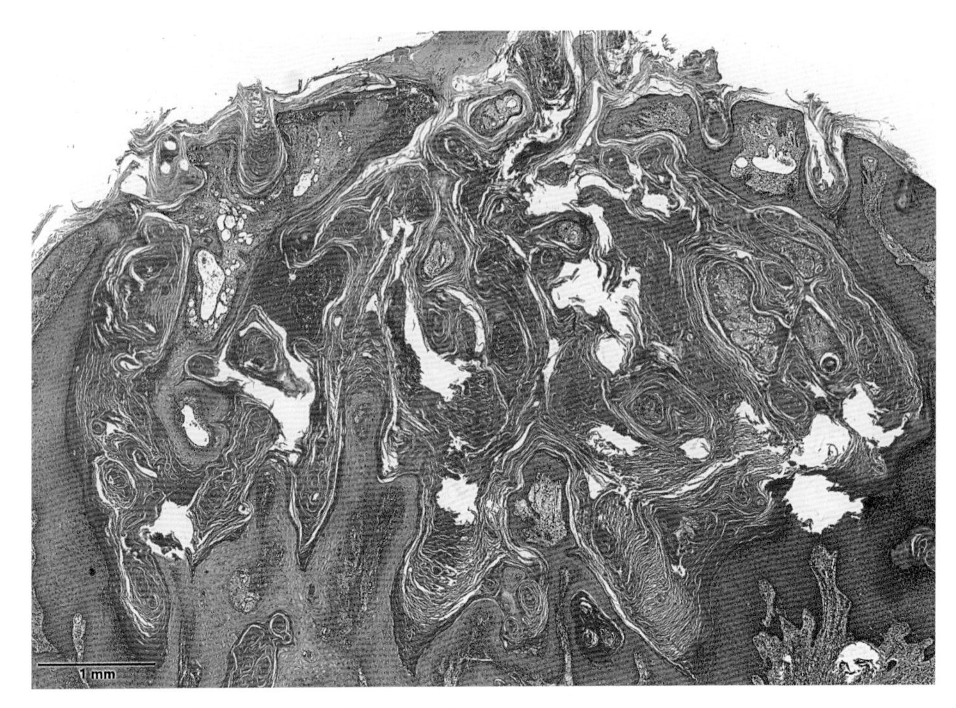

角化棘皮瘤：中心表皮向下凹陷，内充角质

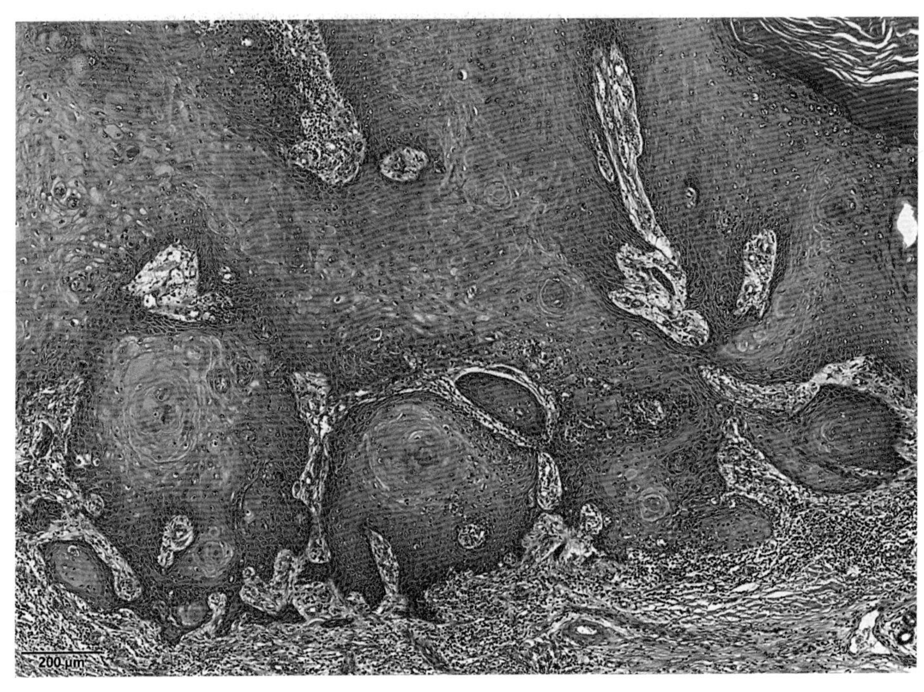

角化棘皮瘤：底部表皮向真皮内不规则增生，可见鳞状窝和角珠，部分上皮团块游离于真皮，可见异型细胞

4 鳞状细胞癌

Squamous cell carcinoma

- 肿瘤多与表皮相连。
- 不典型的角质形成细胞向真皮内侵袭性生长。
- 细胞有明显的异型性。
- 细胞大小不一，可出现多核、巨核，可见核丝分裂。
- 常出现角珠和角化不良细胞。
- 分化程度不同肿瘤形态有所不同。

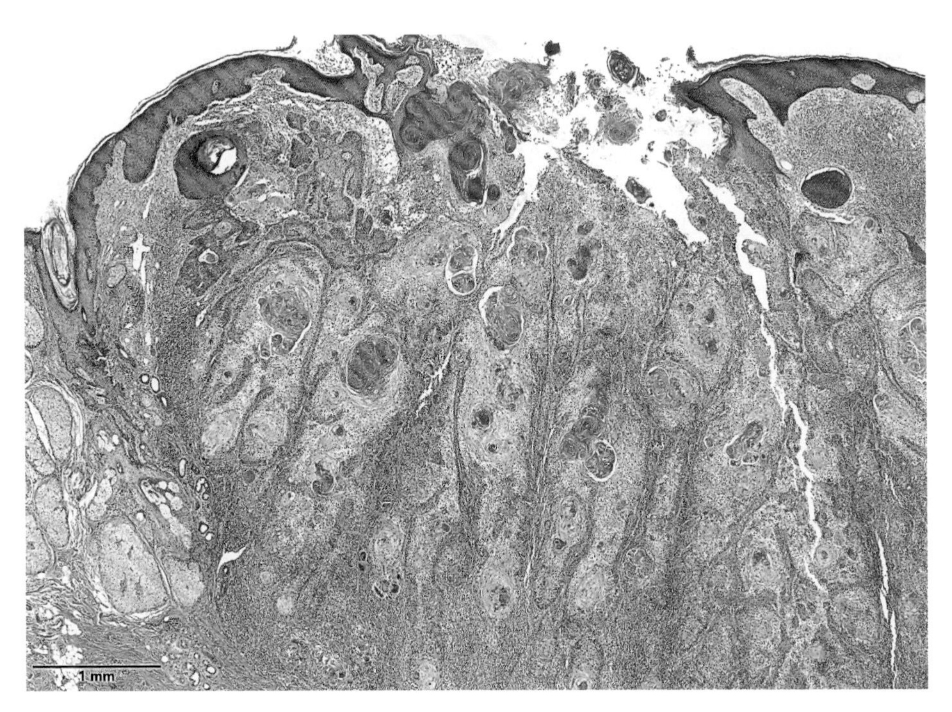

鳞状细胞癌：肿瘤与表皮相连，向真皮内生长

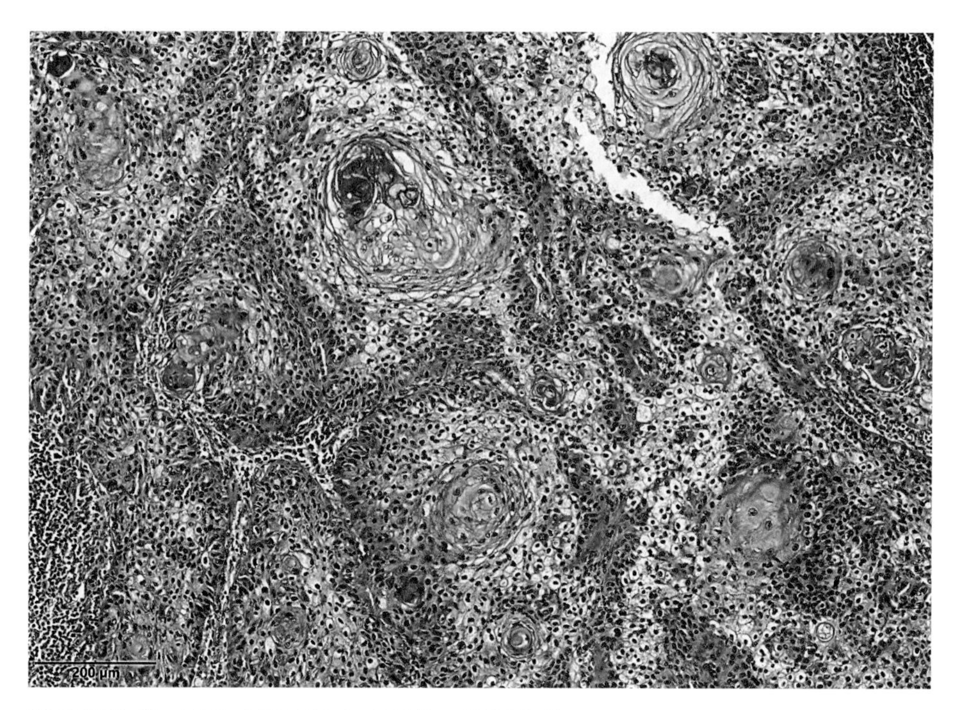

鳞状细胞癌：真皮内游离的上皮团块，可见角珠

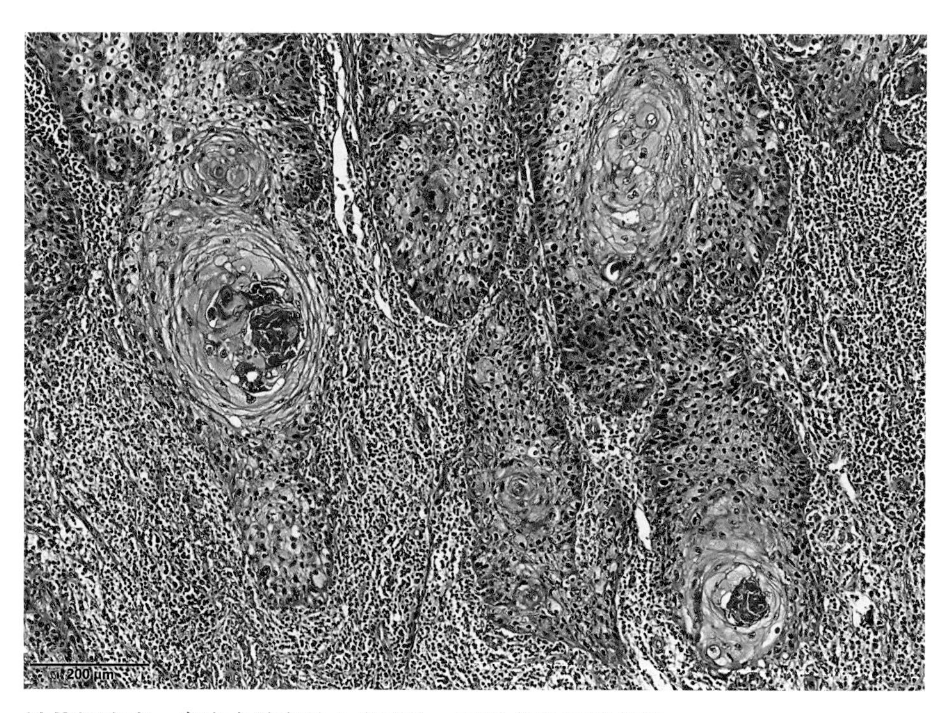

鳞状细胞癌：真皮内游离的上皮团块，可见角珠和鳞状涡

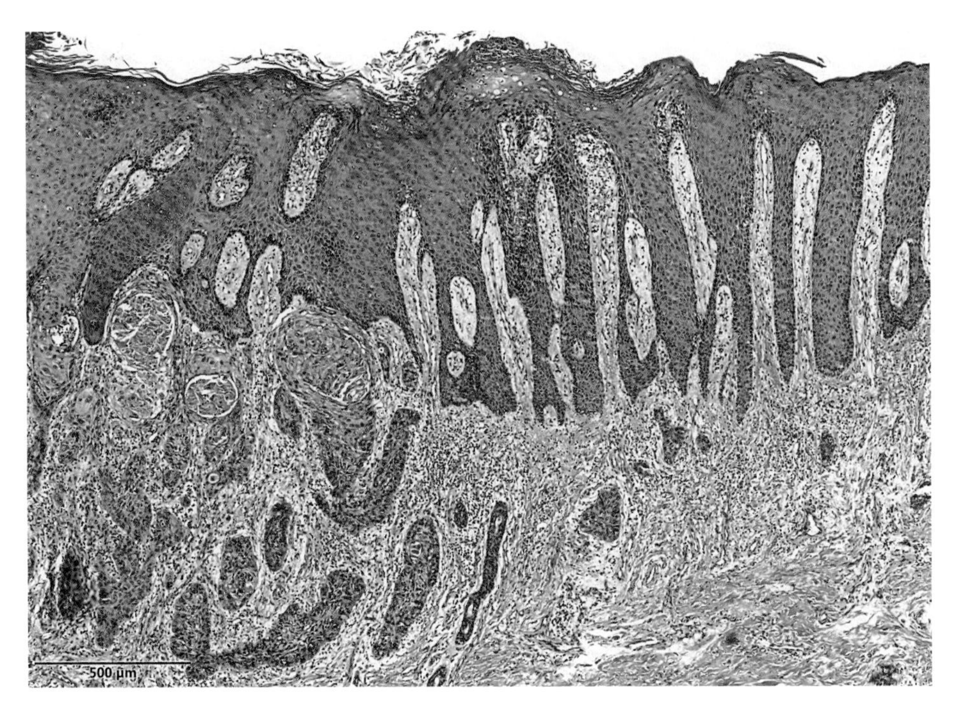

鳞状细胞癌：肿瘤与表皮相连，向真皮内生长

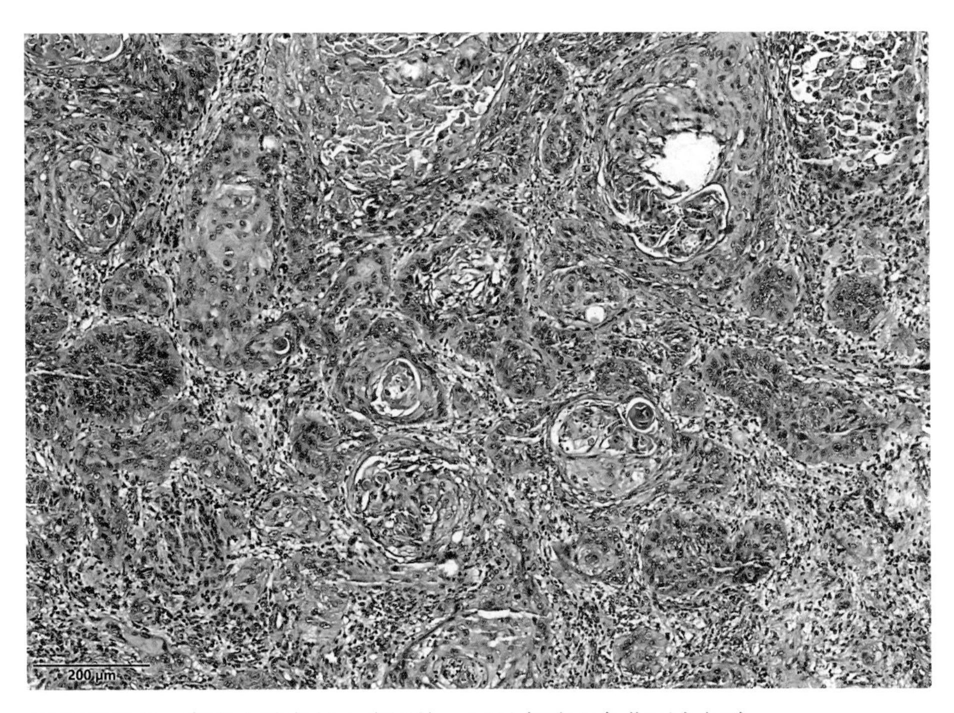

鳞状细胞癌：真皮内游离的上皮团块，可见角珠和角化不良细胞

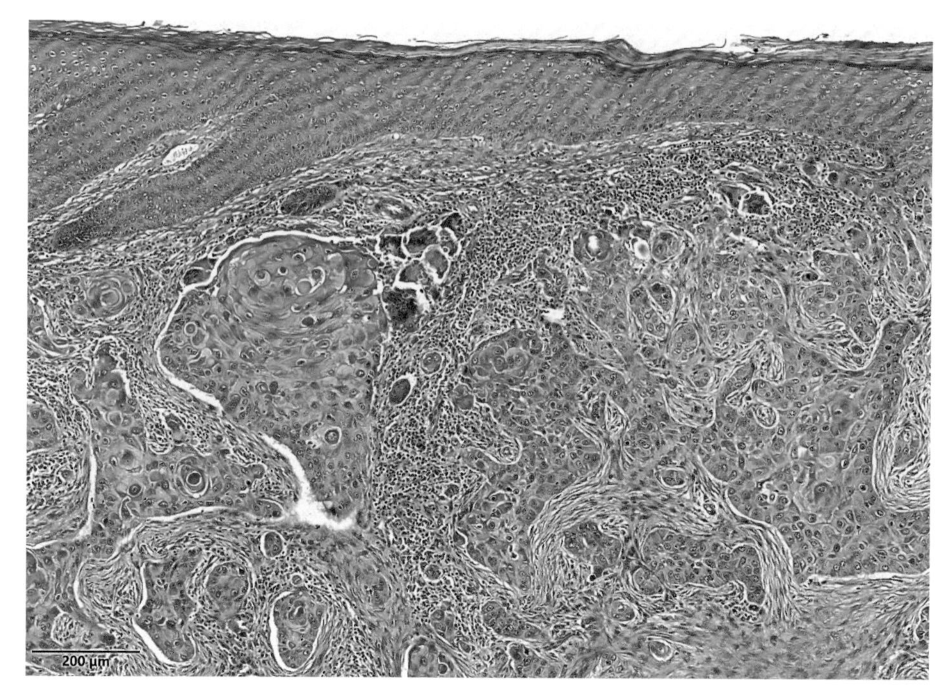

鳞状细胞癌：真皮内大小不一的鳞状上皮团块

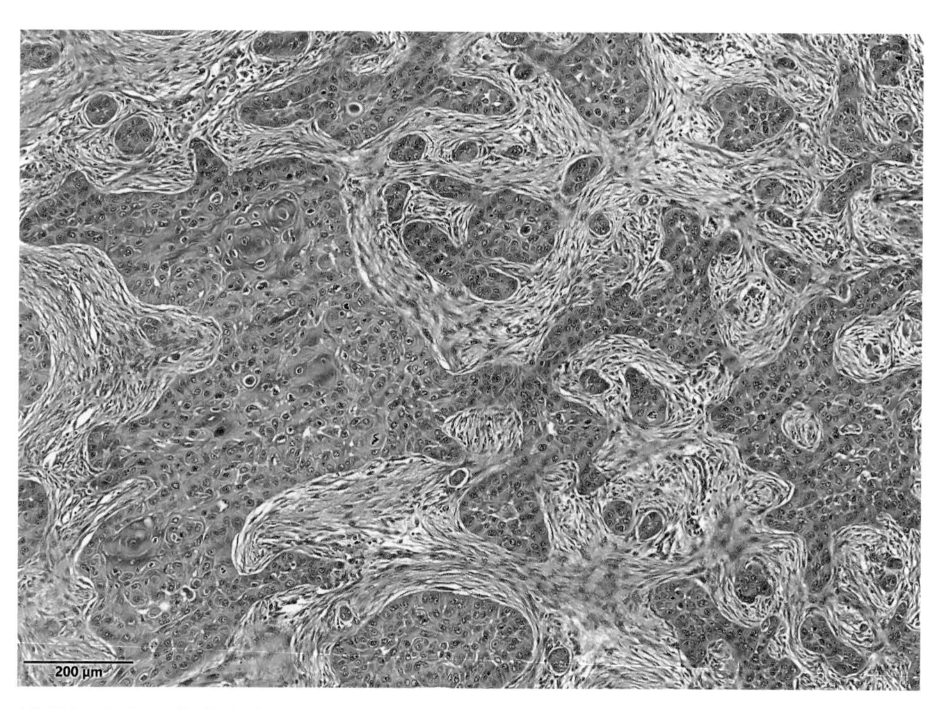

鳞状细胞癌：真皮内大小不一的鳞状上皮团块，细胞异型性明显，可见角化不良细胞

5 基底细胞癌

Basal cell carcinoma

- 瘤体由基底样细胞组成。
- 呈嗜碱性，呈圆形或椭圆形，大小基本一致。
- 肿瘤周边细胞呈栅栏状排列。
- 瘤体与周围组织之间常有裂隙（收缩间隙）。
- 瘤体内及边缘可出现黏液。
- 瘤体内可见核丝分裂象。
- 浅表型基底细胞癌：瘤体表浅，与表皮相连，自表皮下部呈芽蕾状向真皮内生长，常有多个瘤体。
- 结节型基底细胞癌：瘤体在真皮内，瘤体一般较大，大部分瘤体不与表皮相连，周边细胞呈栅栏状排列，常与周围间质有裂隙。
- 结节囊肿型基底细胞癌：结节型基底细胞癌瘤体内出现囊腔。
- 硬化型基底细胞癌：肿瘤呈条索状，形状各异，周围纤维组织增生。
- 色素型基底细胞癌：多为结节型细胞癌，肿瘤内有较多的黑素颗粒。
- 腺样型基底细胞癌：瘤细胞排列呈条索状伸入真皮，相互连接，形成腺腔样结构，间质中常有黏液。
- 纤维上皮瘤型基底细胞癌：又称为 Pinkus 纤维上皮瘤，基底样细胞呈条索状自表皮向真皮内生长，相互吻合，嵌于疏松的纤维间质中。

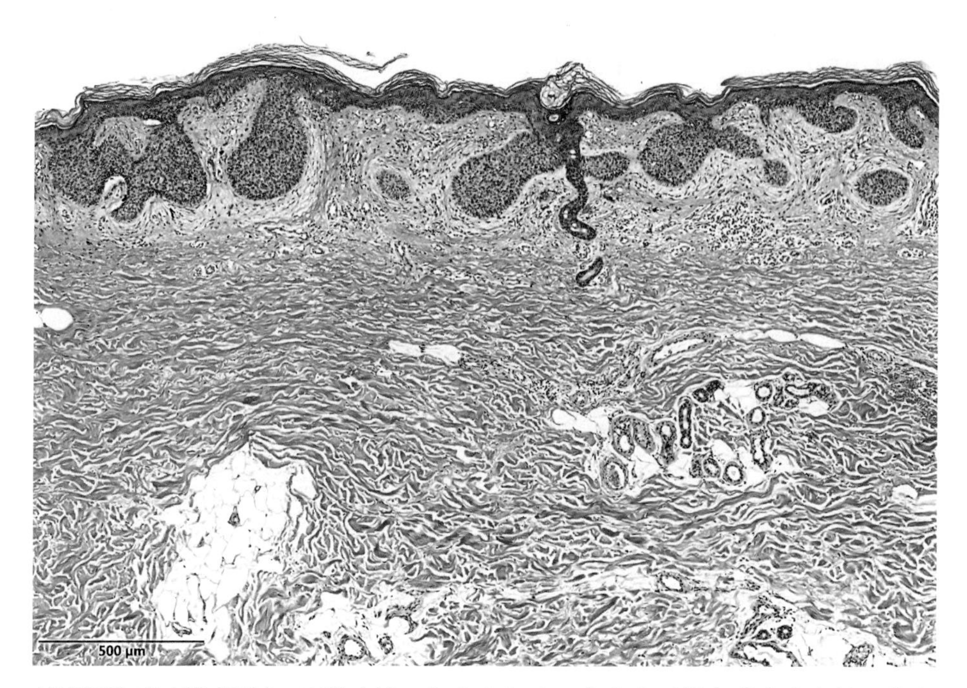

基底细胞癌（浅表型）：瘤体表浅，与表皮相连，自表皮下部向真皮内生长，常有多个瘤体

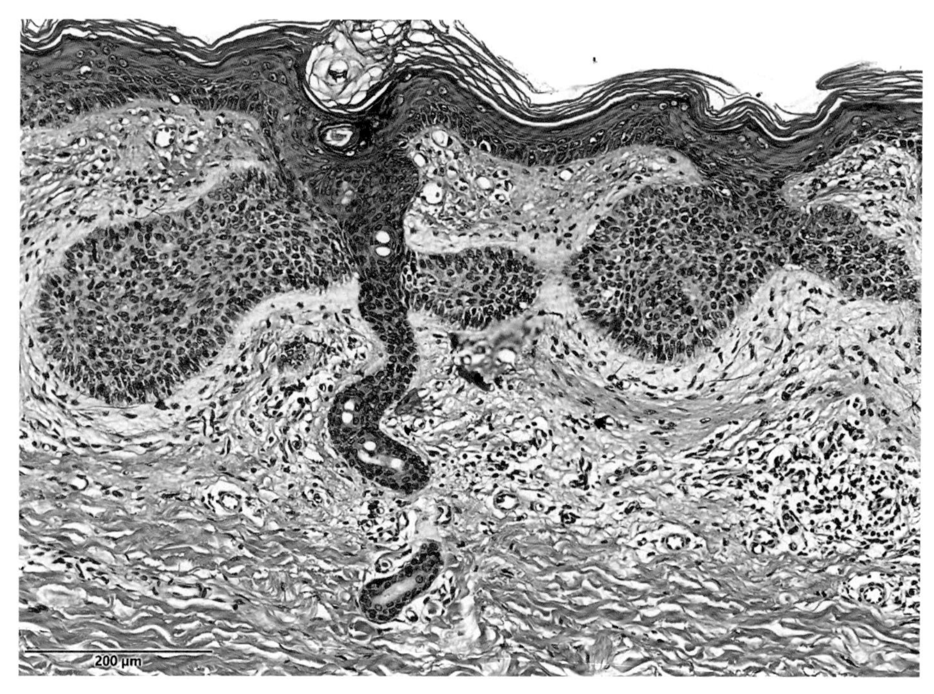

基底细胞癌（浅表型）：肿瘤由基底样细胞组成，周边细胞呈栅栏状排列，瘤体周围可见黏液样基质

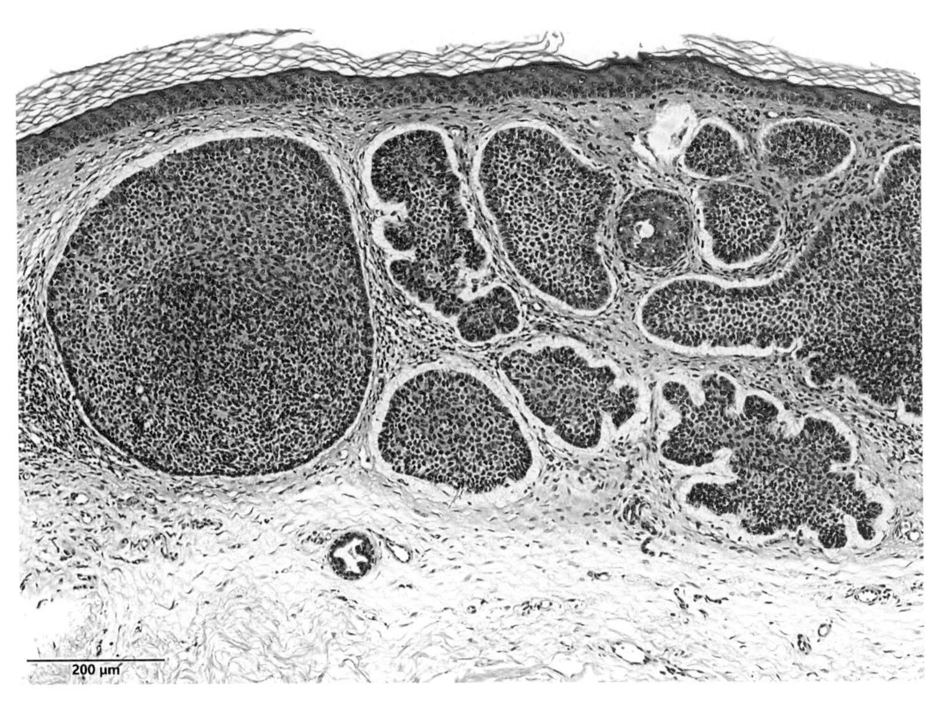

基底细胞癌（结节型）：瘤体在真皮内，瘤体大小不一，周边细胞呈栅栏状排列，与周围间质有裂隙

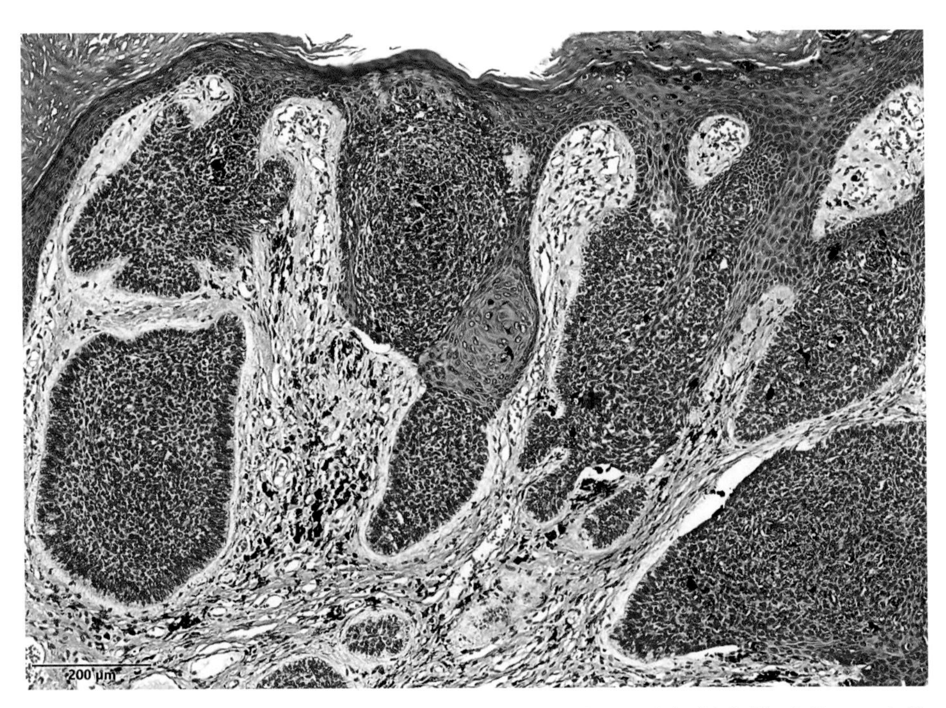

基底细胞癌（结节型）：部分瘤体与表皮相连，周边细胞栅栏状排列明显，瘤体内及瘤体周围可见黑素颗粒

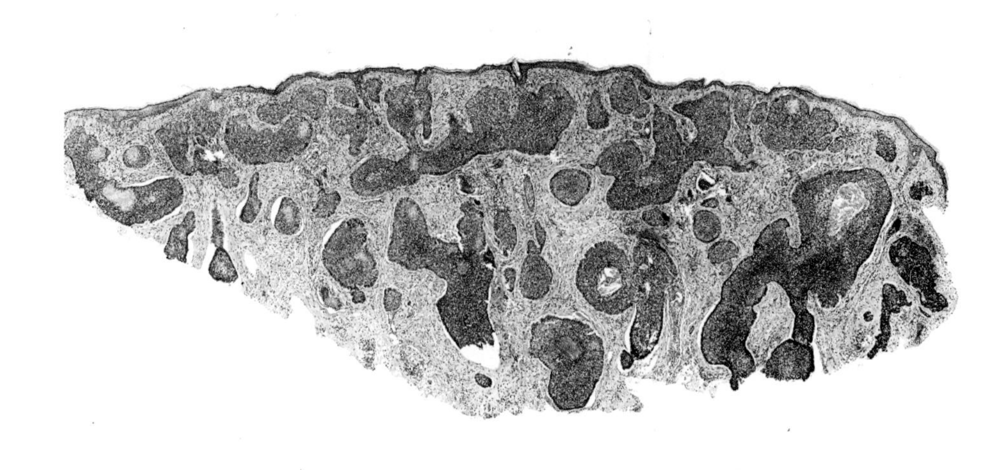

基底细胞癌（结节型）：瘤体在真皮内呈结节状，大小不一

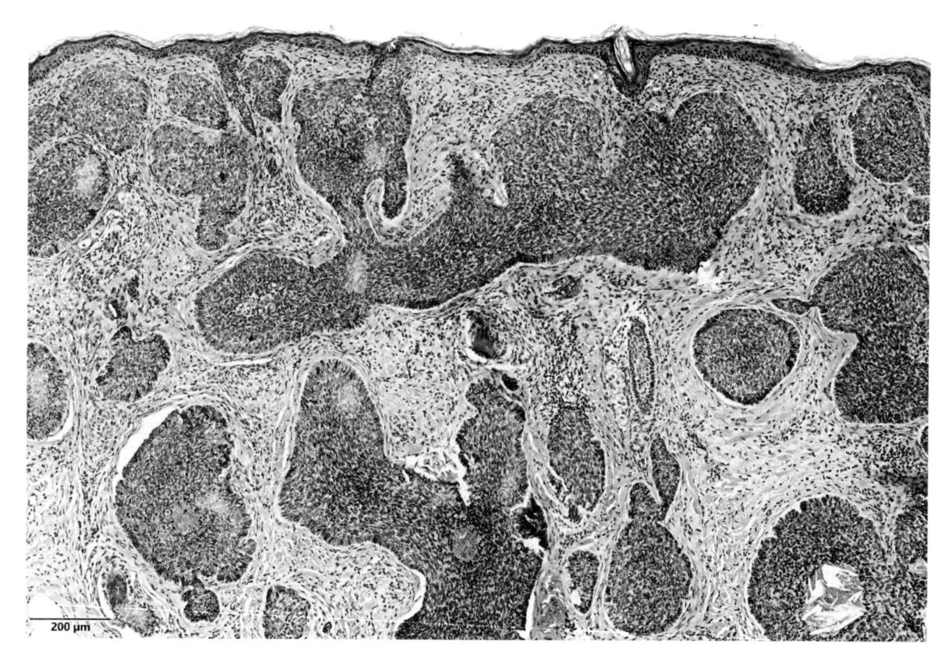

基底细胞癌（结节型）：肿瘤在真皮内呈结节状，大小不一，个别瘤体与表皮相连

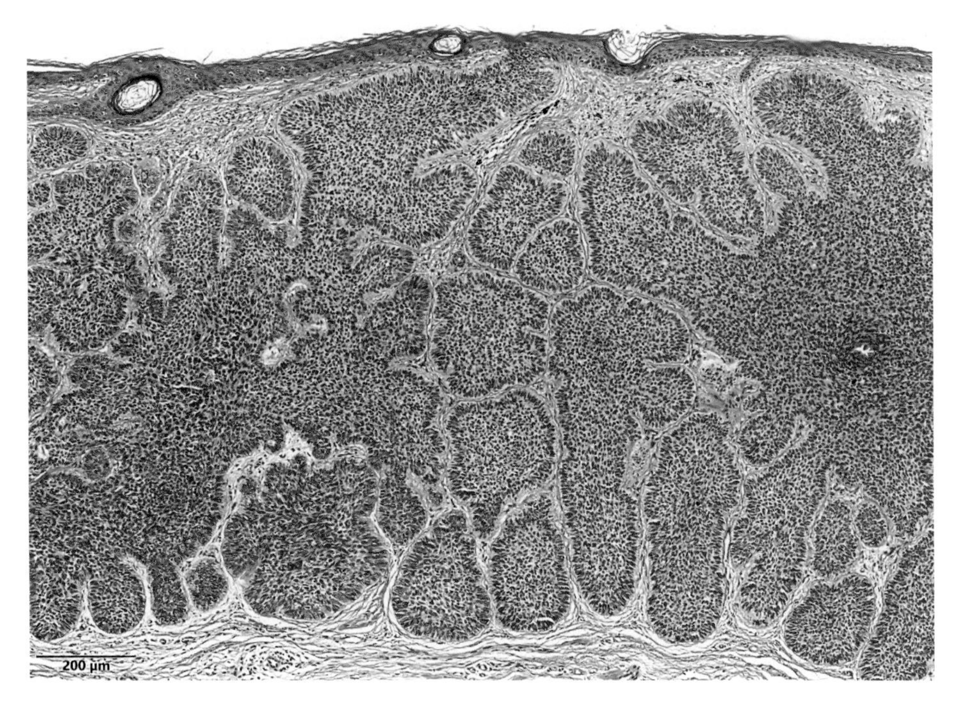

基底细胞癌（结节型）：肿瘤在真皮内呈结节状，个别瘤体与表皮相连

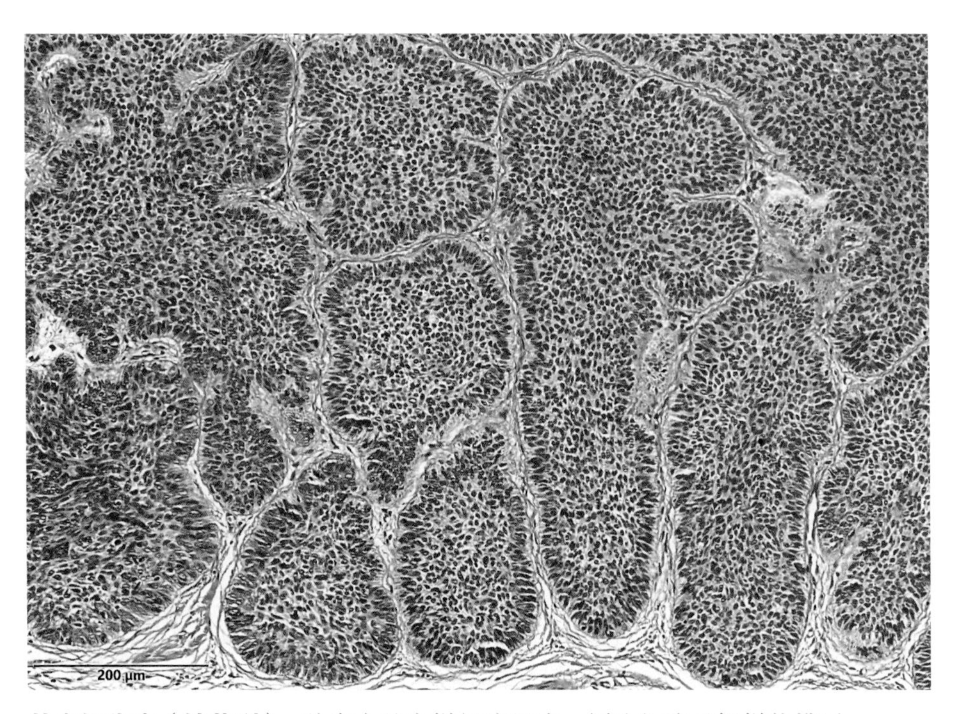

基底细胞癌（结节型）：肿瘤由基底样细胞组成，周边细胞呈栅栏状排列

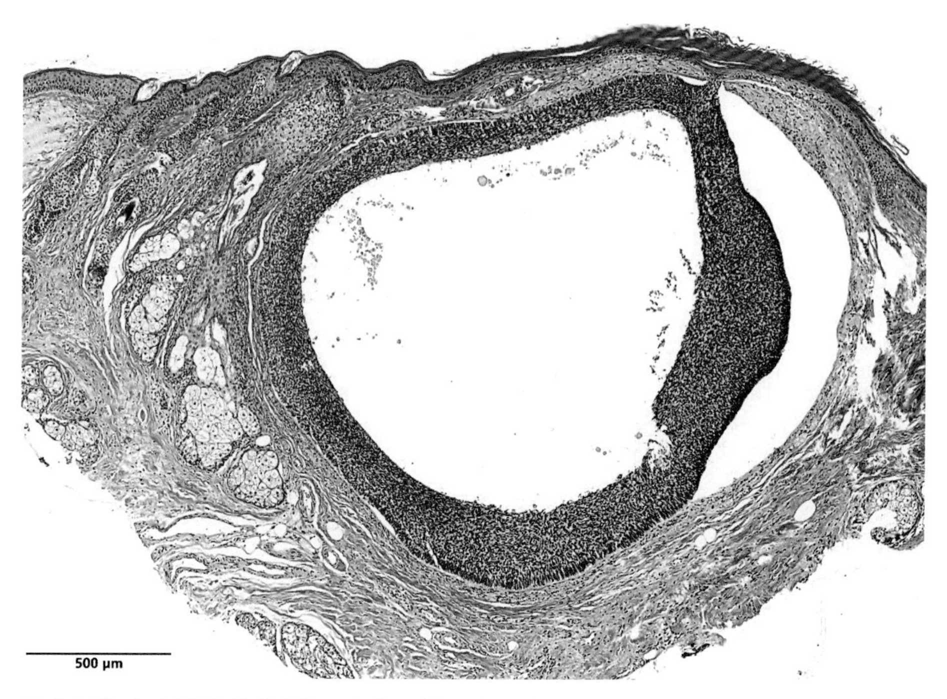

基底细胞癌（结节囊肿型）：肿瘤呈结节状，中央有囊腔

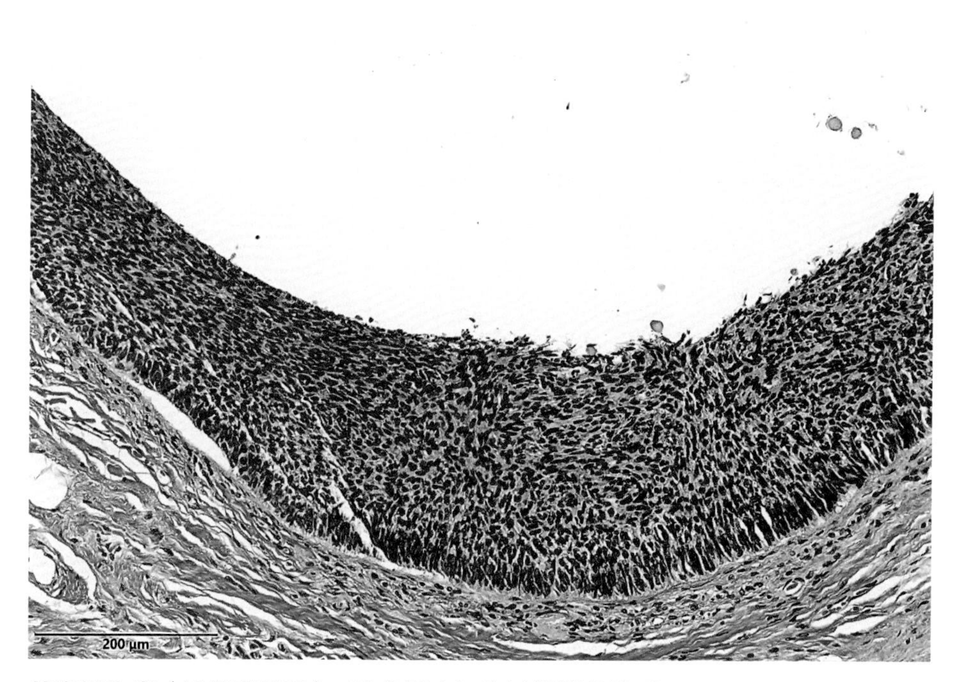

基底细胞癌（结节囊肿型）：肿瘤周边细胞呈栅栏状排列

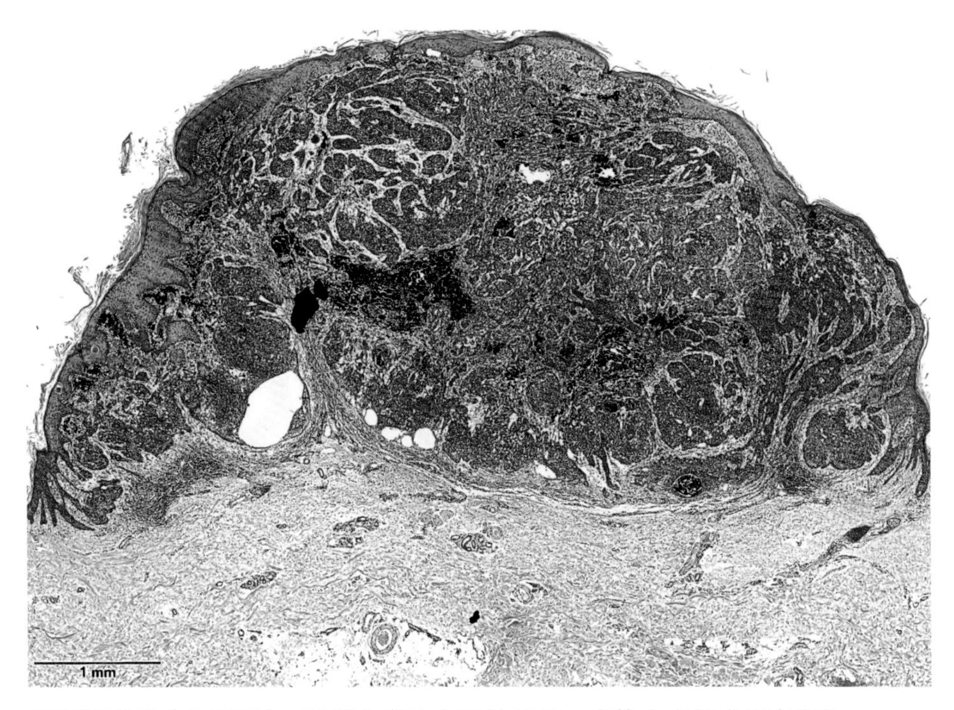

基底细胞癌（色素型）：肿瘤在真皮内呈结节状，瘤体内有较多黑素颗粒

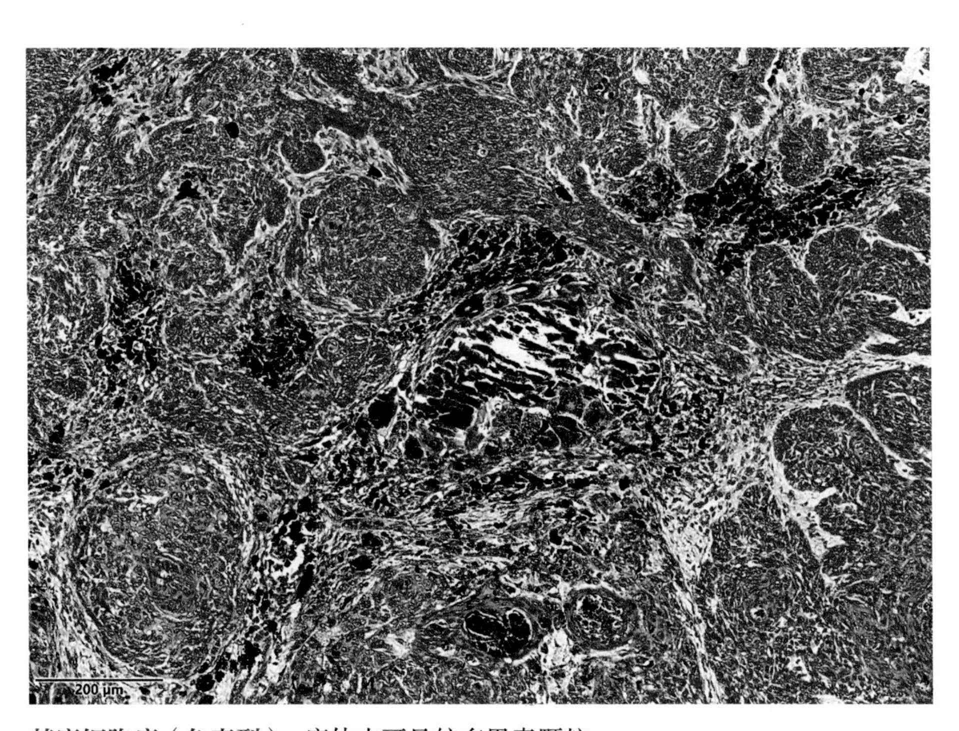

基底细胞癌（色素型）：瘤体内可见较多黑素颗粒

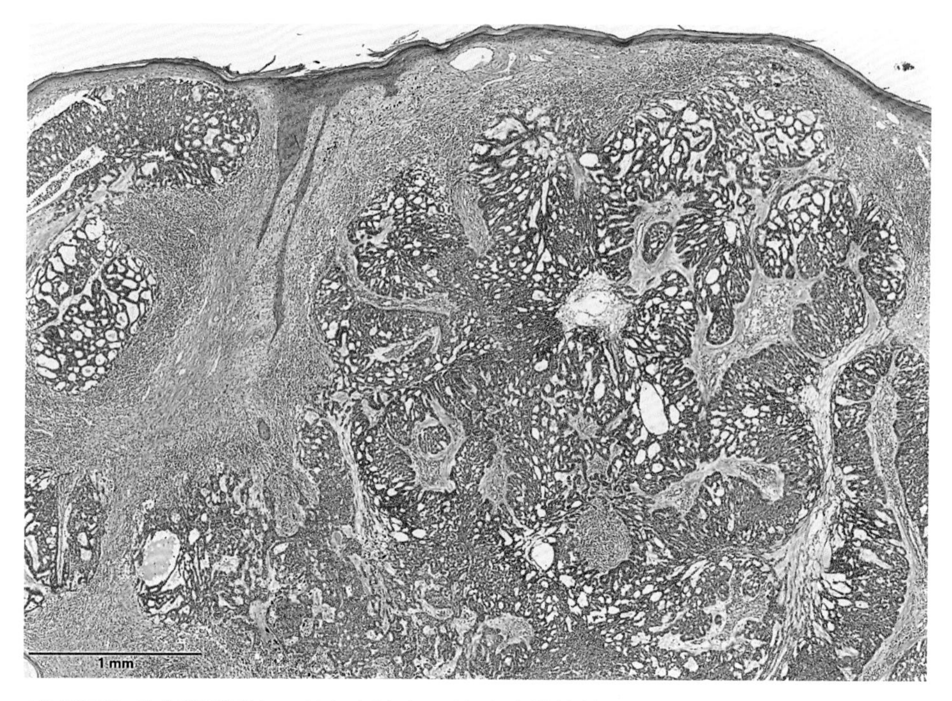

基底细胞癌（腺样型）：真皮内肿瘤，呈腺腔样结构

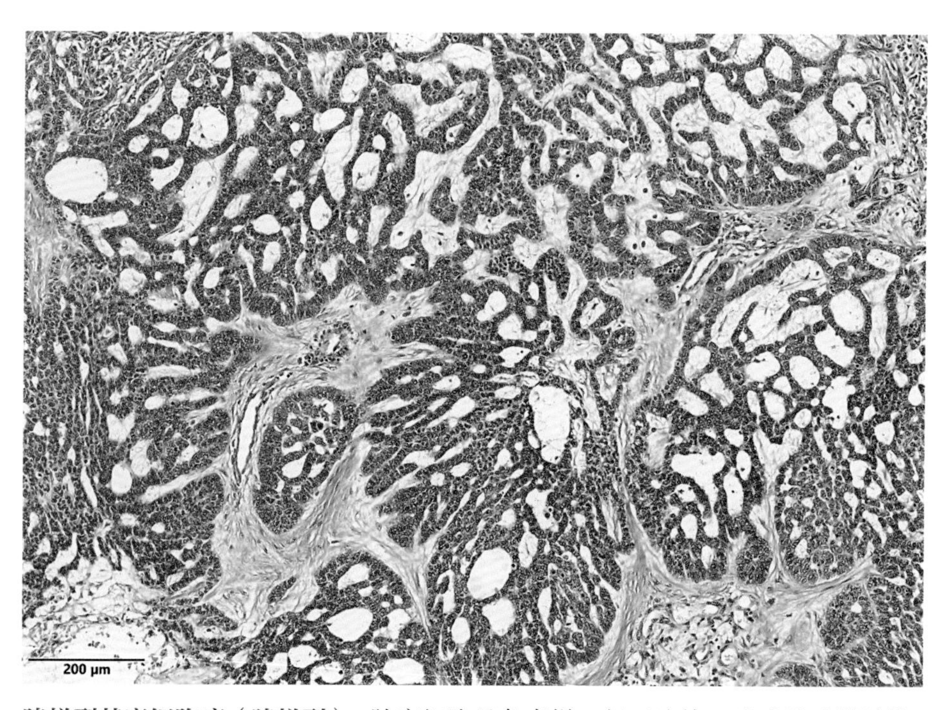

腺样型基底细胞癌（腺样型）：肿瘤细胞呈条索样，相互连接，形成腺腔样结构

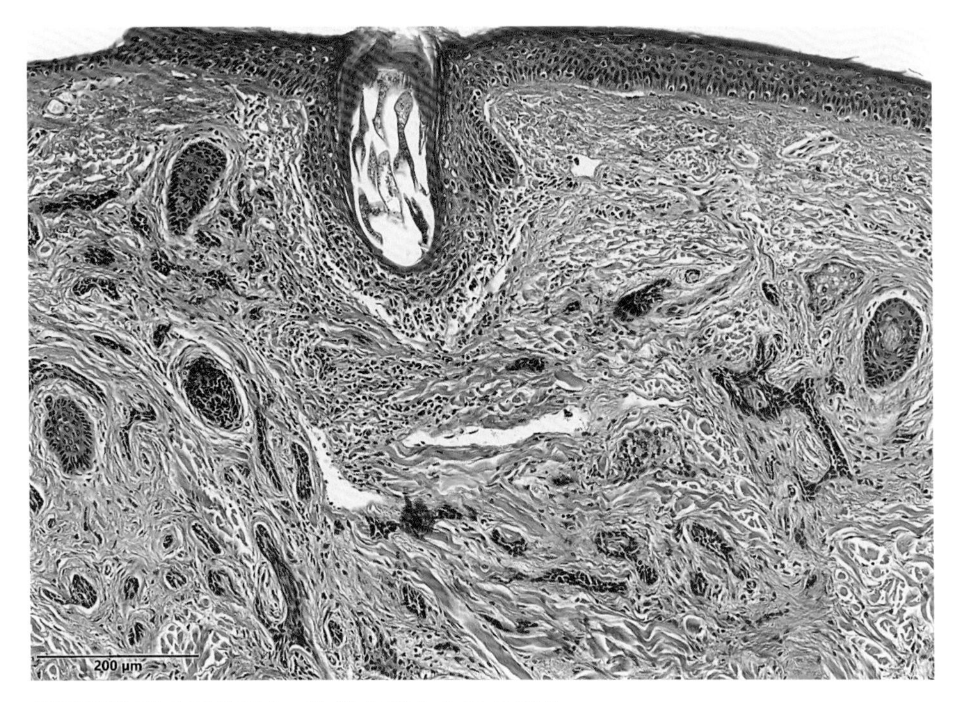

基底细胞癌（硬化型）：肿瘤在真皮内呈条索状

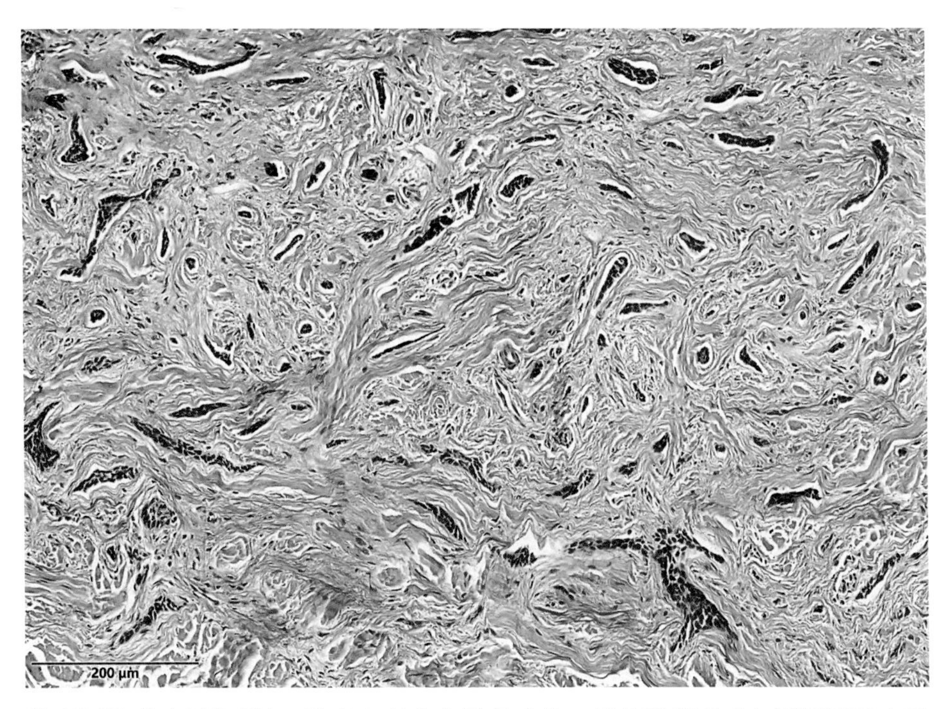

基底细胞癌（硬化型）：肿瘤在真皮内呈条索状，部分肿瘤条索与周围间质有裂隙，周围纤维组织增生明显

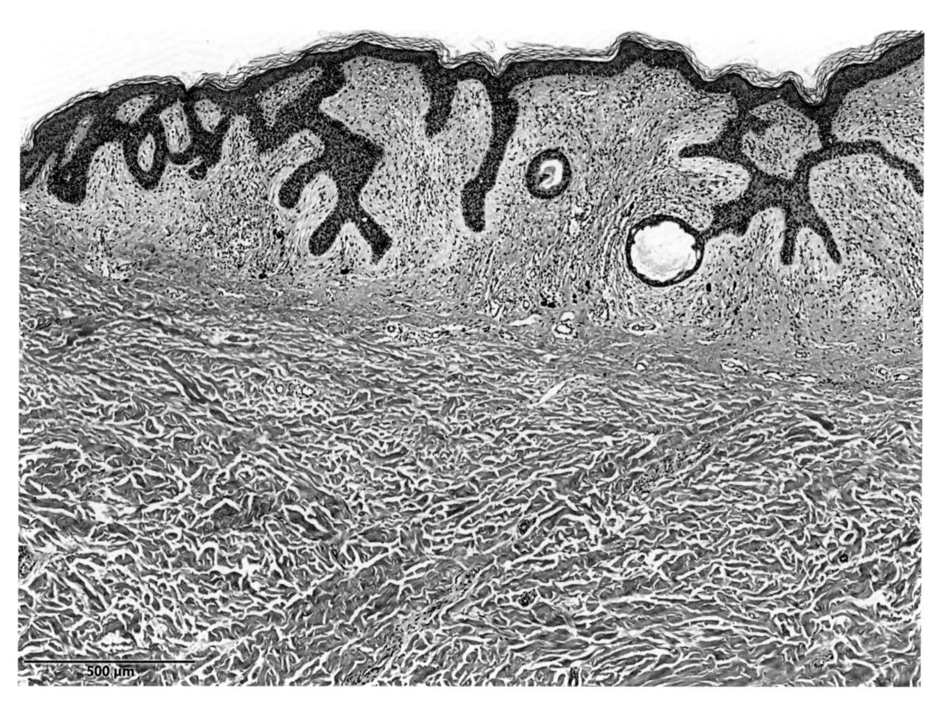

基底细胞癌（纤维上皮瘤型）：基底样细胞呈条索状自表皮向真皮内生长，相互吻合，嵌于疏松间质中

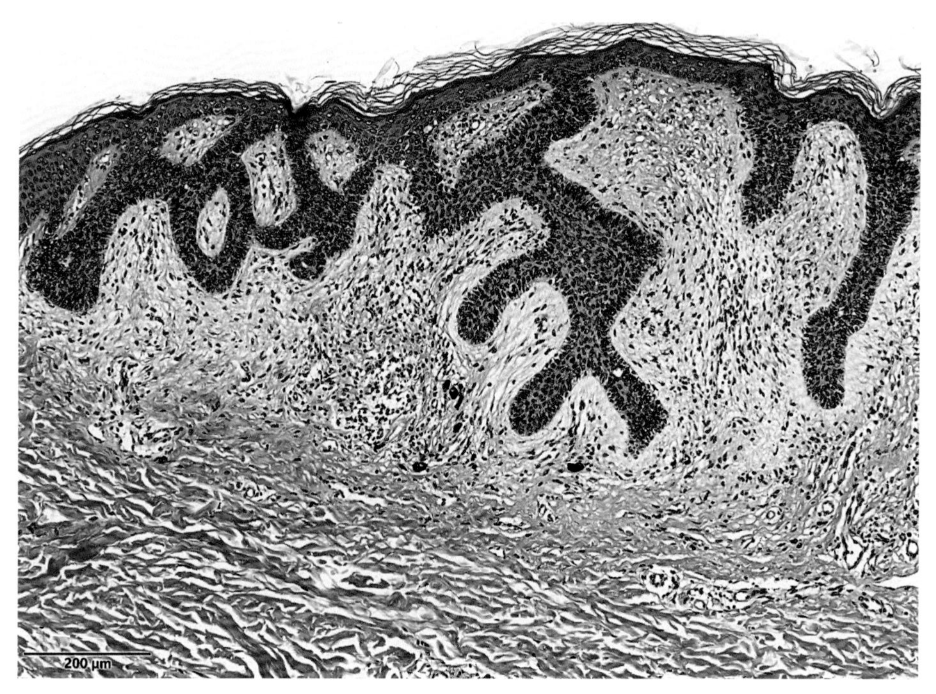

基底细胞癌（纤维上皮瘤型）：基底样细胞呈条索状自表皮向真皮内生长，相互吻合，嵌于疏松间质中

6 佩吉特病

Paget's disease

- 表皮内数量不等的肿瘤细胞。
- 肿瘤细胞胞质淡染或透明，胞质丰富。
- 单个或者呈巢分布。
- 可分布于表皮全层。
- 早期肿瘤细胞主要位于基底层和基底层上方。
- 也可侵入真皮及附属器。
- 肿瘤细胞阿尔辛蓝染色阳性。
- 肿瘤细胞 CEA 、CK7、EMA 阳性表达。

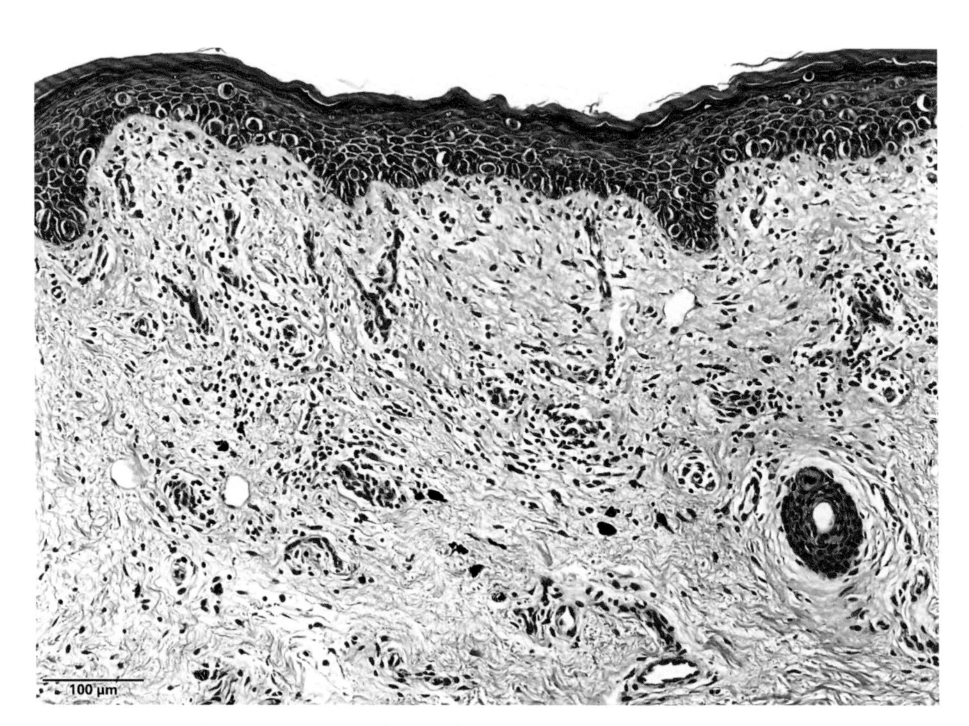

佩吉特病：肿瘤细胞主要位于表皮下部，胞质透明，多为单个分布

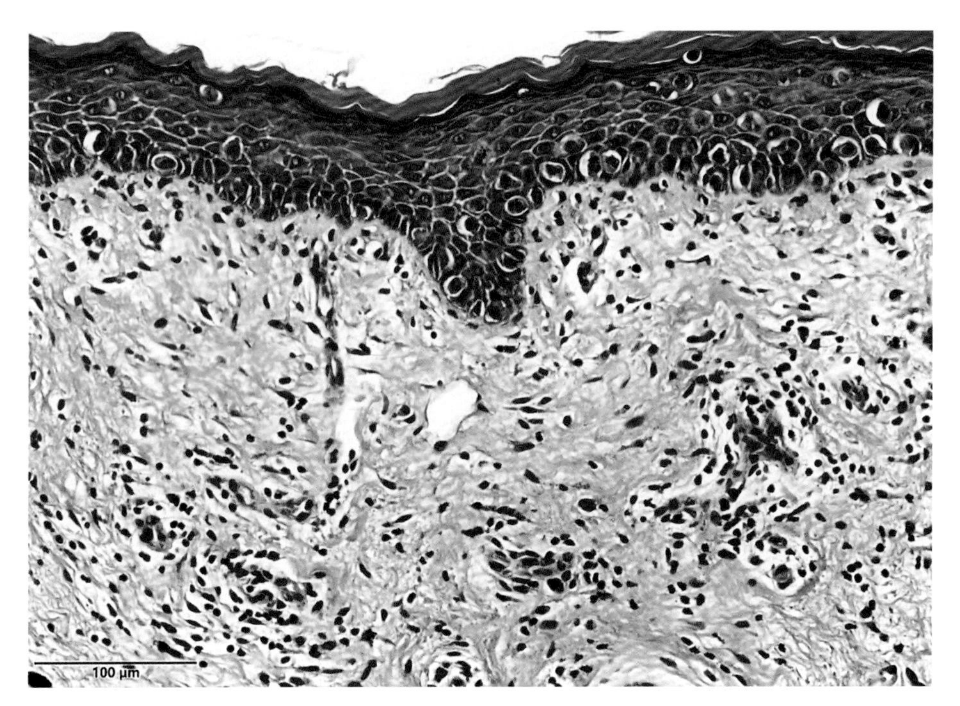

佩吉特病：肿瘤细胞主要位于表皮下部，胞质透明，多为单个分布

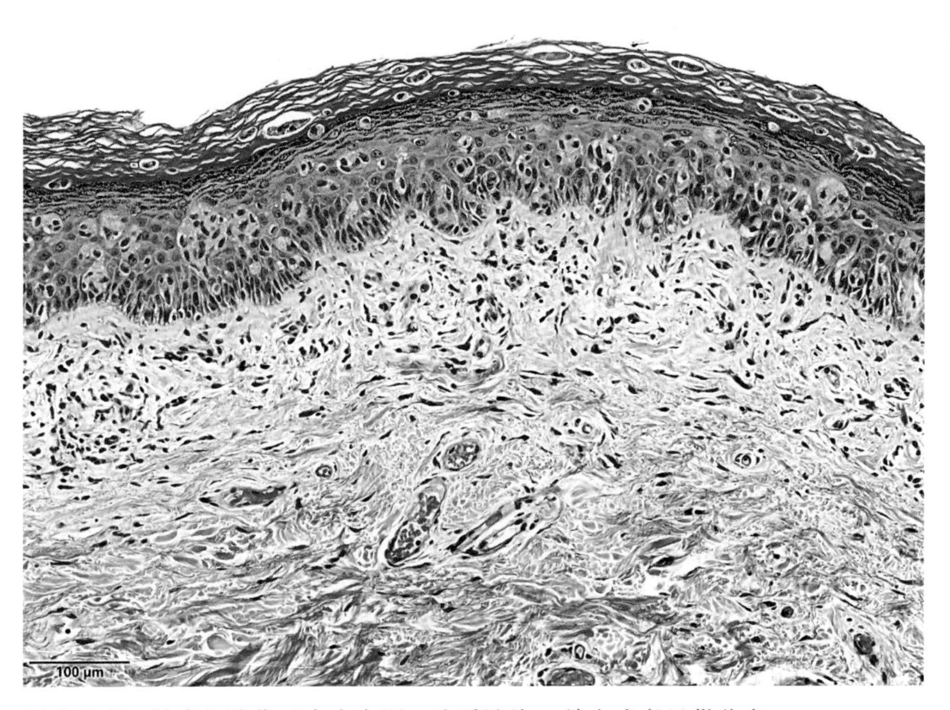

佩吉特病：肿瘤细胞位于表皮全层，胞质淡染，单个或者呈巢分布

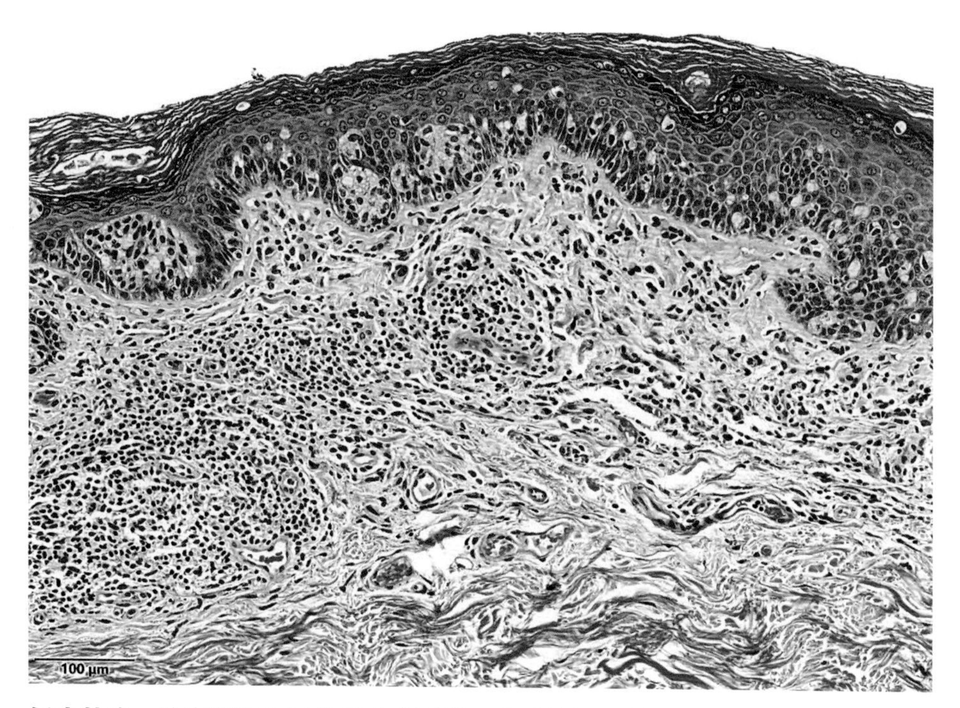

佩吉特病：肿瘤细胞主要位于表皮下部，胞质淡染，单个或者呈巢分布

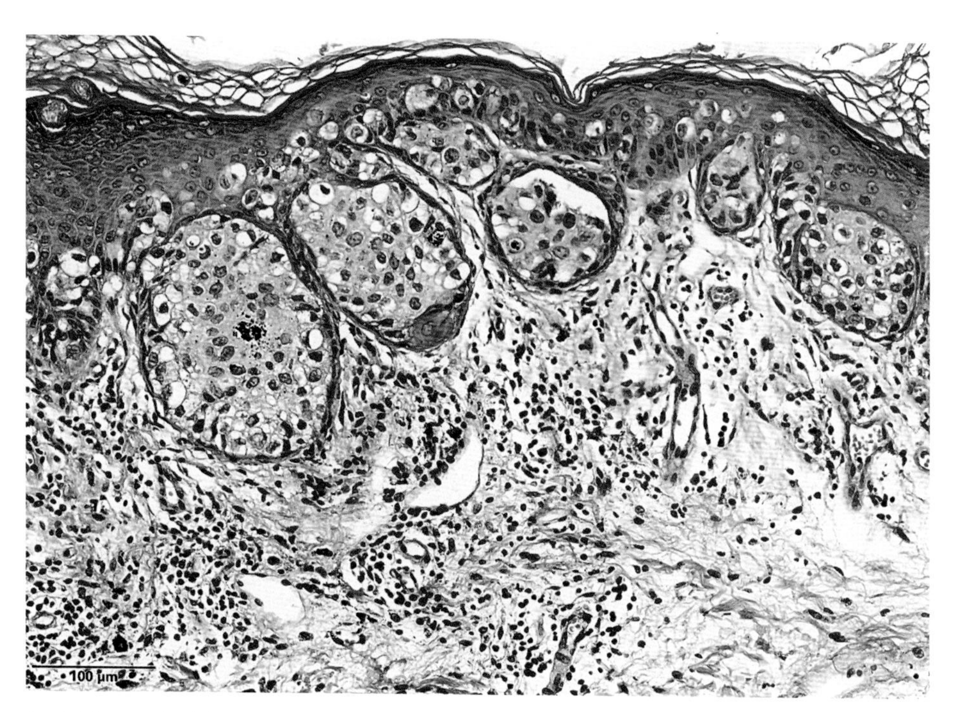

佩吉特病：肿瘤细胞主要位于表皮下部，细胞较大，胞质丰富淡染，单个或者呈巢分布

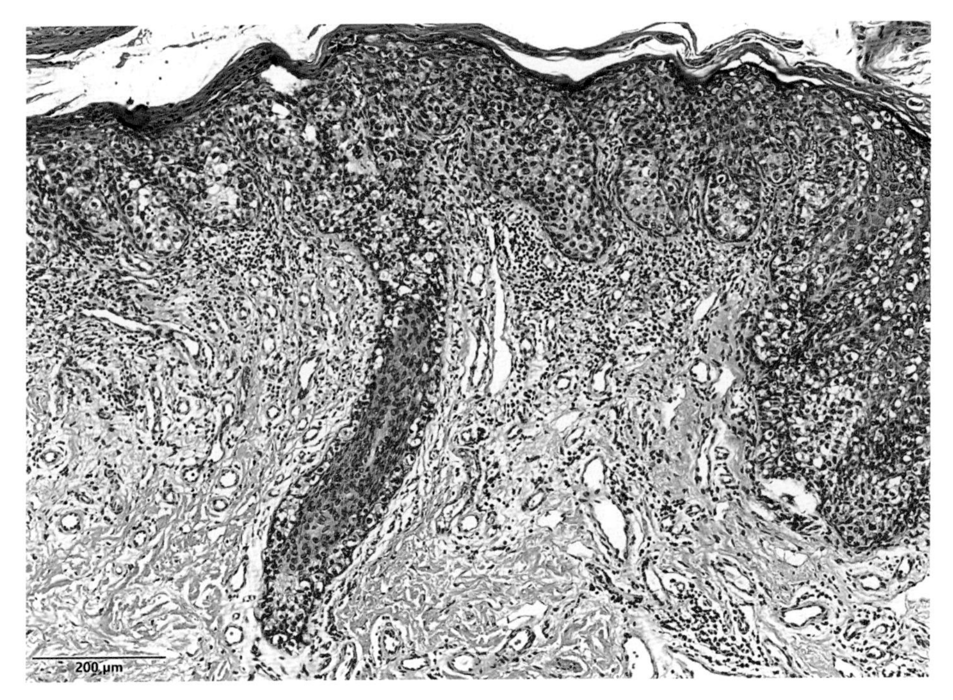

佩吉特病：肿瘤细胞位于表皮全层，并侵犯毛囊

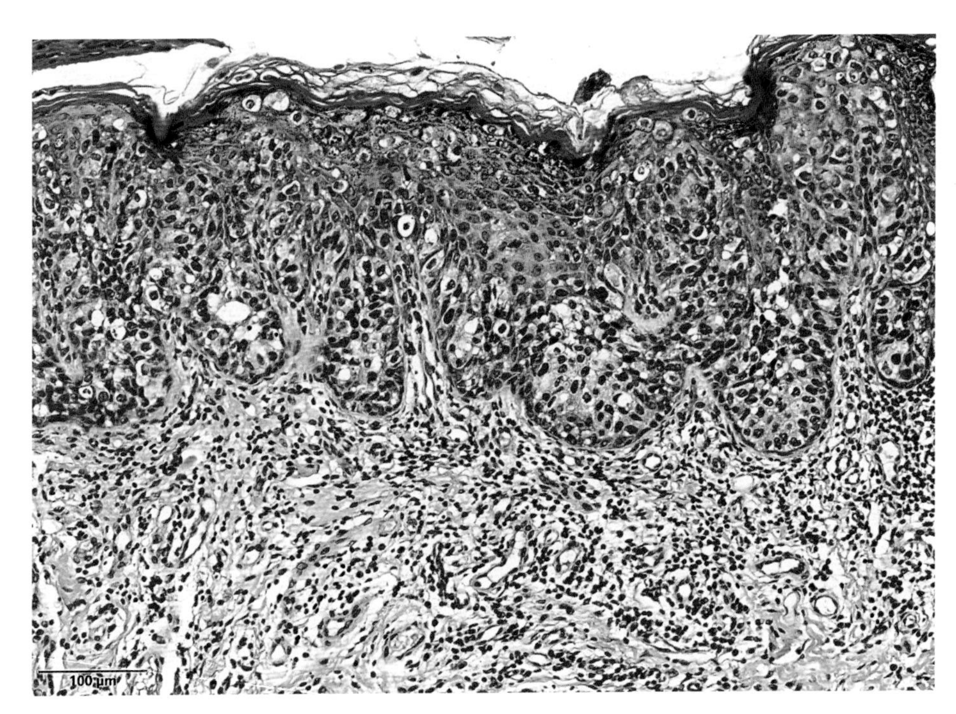

佩吉特病：肿瘤细胞在表皮全层弥漫分布

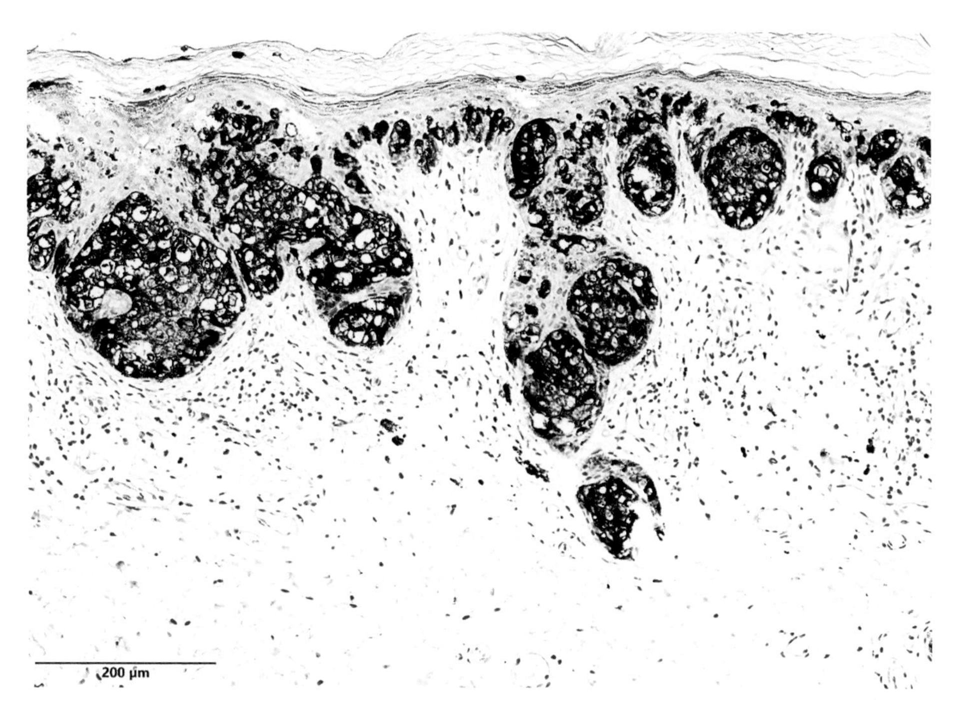

佩吉特病：肿瘤细胞 CEA 阳性

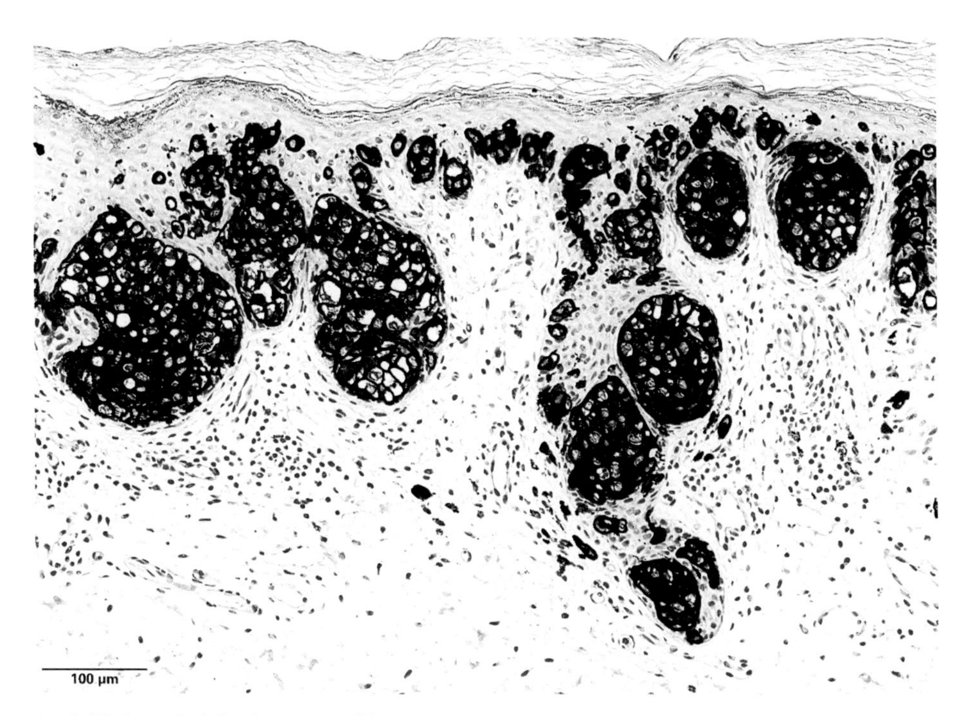

佩吉特病：肿瘤细胞 CK7 阳性

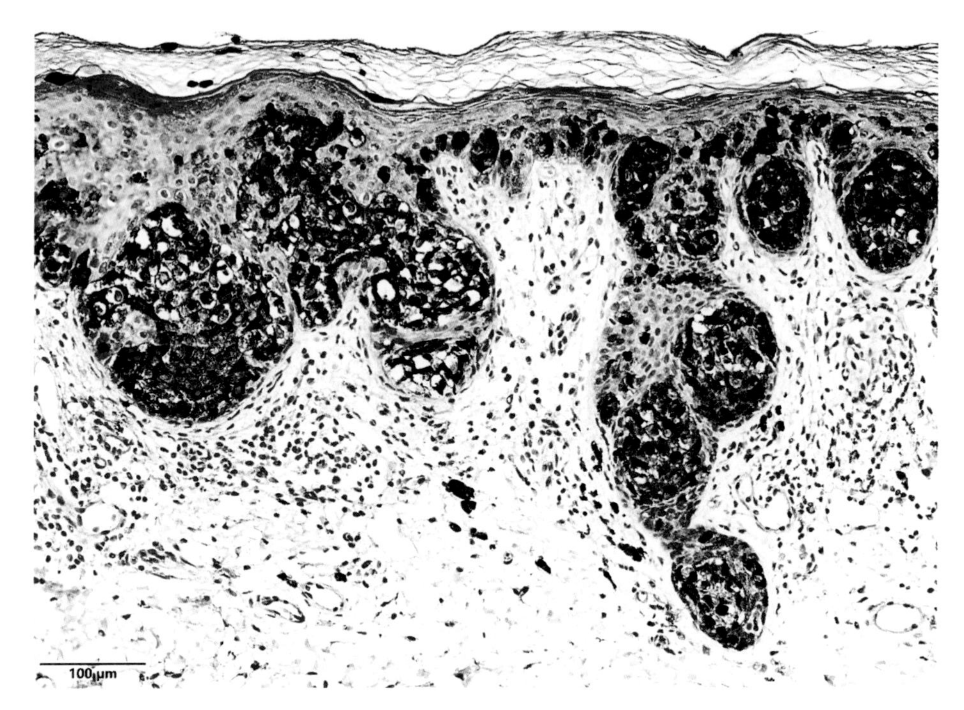

佩吉特病： 肿瘤细胞 EMA 阳性

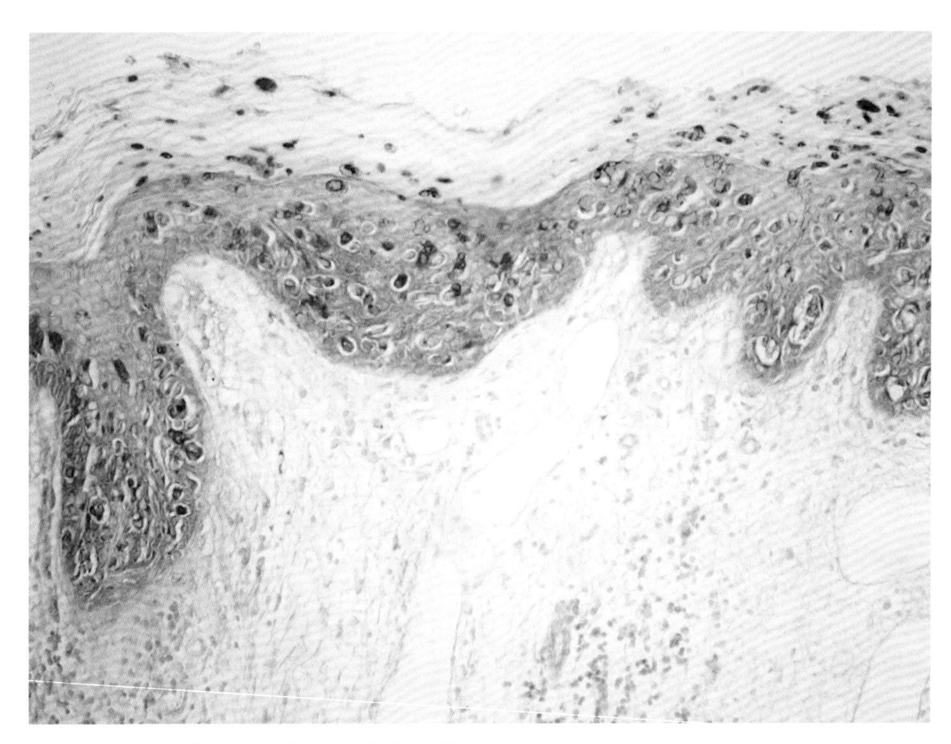

佩吉特病： 肿瘤细胞阿尔辛蓝染色阳性

7 原位恶性黑素瘤

Melanoma in situ

- 瘤细胞位于表皮内。
- 早期肿瘤细胞主要位于表皮下部。
- 瘤细胞呈单个或巢状在表皮内扩散。
- 瘤细胞巢大小、形状、分布各异。
- 相邻表皮突间瘤团可相互融合。
- 瘤细胞异型性明显。
- 可见有丝分裂。
- 真皮浅层可有淋巴细胞为主的炎症细胞浸润。

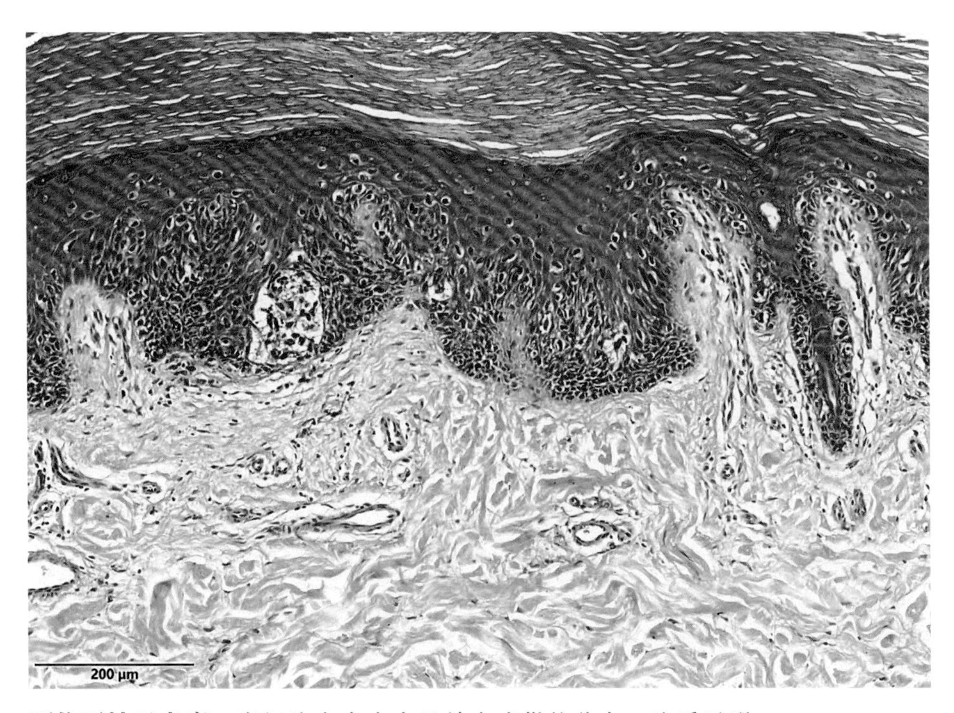

原位恶性黑素瘤：瘤细胞在表皮内呈单个或巢状分布，胞质透明

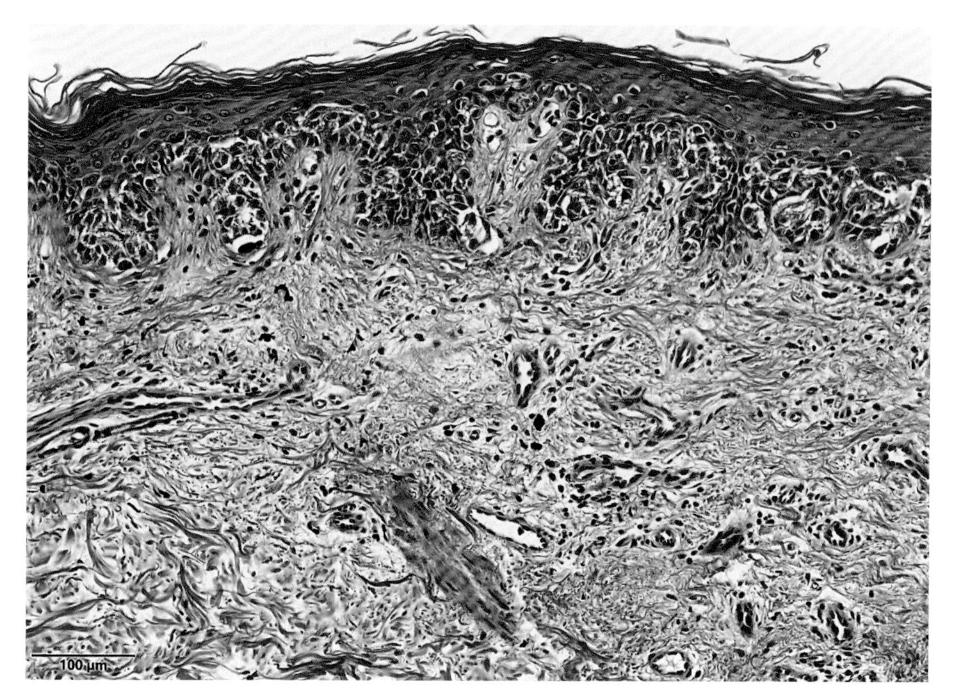

原位恶性黑素瘤：瘤细胞在表皮内呈单个或巢状，以表皮下部为主，胞质透明

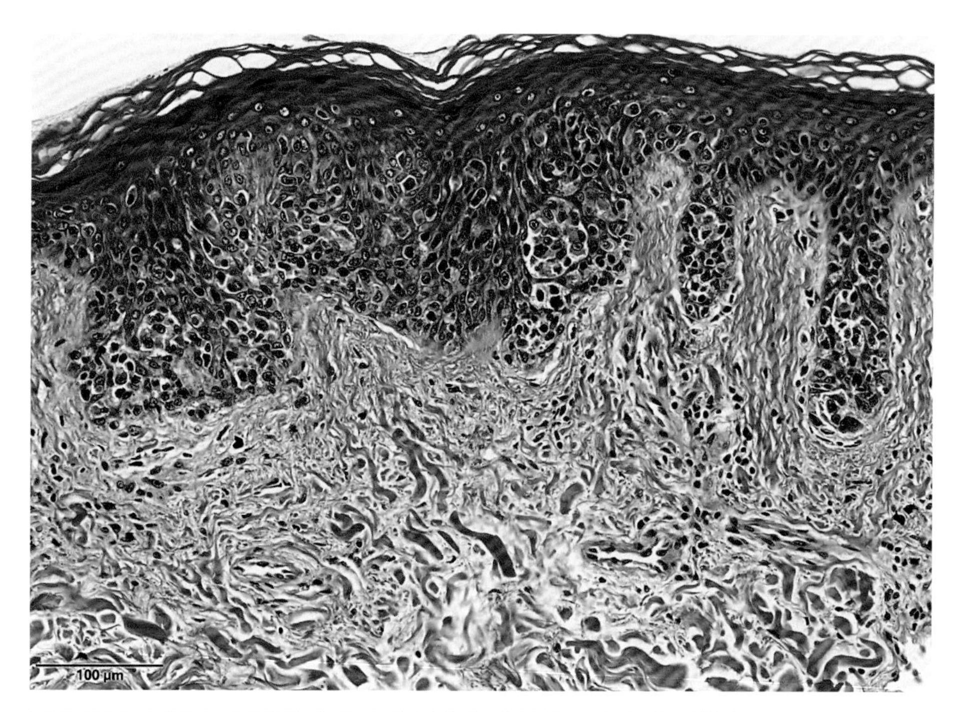

原位恶性黑素瘤：瘤细胞在表皮内呈单个或巢状，以表皮下部为主

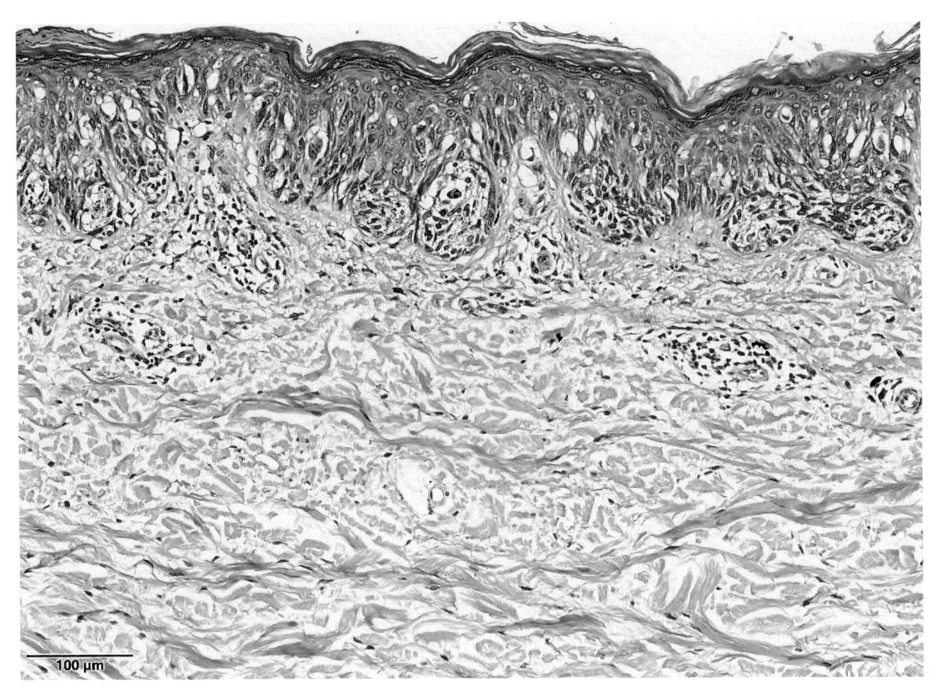

原位恶性黑素瘤：瘤细胞在表皮内呈单个或巢状，胞质呈泡沫状，以表皮下部为主

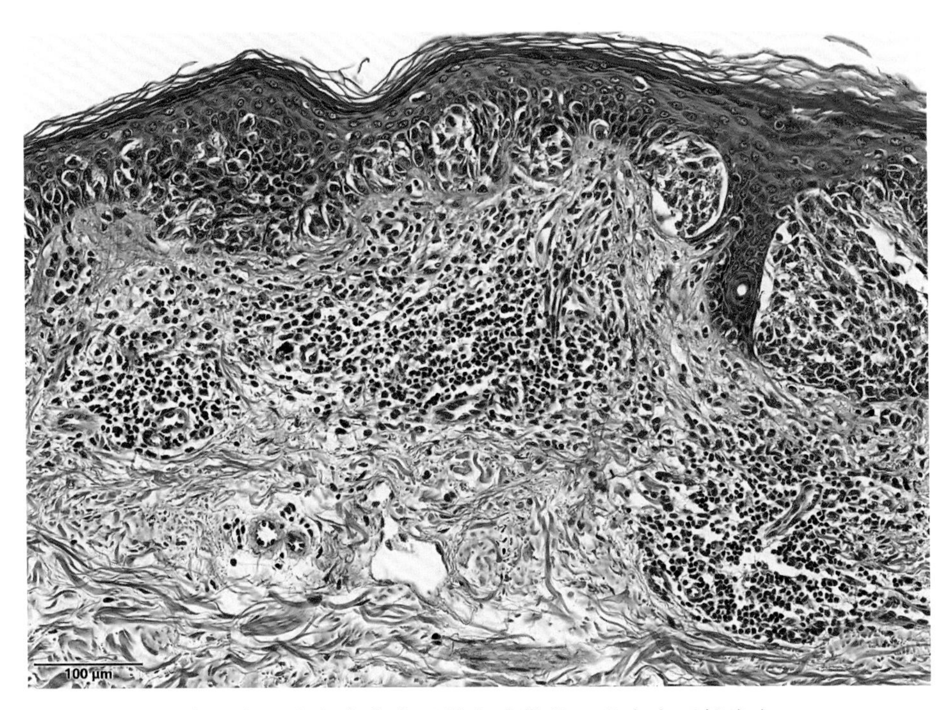

原位恶性黑素瘤：瘤细胞在表皮内呈单个或巢状，以表皮下部为主

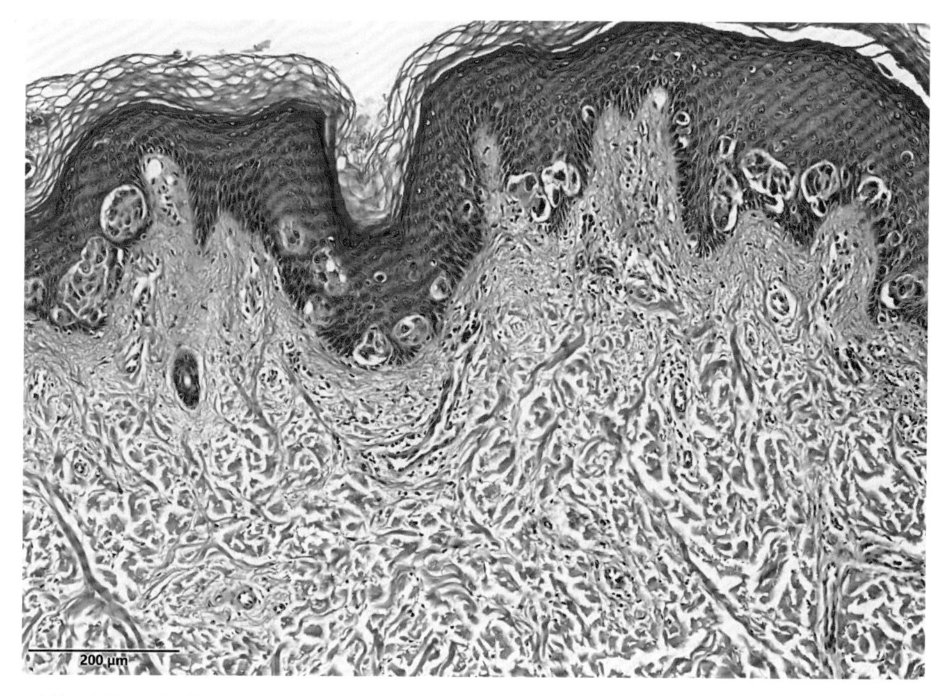

原位恶性黑素瘤： 瘤细胞在表皮内主要呈巢状，胞质呈泡沫状，主要位于表皮下部

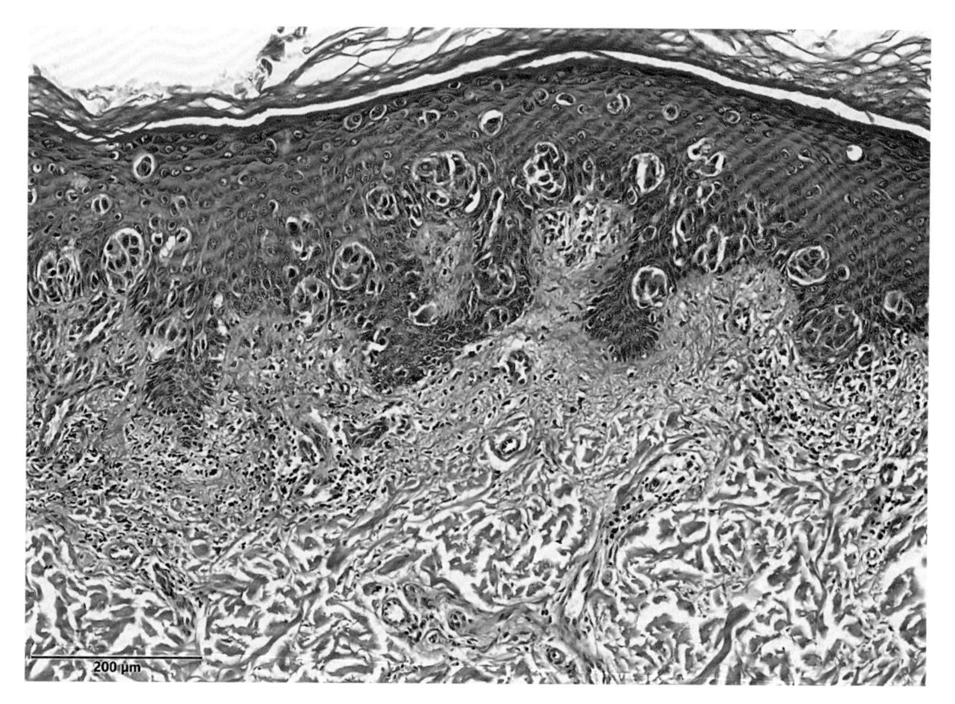

原位恶性黑素瘤： 瘤细胞呈单个或巢状分布于表皮全层

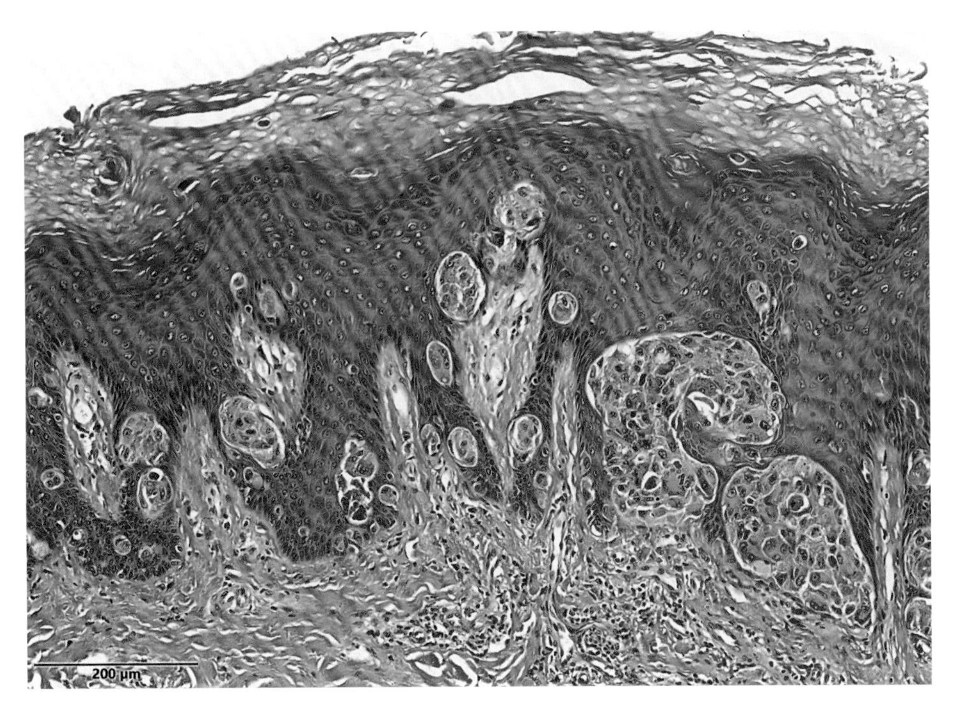

原位恶性黑素瘤：瘤细胞主要呈巢状，主要位于表皮真皮交界处

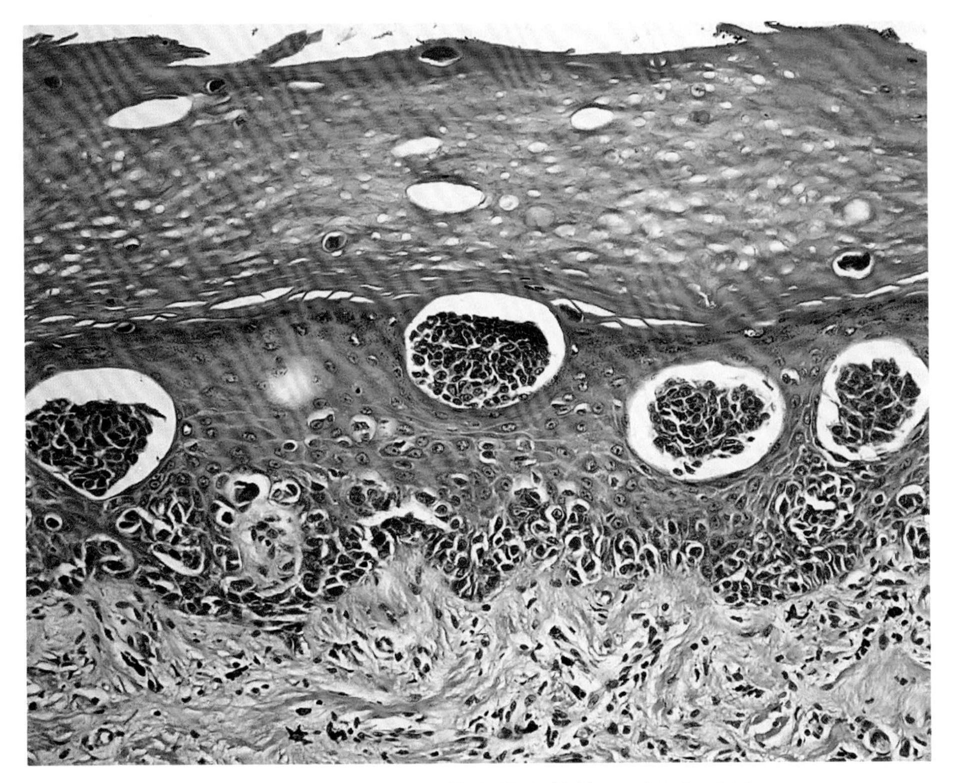

原位恶性黑素瘤：瘤细胞在表皮内呈巢或单个扩散，到达角质层

8 侵袭性恶性黑素瘤

Invasive malignant melanoma

- 恶性黑素瘤瘤细胞侵及真皮即为侵袭性恶性黑素瘤。
- 表皮内可见肿瘤细胞。
- 在真皮内瘤细胞巢大小形状不一。
- 瘤体内黑素含量多少不等。
- 瘤细胞有明显的异型性。
- 可见核丝分裂象。
- 可出现瘤细胞坏死。
- 肿瘤周围可有淋巴细胞为主的炎症细胞浸润。
- 不同病理类型的恶性黑素瘤病理特征有所不同。

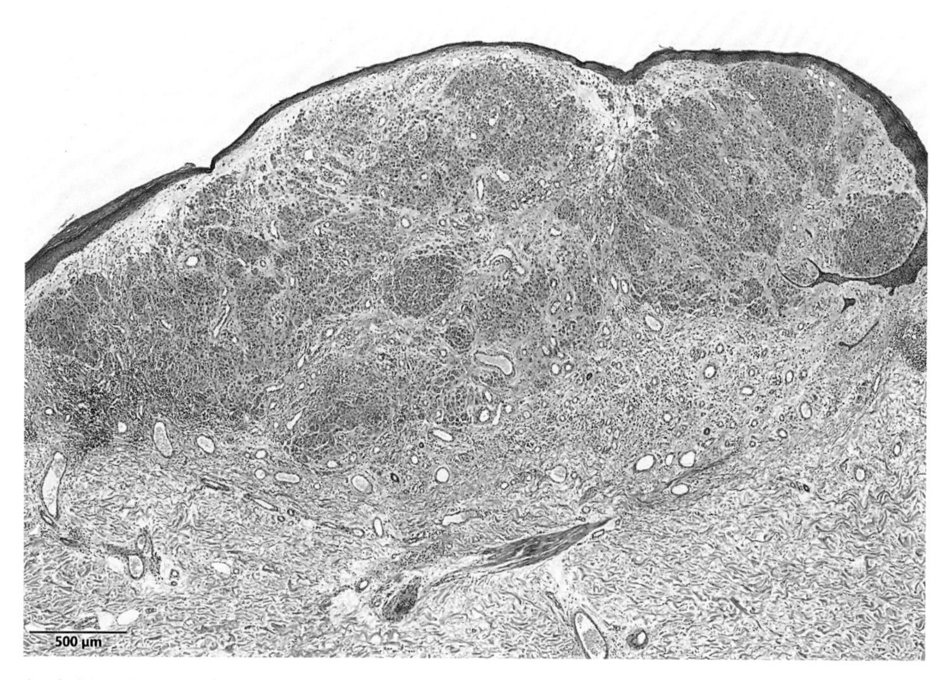

侵袭性恶性黑素瘤：肿瘤主要位于真皮内，呈弥漫分布

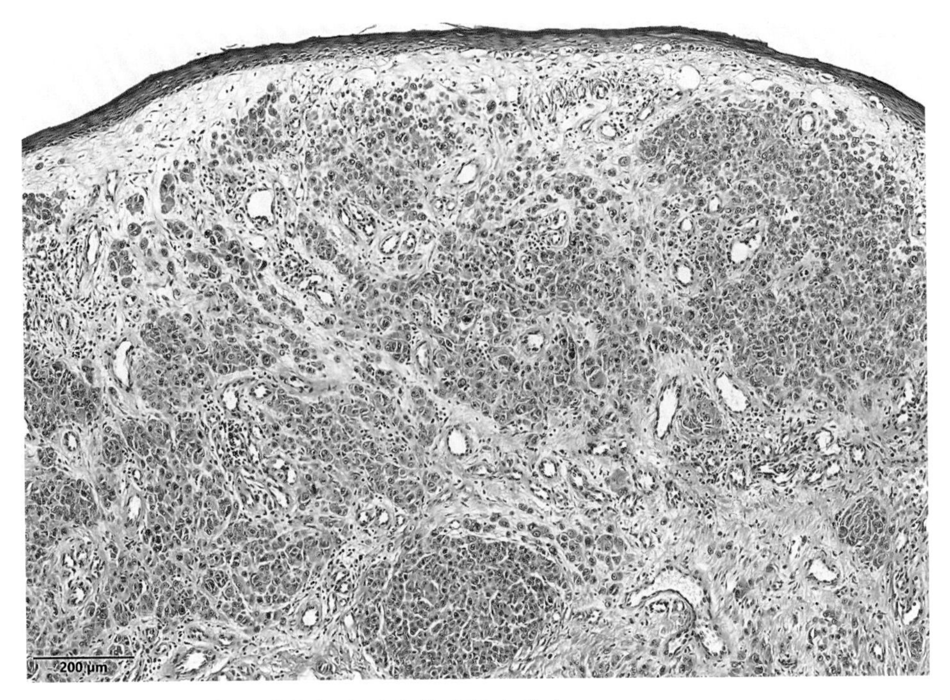

侵袭性恶性黑素瘤： 肿瘤细胞呈片状或散在分布

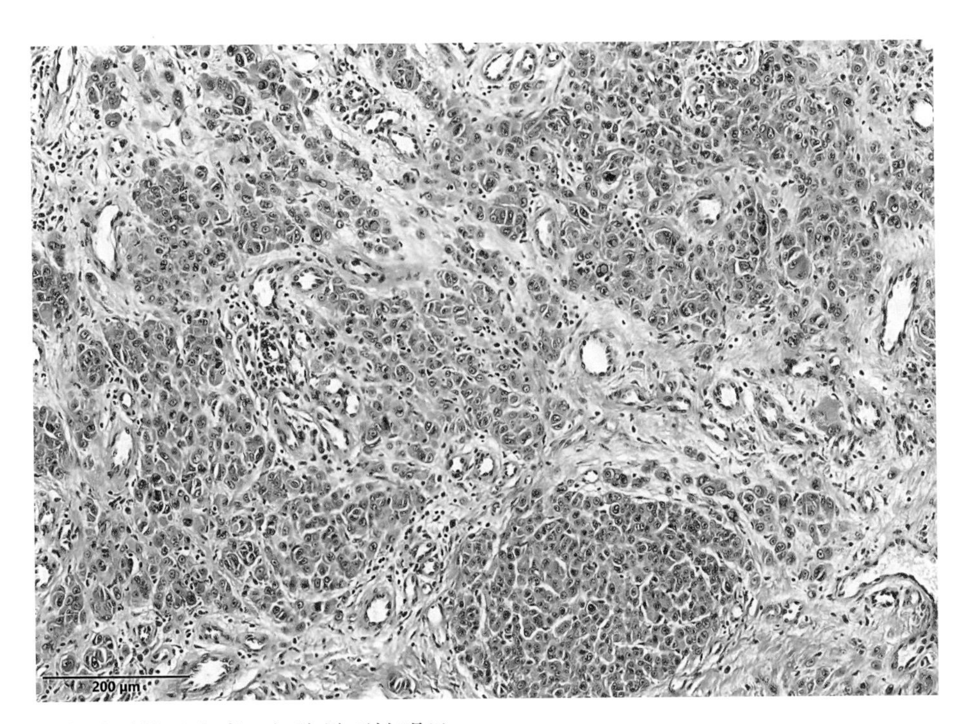

侵袭性恶性黑素瘤： 细胞异型性明显

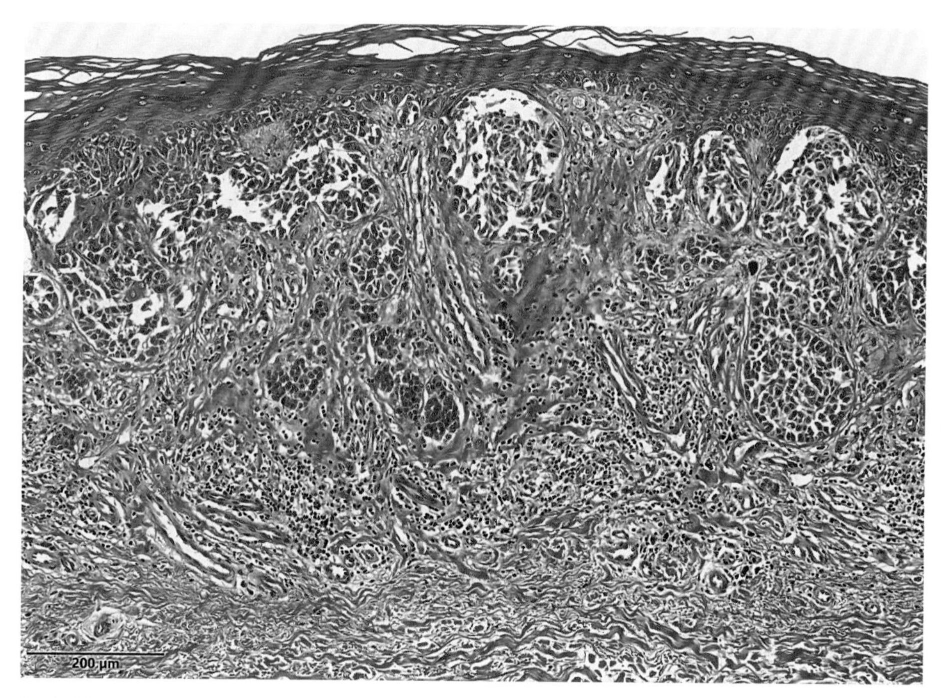

侵袭性恶性黑素瘤：肿瘤细胞自表皮真皮交界处向真皮内侵袭性生长

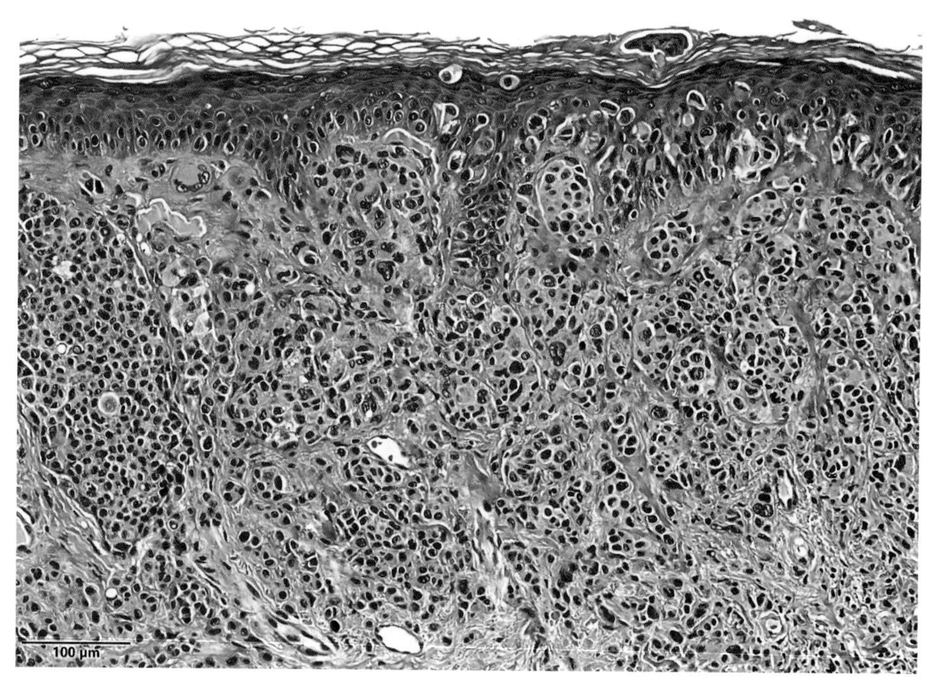

侵袭性恶性黑素瘤：表皮及真皮内均可见肿瘤细胞，细胞异型性明显

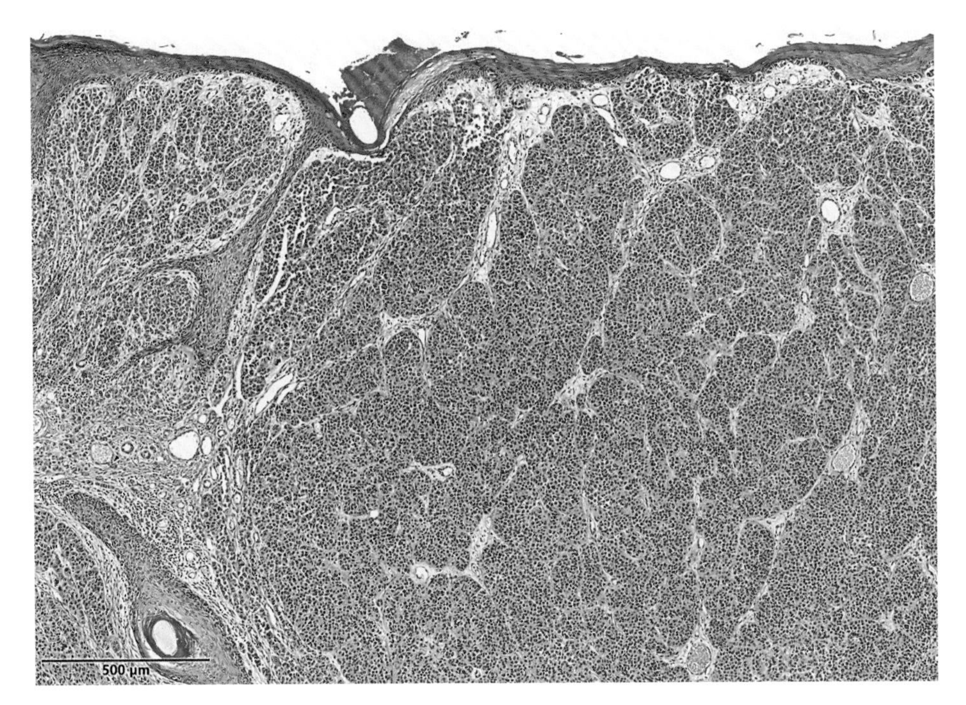

侵袭性恶性黑素瘤：肿瘤主要位于真皮内，呈小叶状

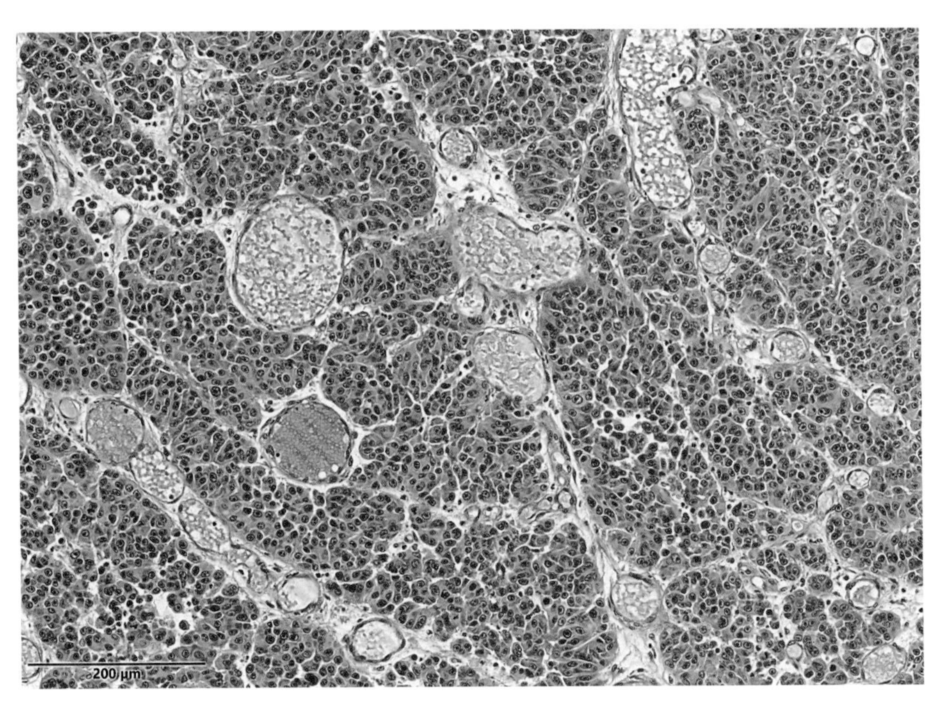

侵袭性恶性黑素瘤：肿瘤团块周围可见血管扩张，细胞有异型性

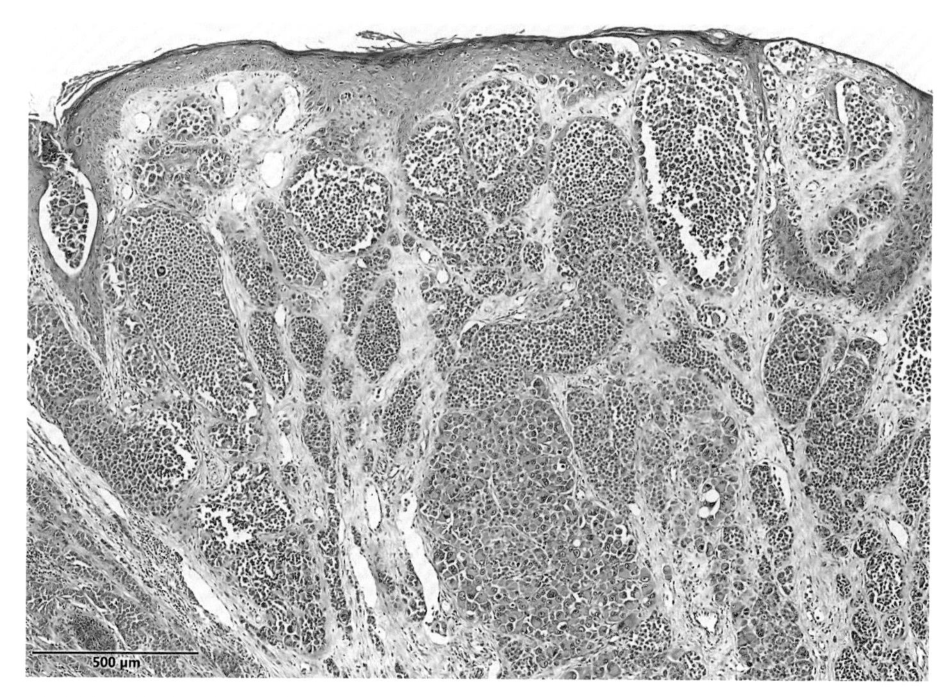

侵袭性恶性黑素瘤：瘤细胞自表皮真皮交界处向真皮内生长

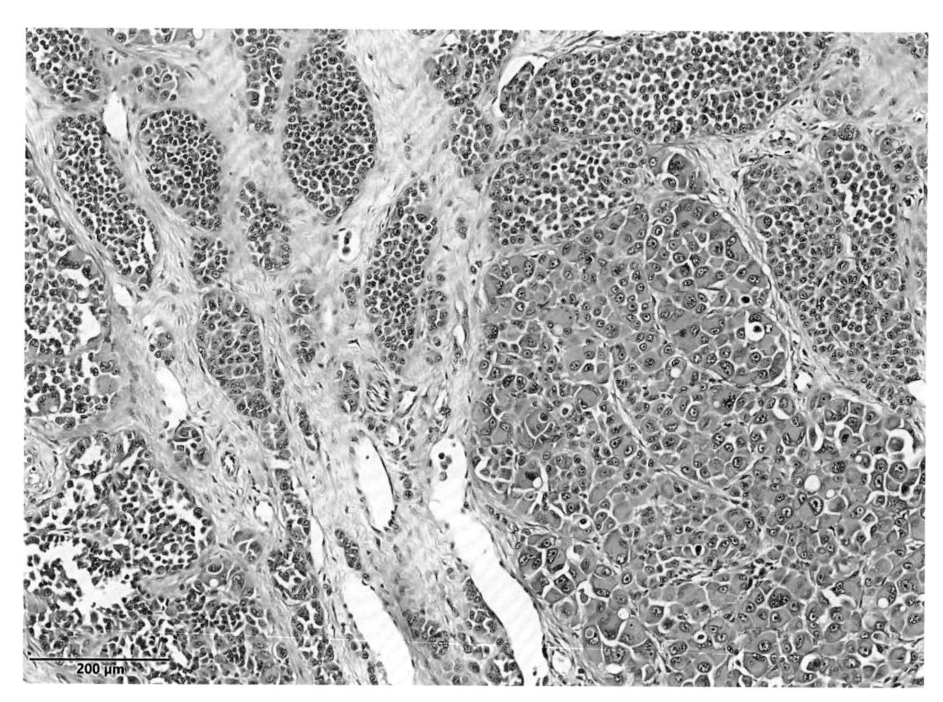

侵袭性恶性黑素瘤：不同的瘤细胞团块瘤细胞的形态不同

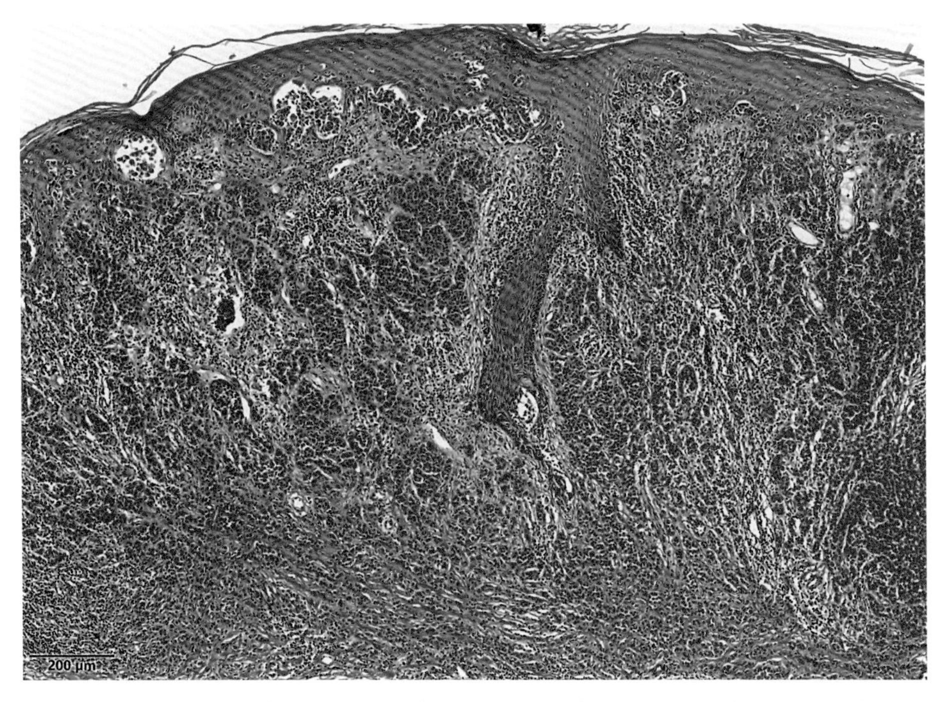

侵袭性恶性黑素瘤：瘤细胞自表皮真皮交界处向真皮内生长，表皮内可见瘤细胞团块

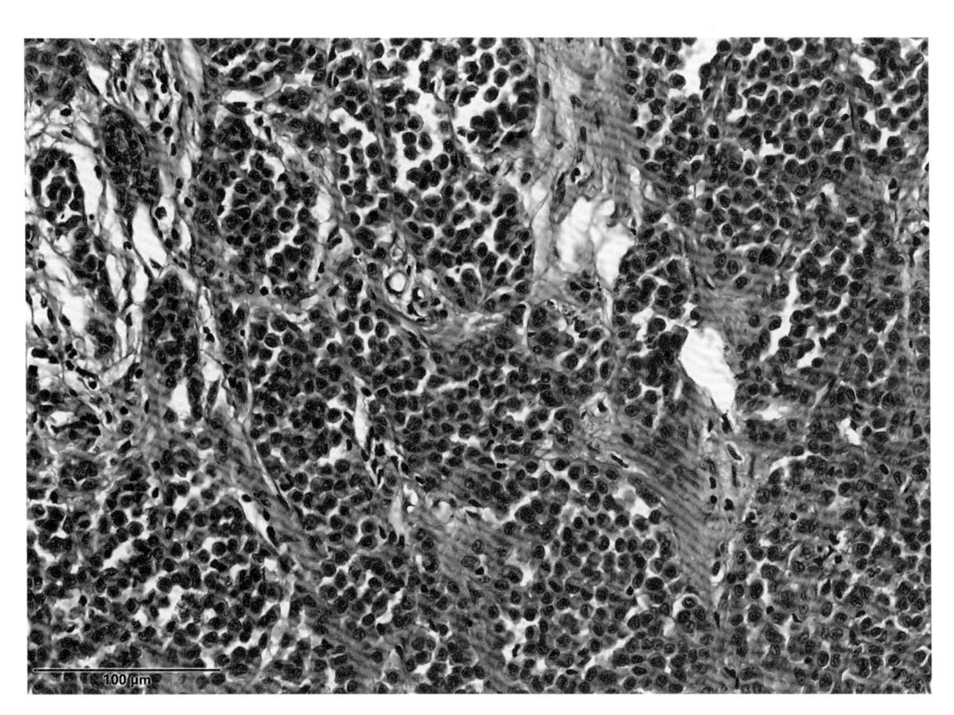

侵袭性恶性黑素瘤：瘤细胞呈圆形，可见色素颗粒

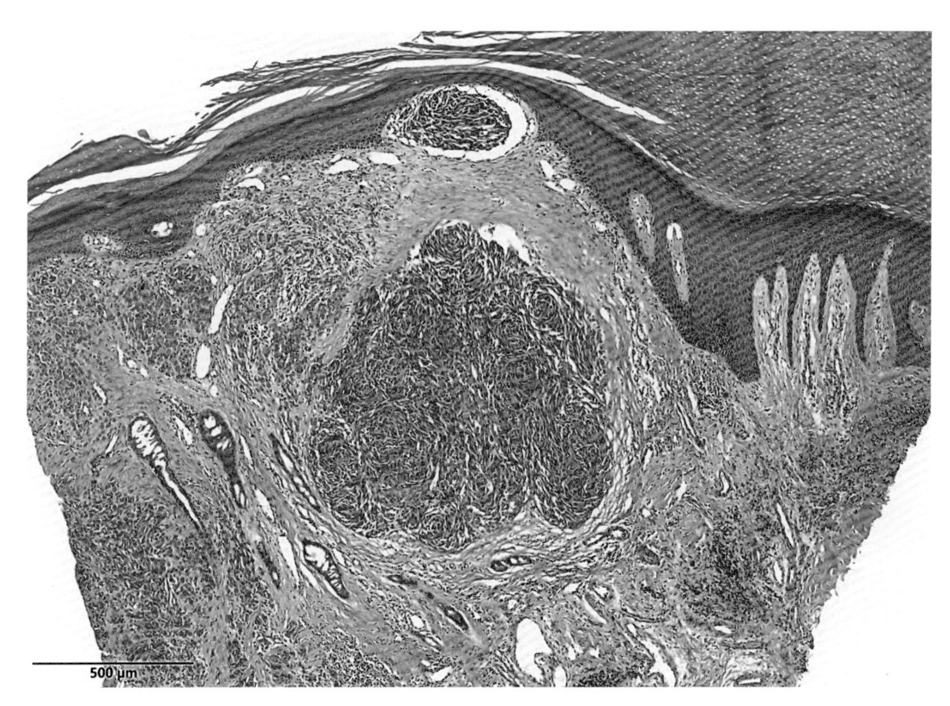

侵袭性恶性黑素瘤：表皮内和真皮内均可见肿瘤团块

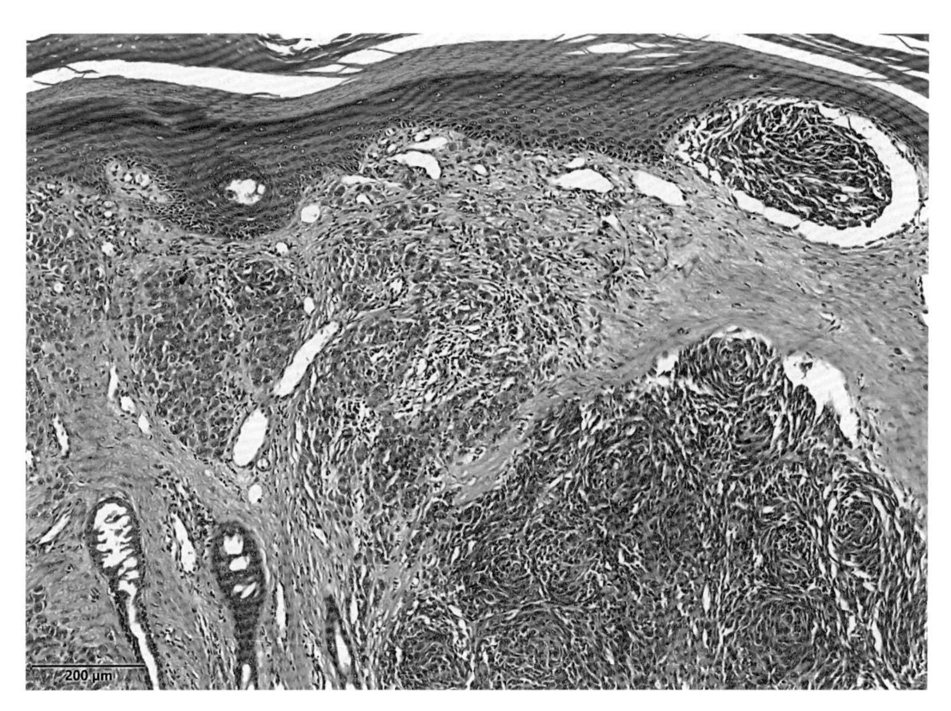

侵袭性恶性黑素瘤：瘤细胞主要呈梭形

9 血管肉瘤

Angiosarcoma

- 病变位于真皮或皮下组织。
- 形成不规则的管腔样结构。
- 管腔在真皮内形成裂隙样外观。
- 管腔可相互吻合，形成网状结构，胶原纤维被分隔。
- 管壁多为一层细胞，常为立方形或圆形细胞，细胞有异型性。
- 管壁细胞可向管腔内突出形成绒毛样外观。
- 分化较好的血管肉瘤管腔内常有红细胞。
- 分化不好的血管肉瘤管腔内仅含有少量或不含有红细胞。
- 管腔周围可有实性肿瘤团块。
- 肿瘤细胞 CD31 染色阳性。

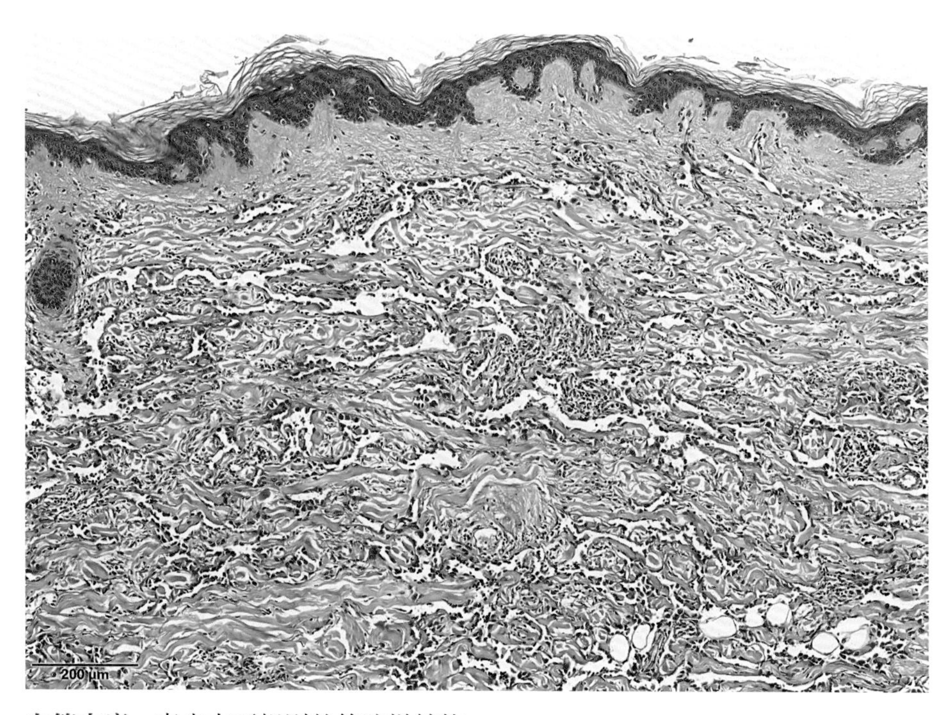

血管肉瘤：真皮内不规则的管腔样结构

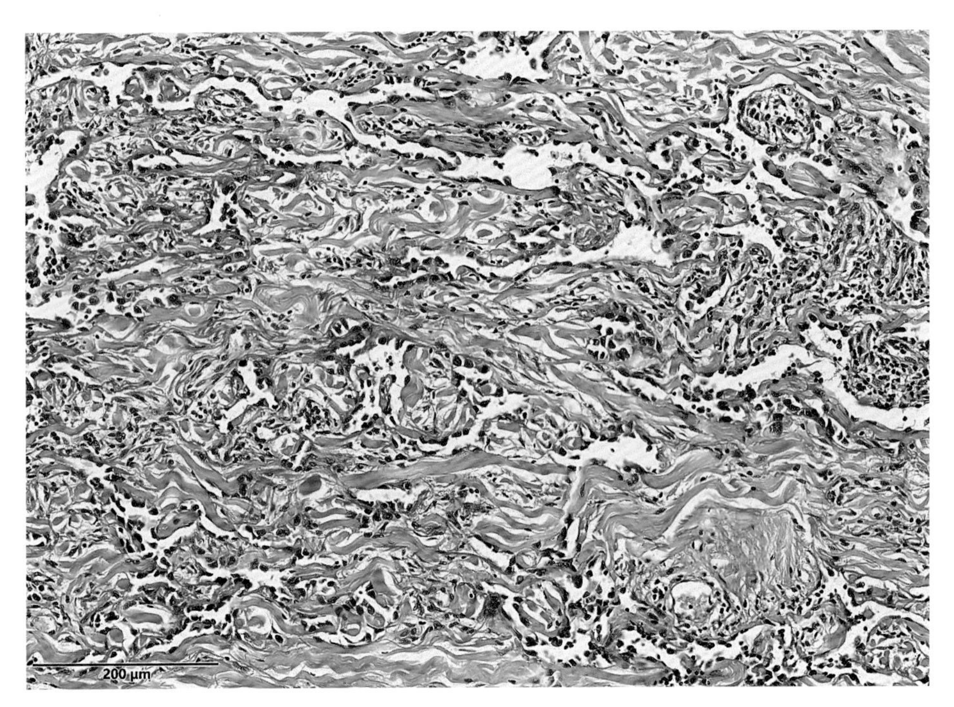

血管肉瘤：真皮内不规则的管腔样结构

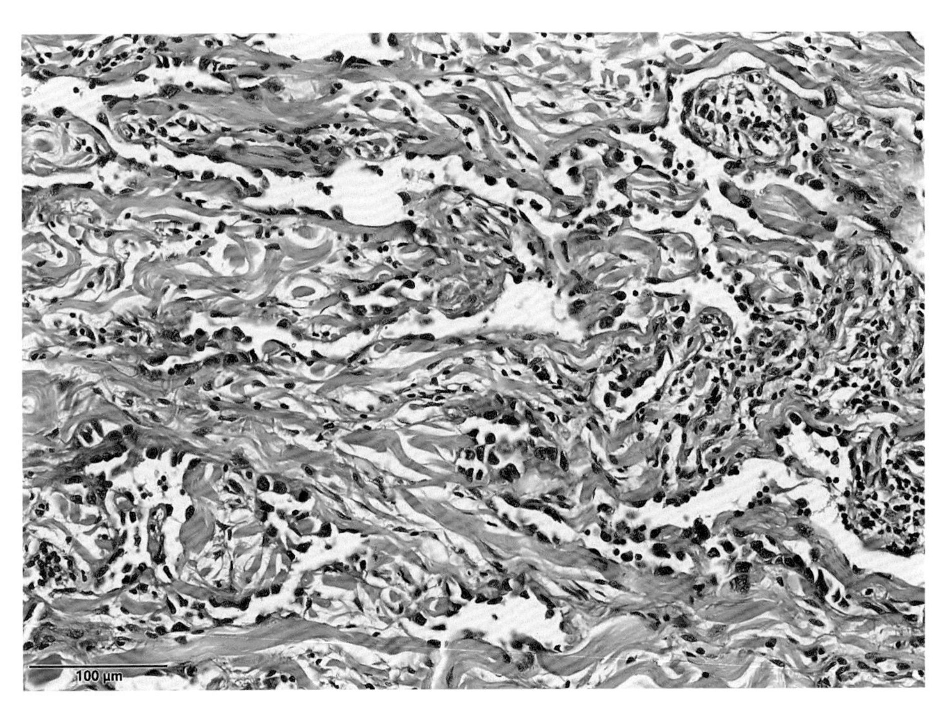

血管肉瘤：管壁为一层细胞，为圆形或立方形细胞，有异型性

10 蕈样肉芽肿

Mycosis fungoides

- 斑片期
  - 表皮内可见单个或多个聚集的淋巴样细胞浸润，伴有轻度海绵水肿。
  - 真皮浅层稀疏淋巴样细胞浸润，细胞异型性不明显。
- 斑块期
  - 真皮内中等程度淋巴样细胞浸润，可见异型细胞。
  - 真皮浅层淋巴样细胞可呈苔藓样浸润。
  - 表皮内可见 Pautrier 微脓肿。
- 肿瘤期
  - 真皮甚至皮下脂肪层可见致密淋巴样细胞浸润，细胞常有明显的异型性。
  - 表皮内可见 Pautrier 微脓肿。

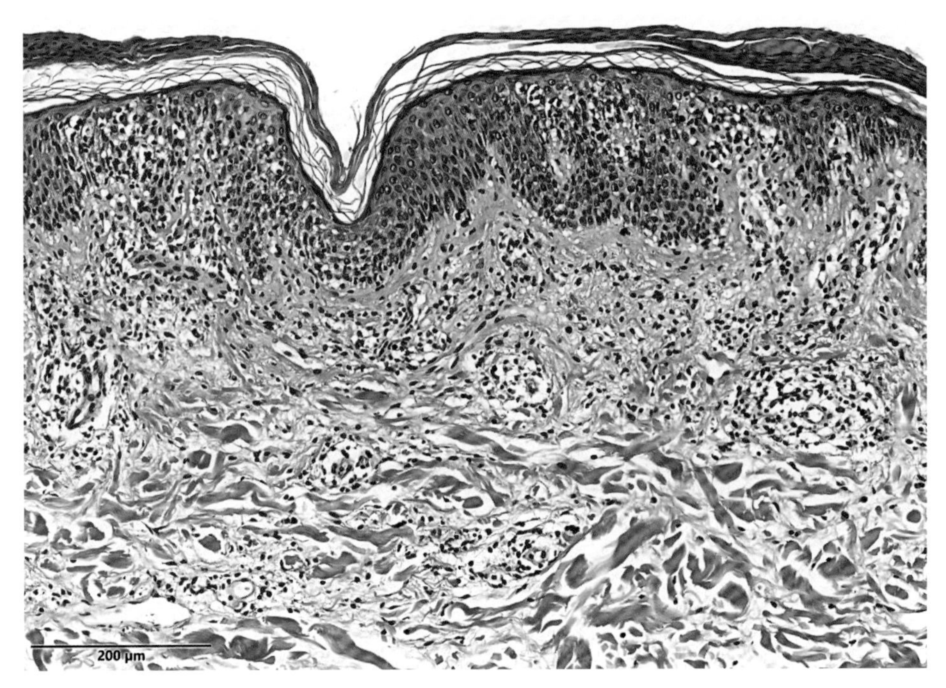

蕈样肉芽肿（斑片期）：表皮角化过度伴角化不全，表皮轻度海绵，表皮内淋巴样细胞浸润，真皮浅层稀疏淋巴样细胞浸润

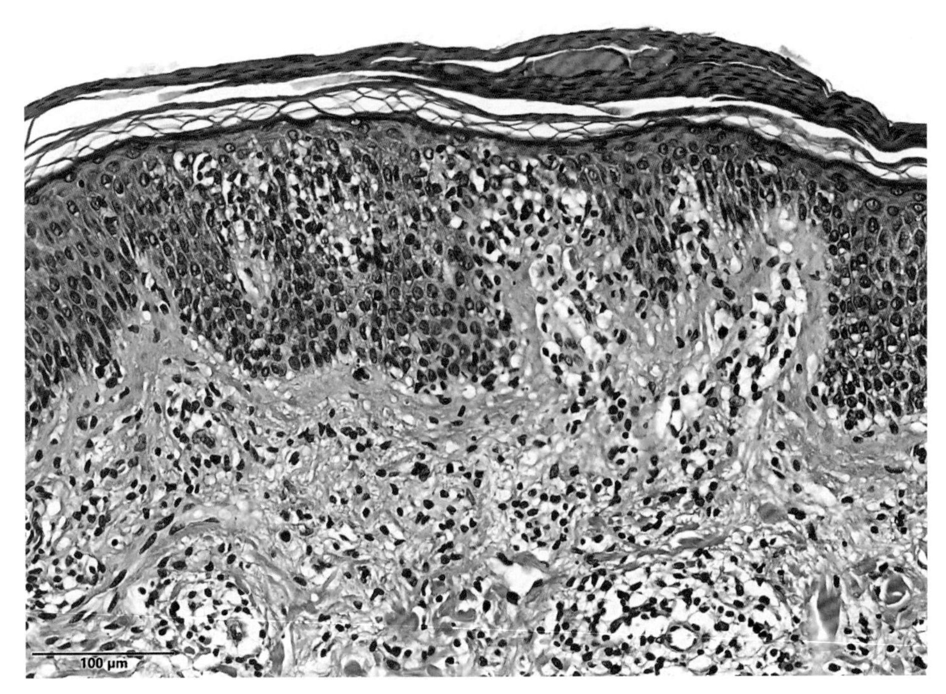

蕈样肉芽肿（斑片期）：表皮角化过度伴角化不全，轻度海绵水肿，表皮内散在淋巴样细胞浸润

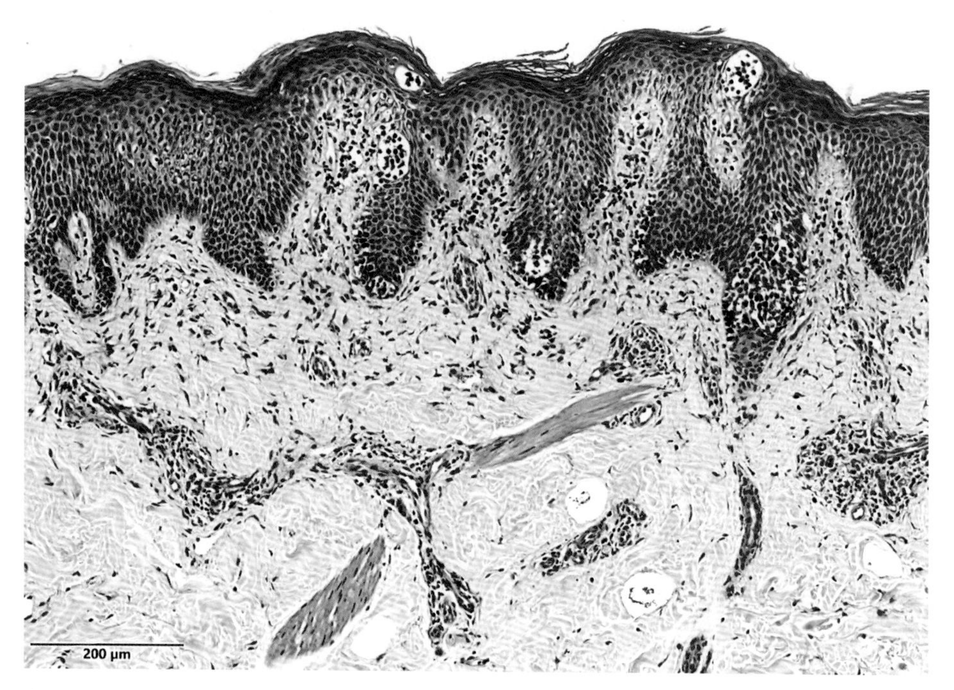

蕈样肉芽肿（斑块期）：表皮内可见 Pautrier 微脓肿，真皮浅层稀疏淋巴样细胞浸润

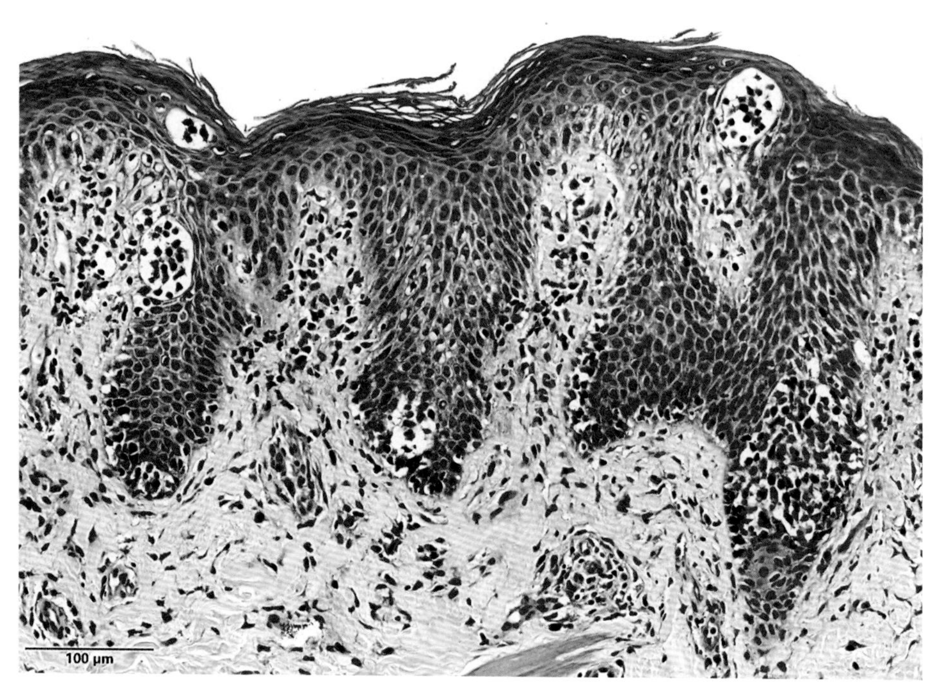

蕈样肉芽肿（斑块期）：表皮海绵水肿，可见 Pautrier 微脓肿

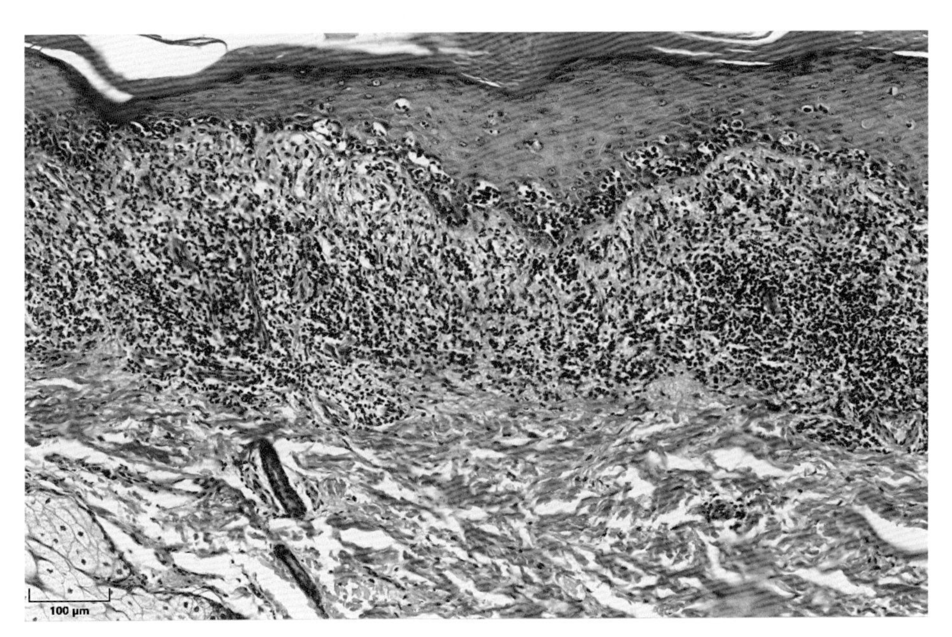

蕈样肉芽肿（斑块期）：真皮浅层的淋巴样细胞呈苔藓样浸润，表皮下部可见淋巴样细胞侵入

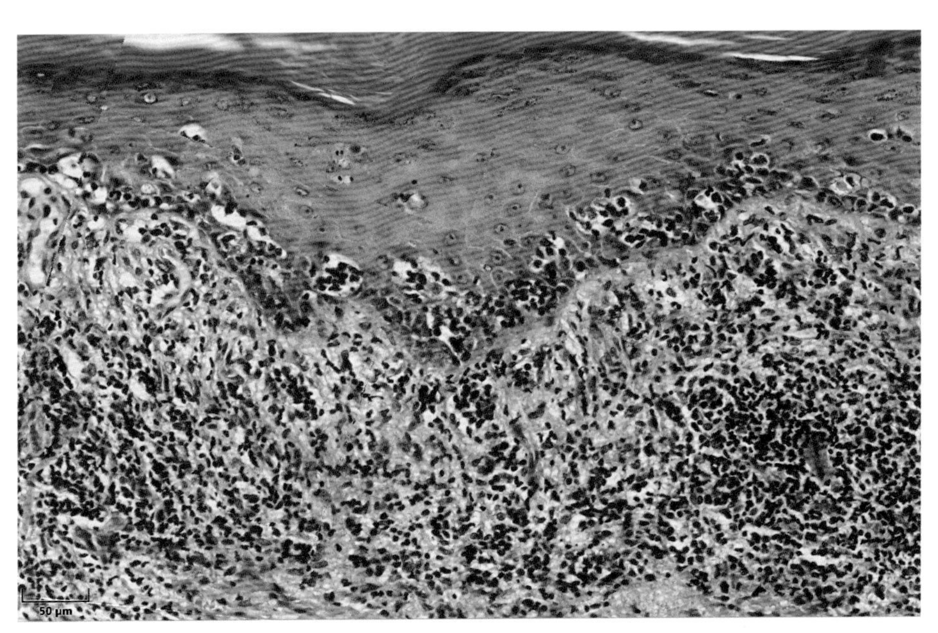

蕈样肉芽肿（斑块期）：表皮下部淋巴样细胞侵入表皮，形成 Pautrier 微脓肿，真皮浅层的淋巴样细胞呈苔藓样浸润

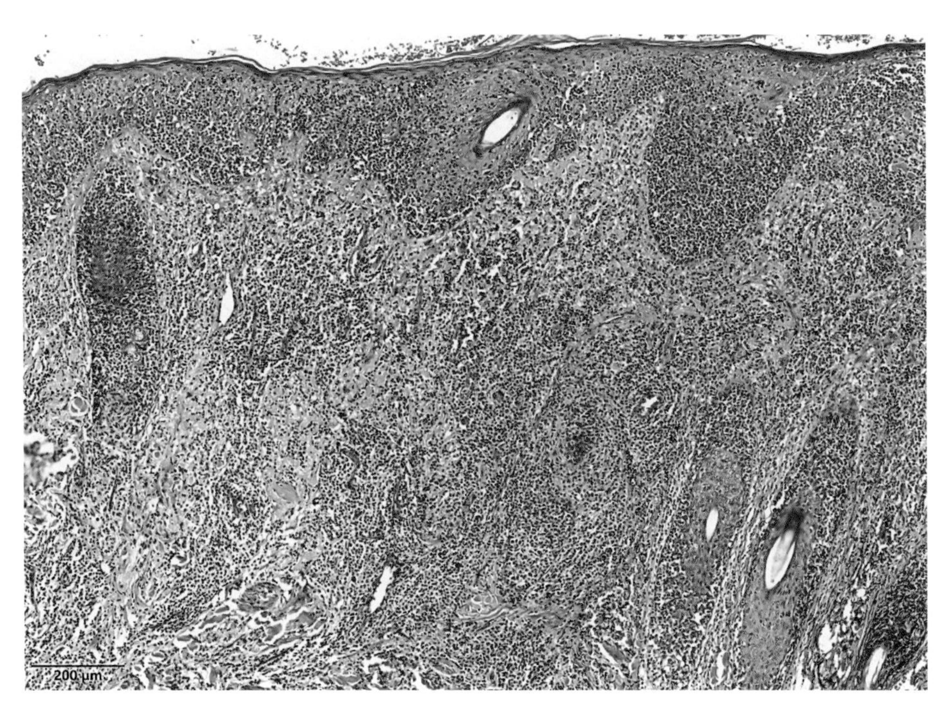

蕈样肉芽肿（肿瘤期）：真皮致密淋巴样细胞浸润，表皮内有大量淋巴样细胞侵入，可见 Pautrier 微脓肿

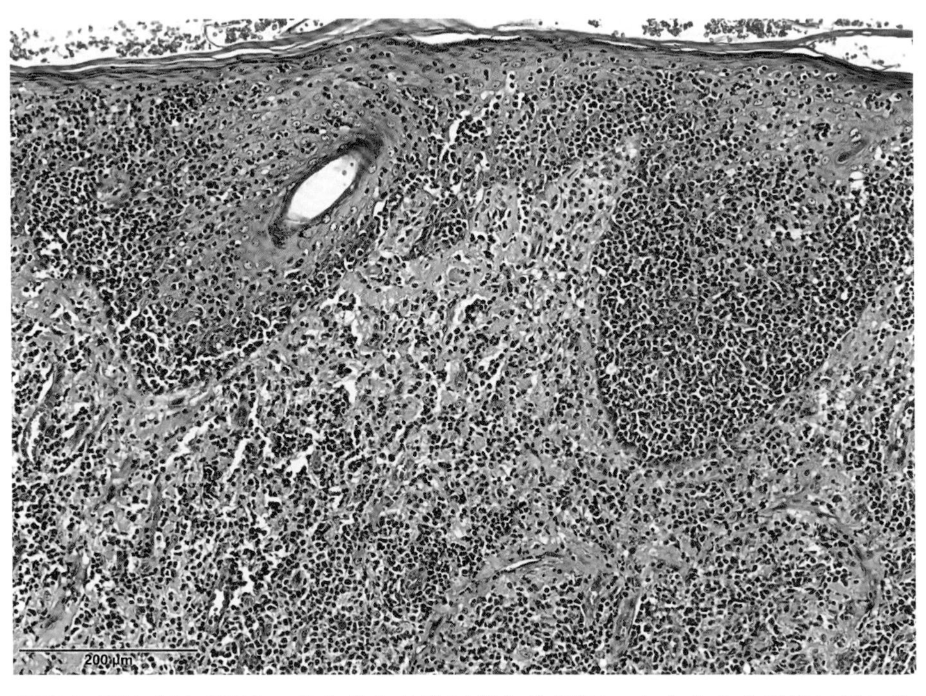

蕈样肉芽肿（肿瘤期）：真皮致密的淋巴样细胞浸润，表皮内有大量淋巴样细胞侵入

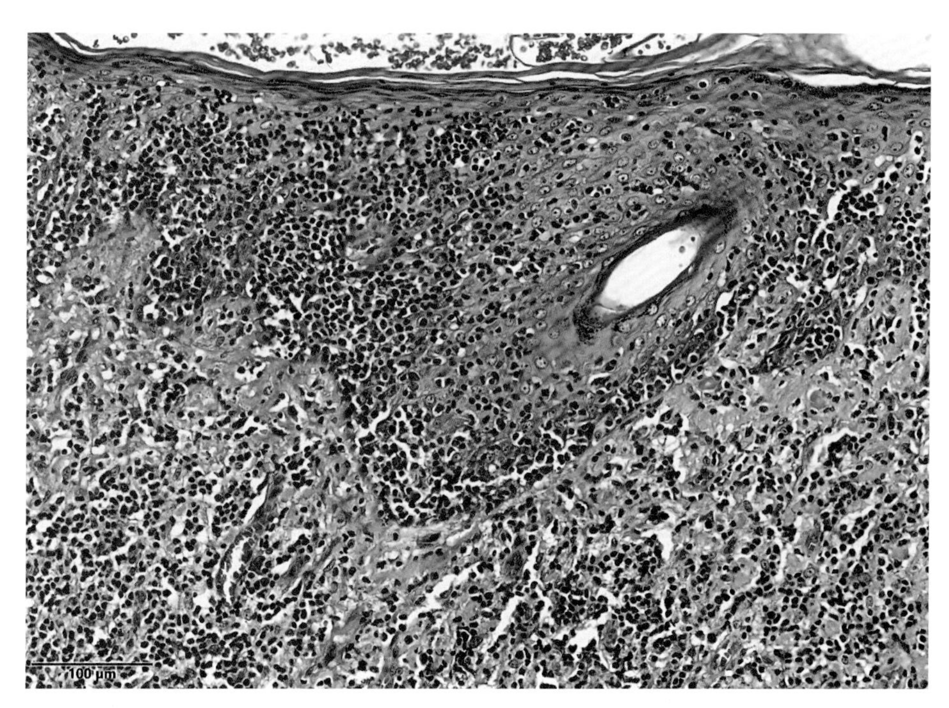

蕈样肉芽肿（肿瘤期）：表皮内有大量淋巴样细胞侵入

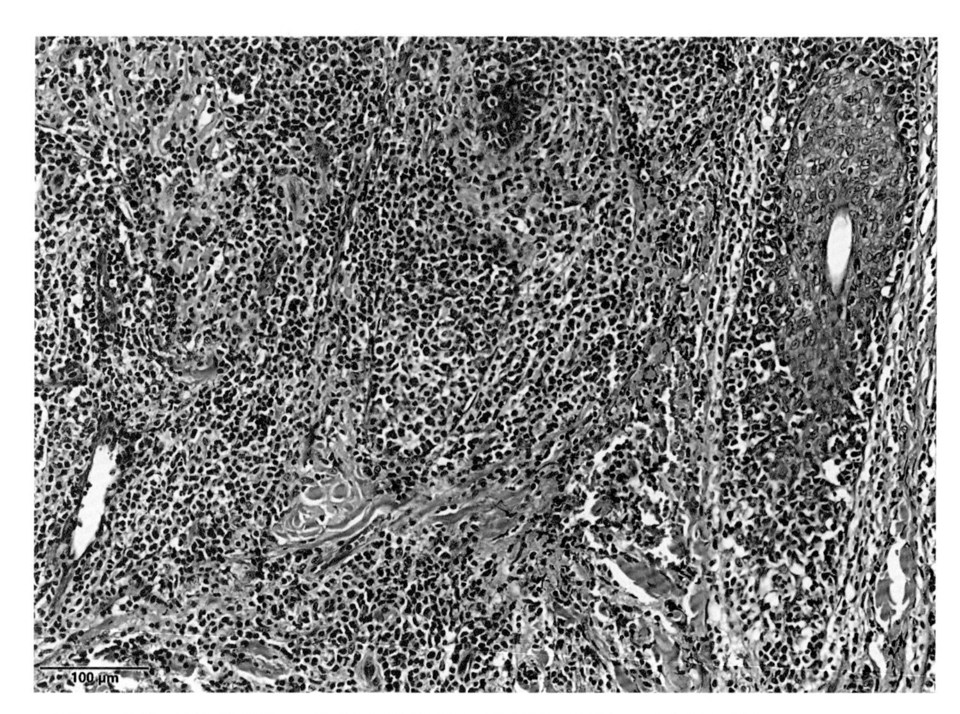

蕈样肉芽肿（肿瘤期）：真皮致密的淋巴样细胞浸润，并侵犯毛囊

11 B 细胞淋巴瘤

B cell lymphoma

- 肿瘤多位于真皮网状层及皮下组织，浸润较深。
- 肿瘤细胞与表皮间多有无浸润带。
- 充分发展阶段的肿瘤细胞可侵及真皮全层。
- 肿瘤细胞一般不侵入表皮。
- 肿瘤细胞在真皮内浸润常下重上轻。
- 瘤体由致密的淋巴细胞组成，细胞有程度不等的异型性。
- 有时可见淋巴滤泡样结构。
- 肿瘤细胞 CD20、CD79a 阳性表达。

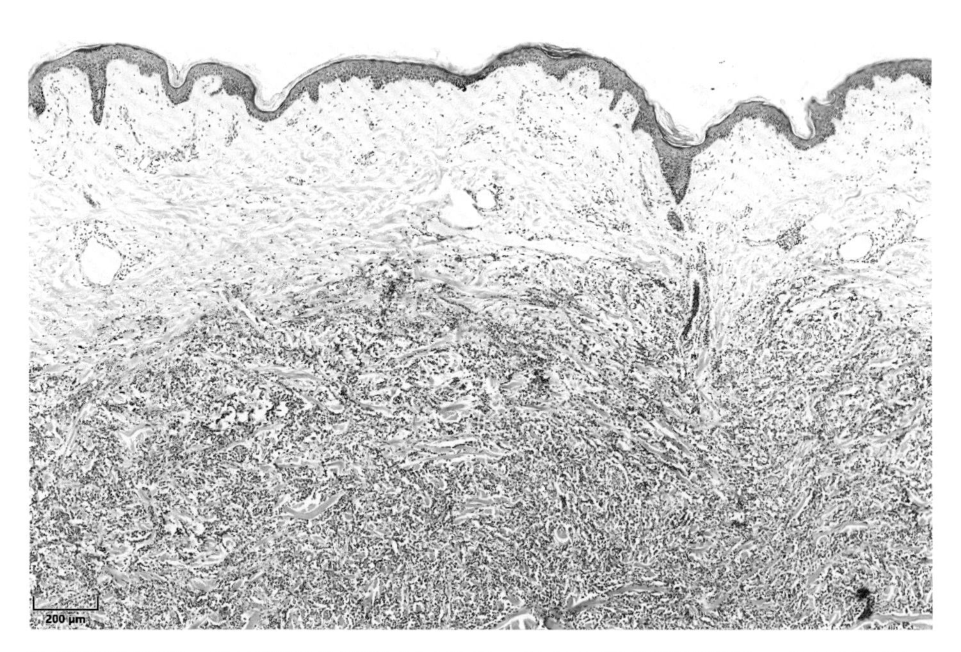

B 细胞淋巴瘤：肿瘤细胞位于真皮网状层，与表皮间有无浸润带，表皮不受累

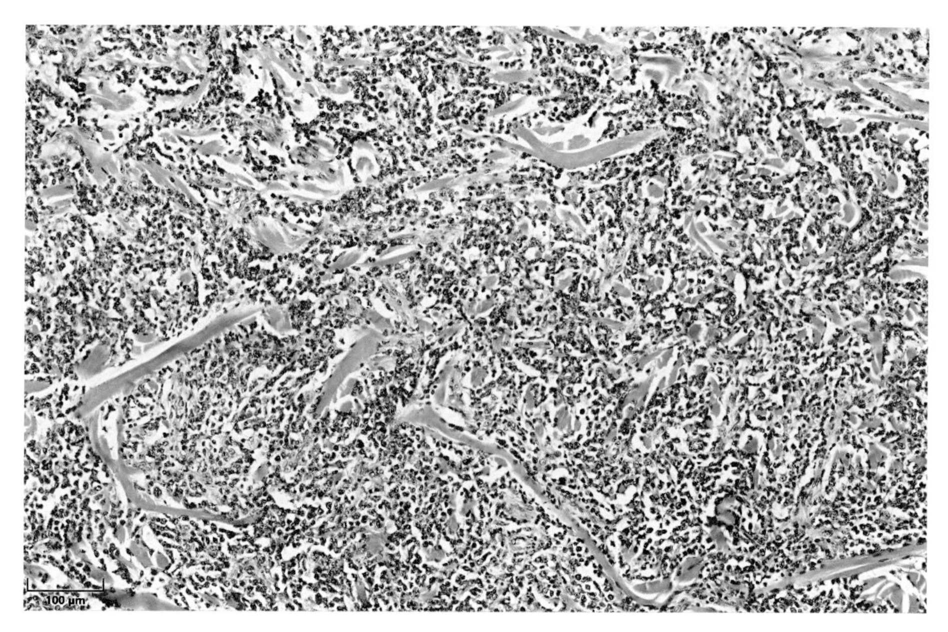

B 细胞淋巴瘤：瘤体由致密淋巴细胞组成

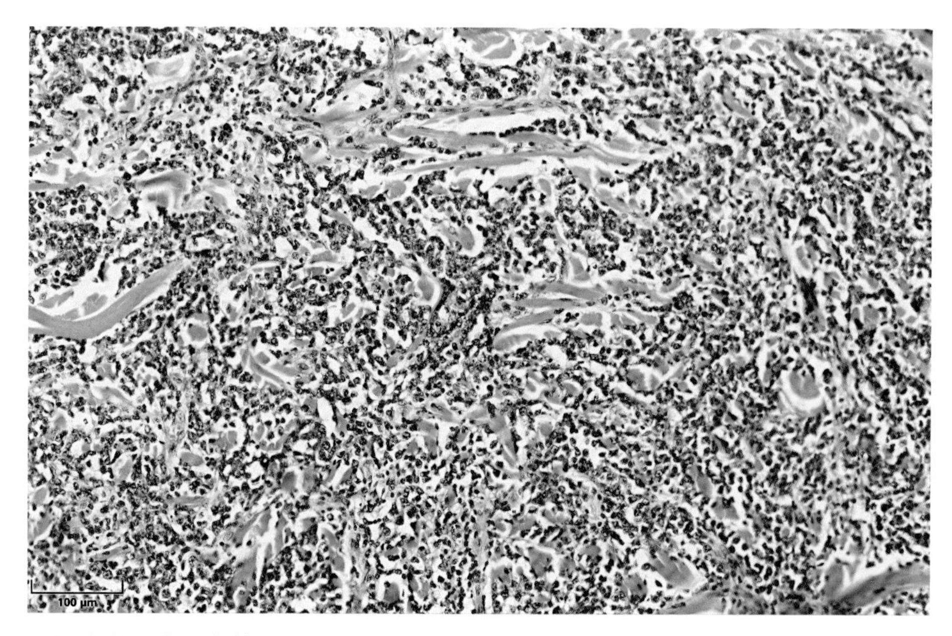

B 细胞淋巴瘤：瘤体由致密的淋巴细胞组成，细胞核有程度不等的异型性

12 皮肤转移癌

Cutaneous metastasis

- 皮肤转移癌多为内脏恶性肿瘤经过淋巴管或血管转移至皮肤。
- 皮肤转移癌也可为恶性肿瘤直接浸润皮肤所致（如乳腺癌侵入皮肤）。
- 肿瘤细胞多呈团块状或散在分布于真皮或皮下组织。
- 肿瘤细胞常在真皮胶原纤维之间呈线状排列。
- 有时在真皮血管或淋巴管内可见肿瘤细胞团块。

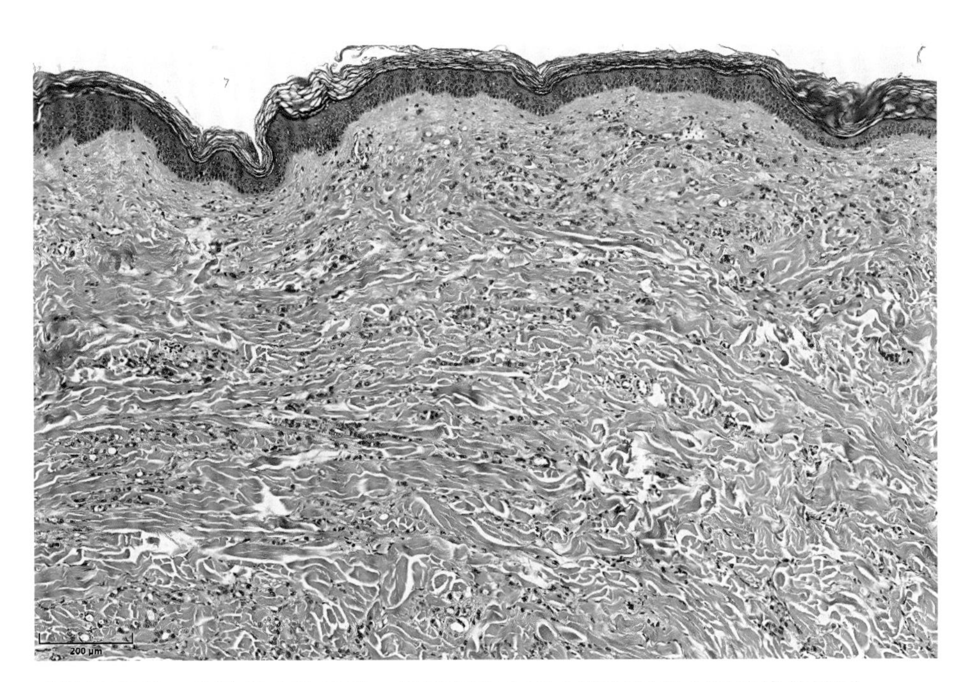

皮肤转移癌：乳腺癌皮肤转移，肿瘤细胞在真皮胶原纤维之间呈线状排列

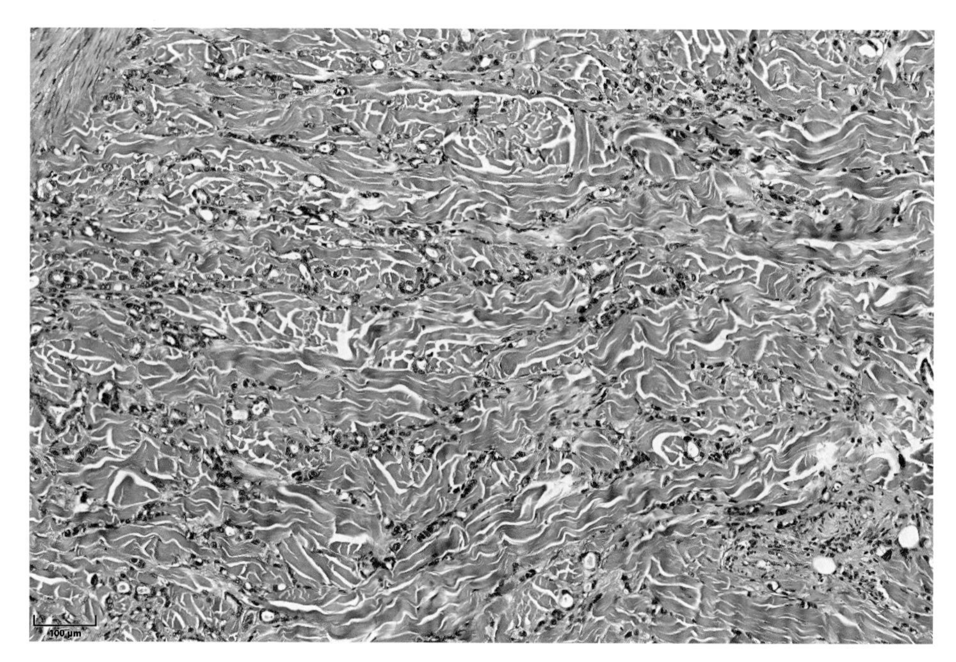

皮肤转移癌：乳腺癌皮肤转移，肿瘤细胞在真皮胶原纤维之间呈线状排列

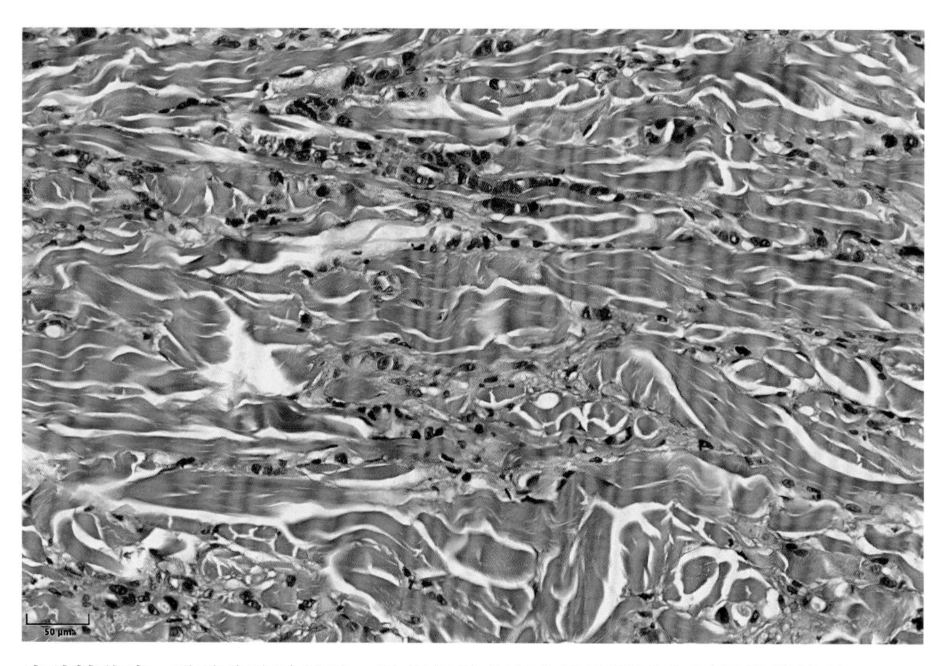

皮肤转移癌：乳腺癌皮肤转移，肿瘤细胞在真皮胶原纤维之间呈线状排列

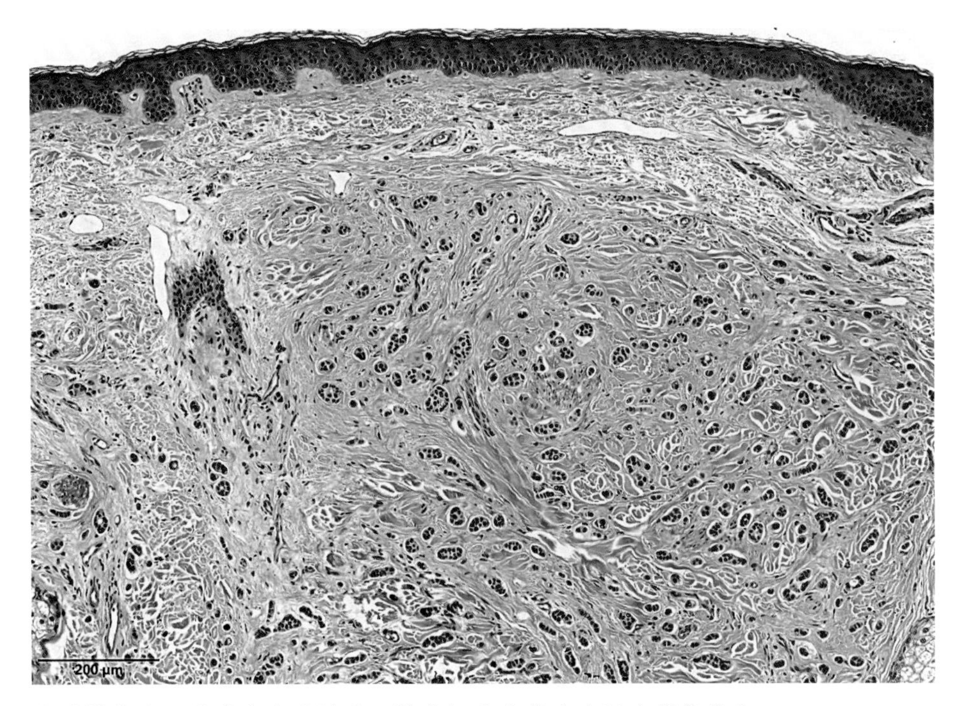

皮肤转移癌：乳腺癌皮肤转移，肿瘤细胞在真皮内呈小巢状分布

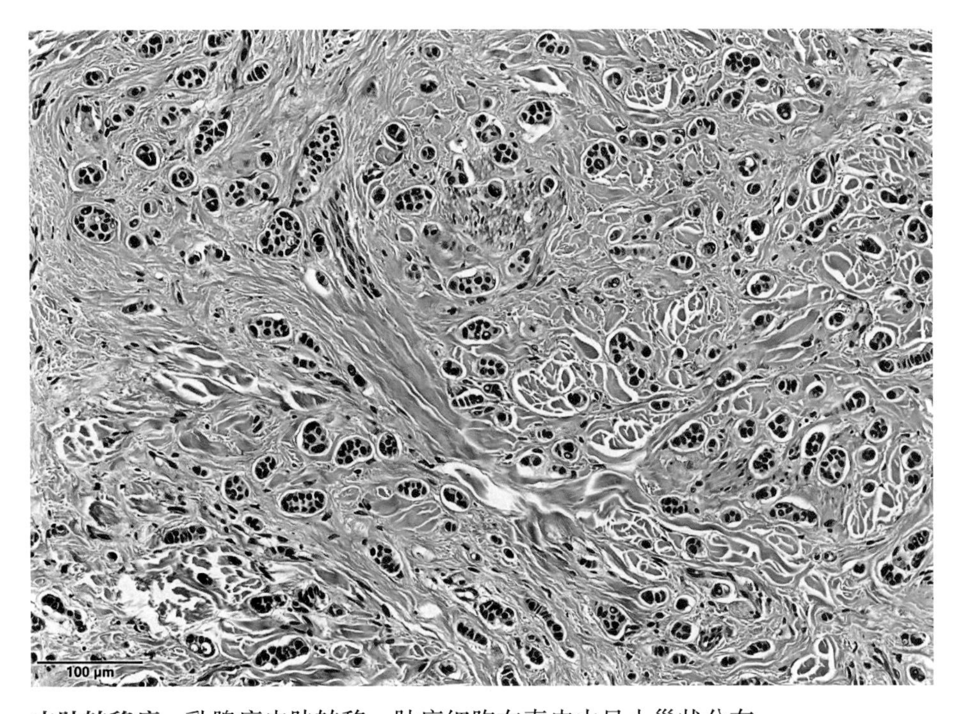

皮肤转移癌：乳腺癌皮肤转移，肿瘤细胞在真皮内呈小巢状分布

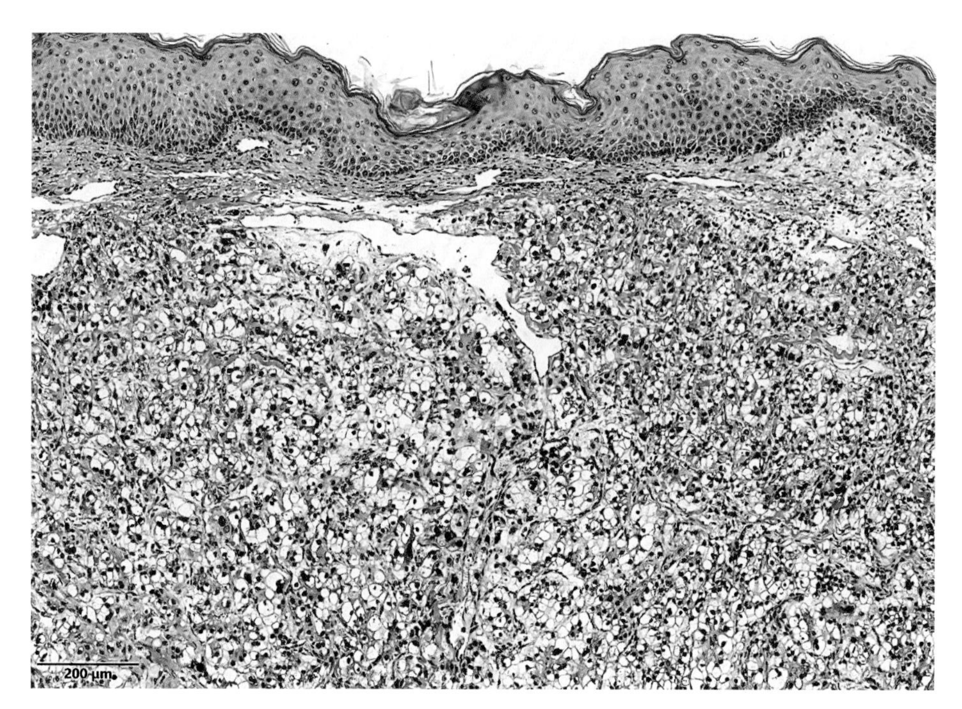

皮肤转移癌：卵巢癌皮肤转移，真皮内弥漫分布

皮肤转移癌：大部分肿瘤细胞胞质透明，细胞异型性明显

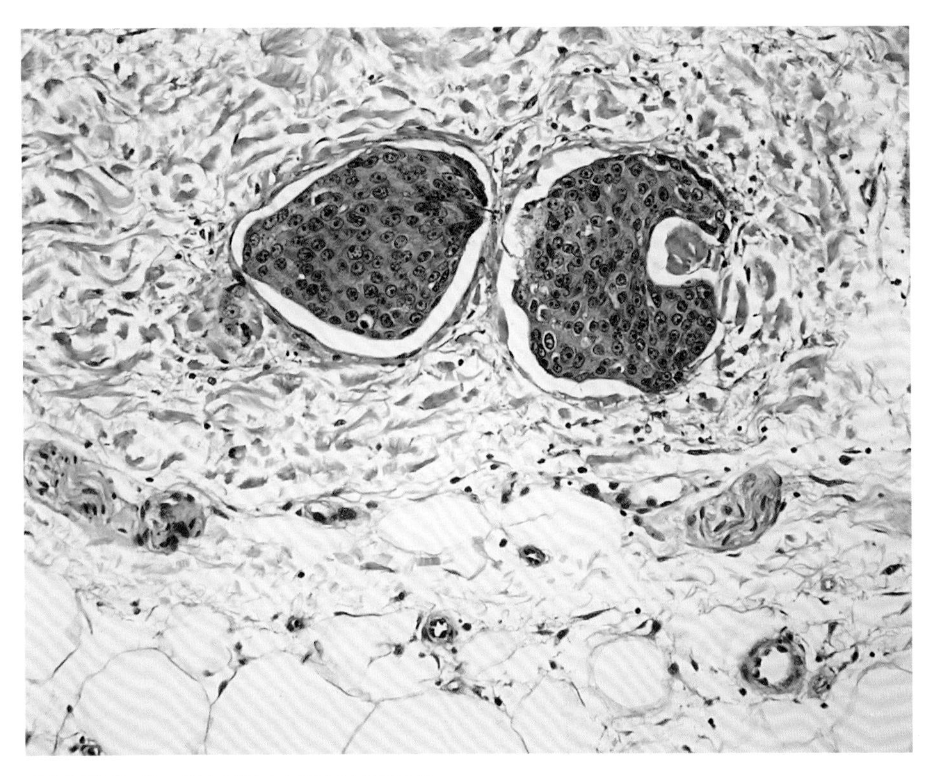

皮肤转移癌：淋巴管内可见肿瘤团块

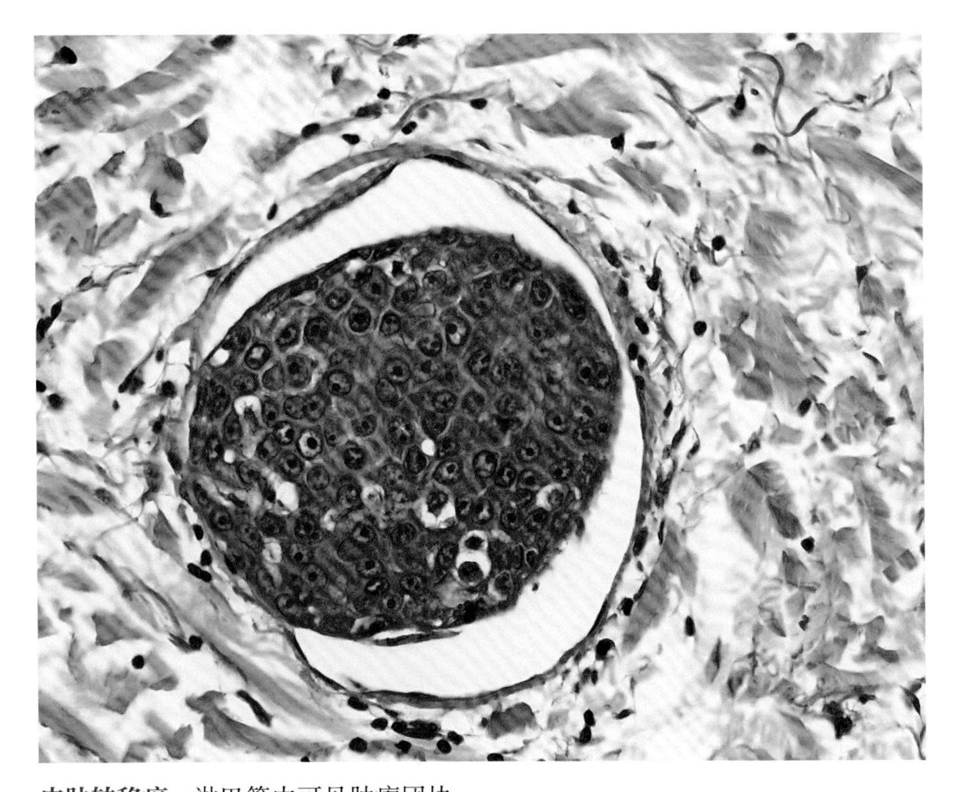

皮肤转移癌：淋巴管内可见肿瘤团块